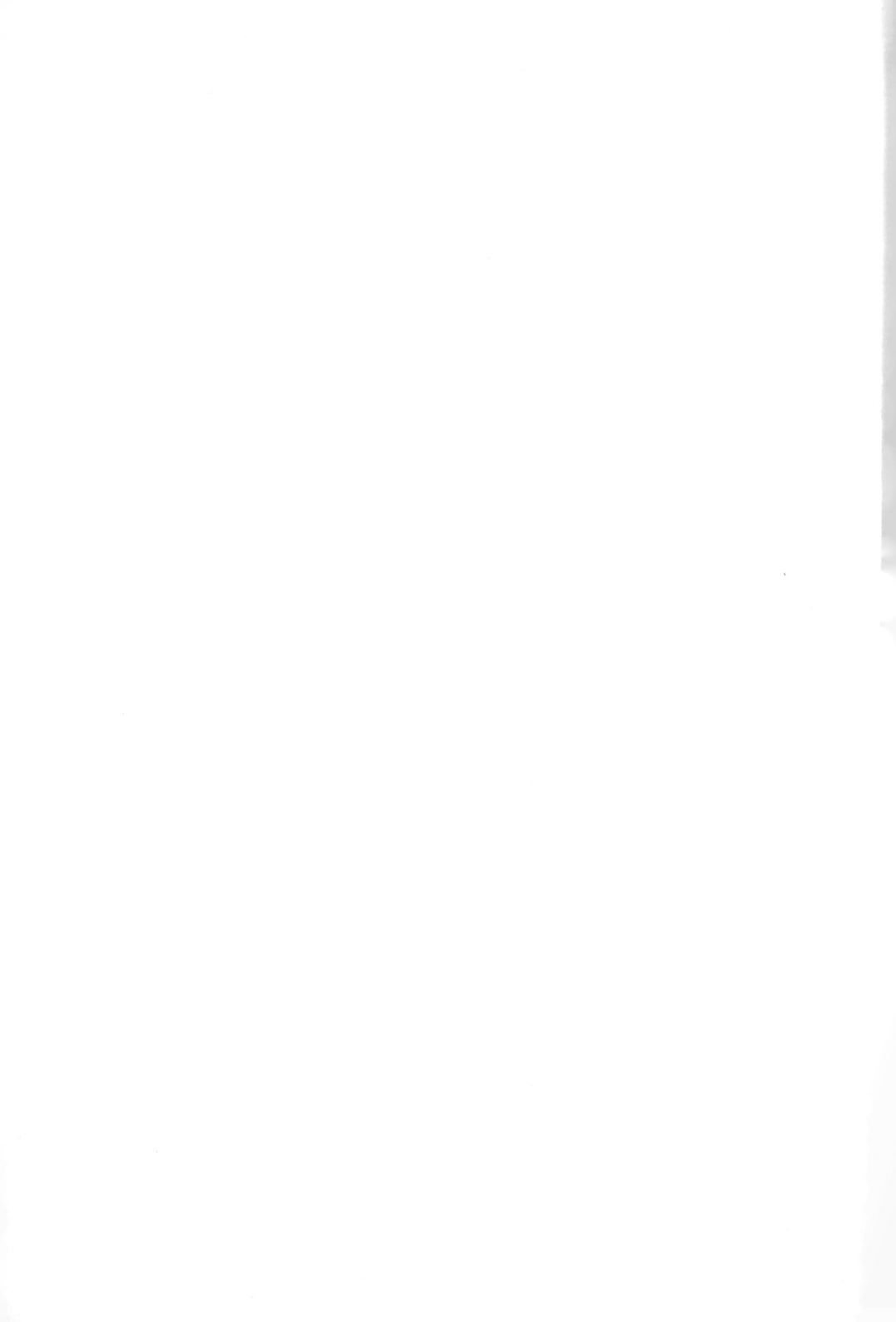

Autismus

Behindertenpädagogik und Integration

Herausgegeben von Georg Feuser

Band 8

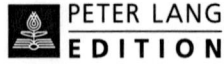

Stefan Bach

Autismus

Struktur und Verlauf
Tiefgreifender Entwicklungsstörungen

Eine systemtheoretische Betrachtung

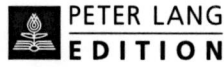

Bibliografische Information der Deutschen Nationalbibliothek
Die Deutsche Nationalbibliothek verzeichnet diese Publikation
in der Deutschen Nationalbibliografie; detaillierte bibliografische
Daten sind im Internet über http://dnb.d-nb.de abrufbar.

Zugl.: Bremen, Univ., Diss., 2013

Gedruckt auf alterungsbeständigem,
säurefreiem Papier.

D 46
ISSN 1611-244X
ISBN 978-3-631-63378-6
© Peter Lang GmbH
Internationaler Verlag der Wissenschaften
Frankfurt am Main 2013
Alle Rechte vorbehalten.
Peter Lang Edition ist ein Imprint der Peter Lang GmbH

www.peterlang.de

Für Ursula

Dank

Ich danke einer Reihe von Menschen, die mich dazu ermuntert und befähigt haben, diese Dissertation zu schreiben. Dem wichtigsten ist die Arbeit gewidmet.

Herrn Professor Dr. Feuser danke ich für die stetige Unterstützung, die lange Geduld mit meinem Zeitbedarf und die Freiheit zur Entwicklung eigener Gedanken. Herrn Professor Dr. Rödler danke ich für die selbstlose Bereitschaft, kurzfristig das Zweitgutachten zu übernehmen. Meinem alten Freund Dr. Dieter Schartmann gebührt Dank für seine begeisterten Worte, als ich ihm das erste Mal von meinem Vorhaben berichtete, und seine nachfolgend immerwährende Bereitschaft, Skripte und Entwürfe zu lesen und mir wertvolle Rückmeldung zu geben.

Frau Dipl.-Psych. Idis Eisentraut danke ich herzlich für das sorgfältige Korrektorat und die professionelle Bearbeitung der Grafiken.

Frau Monika Roth vom Institut für Psychologie der Universität Zürich danke ich für die freundliche und unkomplizierte Bereitstellung der Schrift „Systemtheoretische Modellierung in den Sozialwissenschaften" (HIRSIG, 2004), welche einen wichtigen Schritt zu Beginn meiner Überlegungen darstellte, jedoch nachfolgend keinen direkten Eingang in die Arbeit finden konnte.

Frau Dr. Jutta Schulke-Vandre danke ich für die Beherbergung bei drei wunderbaren Aufenthalten an der Ostsee. Den Menschen der Toskana und der Insel Spiekeroog sei Dank für ihre kreativitätsfördernde Gastfreundschaft.

Mir selbst danke ich fürs Durchhalten in einer Zeit, in der es fast unmöglich war, dieses Vorhaben zu Ende zu bringen. Damit ist auch der Dank an Frau Joan Bolker verbunden für den besten Ratgeber zur Fertigstellung von Dissertationen in Situationen der Doppel- und Dreifachbelastung seit der Erfindung von Dissertationen überhaupt (s. BOLKER, 1998). Er sei jedem und jeder ans Herz gelegt, die diesbezüglich vor einer Entscheidung steht.

Hamburg, im Februar 2012

Vorwort des Herausgebers

Der achte Band der Schriftenreihe *Behindertenpädagogik und Integration* befasst sich mit der Frage der Struktur und des Verlaufs von Entwicklungsprozessen bei Tiefgreifenden Entwicklungsstörungen bezogen auf Autismus. Dies ist eine Arbeit, die man von ihrem Gegenstandsbereich her zwar unter der Domäne „Behindertenpädagogik", aber erst einmal nicht unter „Integration" bzw. „Inklusion" verorten würde.

Dies vorwiegend unter zwei Aspekten: Was heute leider noch immer als geradezu typisch für mehr oder weniger alle Menschen, die der „autism spectrum disorder" klassifikatorisch zugeordnet werden, zu gelten scheint, ist, dass ihre spezifische Persönlichkeit - dem von Kanner und Asperger geprägten und in der psychiatrischen Terminologie von Bleuler grundgelegten Begrifflichkeit ‚Autismus' folgend - als eine Art Gegenteil dessen betrachtet wird, was mit dem Begriff der Integration und Inklusion ausgesagt und beabsichtigt wird. Nämlich die Überwindung der in besonderer Weise autistische Menschen aus regulären Lebensfeldern ausgrenzenden und sie in Sondersysteme einschliessenden gesellschaftlichen Mechanismen, derer sie vermeintlich bedürfen. Ein Prozess, der im Feld von Erziehung und Bildung in geradezu geschwisterlicher Arbeitsteilung die Heil-, Sonder- und Regelpädagogik vornimmt und institutionell absichert. Erforderlich ist noch heute die Exklusion der betroffenen Menschen aus den Feldern ihrer Verbesonderung, in die sie inkludiert sind. Die Exklusion der Inkludierten ist als Voraussetzung dafür anzusehen, dass sie sich gemeinsam mit Kindern und Jugendlichen ohne Beeinträchtigungen und zusammen mit jenen, die als nichtbehindert gelten, auch wenn sie Lern- und Entwicklungserschwernisse z.B. durch einen Migrationshintergrund oder prekäre Lebenslagen entlang der Armutsgrenze aufweisen, bilden können. Auf der anderen Seite kommt es gerade für Kinder und Schüler aus dem Autismus-Spektrum, die Regelkindergärten bzw. -schulen besuchen können, oft sehr schnell zum Scheitern entsprechender Integrationsversuche, weil, was heute als Inklusion propagiert und mit ihr verbunden wird, weder die dafür erforderlichen strukturellen Bedingungen und Veränderungen vorfindet, die politisch geschaffen werden müssen, noch auf dem Hintergrund einer tragfähigen humanwissenschaftlich fundierten Theorie des Autismus, die didaktischen Kompetenzen, das methodische Know-how und die erforderlichen therapeutischen Qualifikationen aufzuweisen hat, damit die etikettierte Inklusion gelingen kann. So wird, wie ich vielerorts erfahren musste, ein Paradoxon konstruiert, das man als die Inklusion der Integration in die Selektion mit Mitteln der Segregation beschreiben könnte. Oder: Die Kinder aus dem Autismus-Spektrum werden auch im Unterricht der Regelschule nach Maßgabe individueller Curricula und durch Maßnahmen äußerer Differenzierung in sie separierenden Kontexten „gefördert", wie es dann heißt, wenn sie vergleichbar den schwerst und mehrfach beeinträchtigten Kindern und Jugendlichen überhaupt eine Regelschule von innen zu sehen bekommen, in der es um ‚Bildung' gehen sollte.

Ein bezogen auf beide kurz skizzierten Aspekte zentrales Moment ist, dass, von wenigen Arbeiten in der inzwischen siebzigjährigen Geschichte der Erforschung des kindlichen Autismus abgesehen, dem ‚Verstehen' des Werdens einer Persönlichkeit, wie sie heute bezogen auf die internationalen diagnostischen Manuals (ICD 10 oder das DSM-IV) oder bezogen auf die „Diagnostische Beobachtungsskala für Autistische Störungen (ADOS)" als „Autismus" diagnostiziert wird, kaum Aufmerksamkeit geschenkt wurde. Seit den entsprechenden Versuchen der Erstbeschreiber, wie immer man diese heute zu beurteilen hat, gibt es nur wenige Stationen in der Forschungsgeschichte, die diesbezüglich ernst zu nehmen sind. Die International Classification of Functioning, Disability and Health (ICF), die im Sinne des Ende der 1990er Jahre durch die WHO eingeleiteten Perspektivwechsels in der Sichtweise von Behinderung bei Vorliegen eines ‚Impairments' nicht mehr von ‚Disability' und ‚Handicap' spricht, sondern von „Activity" und „Participation", würde anderes ermöglichen, als dass nun auch dieses person- und umweltorientierte Instrument im traditionellen Geist klassifikatorischer Anliegen (ein Ausdruck des Selektions- und Segregierungsbegehrens) für neue Standardisierungen missbraucht wird, ganz zu schweigen von den nur noch als „Entgleisungen" zu bewertenden, dilettantischen, mystifizierenden und euphemistischen Sichtweisen des Autismus und von der Fülle mit wissenschaftlich haltlosen theoretischen Begründungen daherkommenden pädagogisch-therapeutischen Praktiken, wie sie bis ins Internet hinein Urstände feiern und weltweite Verbreitung finden.

Wenn man nun mittels einer „Entwicklungslogischen Didaktik" im Kontext einer „Allgemeinen Pädagogik" (Feuser) auch Menschen aus dem Autismus-Spektrum in inklusiven Settings unterrichten, d.h. ihre Entwicklung induzierend mit ihnen in kooperativen Zusammenhängen in heterogenen Gruppen lernen möchte, muss das aufs Engste mit einem Verständnis eben der Entwicklungslinien und Bedingungen, die zu Autismus führen, verflochten sein. Hier ist die vorliegende Arbeit wegweisend und wegleitend. Ja, ich möchte aufatmend feststellen, endlich, nach sehr langer Zeit, liegt auch im deutschsprachigen Raum wieder eine an den internationalen humanwissenschaftlichen Stand bezüglich menschlicher Entwicklung anschlussfähige wissenschaftliche Arbeit vor, die sich der Frage der Ausgangs- und Randbedingungen menschlicher Entwicklung unter dem Bedingungsgefüge von Attraktoren widmet, die dieser Entwicklung eine Drift geben, die wir nach und nach deutlicher als ‚autistisch' erfassen. Sich diese Vorgänge erklären und in Folge die betroffenen Menschen besser verstehen zu können, ist wiederum eine unverzichtbare Voraussetzung einer am Subjekt orientierten, verstehensgeleiteten Pädagogik. Dies ist nur möglich, weil der Verfasser, wie er in der Einleitung zu seiner Studie schreibt, die „Kontamination eines inhaltlich zutreffenden thematischen Kerns mit konzeptionell in die Sackgasse führenden Entwicklungstheorien" (S. 5) vermeidet und sich primär nicht der Frage zuwendet, woher das Phänomen ‚Autismus' im ätiologischen Sinne kommt, „sondern vielmehr, *wie* es zu erklären ist, dass diese Störung sich gerade in dieser auf die entscheidenden Konstrukte bezogen sehr homogenen, individuell und subjektiv aber sehr heterogenen Form und Verlaufsgestalt entwickeln kann" (S. 5). Damit wird auch beleuchtet, wie der entstandene und sich ständig selbst neu generierende Systemzustand die Faktoren seiner Entwicklung selbst verändert, was wiederum verlangt, diese nicht unmittelbar umweltbedingten Prozesse in pädagogisch-therapeutischen Feldern zu berücksichtigen. Es mangelt nicht an Studien zu Teilfragen, deren Beantwortung allerdings nicht nur weniger als das Ganze, sondern eben dieses Ganze nicht ist, aber es mangelt daran, aus der Perspektive des Ganzen die Teilphänomene zu begreifen und die dimensionale Vielfalt an Teilergebnissen in ein konsistentes Erklärungssystem zu integrieren – und das leistet diese Arbeit.

Es ist nicht die Zielsetzung des Verfassers, die mit der Integration bzw. Inklusion verknüpften Fragen zu lösen. Das ist die Aufgabe der Pädagogik und der in integrativen Settings interdisziplinär und multiprofessionell zusammenarbeitenden Teams, wie wir das vor weit mehr als zehn Jahren in Wien versucht und im Interesse der Erziehung und Bildung der Betroffenen (ohne Ausschluss von Kindern wegen des Schweregrades ihrer tiefgreifenden Entwicklungsstörung) zumindest in tragfähigen Ansätzen, eingebettet auch in große Mehrstufenklassen, zu einer angemessenen, aber sehr wohl weiter zu entwickelnden Lösung gebracht haben (siehe dazu: Tuschel, G. & Mörwald B. (Hrsg.) (2007): miteinander 2. Möglichkeiten für Kinder mit autistischer Wahrnehmung in Wiener Schulen. Wien: echomedia Verlag). Es bleibt zu wünschen, dass diese Arbeit eine zur Auseinandersetzung mit einer im Feld der Pädagogik weniger bekannten aber sehr erklärungstüchtigen Zugangsweise zur Thematik bereite Leserschaft findet.

Zürich, im Oktober 2012 GEORG FEUSER

Inhaltsverzeichnis

1 Einleitung

1.1 Problemstellung

„Ein Handbuch porträtiert, was bekannt ist und macht deutlich, was schlecht verstanden ist. Obwohl eine Menge Studien durchgeführt worden sind und Bereiche untersucht worden sind, gibt es keinen harten biologischen Befund oder Verhaltensbefund, der als reliabler Kompass durch die Forschung führen könnte; trotz großer Bemühungen und Dekaden von Einsatz durch Forscher und Kliniker, das Schicksal vieler autistischer Individuen bleibt nebulös; und auch beim Wissen bestehen viele Bereiche, die kontrovers sind." (VOLKMAR, KLEIN & PAUL, Handbook of autism and developmental disorders, 2005,S. xix)

Die wissenschaftliche Beschäftigung mit dem Thema Autismus hat in ihrer nunmehr fast 70-jährigen Geschichte seit der Erstbeschreibung von KANNER (1943) und ASPERGER (1944) verschiedene Phasen unterschiedlicher theoretischer und forschungsparadigmatischer Schwerpunktsetzungen durchlaufen. Voneinander abzugrenzen sind eine eher rudimentäre, medizinische und an psychopathologischen Faktoren orientierte Forschung mit stark klassifikatorischem Schwerpunkt in den 50er- und frühen 60er-Jahren und die Ende der 60er-, Anfang der 70er-Jahre insbesondere mit der Arbeit von HERMELIN und O'CONNOR (1970) stark an Bedeutung gewinnende psychologische Forschung.

In der vorliegenden Arbeit soll die der psychologischen Perspektive verpflichtete Forschungsrichtung im Mittelpunkt stehen. Dies erfolgt nicht allein aus Gründen fakultätsbezogener Vorlieben. Die medizinisch-somatische Forschung zeigte im damaligen Zeitraum wie heute durchaus fruchtbare Ergebnisse in der psychiatrischen Klassifikation und diagnostischen Definition autistischer Störungen. Heute als im Wesentlichen genetisch und neurologisch orientierte Forschung liefert sie ebenso wertvolle Ergebnisse sowohl hinsichtlich der Lokalisation möglicher ätiologisch relevanter Genorte (WANG, ZHANG 2009) als auch hinsichtlich der Identifikation möglicherweise beteiligter Hirnregionen, vermag es jedoch nicht, eine schlüssige In-Bezug-Setzung zur Komplexität autistischen Verhaltens und Erlebens zu leisten. Wie die Argumentation der vorliegenden Arbeit u. a. zeigen wird, ist dies ein Resultat der Unvereinbarkeit qualitativ unterschiedlicher *Gegenstandsdimensionen* und des heterogenen Charakters der autistischen Störungen zugleich.

Von der Missachtung des letzten Aspekts durchaus gleichermaßen betroffen erreicht die psychologische Forschung grundsätzlich eine größere Nähe zum Gegenstandsbereich autistischen Verhaltens und Erlebens.

Die Geschichte der psychologischen Forschung zu autistischen Störungen ist ein Spiegel der psychologischen Grundlagenforschung insgesamt. Herrschten in den 60er- und beginnenden 70er-Jahren behavioristische Ansätze vor und bestimmten die Theorienbildung, so kamen in den mittleren 70er-Jahren verstärkt kognitive Ansätze und Theorien einer gestörten Reizaufnahme bei autistischen Menschen zur Geltung, die in den 80er-Jahren in die Herausarbeitung der Bedeutung höherer kognitiver Prozesse für die soziale Interaktion mündeten. Eine zunehmende Ausdifferenzierung und Wettbewerbssituation in der Formulierung der zentralen und primären Faktoren dieser nunmehr „sozialkognitiven Störung" war eine wesentliche Folge, die zu vielen Einzelergebnissen, Unteransätzen und deren Abspaltung in der Forschung führte. In Folge konnten zwar einige interessante und in ihrer Bedeutung durchaus als paradigmatisch zu bezeichnende Ansätze generiert werden, der Fortschritt in der grundsätzlichen Erklärung autistischer Störungen versank jedoch viel zu häufig im Trubel gegenseitiger Auseinandersetzungen.

Drei zentrale Strömungen sind zu unterscheiden: Sehen die sog. „*sozialen Erklärungsmodelle*" die primäre Störung in einer Beeinträchtigung der Verarbeitung sozialer Ereignisse, so nehmen die „*sozialaffektiven Erklärungsmodelle*" eine Störung der affektiven Intersubjektivität an, während die „*sozialkognitiven Erklärungsmodelle*" auf eine Störung des kohärenten Denkens fokussieren. In der Beschreibung und Erklärung der für einen autistischen Menschen beeinträchtigten Prozesse unterscheiden sich diese Ansätze z. T. deutlich und vermögen es, in ihrem jeweiligen theoretischen Verständnis plausible Erläuterungen der in konkreten Entwicklungsphasen auftretenden Phänomene zu generieren. Gleichermaßen erliegen sie aber fast durchgängig der Versuchung, in einem spezifischen Faktor oder Kausalnexus die *Ursache* der autistischen Störungen finden zu wollen. Dies gelingt nicht, denn bereits an dieser Stelle wird die nicht nur im Bereich der Forschung zum Thema Autismus vorherrschende lineare, kausal unidirektionale Konzeptionierung von Entstehung und Verlauf einer psychischen Störung zum theoretischen Fallstrick. Des Weiteren tauchen bei näherer Betrachtung die Konsequenzen, sekundären Entwicklungen oder – methodisch gesprochen – „abhängigen Variablen" der in den jeweiligen Modellen formulierten primären Faktoren gleichermaßen als primäre Faktoren in anderen Modellen auf und umgekehrt. Das Problem dieser Ansätze ist, dass sie zum einen mit *Setzungen* arbeiten, die eine – theoretisch gewagte – zeitliche Vorgeordnetheit ihrer postulierten (*Ursache*-)Faktoren beim Kleinkind annehmen und zum zweiten – logisch problematisch – aus dieser Vorgeordnetheit einen Verursachungszusammenhang zumindest nahelegen. Darüber hinaus stellen diese Faktoren ihrerseits sehr unspezifische und breite Konstrukte dar, die die Autoren durch Heranziehen entsprechender empirischer Evidenz versuchen zu belegen, während gegenteilige Befunde dabei oft ignoriert werden.

Nicht selten bemühten die psychologischen Forscher nach langen wissenschaftlichen Auseinandersetzungen dann ihrerseits neurologische, genetische oder hirnphysiologische Faktoren zur Untermauerung ihres theoretischen Verständnisses. Hierüber „freuten" sich die Forscher der medizinisch-somatisch orientierten Fraktion, glaubten sie doch, damit Bestätigung für ihre Thesen gefunden zu haben. Sie intensivierten jedoch nachfolgend nicht die Bemühungen eines interdisziplinären Diskurses, sondern verstärkten die Suche nach spezifischen Genorten, veränderten Hormonkonzentrationen und auffällig „feuernden" Hirnregionen.

Was hierüber deutlich wird, ist, dass sowohl im Bereich der medizinisch somatischen Forschung als auch im Bereich der psychologischen Forschung die Suche nach sogenannten „core deficits" (YEUNG-COURCHESNE & COURCHESNE 1997) vorherrschend war und ist.

Fatalerweise gibt die psychologische Forschung damit zumindest teilweise ihr ureigenes Forschungsgebiet ohne Not auf und leistet einem z. T. simplen biologischen Materialismus Vorschub.

Nach Auffassung des Autors der vorliegenden Arbeit gilt es demgegenüber den theoretischen Kern (resp. „die theoretischen Kerne") der psychologischen Forschung zu reaktivieren, im Rahmen eines entwicklungspsychopathologischen Verständnisses neu zu verorten und abschließend durch eine systemtheoretische Abstraktion funktional zu begreifen.

Dabei müssen die oben angesprochenen Theorielinien in ihrem psychologischen und pathogenetischen Verständnis begriffen werden, ohne ihre ätiologischen Positionen weiter zu verfolgen. Als pathogenetische Theorien eint die genannten Ansätze ein für die weitere Entwicklung des hier zu bearbeitenden Themas fruchtbarer und wichtiger inhaltlich-psychologischer Kern: Alle angesprochenen theoretischen Linien betrachten die autistische Störung deutlich als eine *schwere Kommunikationsstörung*, d. h. eine starke Beeinträchtigung intersubjektiver und sozialer Fähigkeiten. Es ist neben allen Unzulänglichkeiten ein zentraler Erkenntnisgewinn der letzten 20 bis 25 Jahre Forschungsarbeit, die zentrale Fokussierung auf das erste der beiden von KANNER formulierten Zentralkriterien (wieder-)herzustellen und thematisch der Komplexität des Behinderungsbildes – wenn nicht strukturell, so doch zumindest inhaltlich – gerecht werdende Forschungsansätze zu konzeptionieren. Das erste Kardinalsymptom lautet:

"1. Autistische Einsamkeit (autistic aloneness).
The outstanding, 'pathognomic', fundamental disorder is the childrens inability to relate themselves in the ordinary way to people and situations from the beginning of

life. There is from the start an extreme autistic aloneness that, whenever possible, disregards, ignores, shuts out anything that comes to the child from outside". (KANNER, 1943, S. 242)

Die oben formulierte Kritik darf nicht darüber hinwegtäuschen, dass mit diesem einigenden Ansatz der Betonung der „Autistischen Einsamkeit" nach KANNER endlich der Versuch unternommen werden konnte, das „geistige Sein" des autistischen Mensch zu erforschen und zudem aus den diskreditierenden Begrifflichkeiten in der Nähe des Terminus der „Geistigen Behinderung" herauszulösen.

Dies kann und soll für das hier vorliegende Vorhaben genutzt werden, da in der Erkenntnis, dass autistische Menschen ihre primären Auffälligkeiten und Symptome in der permanenten Überforderung durch die soziale Interaktion haben, als durch diese Ansätze gut bestätigter Befund angesehen werden kann: So gut wie kaum ein anderer in der psychologischen Forschung zur Symptomatik und Pathogenese des Autismus wie auch gleichermaßen zur Kindesentwicklung allgemein.

Hiervon ausgehend wird Struktur und Dynamik der schweren Kommunikationsstörung Autismus zu beschreiben sein. Wie entwickelt sich eine solche Störung über die Jahre? Welche spezifischen Faktoren sind zum Verständnis wesentlich und welche ihr möglicherweise zugrunde liegenden allgemeineren – funktionalen und eben nicht im Sinne quasi kausaler zeitlicher Vorgeordnetheit zu verstehenden – Zusammenhänge sind für diese Entwicklung verantwortlich? Wie ist die „innere" (psychische) und die „äußere" (soziale) Realität autistischer Menschen in ihren strukturellen und dynamischen Aspekten zu verstehen?

Nach der gerade aufgezeigten Problematik der Kontamination eines inhaltlich zutreffenden thematischen Kerns mit konzeptionell in die Sackgasse führenden Entwicklungstheorien ist es sinnvoll und notwendig, sich der Problemstellung „Entstehung und Verlauf autistischer Störungen" aus einer Perspektive zu nähern, die in der Lage ist, diesen Fehler zu vermeiden. Es erscheint nahe liegend, einen Versuch zu unternehmen, diese Störung als Prozessgestalt einer Verlaufsstörung in den Fokus der Betrachtungen zu rücken und die ihr inhärente Struktur und Dynamik zu beleuchten. Die hiermit verbundene Veränderung der Perspektive beschreibt den Wechsel von einer Betrachtung inhaltlich-qualitativer Konstrukte hin zur Analyse der die Störung bestimmenden Funktionalitäten. Das heißt, es sollen an dieser Stelle nicht nur spezifische Konstrukte als entwickelte oder nicht entwickelte Dimensionen oder Fähigkeiten im Mittelpunkt stehen, sondern darüber hinaus die Möglichkeiten des autistischen Menschen, sich selbst im Prozess der Auseinandersetzung mit Umwelt als Individuum zu regulieren und zu stabilisieren.

Es werden damit auch Antworten auf die Frage möglich, wie nicht nur die Umwelt, sondern der entstandene und sich ständig neu konstituierende Systemzustand einer autistischen Störung *selbst* die Faktoren seiner Veränderung beeinflusst. Entwicklung ist damit nicht mehr allein ein Prozess der Ansammlung von Neuem, sondern eben auch der Veränderung der Rezeptionseigenschaften und damit letztlich der Veränderung vermeintlich stabiler Umwelteigenschaften.

Dementsprechend soll nicht die Beantwortung der Frage Thema der Auseinandersetzung sein, *woher* die Störung im ätiologischen Sinne kommt – eine (derzeit) nicht zu beantwortende Frage –, sondern vielmehr, *wie* es zu erklären ist, dass diese Störung sich gerade in dieser auf die entscheidenden Konstrukte bezogen sehr homogenen, individuell und subjektiv aber sehr heterogenen Form und Verlaufsgestalt entwickeln kann.

Die für ein solches Unterfangen notwendige Rezeption systemtheoretischer und synergetischer Ansätze hat bis jetzt im Rahmen der Theorienbildung zur Erklärung Tiefgreifender Entwicklungsstörungen erstaunlicherweise nur unzureichend stattgefunden.

Neben dem frühen kybernetischen Ansatz von SIEWERS (1982) ist hier vor allem FEUSER (1995) mit seinem wesentlich komplexeren Ansatz „entwicklungslogischer Möglichkeiten" als Ausnahme zu nennen. Seine theoretische Position hinsichtlich der Erklärung autistischer Störungen im Besonderen und bezogen auf den Begriff der (geistigen) Behinderung im Allgemeinen rückt die strukturellen, funktionalen und dynamischen Aspekte des Störungsgeschehens in den Mittelpunkt und verknüpft sie mit den wichtigen Konzepten von *Stabilität* und *Chaotizität*: Stellen autistische Störungen in ihrem selbstrekursiven Prozess tatsächlich eine Tendenz auf zunehmende Destabilisierung und Chaotisierung dar? Bewegt sich der autistische Mensch sozusagen immer an der Grenze zur Dekompensation seiner zentralen psychischen und vielleicht auch physischen Funktionen?

Gerade unter der Ägide einer systemtheoretischen Betrachtung ist es möglich, die Entwicklungsprozesse der autistischen Störung zu beschreiben, ohne im fortwährenden Identifikations*versuch* ätiologisch relevanter Faktoren zu verharren, deren Identifikations*möglichkeit* davon abgesehen angezweifelt werden muss.

Es ist zudem Erfolg versprechend, Struktur und Verlauf autistischer Störungen mit den Mitteln systemtheoretischer Modelle zu beschreiben, da es sich um eine Entwicklungsstörung handelt, die durch spezifische und qualitativ veränderte Systemzustände der Wahrnehmung, Informationsverarbeitung und sozialen Interaktion gekennzeichnet ist, die zwar innerhalb der Störung nicht völlig universell sind, aber in ihrem homöostatischen Funktionalismus resp. Dysfunktionalismus wahrscheinlich auf universelle Prinzipien rekurrieren. Diese lassen sich mit den Mitteln der Systemtheorie, der Regelungstheorie – also der Kybernetik – und der Synergetik beschreiben.

Kaum eine Störung ist begrifflich so überfrachtet, wird mit so schlecht definierten breiten Konstrukten versehen und sieht sich ständigen Mythologisierungen ausgesetzt, dass die reduktionistische Sprache aber explanatorische Macht einer systemtheoretischen Erklärung fruchtbar erscheint und es ermöglicht, hier zu einem tieferen Verständnis zu gelangen.

Die festzustellende Begriffsähnlichkeit in der Beschreibung einer Vielzahl sogenannter autistischer Symptome (Redundanz, Stereotypie, Ritual) zu zentralen Begrifflichkeiten der Kybernetik (Redundanz, Entropie, Homöostase etc.) ist ebenso mehr als eine oberflächliche Analogie, sondern semantischer Ausdruck des dynamischen Prozesscharakters der Störung und dessen homöostatischer Störungen.

1.2 Anliegen der Arbeit

Es ist das Anliegen der vorliegenden Arbeit, dem Ziel einer Beschreibung von Struktur und Verlauf autistischer Störungen mit den Mitteln einer entwicklungspsychopathologischen und systemtheoretischen Konzeptionierung näher zu kommen.

Es gilt über die Kritik der aktuellen psychologischen Forschung unter expliziter Verwendung ihrer inhaltlich zentralen Konstrukte einen systemtheoretischen Funktionszusammenhang zu entwickeln, der ein heuristisches Wirkungsgefüge darstellt, das in seinen strukturellen und dynamischen Aspekten die tiefgreifende Entwicklungsstörung Autismus als Adaptationsstörung und Störung der Selbstorganisation beschreibt.

Hierzu werden die wesentlichen, in der systemtheoretischen und psychologisch-systemtheoretischen Literatur vorliegenden Ansätze herangezogen und sowohl als methodologische Basis wie auch als methodisches Inventar zur Theorie- und Modellbildung von Struktur und Verlauf autistischer Störungen genutzt werden. Dies soll der Beobachtung Rechnung tragen, dass autistische Störungen nicht statisch bleiben, sondern einer Entwicklung – nicht selten einer dissoziierten Entwicklung – unterliegen, die Stabilisierung und Fähigkeitserwerb ebenso beinhalten kann wie schwere Verhaltensprobleme in Form starker Ritualisierung und Autoaggression. Damit wird ein Bild gezeichnet, das den autistischen Menschen nicht primär als in seiner psychischen Konstitution gestörten Menschen beschreibt, sondern als ein Individuum, dessen spezifische Entwicklungsgeschichte – bedingt durch die komplexe Interaktion und Selbstregulation spezifischer Faktoren – diesen dramatischen und irreversiblen Verlauf genommen hat.

Die zentrale Notwendigkeit in der Beschäftigung mit dem Thema Autistische Störungen besteht in der Bemühung um die Entwicklung allgemeinerer theoretischer Konzepte. Einer Flut von empirischen Befunden der letzten Jahre und Jahrzehnte steht eine extreme Theoriearmut gegenüber, die auch aus der oben beschriebenen Auseinandersetzung verschiedener theoretischer Schulen zu erklären ist.

Der Anspruch muss dabei natürlich zuallererst ein heuristischer sein. Alle darüber hinausgehenden Ansprüche würden den Bereich des Möglichen stark überdehnen. Zum jetzigen Zeitpunkt und angesichts der bestehenden Forschungssituation kann nur ein qualitatives systemtheoretisches Modell Ziel der vorgenommenen Überlegungen sein. Alle Versuche in Richtung auf ein quantitativ überprüfbares Modell oder ein softwaregestütztes Simulationsmodell müssen zukünftigen Forschungen vorbehalten bleiben. Es sollte dabei gleichermaßen zurückhaltend vorgegangen werden, da auch in der vorschnellen Übertragung auf vermeintlich eindeutige Funktionszusammenhänge die Gefahr eines reduktionistischen Quasi-Materialismus besteht.

Die vorliegende Arbeit ist eine dezidiert systemtheoretische im eigentlichen Sinne des Wortes. Das heißt, sie versucht, in einer universalen Systematik der psychischen Phänomene habhaft zu werden. BISCHOF (1997) bemerkt hierzu in einer zentralen Definition: „Systemtheorie = Wissenschaft, die Systeme hinsichtlich der formalen Struktur ihrer Gesetzlichkeit untersucht, ohne Rücksicht auf die Qualität der in solchen Aussagen erfassten Variablen, d. h. unter Ausblendung aller Fragen, zu deren Beantwortung die Kenntnis ihrer Messvorschrift nötig wäre." (BISCHOF, 1997, S. 20)

Systemtheoretische Überlegungen im Sinne LUHMANNS (vgl. SCHLEIFER, „Zur Psychopathologie des Anfangs", Erscheinungsdatum leider unbek.) sind dezidiert nicht Inhalt der vorliegenden Überlegungen, da sie nicht im Sinne einer Abstraktion von den qualitativen Systemeigenschaften operieren, sondern in ihrem Verständnis eher Synergieeffekte verschiedener Forschungsdimensionen betrachten. Da von diesem „interdisziplinären" Ansinnen aus noch zu erläuternden Gründen im Rahmen der vorliegenden Arbeit Abstand genommen werden wird, kann neben der systemtheoretischen Konzeptionierung eine physiologische, hirnphysiologische oder neurobiologische nicht Bestandteil der theoretischen Entwicklung werden. Es soll damit bewusst ausgeklammert werden, „unzulässige" Schlussfolgerungen zwischen einander nicht kompatiblen *Gegenstandsbereichen* resp. *Gegenstandsmodi* wissenschaftlicher Forschung zu ziehen. Kapitel 2 wird auf diesen Problembereich dezidiert eingehen.

Bei allem reduktionistischen Ansinnen beschäftigt sich die vorliegende Arbeit mit dem Menschen. Aller Funktionalismus ist wertlose Mechanik, ist es nicht möglich, Relevanz für das Leben der Betroffenen zu entwickeln. Dieser Aspekt soll nicht aus den Augen verloren werden, er soll vielmehr eine zentrale Leitidee der zu entwickelnden Gedanken sein. Mit einer reduktionistisch formalisierten systemtheoretischen Methodik soll ein wesentlicher Grundsatz beherzigt werden, dessen Missachtung nicht selten gerade auch in aktuellen wissenschaftlichen Arbeiten und der Diskussion der „scientific community" über ihre Befunde, Thesen und Antithesen zu vermeidbaren Begriffsunschärfen führt.

Es gilt, die Phänomenologie von den funktionalen Zusammenhängen und diese wiederum von der erkenntnistheoretischen Legitimation zu trennen. Nach BISCHOF-KÖHLER (2000, S. 14) können wir das Postulat: phänomenologisch beschreiben, funktional erklären, erkenntnistheoretisch legitimieren hier zur ultima ratio eines theoretischen Forschungsprozesses erklären.

Gerade die funktionale Erklärung wird einen zentralen Bereich in der vorliegenden Arbeit einnehmen. Phänomenologie und Erkenntnistheorie sind immer notwendige Begleiter humanwissenschaftlicher Überlegungen und finden in gebührendem und kenntlich gemachtem Ausmaß Berücksichtigung im Zuge der wichtigen Schlussfolgerungen.

1.3 Aufbau der Arbeit

Die vorliegende Arbeit gliedert sich insgesamt in sieben Kapitel.

Der Einleitung folgt mit Kapitel 2 unter der Überschrift *Gegenstandsbestimmungen* eine mehrgliedrige Eingrenzung des Forschungsgegenstandes und des Forschungsvorgehens: Phänomene und Definitionen der jeweiligen allgemeinen und spezifischen Störungsmuster, erste konstruktbezogene Überlegungen sowie eine erkenntnistheoretische Eingliederung des nachfolgenden theoretischen Entwicklungsprozesses werden geleistet.

Im Kapitel 3 wird einleitend der Status der aktuellen psychologischen Forschung zum Thema Autismus unter Bezug auf die drei zentralen theoretischen Strömungen kritisch reflektiert.

Orientiert am Anspruch der Arbeit, die Betrachtung von Struktur und Verlauf autistischer Störungen in den Mittelpunkt zu stellen, müssen in diesem Kapitel mehrere Wege verfolgt werden: Zum einen erfolgt eine sowohl an theoretischer Konsistenz als auch am inhaltlichen Ziel orientierte Auswahl von drei spezifischen theoretischen Entwürfen zur Erklärung autistischer Störungen, die jeweils einer der vorgestellten theoretischen Strömungen zuzuordnen sind. Diese werden in ein allgemeines Entwicklungsmodell der kindlichen Entwicklung integriert werden. Im Rahmen dessen wird insbesondere ein korrigiertes und spezifiziertes Verständnis des Konzeptes der Theory of mind vorgestellt werden. Dies wird sowohl anhand der allgemeinen Entwicklungstheorie als auch im Rahmen eines methodischen Diskurses erfolgen. Im so benannten *Schritt 1* erfolgt eine theoretisch geschlossene qualitative Fassung der Entwicklung Tiefgreifender Entwicklungsstörungen.

Diese entwicklungspsychopathologische Konzeptionierung legt die Basis für die angestrebte systemtheoretische Betrachtung von Struktur und Verlauf autistischer Störungen.

Mit der Vorstellung dieser konsistenten Verlaufsbeschreibung ist *eine* notwendige Bedingung einer systemtheoretischen Konzeptionierung erfüllt. Eine weitere besteht in der Auswahl und Anwendung entsprechender systemtheoretischer Konzepte. In Kapitel 4 werden einleitend der systemtheoretische Ansatz von NORBERT BISCHOF (1998), die Systemtheorie GREGORY BATESONs (1981) sowie die Synergetik von HERRMAN HAKEN und GÜNTHER SCHIEPECK (2006) vorgestellt.

BISCHOF unterscheidet im Rahmen seines systemtheoretischen Verständnisses die *stationäre* von der *dynamischen* Systemtheorie. Sowohl Kapitel 4 als auch Kapitel 5 widmen sich nachfolgend ausschließlich der *stationären* Systemtheorie nach BISCHOF. Mit ihr wird eine systemtheoretische Konzeptualisierung der bei autistischen Menschen anzunehmenden Aufmerksamkeitsstörungen auf einer strukturellen Ebene möglich. In Kapitel 5 wird das dort entwickelte Modell einer dysfunktionalen Aufmerksamkeits- und Erregungsregulation in Bezug gesetzt werden zu den drei zentralen, von BISCHOF aufgeführten homöostatischen Prinzipien der Reizverarbeitung im Wahrnehmungsprozess. Ihr Fehlen bzw. ihre Beeinträchtigung wirft ein Licht auf die unterschiedlichen im Rahmen autistischer Störungen auftretenden Störungsbilder und führt zu den ersten beiden zentralen Thesen der vorliegenden Arbeit.

Die strukturelle Beeinträchtigung der homöostatischen Funktionen aufmerksamkeitsorientierter Reizverarbeitung ist als zentraler Faktor gerade auch der dynamischen Prozesse, also des Verlaufes autistischer Störungen, zu sehen. Das umfangreiche Kapitel 6 beinhaltet genau diese Erweiterung der systemtheoretischen Perspektive um das weite Feld der dynamischen Systemtheorie und Synergetik:

Mit der *dynamischen* Systemtheorie nach BISCHOF wird einleitend beispielhaft die grundsätzliche Fragilität bereits niedrigdimensionaler, linearer Verläufe auf einfache Störungen hin deutlich. Auch mit einer simplen homöostatischen Regulation einfacher negativer Rückkopplung können solche Prozesse oft völlig aus dem Ruder geraten, stark oszillieren oder einen exponentiellen Verlauf nehmen. Erst die Existenz der durch BISCHOF vorgestellten *dynamischen Grundkategorien* und *spezifischen Regelformen* erlauben – wie dargestellt werden wird – zuweilen die Kombination von Zielerreichung und Stabilität.

Sowohl die zugrunde liegende Linearitätsannahme des BISCHOFschen Ansatzes als auch die im Rahmen seiner Erläuterungen fehlende Möglichkeit zur Erklärung der Entwicklung *neuer Strukturen* begrenzen jedoch die Aussagekraft. Wie Kapitel 3 zu diesem Zeitpunkt bereits gezeigt haben wird, ist im Zusammenhang mit einem entwicklungspsychopathologischen Verständnis der Hirnentwicklung von komplexen *nichtlinearen* Prozessen und der Herausbildung unterschiedlicher Entwicklungspfade – also jeweils unterschiedlicher *Strukturen* – auszugehen. Dies muss bei den weiteren Überlegungen Berücksichtigung finden können.

Der Ansatz von BATESON erlaubt in einer aus der streng mathematischen Verortung BISCHOFs herausgelösten Weise sowohl die Beschreibung der Entstehung neuer Strukturen in einem Entwicklungsprozess als auch möglicher Eskalationen und Zusammenbrüche auf Basis dysfunktionaler Regulation. Dabei sind seine erkenntnistheoretischen Grundannahmen in Form einer transzendenten Bewusstseinstheorie und der damit verbundenen Auflösung einer einfachen Ursache-Wirkungsrichtung von besonderer Bedeutung. In Kapitel 6.4 wird der Ansatz von BATESON vorgestellt werden, in Kapitel 6.5 wird er mit den zentralen Gedanken des Ansatzes von BISCHOF verbunden werden.

Die Basis beider Ansätze ist u. a. die Kybernetik, weswegen eine Synopse schlüssig erfolgen kann. In *Schritt 2* einer – nunmehr systemtheoretischen Konzeptionierung der Entwicklung Tiefgreifender Entwicklungsstörungen – können die Verlaufsmuster und dynamischen Besonderheiten autistischer Störungen vor dem Hintergrund der Theorien von BISCHOF *und* BATESON betrachtet werden. Dabei wird gerade auch das Phänomen Thema werden, dass nach den Theorien beider Autoren nicht-homöostatische Verläufe nicht zwangsläufig den Zusammenbruch des Systems bedingen, sondern zuvorderst Instabilität hervorrufen. Die Überlegungen münden abschließend mit dem Kapitel 6.5.2.4 „Wandlung hilfreicher Faktoren in schädigende Faktoren" in der Formulierung der so wichtigen dritten These der vorliegenden Arbeit.

Mit der stationären und dynamischen Theorie BISCHOFs und der dynamischen Theorie BATESONS ist die Konstruktion quasi typischer Verläufe autistischer Störungen in Anlehnung an die herkömmliche Klassifikation Tiefgreifender Entwicklungsstörungen verbunden. Eine Statik, die letztlich sowohl einer entwicklungspsychopathologischen Konzeption widerspricht, deren wesentliches Charakteristikum *Multifinalität* ist, als auch der Systemtheorie dynamischer Prozesse gerade unter der Prämisse nichtlinearer Verläufe.

Erst die Selbstorganisationstheorie von HAKEN und SCHIEPECK erlaubt die Beschreibung der Möglichkeit unterschiedlicher Verläufe u. a. als Resultat ihrer Vorgeschichte und damit der Ausbildung unterschiedlicher Wahrscheinlichkeiten spezifischer Prozesse. Grundsätzlich werden bedingt durch komplexe Selbstorganisationsvorgänge immer wieder Übergänge möglich, die es erlauben, die real existierende Heterogenität des Behinderungsbildes genauer zu beschreiben. Der Ansatz von HAKEN und SCHIEPECK wird in seinen wesentlichen Begriffen und Konstrukten in Kapitel 6.6 vorgestellt werden. Die Zusammenführung der Ansätze von BISCHOF, BATESON und HAKEN und SCHIE-PECK in Kapitel 6.7 erlaubt die Formulierung der vierten und fünften These der vorliegenden Arbeit und damit von *Schritt 3* der Entwicklung Tiefgreifender Entwicklungsstörungen.

Der Ansatz von HAKEN und SCHIEPECK ist in der Lage, die für das hier vorliegende Vorhaben notwendigen Überlegungen der Ansätze von BISCHOF und BATESON zu integrieren, ohne diese formal ersetzen zu können. Das heißt auch, dass die alleinige Nutzung des Ansatzes von HAKEN und SCHIEPECK für das hier gewählte theoretische Vorhaben nicht ausreichend wäre. Darin liegt der tiefere Sinn und wesentliche Gewinn dieser dreistufigen systemtheoretischen Konstruktion.

Kapitel 7 beschließt als Ausblick die vorliegende Arbeit und versucht unter Betonung dreier wesentlicher Aspekte der entwickelten systemtheoretischen Sichtweise, eine Einschätzung möglicher therapeutischer und forschungsorientierter Konsequenzen zu leisten.

Eine formale Anmerkung bzgl. der Zitation sei an dieser Stelle vorausgeschickt: Die Übersetzung wörtlich zitierter englischsprachiger Literatur erfolgte durch den Autor der vorliegenden Arbeit (S. B.). Alle Hervorhebungen in Zitaten sind Hervorhebungen im Original.

2   Gegenstandsbestimmungen

2.1   Einführung

In einem ersten Schritt wird in Kapitel 2.2 versucht, über eine Darstellung der Phänomene autistischer Menschen einen Blick auf ihre Lebensrealität zu werfen. Niedergeschrieben in Dokumentationen, Forschungsberichten, Selbstzeugnissen, erfasst in klinischen und experimentellen Untersuchungen, gesehen und erlebt in kontrollierten und unkontrollierten Beobachtungen, stellen diese Beschreibungen die Datenbasis aller theoretischen Bemühungen dar. Im Rahmen dieser Arbeit kann nur ein kursorischer und skizzenhafter Einblick gegeben werden, der das umrissene Ziel hat, das Verständnis der sich in Kapitel 2.3 anschließenden definitorischen Überlegungen zu erleichtern.

Dort wird eine Definition des Forschungsgegenstandes im klassifikatorischen Sinne vorgenommen. Neben der forschungslogischen Notwendigkeit soll die durchaus bestehende Begriffsvielfalt im Bereich der Tiefgreifenden Entwicklungsstörungen für die vorliegende Arbeit reduziert werden. Gleichermaßen sollen erste zentrale Bereiche der psychosozialen Realität autistischer Menschen umrissen werden. Es wird eine theoretisch inhaltliche Zuspitzung und Eingrenzung auf die für die vorliegende Arbeit zentralen Konstruktbereiche erfolgen.

Die Problematisierung des erkenntnistheoretischen Rahmens, in dem sich die Arbeit bewegt, stellt den dritten Schritt (Kapitel 2.4) strukturierender Bemühungen dar. Eine Eingrenzung des Gegenstandsbereiches ist notwendig. Es soll definiert werden, in welcher Denkform die zuvor klassifikatorisch gefassten Störungsbilder theoretisch bearbeitet werden sollen, also: Wovon ist in dieser Arbeit die Rede und wovon nicht? Da die Forschung zum Thema Autismus stark betroffen ist durch das sogenannte *Leib-Seele-Problem* und die herangezogenen systemtheoretischen Theorien in unterschiedlichem Ausmaß *konstruktivistischen* Charakter haben, findet in Kapitel 2 damit gleichermaßen eine epistemologische und wissenschaftstheoretische Eingrenzung der nachfolgenden Überlegungen statt: Ausgehend von der Darstellung der Phänomenologie auf einer beschreibenden Ebene stellen klassifikatorische Definitionen sowie erste psychologische Konstruktabgrenzungen, die Bestimmung von Forschungsdenkform und Gegenstandsmodus, die nachvollziehbare Basis im späteren Kapitel resultierender systemtheoretischer Ableitungen dar.

2.2 Phänomene

Berichtet man über autistische Menschen, so geschieht das zumeist in Form von Schilderungen, die sich auf Beobachtungen direkter oder indirekter Natur beziehen. Neben der Frage, um welche Form es sich handelt, haben Beobachtungen immer sehr unterschiedliche Auflösungsgrade: Einer globalen, eher typisierenden Einschätzung, *was* das da ist und *wie* das aussieht, können dezidierte und ausführliche klinische Beschreibungen gegenüberstehen. Letztere sind nicht selten umso wertvoller, je mehr sie von der theoretisch-schulenspezifischen Heimat des Beobachters abstrahieren können. Dass das nicht gänzlich möglich ist, ist eine Binsenweisheit. Der entscheidende Aspekt liegt wohl darin, die Intentionalität hinter den Beschreibungen von Beobachtungen als erkenntnisrelevante Konstrukte des Autors deutlich zu machen.

In diesem Sinne ist die nachfolgende Beschreibung auch eine bewusst von der Zielrichtung der vorliegenden Arbeit geprägte. Sie fokussiert neben der Darstellung prägnanter und die Wahrnehmung des Beobachters bestimmender Verhaltensweisen auf die damit verbundene soziale Realität als Voraussetzung und Resultat dieser Aktionen und versucht, in einem ersten phänomenologisch orientierten Schritt deutlich zu machen, dass die zugrunde liegende Pathogenese gestörter sozialer Wahrnehmungs- und Handlungsmöglichkeiten unterschiedliche „Wege" innerhalb der Tiefgreifenden Entwicklungsstörungen konstituiert.

Autistische Menschen haben häufig eine verzögerte oder gestörte Sprachentwicklung, sie kommunizieren wenig mit der Sprache, manchmal allerdings in Form von eigentümlichen Wiederholungen, die offensichtlich einen nur wenig auf den Kommunikationspartner gerichteten Charakter zu haben scheinen und wie für sich selbst gesprochen wirken. Wiederholungen von gehörten Worten oder Wortstücken oder auch selbstkonstruierte, uns wie Fantasiebegriffe erscheinende Wortneuschöpfungen (Neologismen) stehen in vielen Fällen einem Mangel an aktiver wie reaktiver, antizipierender, die Begegnung mit dem anderen im gesprochenen Wort realisierender Sprache gegenüber. Die Beobachtung von als autistisch diagnostizierten Menschen, die über eine ausgesprochen weitreichende Sprache verfügen, irritiert dieses Bild auf den nächsten Blick. Es gehört zur Breite des Fächers autistischer Störungen, dass Menschen mit einer ausgesprochen weitreichenden Sprachentwicklung ebenso zum Formenkreis gehören. Sie sprechen jedoch häufig ausschließlich über „Dinge", „Sachen" und „Zahlen", die eine immense gedächtnisbezogene Datensammlung repräsentieren.

Sehr konkrete bis konkretistische „Fähigkeiten" gehören zu ihren Auffälligkeiten wie gleichermaßen die Eigenart, wenig bis gar nicht aktiv und spontan über eigene Gefühle der Freude, Angst, Trauer berichten zu können oder auch andere Menschen nicht oder nur selten – wie in einer nachträglich gelernten Routine – danach zu fragen. Das spontan abrufbare Wissen über die exakte Höhe aller 8000er-Berge, die Zuordnung der entsprechenden Wochentage rückwirkend bis Christi Geburt und vorausschauend bis zum Jahr 2050 oder die Kenntnis des kompletten Kursbuches der Deutschen Bahn stellen ein ebenso faszinierendes wie gleichermaßen in vielerlei Hinsicht nutzloses Wissen dar. Nutzlos auch deswegen, weil es in drastischer Weise statisch ist: Ein Fehler im Datensatz oder System kann den ganzen Menschen nicht nur kognitiv irritieren, sondern in vielen Fällen in einen Zustand tiefer persönlicher Verzweiflung stürzen. Er ist nicht korrigierbar, weil das System oft nur hinsichtlich dieses speziellen, durch einen Fehler betroffenen Aspektes für den autistischen Menschen Relevanz hat. Ein solches für die heutige Informations- und Kommunikationsgesellschaft weitgehend überflüssiges Wissen führt – abgesehen von einigen die Betroffenen auf dem Jahrmarkt medialer Verwertung diskreditierenden Fernsehauftritten – mithin zur Isolation, manchmal schlichtweg zu einer den Menschen mit deutlicher Sprachentwicklungsstörung und „zugeschriebener" Geistiger Behinderung vergleichbaren Isolation. Das fatale Schicksal des sprechenden autistischen Menschen besteht darin, aufgrund der Erfüllung der „Kulturtechnik" des Sprechens zuweilen als gut integrierbar gesehen zu werden und nicht in seiner Isolation verstanden zu werden. Er gilt als der Mensch mit „mildem Autismus". Es ist dies oft eine soziale Konstruktion, die den betroffenen Menschen immens überfordert und gerade dadurch in seiner pathologischen Entwicklung befördert.

Ständiges Klackern mit Klötzen, permanentes Wedeln mit Fäden und Bändern, versunkener Blick in das glitzernde Rauschen des laufenden Wasserstrahles, die plötzliche Abwendung vom Spiel zum heftigen Schlagen mit dem Kopf gegen die Wand stellen den Bereich der mit den Begriffen Stereotypie und repetitivem Verhalten belegten Beobachtungen dar. Zwanghaftes Bestehen auf festgelegten Tagesabläufen, gelernten Regeln und spezifischen Ordnungen in der dinglichen Umwelt können Bestandteile einfacherer oder komplexerer Rituale sein. All dies tritt bei autistischen Menschen in wahrnehmbar stärkerer oder schwächerer Ausprägung auf, ist zuweilen sofort bemerkbar und sichtbar, zuweilen erst nach Wochen oder Monaten des gemeinsamen Kontaktes und der Begegnung identifizierbar, aber immer fest verankert in der Persönlichkeit, unauslösbarer Bestandteil des Ich, des Selbst und niemals nur schlichte und veränderbare Marotte. Ablehnung und Versuche zur Verhinderung dieser festen Verhaltens- und Erlebensmuster lösen Angst, Aggressivität und viel häufiger auch Autoaggressivität aus.

„Wie man in den Wald hineinruft, so schallt es heraus!" „Was glaubst Du denn, was ich grad will?" „Komm lass uns ‚paddeln' gehen!" als Aufforderung zum Besuch eines Schwimmbades sind Aussagen, die autistische Menschen –

registrierbar oft nur dann, wenn sie über die entsprechende Sprache verfügen – schwer belasten und verunsichern können. Möglicherweise können sie gar nicht darauf reagieren, möglicherweise beginnen sie stark mit dem Körper zu agieren. Möglicherweise reagieren sie gar nicht oder objektkonform wie der autistische Junge, dem ich in einer Spielsituation das Auto zuschiebe mit der gesamten „Intentionalmimik" meiner Persönlichkeit „laut guckend": „Schieb mir das Teil zurück!", der sich vielmehr „der Intention des Autos verschreibt" und dieses in die durch mich eingeschlagene Richtung weiterschiebt und verzweifelt das Ende seiner Spielaktivität durch die nahende Wand erleben muss. Zu einer Wende – auch als soziale Zuwendung zu verstehen – ist er nicht in der Lage, wiewohl ihn offensichtlich das Scheitern verzweifeln lässt und damit seine *eigentlichen* Wünsche verdeutlicht.

Das widerständig reagierende im Sinne des Wechsels der Kommunikation zwischen Aktion und Reaktion vermag sich nicht einzustellen. Die Möglichkeit, nach langem Zusammensein mit einem autistischen Menschen in einem Raum diesen zu verlassen, ohne eine sichtbare Reaktion zu vernehmen, ist häufig. Was autistische Menschen tatsächlich erleben mögen, ist davon unbenommen, es bleibt verschlossen wie vieles, was wir als Laien oder auch als Fachleute nicht sehen können. Aus der Unmöglichkeit der Erkenntnis im Zuge mangelnder Testbarkeit wird auch heute noch weidlich auf die angeblich gleichzeitig zutreffende Diagnose „Geistige Behinderung" bei autistischen Menschen geschlossen.

Zum Teil mag dies sogar zutreffen, Geistige Behinderung schützt nicht vor Autismus, erhöht aufgrund einer Fülle für Autismus pathogenetisch relevanter Faktoren sicherlich die Gefahren dafür. Auf der anderen Seite ist die Diagnose „Geistige Behinderung" jedoch Artefakt einer fachlich begrenzten Diagnosemöglichkeit resp. Resultat unzutreffender Ergebnisinterpretation. Ist die Sprachentwicklung gegeben und unterstützt die Abstimmung zwischen Testperson und Testleiter damit die Überprüfung testpsychologischer Natur, bleibt das klinische Bild jedoch tatsächlich nicht unauffällig. Es zeigen sich oft spezifische Bilder und Profile wie die Kluft zwischen geringer ausgeprägten Werten im Handlungsteil als im Verbalteil des alten HAWIK III bei Menschen mit Asperger-Störung (REMSCHMIDT & KAMP-BECKER, 2006, S. 42 f.). Ganz allgemein gesprochen haben autistische Menschen da Schwierigkeiten, wo *Bedeutung* und kreativ aktives Verständnis gefordert sind. Ihr Datenwissen kompensiert oft dieses Manko im Verbalteil.

Dann ist da noch der Mythos, der Mythos vom Blickkontakt, u. a. von im Bereich der Tiefgreifenden Entwicklungsstörungen eher unkundigen, sich ihrer allgemeinen Überlegenheit aber gewissen Psychiatern gern zur schnellen Diagnose genutzt: Guckt er oder sie mich nicht an, ist es eine(r), wenn doch, dann keine(r). Tatsächlich zeigen autistische Menschen z. T. Schwierigkeiten im Bereich des andauernden gerichteten Blickkontaktes, aber keinesfalls durchgängig und immer. Es scheint mehr die Rückwirkung der Diagnose auf die Perspektive der Beobachter und Diagnostiker zu sein, die dieses Momentum erzeugt und zur Legende überhöht.

Die Geburt bringt Kinder zur Welt, die nicht beginnen zu spielen, nicht so, wie es sein soll, sie sind für sich – so sieht es von außen aus –, konzentriert auf etwas anderes. Oft beginnen sie ganz früh monoton zu schaukeln, manchmal auch erst in späteren Jahren: Sie sind nicht mit anderen zusammen, können es nicht gut aushalten, sind alleine mit sich. Manchmal können sie jedoch beides nicht aushalten. Sie schreien und schlafen nicht durch oder gar nicht erst ein. Die Sprache kommt nicht oder verändert, sie ist „gestört" im einen Fall, im anderen kommt sie schnell und gut, mutet nicht selten aber ausgesprochen artifiziell und „technisch" an und verwirrt durch eigentümliche Betonungen. Manche Kinder sagen nicht „Ich", sie sagen zu sich selbst „Du", so werden sie ja genannt, erkennen sich selbst nicht im Spiegel, auch wenn die Zeit längst reif dafür ist. „Das ‚Ich' ist nicht drinnen und nicht draußen."

Eltern berichten davon, keinen Kontakt zu haben, von Anfang an. Sie können keine Wechselseitigkeit herstellen. Sie erleben ihre Kinder als fremd, registrieren früher, dass etwas nicht stimmt, als sie es zugeben können. Ihre Bemühungen stellen keine wechselseitige Freude her, nicht selten resultieren Teilnahmslosigkeit und Angst bei ihren Kindern. Andere Kinder – Spielgefährten – kapitulieren früher, sie haben nicht die Kraft zu den „Bemühungen" der Eltern. Neben der Isolation in der Familie entsteht die Einsamkeit im oft kurzen Spiel mit Gleichaltrigen.

All dies zeigt, dass autistische Menschen sehr viele gemeinsame, aber auch sehr viele unterschiedliche Eigenschaften haben. Das Spektrum der Symptomatik autistischer Menschen reicht von dramatisch sich entwickelnden Verlaufsformen mit für die Kinder und ihre Angehörigen nur schwer zu ertragenden Verhaltensweisen bis hin zu Menschen mit offensichtlich gut entwickelten sprachlichen und kognitiven Fähigkeiten und der Fähigkeit, selbige aktualisieren zu können. Nicht immer, aber häufig gehen diese sprachlichen und kognitiven Fähigkeiten mit einer abgeschwächteren Symptomatik auf Verhaltensebene einher. Man kann vermuten, dass diese Fähigkeiten *Kompensationsmöglichkeiten* bieten, die eine Fülle sozialer Fertigkeiten und eine größere Teilhabe an Gesellschaft erlauben.

Es wird sich herausstellen, dass es kaum möglich ist, von einer einheitlichen Gruppe autistischer Menschen zu sprechen, wie es das Wort „Autismus" nahelegt. Es gibt unterschiedliche Formen und innerhalb dieser Formen durchaus unterschiedliche Ausprägungen. Diese Formen werden im nachfolgenden Kapitel differenzialdiagnostisch kategorisiert werden. Es wird davon ausgegangen werden, dass es sich bei allen um *dieselbe* Störung handelt in jedoch qualitativ unterschiedlichen Formen, die nicht einem Kontinuum entsprechen, sondern unterschiedlichen *Kategorien* innerhalb derselben Grundstörung.

2.3 Definitionen

Der Gegenstand der wissenschaftlichen Beschäftigung der vorliegenden Arbeit sind autistische Störungen. Autistische Störungen sind nach den derzeitig gültigen internationalen Klassifikationssystemen zur Diagnose psychischer Störungen DSM-IV-TR der American Psychiatric Association (2003) und ICD-10 der Weltgesundheitsorganisation WHO (2006) „Tiefgreifende Entwicklungsstörungen". Diese werden laienpsychologisch auch einfach als „Autismus" bezeichnet. Sowohl in der Fachliteratur als auch im Fachgespräch fällt schnell eine Flut weiterer Begriffe: Frühkindlicher Autismus, Asperger-Störung, Autismus, Autismus-Spektrum-Störungen, Autistische Störung, autistische Züge etc. Eine begriffliche Eingrenzung ist notwendig: zum einen zur Reduktion der vorliegenden reichhaltigen Begriffsmenge, zum anderen zur Bestimmung spezifischer, für eine wissenschaftliche Arbeit tauglicher Termini. Mit einer Begriffsbestimmung geht immer die Definition des durch den Begriff bezeichneten Forschungsgegenstandes einher. Das soll hier ebenso in einem zweiten Schritt geleistet werden. Es wird damit gleichermaßen umrissen werden, wovon im Rahmen dieser Arbeit gesprochen werden soll und wovon nicht und mit welchen – definierten – Begriffen operiert werden soll und mit welchen nicht. Das heißt auch, dass neben den psychodiagnostischen Begriffen erste psychopathologisch relevante Konstrukte hervorgehoben, benannt und spezifiziert werden sollen.

Ein weiterer wesentlicher, weniger für die psychopathologische, sondern mehr für die theoretische Fassung des Forschungsgegenstandes relevanter Schritt folgt in Kapitel 2.4 mit der Bestimmung des *Gegenstandsmodus*, also mit der Definition der speziellen Form wissenschaftlicher Objektivierung, die zur theoretischen Untersuchung autistischer Störungen im Rahmen der vorliegenden Arbeit gewählt werden soll.

Im Kontext der Psychopathologie ist also der zentrale Oberbegriff die *Tiefgreifende Entwicklungsstörung* als die in DSM-IV-TR und ICD-10 alle Störungen, die etwas mit Autismus und seinen Symptomen zu tun haben, umfassende Kategorie.

Tiefgreifende Entwicklungsstörungen haben als fundamentale Beeinträchtigungen der frühkindlichen und kindlichen Entwicklung eine frühe Manifestation und sind sowohl durch *qualitative Abweichungen* als auch *zeitliche Verzögerungen* in den für die Entwicklung maßgeblichen Dimensionen von sozialer Interaktion und Kommunikation gekennzeichnet. Dies ist die weiteste, alle Subgruppen vereinende Beschreibung, die gefunden werden kann. Nach beiden Klassifikationssystemen sind als Statusdiagnostik bezüglich der *qualitativen Abweichungen* drei Symptomkomplexe für die Diagnostik Tiefgreifender Entwicklungsstörungen zentral:

- qualitative Beeinträchtigungen der wechselseitigen Sozialen Interaktion,
- qualitative Beeinträchtigungen der Kommunikation sowie
- beschränkte, repetitive und stereotype Verhaltensweisen, Interessen und Aktivitäten.

„Diese qualitativen Beeinträchtigungen sind ein grundlegendes Funktionsmerkmal der Betroffenen und zeigen sich in allen Situationen – sie variieren jedoch im Ausprägungsgrad." (REMSCHMIDT & KAMP-BECKER, 2007, S. A 873)

Betrachtet man in einer vollständigen Synopse die zentralen Formen der Tiefgreifenden Entwicklungsstörungen, so unterscheidet die ICD-10 klassifikatorisch *acht* und das DSM-IV-TR *fünf* Formen der Tiefgreifenden Entwicklungsstörungen:

Tab. 1: *Tiefgreifende Entwicklungsstörungen nach ICD-10 und DSM-IV-TR*

ICD-10		DSM-IV-TR	
F 84	Tiefgreifende Entwicklungsstörungen	299.0	Tiefgreifende Entwicklungsstörungen
F84.0	Frühkindlicher Autismus	299.00	Autistische Störung
F84.1	Atypischer Autismus	299.80	Nicht näher bezeichnete tiefgreifende Entwicklungsstörung, Atypischer Autismus
F84.2	Rett-Syndrom	299.80	Rett Störung
F84.3	Andere desintegrative Störung des Kindesalters	299.10	Desintegrative Störung des Kindesalters
F84.4	Überaktive Störung mit Intelligenzminderung und Bewegungsstereotypien		
F84.5	Asperger Syndrom	299.80 Asperger Störung	
F84.8	Sonstige tiefgreifende Entwicklungs-störungen		
F84.9	Tiefgreifende Entwicklungsstörung, nicht näher bezeichnet		

Mit den Begriffen „Frühkindlicher Autismus" und „Autistische Störung" sind identische Störungsbilder verbunden. „Asperger-Syndrom", „Asperger-

Störung" und „Atypischer Autismus" bezeichnen ebenfalls dieselben Störungs-bilder. Die in den Diagnoseschemata (s. o.) zusätzlich aufgeführten Kategorien der Rett-Störung und der Desintegrativen Störung stellen ihrerseits spezifische Formen Tiefgreifender Entwicklungsstörungen dar, die für die vorliegende Arbeit in ihrer Besonderheit nicht relevant sind: Die Rett-Störung tritt als eindeutig genetische Störung nur bei Mädchen auf und hat einen besonderen Entwicklungsverlauf, der durch den Verlust erworbener Fähigkeiten gekennzeichnet ist. Die Desintegrative Störung zeichnet sich nach einer Phase offensichtlich normaler Entwicklung in den ersten zwei Lebensjahren ebenfalls durch den Verlust zuvor entwickelter Fähigkeiten aus, bleibt aber als bis dato nicht genetisch identifizierte Störung nicht auf Mädchen beschränkt. Beide Formen werfen in ihrer Spezifität für die hier vorliegende Arbeit nicht unmittelbar relevante Fragen auf, so dass ihre Berücksichtigung vernachlässigt werden kann (vgl. BÖLTE, 2009).

Die „überaktive Störung mit Intelligenzminderung und Bewegungsstereotypien", die „sonstigen tiefgreifenden Entwicklungsstörungen" sowie die „Tiefgreifende Entwicklungsstörung, nicht näher bezeichnet" stellen empirisch schlecht abgesicherte Restkategorien der ICD-10 dar, die in das aktuelle DSM-IV-TR nicht aufgenommen wurden und im Verlauf der vorliegenden Arbeit namentlich und inhaltlich keine Rolle spielen werden. Die um Vollständigkeit sich bemühende Klassifikation in der ICD-10 ist eng verwoben mit der Diskussion um die Frage, ob Tiefgreifende Entwicklungsstörungen und ihre Unterformen verschiedene Ausprägungsgrade derselben Grundstörung auf einem *Kontinuum* von normal bis autistisch darstellen – sog. „Autismus-Spektrum-Störungen" sind, oder aber ob spezifische Unterkategorien als abgrenzbare Entitäten sinnvoll und notwendig sind, da sie qualitativ unterschiedliche Formen derselben Grundstörung darstellen und damit auch vom Normalen kategorial zu trennen sind. Die Frage ist bis dato unbeantwortet. In der vorliegenden Arbeit wird die letztere Position favorisiert, da sie betont, dass es sich bei Tiefgreifenden Entwicklungsstörungen um schwere, zum großen Teil irreversible Störungen handelt, die sozialrechtlich den Status der Behinderung legitimieren und nicht in den Bereich des klinisch Normalen hereinragen. Die Frage, ob dieselbe Grundstörung Basis aller benannten Formen ist, ist davon nicht tangiert. Alle gehören zu den Tiefgreifenden Entwicklungsstörungen, die in ihren drei zentralen Symptomkomplexen oben definiert worden sind.

Die Bezeichnung „Autismus-Spektrum-Störungen" soll, obwohl sie sich insbesondere in der neueren Forschungsliteratur immer weiter durchsetzt, aus diesem Grunde hier nicht verwendet werden. BÖLTE, RÜHL, SCHMÖTZER, POUSTKA (2006, S. 45) schreiben dazu im Manual ihrer deutschen Übersetzung des Diagnoseinstrumentariums „Autism Diagnostic Interview – Revised" (ADI-R):

„In der aktuellen Auseinandersetzung mit Störungen des autistischen Spektrums wird zunehmend implizit davon ausgegangen, dass es sich beim Autismus um ein Spektrum von Störungen lediglich unterschiedlichen Schweregrades handelt. In einem gewissen Ausmaß ist dies nachvollziehbar und auch empirisch zu rechtfertigen. Auf der anderen Seite beinhaltet diese Denkweise die Gefahr mangelnder Differenzierung, der Vernachlässigung möglicher nosologischer Aspekte und einer Ausweitung des Spektrums in den Übergangsbereich zu subklinischen Verhaltensweisen oder anderen Diagnosen."

Die Diagnoseschemata von DSM und ICD liegen in ihren Nachfolgeversionen bis dato nicht vor. Klinische, aber auch wissenschaftliche Praxis muss trotz oft anderer Verlautbarungen in einer strikten Orientierung an diesen Klassifikationssystemen bestehen.

Die Asperger-Störung kann nicht – ein mit vermeintlich symptomatologischer Dramatik ansteigendes Kontinuum nahelegend – als die *mildere* Form Tiefgreifender Entwicklungsstörungen angesehen werden. Es gibt dafür keine differenzialdiagnostische Rechtfertigung. Vielmehr ist die Gefahr, die innere Erlebenswelt betroffener Menschen zu diskreditieren, naheliegend. Es ist somit originärer Ansatz des in dieser Arbeit zugrunde gelegten Verständnisses, dass es sich bei der Asperger-Störung resp. dem Asperger-Syndrom um eine spezifische Form Tiefgreifender Entwicklungsstörungen handelt, die auf dieselbe Grundstörung reflektierend eine qualitativ von der Autistischen Störung und dem Atypischen Autismus zu differenzierende Form darstellt.

Bis zu diesem Punkt der Argumentation konnte die klassifikatorische Vielfalt der Subgruppen Tiefgreifender Entwicklungsstörungen also auf die *Asperger-Störung,* die *Autistische Störung* und den *Atypischen Autismus* reduziert werden. Tatsächlich werden alle drei Begriffe und damit alle drei Störungsbilder in die Arbeit eingehen:

Die Begriffe *Autistische Störung, Atypischer Autismus* und *Asperger-Störung* in Anlehnung an das DSM-IV-TR, auf das aus Gründen deutlicherer kategorialer Abgrenzungen und ausführlicherer symptomatologischer Beschreibung der einzelnen Störungsbilder Bezug genommen werden soll, werden differenzialdiagnostisch die zentralen Begrifflichkeiten der vorliegenden Arbeit sein. Sie werden da, wo es nötig ist, voneinander getrennt und gesondert verwendet werden. Zur besseren Veranschaulichung werden sie grundsätzlich *kursiv* gedruckt erscheinen. Der Begriff „autistische Störungen" wird zudem mit Kleinschreibung des Attributes verwendet werden, um deutlich zu machen, dass hiermit nicht *die besondere Autistische Störung* gemeint ist, sondern ein Oberbegriff, durch den eben auch die anderen Formen mit eingeschlossen sind. Überall da, wo in Untersuchungen explizit spezifische Subgruppen thematisiert sind, werden sie dementsprechend bezeichnet werden.

Es wird definitiv nicht von „autistischen Zügen" oder von „autistoiden Verhaltensweisen" gesprochen werden. Diese Begriffe erfreuen sich zwar immer noch allseits beliebter Verwendung, haben aber keinen wissenschaftlichen und inhaltlichen Wert.

Da wo eine Binnendifferenzierung im Besonderen nicht notwendig ist, wird von „Tiefgreifenden Entwicklungsstörungen", „autistischen Menschen", „autistischen Störungen" oder ganz allgemein von „Autismus" gesprochen werden. Diese Begriffe umfassen dann jeweils die drei spezifischen hier betrachteten Subgruppen, da diese – wie zu Beginn bereits deutlich gemacht – übereinstimmend die drei wesentlichen klinisch relevanten Kriterien reflektieren, ohne kategorial identisch zu sein.

Zur plastischen Veranschaulichung ist es an dieser Stelle angezeigt, die diagnostischen Kriterien der drei differenzialdiagnostisch wesentlichen Subgruppen nach DSM-IV-TR (2003) im Detail wiederzugeben:

Diagnostische Kriterien für 299.00 (F84.0) Autistische Störung

A. Es müssen mindestens sechs Kriterien aus (1), (2) und (3) zutreffen, wobei mindestens zwei Punkte aus (1) und je ein Punkt aus (2) und (3) stammen müssen:

(1) Qualitative Beeinträchtigung der sozialen Interaktion in mindestens zwei der folgenden Bereiche:

(a) ausgeprägte Beeinträchtigung im Gebrauch vielfältiger nonverbaler Verhaltensweisen wie beispielsweise Blickkontakt, Gesichtsausdruck, Körperhaltung und Gestik zur Steuerung sozialer Interaktionen,

(b) Unfähigkeit, entwicklungsgemäße Beziehungen zu Gleichaltrigen aufzubauen,

(d) Mangel, spontan Freude, Interessen oder Erfolge mit anderen zu teilen(z. B. Mangel, anderen Menschen Dinge, die für die Betroffenen von Bedeutung sind, zu zeigen, zu bringen oder darauf hinzuweisen),

(e) Mangel an Gegenseitigkeit;

(2) Qualitative Beeinträchtigungen der Kommunikation in mindestens einem der folgenden Bereiche:

(a) verzögertes Einsetzen oder völliges Ausbleiben der Entwicklung von gesprochener Sprache (ohne den Versuch zu machen, die Beeinträchtigung durch alternative Kommunikationsformen wie Gestik oder Mimik zu kompensieren),

(b) bei Personen mit ausreichendem Sprachvermögen deutliche Beeinträchtigung der Fähigkeit, ein Gespräch zu beginnen oder fortzuführen,

(c) stereotyper oder repetitiver Gebrauch der Sprache oder idiosynkratische Sprache,

(d) Fehlen von verschiedenen entwicklungsgemäßen Rollenspielen oder sozialen Imitationsspielen;

(3) Beschränkte, repetitive und stereotype Verhaltensweisen, Interessen und Aktivitäten in mindestens einem der folgenden Bereiche:

(a) umfassende Beschäftigung mit einem oder mehreren stereotypen und begrenzten Interessen, wobei Inhalt und Intensität abnorm sind,

(b) auffällig starres Festhalten an bestimmten nichtfunktionalen Gewohnheiten oder Ritualen,

(c) stereotype und repetitive motorische Manierismen (z. B. Biegen oder schnelle Bewegungen von Händen oder Fingern oder komplexe Bewegungen des ganzen Körpers),

(d) ständige Beschäftigung mit Teilen von Objekten.

B. Beginn vor dem dritten Lebensjahr und Verzögerungen oder abnorme Funktionsfähigkeit in mindestens einem der folgenden Bereiche:

(1) soziale Interaktion

(2) Sprache als soziales Kommunikationsmittel oder

(3) symbolisches oder Phantasiespiel.

C. Die Störung kann nicht besser durch die Rett-Störung oder die Desintegrative Störung im Kindesalter erklärt werden.

Diagnostische Kriterien für 299.80 (F84.5) Asperger-Störung

A. Qualitative Beeinträchtigungen der sozialen Interaktion, die sich in mindestens zwei der folgenden Bereiche manifestieren:

(1) ausgeprägte Beeinträchtigung im Gebrauch multipler nonverbaler Verhaltensweisen wie beispielsweise Blickkontakt, Gesichtsausdruck, Körperhaltung und Gestik zur Regulation sozialer Interaktionen,

(2) Unfähigkeit, entwicklungsgemäße Beziehungen zu Gleichaltrigen aufzubauen,

(3) Mangel, spontan Freude, Interessen oder Erfolge mit anderen zu teilen (z. B. Mangel, anderen Menschen Dinge, die für die Betroffenen von Bedeutung sind, zu zeigen, zu bringen oder darauf hinzuweisen).

(4) Mangel an sozioemotionaler Gegenseitigkeit.

B. Beschränkte repetitive und stereotype Verhaltensmuster, Interessen und Aktivitäten in mindestens einem der folgenden Bereiche:

(1) umfassende Beschäftigung mit einem oder mehreren stereotypen und begrenzten Interessen, wobei Inhalt und Intensität abnorm sind,

(2) auffällig starres Festhalten an bestimmten nicht-funktionalen Gewohnheiten oder Ritualen,

(3) stereotype und repetitive motorische Manierismen (z. B. Biegen oder schnelle Bewegungen von Händen oder Fingern oder komplexe Bewegungen des ganzen Körpers),

(4) ständige Beschäftigung mit Teilen von Objekten.

C. Die Störung verursacht in klinisch bedeutsamer Weise Beeinträchtigungen in sozialen, beruflichen oder anderen wichtigen Funktionsbereichen

D. Es tritt kein klinisch bedeutsamer allgemeiner Sprachrückstand auf (es werden z. B. bis zum Alter von zwei Jahren einzelne Wörter bis zum Alter von drei Jahren kommunikative Sätze benutzt).

E. Es treten keine klinisch bedeutsamen Verzögerungen der kognitiven Entwicklung oder der Entwicklung von altersgemäßen Selbsthilfefertigkeiten, im Anpassungsverhalten (außerhalb der sozialen Interaktionen) und bezüglich des Interesses des Kindes an der Umgebung auf.

F. Die Kriterien für eine andere spezifische Tiefgreifende Entwicklungsstörung oder für Schizophrenie sind nicht erfüllt.

Diagnostische Kriterien für 299.80 (F84.1) Nicht Näher Bezeichnete tiefgreifende Entwicklungsstörung (einschließlich Atypischer Autismus)

Diagnose bei:

- schwerer und tiefgreifender Beeinträchtigung der Entwicklung der reziproken sozialen Interaktion oder verbaler und nonverbaler Kommunikationsfähigkeiten.
- Auftreten stereotyper Verhaltensweisen, Interessen und Aktivitäten.

- Nichtzutreffen einer spezifischen Tiefgreifenden Entwicklungsstörung, Schizophrenie; Schizotypischen Persönlichkeitsstörung oder Vermeidend-Selbstunsicheren Persönlichkeitsstörung.

Beim Atypischen Autismus sind die Kriterien der Autistischen Störung aufgrund des höheren Alters bei Störungsbeginn, der atypischen oder nicht voll ausgeprägten Symptomatik oder aller dieser Punkte nicht erfüllt.

Bei näherer Betrachtung wird deutlich, dass bei *Autistischer Störung, Asperger-Störung* und *Atypischem Autismus* die „qualitative Beeinträchtigung der sozialen Interaktion bzw. „schwere Beeinträchtigung der reziproken sozialen Interaktion" – auch nominal an erster Stelle – einen übereinstimmend zentralen Stellenwert einnimmt. Dies verwirklicht die bereits erwähnte – theoretisch relevante – Betonung des ersten Kardinalsymptoms von KANNER (1943). Es definiert die zentrale Beeinträchtigung autistischer Menschen zuvorderst als Störung der *Beziehungsfähigkeit* und verortet sie in der sozialen Realität. Damit bedarf es nachfolgend natürlich auch einer theoretischen Konzeptionierung, innerhalb derer genau die Formulierung „... sich selbst in gewöhnlicher Form zu Menschen und Situationen in Beziehung zu setzen ..." (vgl. KANNER, 1943) selbst als Forschungseinheit definierbar wird. Es wird hiermit bereits der in Kapitel 2.4 noch zu fassende *Gegenstandsmodus* bzw. die dem Forschungsansatz zugrunde liegende *Denkform* vorausgreifend angedeutet.

Die fundamentale Universalität des ersten Kardinalkriteriums für die Tiefgreifenden Entwicklungsstörungen hat zentrale Bedeutung für die weitere theoretische Entwicklung der hier vorliegenden Arbeit. Es wird in der Folge deutlich werden, dass die theoretische Weiterentwicklung in den sich anschließenden Kapiteln letztlich auf dieses Kriterium, also auf die „qualitative Beeinträchtigung sozialer Interaktion" fokussiert.

„Beschränkte, repetitive und stereotype Verhaltensweisen, Interessen und Aktivitäten" charakterisieren jeweils an zweiter oder dritter Stelle sowohl die *Autistische Störung* als auch *Asperger-Störung* und den *Atypischen Autismus*. Wie bei der „qualitativen Beeinträchtigung der sozialen Interaktion" sind diese Handlungsmuster auf unterschiedlichen Komplexitätsniveaus zu verorten. Einfachen stereotypen Handlungen stehen komplexe Rituale oder weit entwickelte Spezialinteressen, Kenntnisse von Daten und systembezogene Interessen gegenüber. „In aller Regel" – aber nicht durchgängig und nicht ohne Ausnahmen – finden sie sich bei Menschen mit *Asperger-Störung* auf einem höheren Komplexitätsniveau. „In aller Regel" deswegen, weil eine gleichermaßen hohe Komplexität dieser Verhaltensweisen und Interessen auch bei Menschen mit *Autistischer Störung* auftreten kann, was dann in dieser spezifischen Spielart der *Autistischen Störung* „High-functioning-autism" genannt wird. Eine Unterform, die jedoch noch keinen Eingang in die klinischen Diagnoseschemata gefunden hat und insofern auch im Rahmen dieser Arbeit nicht zentral mit in den Kanon der Unterformen Tiefgreifender Entwicklungsstörungen aufgenommen werden wird. Es handelt sich um eine aufgrund der Entwicklung spezifischer Fähigkeiten atypisch verlaufende Form der *Autistischen Störung* mit starker Ähnlichkeit zur *Asperger-Störung.* Im Zusammenhang mit der Erläuterung des letzten wesentlichen Kriteriums soll darauf noch einmal Bezug genommen werden.

Als drittes Kriterium ist die „qualitative Beeinträchtigungen der Kommunikation" von Bedeutung. Hier entsteht nun eine wichtige Inkonsistenz zwischen den Untergruppen, die der Erläuterung bedarf: Dieses Kriterium taucht namentlich *nicht* in der Beschreibung der *Asperger-Störung* auf. Das hat seinen Grund: Sind bei der *Autistischen Störung* eindeutig sprachliche Fähigkeiten in ihrer Entwicklung qualitativ beeinträchtigt, so ist dies gerade bei der Asperger-Störung *nicht* der Fall. Menschen mit *Asperger-Störung* verfügen in aller Regel über eine formal gute bis sehr gute Sprachentwicklung und zwar in dem besonderen Sinne, dass keine *Verzögerung* der Sprachentwicklung zu beobachten ist. In vielen Fällen ist eher das Gegenteil, nämlich eine Akzeleration zu beobachten! Der Zeitpunkt des Beginns der sich entwickelnden Sprache ist somit u. a. distinktes Merkmal der diagnostischen Abgrenzung zwischen der *Asperger-Störung* und der *Autistischen Störung* und hierbei insbesondere zu dem im Rahmen der *Autistischen Störung* zu verortenden sogenannten *High-functioning-autism.* Dieser zeigt, wie im Rahmen der Entwicklung von Menschen mit *Autistischer Störung* üblich, eine verzögerte, jedoch im weiteren Verlauf erstaunlicherweise sich konsolidierende Sprachentwicklung.

Allerdings ist auch bei Menschen mit *Asperger-Störung* die Sprache *nicht unbeeinträchtigt:* Das DSM-IV-TR hebt explizit darauf ab, dass kein allgemeiner Sprach*rückstand* anzutreffen ist, macht aber keine Aussagen zur *Qualität* der gesprochenen Sprache. Die Sprache von Menschen mit *Asperger-Störung* ist tatsächlich in oft prägnanter Weise ritualisiert, ihr Verständnis der Begrifflichkeiten auf Bedeutungsebene oft fundamental beeinträchtigt. Das gesprochene Wort gestaltet sich nicht selten fortlaufend wiederholend und in nur begrenztem Umfang kommunikativ: Gerade die kommunikativen Botschaften eines Gegenübers führen nicht zwingend zu einer auf diese Botschaften bezogenen Reaktion. Es kann ein stark idiosynkratischer Gebrauch von Sprache auftreten, altersgemäße Imitations- und Rollenspiele können fehlen, das Verständnis von Metaphern, Redewendungen, Doppelbedeutungen und ironisch-doppeldeutigen Wendungen kann völlig fehlen.

Es ist an dieser Stelle wichtig zu betonen, dass die *Asperger-Störung* aus dem Bereich der Tiefgreifenden Entwicklungsstörungen insofern heraussticht, als letztlich keine fundamentale Beeinträchtigung der kognitiven Entwicklung zu beobachten ist. Aber auch hierbei sind die Dinge – analog den sprachlichen Fähigkeiten – nicht so einfach, wie es auf den ersten Blick scheint und wie es im laienpsychologischen und boulevardesken Bereich oft kolportiert wird. Denn der Gesichtspunkt einer fehlenden Beeinträchtigung der kognitiven Entwicklung ist ein empirisch oft nicht hinreichend zu fassender Aspekt, da mithin nicht ausreichend definiert ist, *was* genau damit gemeint ist. Auch das DSM-IV-TR lässt hier nähere Spezifizierungen vermissen. Menschen mit *Asperger-Störung* zeigen zwar spezifische Fähigkeiten kognitiver Natur, die als Verständnis basaler, anschaulicher und analoger Information im Sinne von WATZLAWICK, BEAVIN und JACKSON (1990) zu definieren sind, weisen aber in heterogener Form ausgeprägte kognitive Schwierigkeiten z. T. im Bereich der Verarbeitung von Bedeutung, sehr viel häufiger aber in der Entwicklung von Metarepräsentation und sozialer Perspektivenübernahme auf. Des Weiteren ist zu betonen, dass ihr Leistungsprofil z. B. im HAWIK III – wie in der Beschreibung der Phänomene autistischer Menschen bereits angeführt – ein typisches Muster konstituiert, das insbesondere ihre Schwierigkeiten mit bedeutungsgeprägter Information widerspiegelt.

Damit liegt die Vermutung nahe, dass ohne eine Beeinträchtigung der Sprache an sich, die ja für sich selbst ein Zeichen und Bedeutungssystem darstellt, eine Beeinträchtigung der über die direkte Zeichenbedeutung hinausgehenden Funktionen sozial-kommunikativer Bezugnahme im Sinne von Redewendung und Metapher aber gerade auch sozialer und emotionaler Gegenseitigkeit im Sinne realisierter Perspektivenübernahme und Metarepräsentation bei Menschen mit *Asperger-Störung* vorliegt. Hierin spiegeln sich möglicherweise die „Qualitative Beeinträchtigung der sozialen Interaktion" bzw. die hinter ihr liegenden kognitiven und affektiven Faktoren wieder.

Es ist also möglich – vergleicht man *Asperger-Störung* und *Autistische Störung* miteinander –, dass eine „qualitative Beeinträchtigung der sozialen Interaktion" inkl. einer Beeinträchtigung der „Bedeutungsfunktionen" innerhalb der Sprache stattfindet, ohne dass eine generelle Beeinträchtigung der Sprache zu konstatieren ist. Daraus ist ein spezifisches Primat des ersten Kriteriums für die Tiefgreifenden Entwicklungsstörungen abzuleiten. Die „qualitative Beeinträchtigung der sozialen Interaktion" wird daher gerade im Rahmen der Entwicklung eines psychologischen Verlaufsmodells in Kapitel 3, aber auch im Rahmen der systemtheoretischen Überlegungen eine zentrale Position einnehmen.

Fehlender Sprachrückstand und fehlende kognitive Beeinträchtigungen im gerade beschriebenen Sinne unterscheiden die *Asperger-Störung* von der *Autistischen Störung* und mithin vom *Atypischen Autismus*. Auch im Rahmen der *Autistischen Störung* kann eine respektable kognitive Entwicklung auftreten und zum schon angesprochenen *High-functioning-autism* führen. Die Sprache ist jedoch – im Sinne einer verlangsamten oder qualitativ gestörten Entwicklung – bei *Autistischer Störung* inkl. *High-functioning-autism* und *Atypischem Autismus* immer betroffen.

Für den *Atypischen Autismus* treffen die Kriterien der *Autistischen Störung* in abgemilderter oder modifizierter Form zu: Es liegen weitreichende Beeinträchtigungen der Qualität der sozialen Interaktion vor, es treten stereotype, ritualisierte Verhaltensweisen und Interessen auf. Die Qualität kommunikativer Fertigkeiten ist beeinträchtigt. Der *Atypische Autismus* stellt die notwendige Kategorie einer Störung dar, die den zentralen Grundkriterien nicht völlig entspricht. Damit wird einer empirischen Beobachtung Rechnung getragen: Es gibt Menschen, die deutlich unter einer Störung aus dem Formenkreis der Tiefgreifenden Entwicklungsstörungen leiden, ohne die Symptomatik resp. die Kriterien zur Diagnostik einer spezifischen Störung vollständig zu erfüllen. Sie erfüllen aber – die Formulierung im DSM-IV-TR macht dies deutlich – die Bedingungen zur Feststellung einer „Schweren und tiefgreifenden Beeinträchtigung der Entwicklung der reziproken sozialen Interaktion oder verbaler und nonverbaler Kommunikationsfähigkeiten" (DSM-IV-TR, 2003). Dieser Gesichtspunkt ist eine der wesentlichen Kriterien zur Abgrenzung der Tiefgreifenden Entwicklungsstörungen sowohl von anderen klinisch identifizierbaren psychischen Störungen als auch von im Bereich des Normalen auftretenden Verhaltensweisen im Sinne sozialer Schwierigkeiten oder leichter ritualisierter Handlungen und Verhaltensweisen. Es findet hiermit eine symptomatologisch heterogene Subgruppe der Tiefgreifenden Entwicklungsstörungen ihre Widerspiegelung in der differenzialdiagnostischen Unterteilung und trägt damit aus nosologischer Hinsicht dem Anspruch Rechnung, eine möglichst deutliche Abgrenzung von den Phänomenen des „Normalpsychischen" vorzunehmen, also einem diagnostischen Kategorienmodel den Vorzug vor einer Vorstellung als Kontinuum zu geben.

Es ist hier wichtig zu betonen, dass eine Tiefgreifende Entwicklungsstörung also vorliegen kann, ohne die spezifischen Anforderungen einer speziellen Form Tiefgreifender Entwicklungsstörungen im Sinne der *Autistischen Störung* oder der *Asperger-Störung* zu erfüllen. Dennoch erfüllt der *Atypische Autismus* gerade über die Beeinträchtigung der reziproken sozialen Interaktion die Bedingungen für eine Zuordnung zu den Tiefgreifenden Entwicklungsstörungen. Diagnostisch und forschungswissenschaftlich wird damit berücksichtigt, dass zur Diagnose einer Tiefgreifenden Entwicklungsstörung die reduzierteren globaleren Kriterien des *Atypischen Autismus* ausreichend sind, um von einer qualitativen Beeinträchtigung der Entwicklung sprechen zu können.

Nach dieser Betrachtung der fundamentalen Bedeutung der hinter dem ersten Kriterium stehenden *Struktur* der auftretenden Abweichungen soll im Folgenden der Aspekt *zeitlicher Verzögerung* ins Zentrum der Betrachtung gerückt werden. Der Aspekt der *zeitlichen Verzögerung* wurde in der bisherigen Betrachtung mit Ausnahme der Thematisierung der fehlenden sprachlichen Verzögerung im Rahmen der *Asperger-Störung* außer Acht gelassen. Dies geschah unter anderem deswegen, da er für *Autistische Störung, Asperger-Störung* und *Atypischen Autismus* tendenziell unterschiedliche Bedeutung hat.

Wie in der Auflistung der DSM-IV-TR-Kriterien ersichtlich, stellt der Aspekt der *Verzögerung* bei der Diagnostik der *Autistischen Störung* das wesentliche Kriterium B. dar: „Beginn vor dem dritten Lebensjahr und Verzögerungen oder abnorme Funktionsfähigkeit bei sozialer Interaktion oder/und Sprache als sozialem Kommunikationsmittel oder/und symbolischem Spiel oder Phantasiespiel".

Es wird hiermit insbesondere der Tatsache Rechnung getragen, dass es sich bei der *Autistischen Störung* um eine *Verlaufsstörung* handelt, die mit dem frühen Einsetzen von Verzögerungen oder Störungen im Bereich symbolischer Fertigkeiten und sprachlicher, auch sozialer Kommunikationsfähigkeiten zu bezeichnen ist.

Der *Atypische Autismus* zeichnet sich seinerseits ebenfalls durch Verzögerungen in den genannten Bereichen aus, aber in einer deutliche Abweichungen zulassenden Form: „Beim *Atypischen Autismus* sind die Kriterien der *Autistischen Störung* aufgrund des höheren Alters bei Störungsbeginn, der atypischen oder nicht voll ausgeprägten Symptomatik oder aller dieser Punkte nicht erfüllt." (DSM-IV-TR, 2003)

Die *Asperger-Störung* ist ihrerseits eine Tiefgreifende Entwicklungsstörung, die durch ihre besonderen Verlaufscharakteristika gekennzeichnet ist, aber von einer in vielerlei Hinsicht anderen Ordnung und Qualität: Die Verzögerung der sprachlichen Entwicklung fehlt wie oben schon angemerkt; von einer beeinträchtigten kognitiven Entwicklung kann im Sinne der Verzögerung oder Beeinträchtigung fundamentaler kognitiver Kompetenzen nicht die Rede sein. Eine Beeinträchtigung des symbolischen Spieles kann vorliegen, muss aber nicht vorliegen. Bei der *Asperger-Störung* tritt die Auffälligkeit voll mit der Beeinträchtigung metarepräsentationaler Fähigkeiten im Laufe des vierten Lebensjahres zutage. Die damit kovariierenden, möglicherweise aber auch durch diese initiierten Funktionen geteilter resp. gemeinsamer Aufmerksamkeit („shared attention", „joint attention"), sozialer Perspektivenübernahme, dialogischer Gesprächsführung und sozioemotionaler Gegenseitigkeit sind ihrerseits beeinträchtigt, gestört oder auch *verzögert*. Verzögert auch deswegen, weil Menschen mit *Asperger-Störung* aufgrund ihrer oft ausgeprägten basalen kognitiven Fähigkeiten in der Lage sind, diese komplexen Handlungen kognitiv zu rekonstruieren und als *Kompensationen* der eigentlichen Störung aktiv in Verhalten umzusetzen. Es ist dies ein wesentlicher Aspekt dieser Störung, der im weiteren Verlauf der Arbeit noch eine Rolle spielen wird.

Motorische Verzögerungen begleiten in vielen Fällen die ersten Lebensjahre, manchmal auch die nachfolgenden, von Menschen mit *Asperger-Störung*. Eine Beobachtung, die jedoch wegen ihrer großen Heterogenität und ungeklärten Pathologie (Sind motorische Störungen Ursache oder Folge sozialer Verunsicherung?) bisher nur als assoziiertes Merkmal Eingang in die Diagnoseschemata von ICD-10 und DSM-IV-TR gefunden hat, ohne differenzialdiagnostische Relevanz zu haben.

Zusammenfassend ist festzuhalten: Psychopathologisch sind „Tiefgreifende Entwicklungsstörungen" als umfassende Unterkategorie der „Störungen, die gewöhnlich zuerst im Kleinkindalter, in der Kindheit oder Adoleszenz diagnostiziert werden" Thema der vorliegenden Arbeit. Ihre als synonym zu verstehenden Bezeichnungen „Autistische Störungen", „Autismus", „autistische Menschen" finden ebenfalls Verwendung. Andere Begriffe werden auf dieser Ebene der Betrachtung nicht verwendet werden.

Da wo eine psychopathologische Differenzialdiagnostik notwendig wird, soll von den ausgewählten Subgruppen der Tiefgreifenden Entwicklungsstörungen gesprochen werden: *Autistische Störung, Asperger-Störung,* und *Atypischer Autismus.*

Dies hat für die weiteren Überlegungen grundsätzliche Gültigkeit. Im Rahmen der systemtheoretisch-kybernetischen Erweiterungen wird jedoch – das sei an dieser Stelle bereits angemerkt – die Definition dieser Kategorien unter dem Einfluss notwendiger Systemdefinitionen und einer entwicklungspsychopathologischen Perspektive eine inhaltliche Modifikation erfahren, die nicht zwingend an die Grenzen psychopathologischen Verständnisses oder psychodiagnostischer Übereinkünfte im Klassifikationsschema DSM-IV-TR gebunden sein wird.

Psychologisch stellt das sich herauskristallisierende Störungskriterium einer „Qualitativen Beeinträchtigung der sozialen Interaktion" das die Unterkategorien einende Kriterium dar. Es rekurriert auf das erste der beiden von KANNER definierten Kardinalkriterien der von ihm als „Frühkindlichem Autismus" bezeichneten Störung. Auch die vom Autor ASPERGER herausgestellte Störung der von ihm beschriebenen Gruppe autistischer Menschen fokussiert auf diese Dimension (ASPERGER, 1944).

„Qualitative Beeinträchtigung der Kommunikation" sowie „beschränkte, repetitive und stereotype Verhaltensmuster, Interessen und Aktivitäten" sind als Kriterien in heterogener Ausprägung, bezogen auf spezifische Fähigkeiten (z. B. Sprache) und Verhaltensweisen, wichtige Merkmale der Störung. Die Sprachentwicklung kann dabei in einer basalen Form gegeben sein, ohne die Merkmale einer sozial-interaktiven Kommunikationskompetenz mit abstrakten Funktionen von Wechselseitigkeit entwickeln zu können.

Verzögerungen und Nichtverzögerungen als spezifische Verlaufscharakteristika zwischen den Subgruppen der Tiefgreifenden Entwicklungsstörungen unterscheiden diese in spezifischen Aspekten voneinander. Der frühen Salienz der *Autistischen Störung* steht die relativ spät diagnostizierbare Pathologie der *Asperger-Störung* gegenüber. Natürlich bedeutet späte Diagnostizierbarkeit nicht zwingend, dass die Störung sich tatsächlich auch spät entwickelt. Allerdings mag die Vehemenz der Beeinträchtigung der sozialen Interaktion resp. die Vehemenz der sie bedingenden psychischen Faktoren ein differenzielles zeitliches Muster im Verlauf generieren.

Der Aspekt der auftretenden, aber sich differenziell unterschiedlich realisierenden Verzögerungen ist ein für Tiefgreifende Entwicklungsstörungen charakteristischer Wesenszug. Sozusagen eine prägnante Heterogenität der Verlaufsaspekte. Realisiert sich die *Autistische Störung* innerhalb der ersten 36 Lebensmonate durch Verzögerung oder Ausbleiben zentraler interaktionaler Kompetenzen, so ist bei der *Asperger-Störung* eine störungsspezifische Salienz oft erst im Alter von vier bis fünf Jahren zu registrieren.

Beim *Atypischen Autismus* können Verzögerungen bezogen auf einzelne Funktionsbereiche in weidlich heterogener Form bestehen oder auch nicht.

Die bis hierhin getrennt aufgeführten Aspekte von *Struktur* und *Verlauf* werden in der folgenden Analyse sowohl weiterhin voneinander getrennt betrachtet werden als auch in ihrer sich wechselseitig beeinflussenden Verbindung. Strukturelle und verlaufsorientierte Aspekte greifen in der Entwicklung der Tiefgreifenden Entwicklungsstörungen ineinander, bedingen sich gegenseitig, produzieren im Wechselspiel mit der Umwelt, ihren Personen und Gegebenheiten Eskalationen, Kompensationen und Konsolidierungen. Durch die in diesem Zusammenhang relevanten entwicklungspsychologischen Konstrukte wird ein Wechsel zwischen analytischer und synthetischer Betrachtung notwendig werden. Bevor in diesen Prozess einzusteigen ist, müssen im nachfolgenden Kapitel 2.4 wichtige erkenntnistheoretische Fragen bearbeitet werden, die gleichzeitig den Forschungsgegenstand und die Erkenntnismöglichkeit bestimmen.

2.4 Gegenstandsmodus

Die wissenschaftliche Beschäftigung mit dem Thema Autismus ist nicht nur eine Geschichte unterschiedlicher, miteinander konkurrierender theoretischer Ansätze, sondern insbesondere auch eine Geschichte von Forschung unter dem immensen Leidensdruck der Betroffenen und ihrer Familien. Dabei ist von ganz entscheidender Bedeutung, dass Autismus bis heute ein Störungsbild darstellt, dessen Auswirkungen drastische Belastungen für Betroffene und Angehörige darstellen *und* dessen Ursachen völlig ungeklärt sind. Neben dem vor so einem Hintergrund häufig zu beobachtenden Auftreten deutlich bizarrer und zweifelhafter Erklärungs- und Behandlungsansätze befeuerten Leidensdruck und Unerklärbarkeit einen Konflikt in der seriösen Autismusforschung, der seit längerem auch die Psychologie als ein in ihrer Grundidentität immer noch zwischen Geisteswissenschaft und Naturwissenschaft schwankendes Fach betrifft (vgl. MORTENSEN, 2005; METZGER 1976).

Unter dem Einfluss bildgebender Verfahren und neuerer hirnanatomischer und neurophysiologischer Forschungsmöglichkeiten entwickelte sich in vielen Bereichen auch die Psychologie zu einer Quasi-Neuropsychologie bzw. musste – um ihren Stand zu sichern – in den letzten Jahren und Jahrzehnten im Wesentlichen neurophysiologisch resp. neuropsychologisch orientiert sein (vgl. KRIZ, 2007). Dieser Trend wirkte gleichermaßen stark auf die Erforschung autistischer Störungen. Wie in vielen Wissensgebieten erhöht die im naturwissenschaftlichen Kontext oft bestehende Existenz vermeintlich identifizierbarer Entitäten deutlich die Hoffnung, einen schwierigen Sachverhalt funktional erklären zu können. Vielleicht könnte es ja sogar möglich sein, in schwierigem psychologischen Vokabular gefasste Zusammenhänge auf neurophysiologische, möglicherweise auch chemisch-physikalische Prozesse zurückzuführen?

Genuin psychologische Operationen wie z. B. die Erforschung der Bedeutung höherer kognitiver Prozesse und deren Beeinträchtigung für die kommunikativen und sozialen Schwierigkeiten autistischer Menschen wurden damit Gegenstand neuropsychologischer und neurophysiologischer Bemühungen.

LEHMKUHL (2005) formuliert diesen Anspruch in seinem Editorial der Zeitschrift Neurologische Psychiatrie*:*

> „Mit zunehmend differenzierteren Untersuchungsmethoden, insbesondere der Bildgebung, gelingt es jedoch, umschriebene zentralnervöse Defizite in ihrer funktionellen Bedeutung zu erkennen wie z. B. die Hypoaktivation des Gyrus fusiformis bei der Verarbeitung von Gesichtern [9]. Dieser Befund konnte ebenso repliziert werden wie eine erhöhte neuronale Aktivität im Bereich des rechten Gyrus temporalis inferior bei der Diskrimination von Gesichtern [10]. Funktionelle Bildgebungsuntersuchungen sprechen darüber hinaus für eine zentrale Rolle des anterioren parasingulären Cortex bei schlussfolgernden Prozessen, wobei Verbindungen zu einem Netzwerk von Hirnregionen bestehen, die im Zusammenhang mit sozialen Kognitionen bedeutsam sind wie z. B. der Amygdala und der orbitofrontale Cortex [6,11]." (LEHMKUHL, 2005, S. 652)

Die mangelnde Problematisierung der diesem Vorgehen inhärenten erkenntnistheoretischen Schwierigkeiten und forschungsparadigmatischen Verwerfungen hat der Forschung im Bereich des Autismus viele vermeidbare Probleme bereitet: Kann eine in ihrem Erkenntnisbereich sich artikulierende Neuropsychologie und medizinisch orientierte Hirnanatomie gerade im Hinblick auf die Funktionsweise spezifischer neuronaler Strukturen und neurophysiologischer Prozesse wertvolle Auskünfte gerade zu Gruppenunterschieden zwischen klinischen Gruppen oder auch zwischen klinischen und subklinischen Gruppen liefern, so verlieren diese Erkenntnisse mithin im Zuge der schlussfolgernden „Übertragung" auf psychologische Fragen und Erkenntnisse letztlich ihren Erklärungswert.

Zwei fundamentale Probleme sind dafür verantwortlich:

1. Grundsätzlich ist die Funktionsbeziehung zwischen neuronalem Prozess und psychischem Prozess bzw. Erleben *nicht* herstellbar und nicht beschreibbar. Dieses allgemeine erkenntnistheoretische Problem ist in seiner seit DESCARTES fast vierhundertjährigen Geschichte nicht geklärt: Der allgemeine und konkrete Bezug zwischen körperlichen, neurophysiologischen Prozessen und psychischem Erleben ist nicht beschreibbar, sofern die zwischen körperlichen Prozessen und seelischem Erleben hier vorgenommene Trennung überhaupt zulässig ist.

Erkenntnistheoretisch belastbar sind lediglich grobe topologische Zuweisungen bestimmter Hirnregionen zu bestimmten Sinnesfunktionen wie zum Beispiel die Bedeutung des Cortex für höhere kognitive Prozesse oder des Hirnstamms für basale motorische oder affektbezogene Reaktionen. Erkenntnisse über die Wirkungen des Ausfalls spezifischer Strukturen wie z. B. bei Verletzung von Sehnerv oder Sehrinde erlauben Aussagen über spezifische Aspekte der an der Sehfähigkeit beteiligten Strukturen. Dass aber eine Wahrnehmung eine besondere interneurale Erregungssituation repräsentiert, ist nicht identifizierbar.

Dementsprechend verbleibt auch die Beschreibung der neurophysiologischen Entsprechung metarepräsentationaler Fähigkeiten in den oben schon zu vernehmenden unspezifischen Formulierungen: „... wobei Verbindungen zu einem Netzwerk von Hirnregionen bestehen" (LEHMKUHL, 2005, S. 652). Auch bei zuweilen konkreter fassbaren sprachlichen Funktionen ist nicht funktional zu beschreiben, *wie* z. B. vom Broca-Zentrum ausgehend die Spanne zwischen innerstrukturellen Impulsen und dem zu hörenden, gesprochenen Wort zu verstehen ist, geschweige denn *wie* die wortschöpferische Interaktion von Broca-Zentrum und Großhirnrinde in spezifischer Funktionsstruktur zu erklären ist und *welche* Rolle möglicherweise die durch das Limbische System „gesteuerten" Aufmerksamkeitsprozesse dabei spielen.

Das hiermit letztlich angesprochene sogenannte „Leib-Seele-Problem" reflektiert als philosophische Frage eine Geschichte, die insbesondere zur Problemgeschichte des wissenschaftlichen Faches Psychologie parallel verläuft und gleichzeitig mit dieser verwoben ist. Eine Reihe unterschiedlicher Betrachtungsweisen und Lösungsversuche entwickelte sich insbesondere im Laufe des letzten Jahrhunderts. Alle diese Versuche (z. B. die gestaltpsychologische Isomorphiehypothese) haben das Verständnis für die Bedeutung und die Tiefgründigkeit des Problems angereichert, aber keinen möglichen Funktionalismus entwickelt, der gültige Aussagen über die Beziehung zwischen physiologischen und psychologischen Prozessen hätte legitimieren können.

Es ist natürlich möglich, dass spezifische Hirnstrukturen – durch funktionelle Bildgebung sichtbar gemacht – unter spezifischer Anregung „Reaktionen" zeigen, die farblich deutlich zu machen sind. Inwiefern aber ein spezifisch operationalisiertes, soziale Kognitionen anregendes Setting in einen kausalen oder wie auch immer gearteten korrelativen Zusammenhang zu entsprechenden – farblich sichtbar gemachten – neuronalen Aktivitäten gesetzt werden kann, bleibt fraglich. Es ist nicht identifizierbar, wie der funktionale Zusammenhang der Abbildung einer individuell erlebten sozialen Situation in eine neuronale Veränderung aussehen soll und welche Schlüsse draus zu ziehen sind.

Hirnphysiologische und hirnanatomische Forschung erlaubt einen schematisierten Blick auf die Funktionsspezifika besonderer, zum Teil gut abgrenzbarer Hirnregionen und -strukturen. Damit ist auch ein entscheidender Wert neurophysiologischer Untersuchungen zum Thema Autismus verbunden: Es ist wichtig zu sehen, ob es im Bereich der identifizierbaren Strukturen und Funktionen Unterschiede zwischen normal sich entwickelnden Kindern und Kindern mit einer Tiefgreifenden Entwicklungsstörung gibt. Grobe Veränderungen der Struktur lassen in gewissem Rahmen die Schlussfolgerung veränderter neurophysiologischer Funktionen zu, inwieweit damit ein verändertes Erleben verbunden ist, ist Bestandteil von Spekulation. Die Neurophysiologie forscht für die Neurophysiologie.

Nichtsdestotrotz wird eine Forschung, die sich gerade der Suche nach den physiologischen Wurzeln psychischer Störungen, die also den „Graben" überspringen will, vehement fortgesetzt. In ihrem die Perspektive einer Entwicklungspsychopathologie stark befördernden Artikel sehen YEUNG-COURCHESNE und COURCHESNE (1997) die fortwährende Suche u. a. im Bereich der Tiefgreifenden Entwicklungsstörungen nach sog. „Core deficits" auf Verhaltensebene im Wesentlichen motiviert durch die Annahme, dass „unter" einem solchen „Kern-Verhaltensdefizit" eine *dysfunktionale neurologische Seite* liege, die dann der „*essentielle Grund der Störung*" selbst sei.

2. Neben der Tatsache, dass ein hypostasierter Zusammenhang nicht *funktional* zu erklären ist, kann darüber hinaus eine Erklärung psychologischer Begrif-

fe durch physiologische Termini aus der Inkommensurabilität psychologischer und physiologischer *Vergegenständlichungen* nicht geleistet werden.

Die naturwissenschaftlich orientierte Neurophysiologie beschäftigt sich im Rahmen der Analyse biochemischer und elektrischer Prozesse des menschlichen Körpers mit der Funktion des Nerven- und Hormonsystems. Sie tut dies mit exakten naturwissenschaftlichen Messungen, die Aussagen über die übertragene Energie in den entsprechenden Einheiten von „mV", „mA" oder über stoffliche Austauschprozesse in Form chemischer Konzentrationen oder Verbindungen zulassen. Damit sind Aussagen über Stabilitäten und Instabilitäten neuronaler Verbindungen sowie über Veränderungen bestehender Konzentrationen von Hormonen oder Transmittersubstanzen möglich.

Psychische Erlebniszustände wie z. B. Repräsentationen, Metarepräsentationen oder soziale Perspektivenübernahme als psychologische Konstrukte sind einer solchen physikalischen Zuordnung im Rahmen spezifischer Messeinheiten nicht zugänglich. Man kann es eindeutiger formulieren und festhalten: Das Ausmaß sozialer Perspektivenübernahme eines Menschen lässt sich nicht in „mA" bestimmen, das Konstrukt ist als psychologisches Konstrukt nicht in der physikalischen Vergegenständlichung vorgesehen, so wie das Ausmaß der Abneigung zwischen zwei Menschen nicht sinnvoll durch den zwischen ihnen bestehenden Abstand in Metern oder Zentimetern zu beschreiben ist. Physikalische Messangaben i. S. von Transmitterkonzentrationen, Intensitäten neuronaler Verbindungen sind *Korrelate* psychischer Sensationen. Als Beispiel lassen sich hier veränderte Konzentrationen des Serotoninspiegels als Korrelat einer Reihe von psychischen Zuständen oder Störungen angeben, womit aber weder eine Kausalität in die eine oder andere Richtung verbunden ist noch eine *Identität* der entsprechenden psychischen Störung als „veränderter Serotoninspiegel" zu begreifen ist: Eine Depression *ist* nicht eine „Serotoninstörung". Angst als psychologisches Konstrukt ist im biochemisch physikalischen Kosmos *nicht* zu verorten (vgl. hierzu LAUCKEN, 2007).

Gleichermaßen hat die Psychologie in ihren Forschungsbemühungen als phänomenologisch orientierte Forschung, als kognitive Forschung, als behaviorale oder auch strukturell semantische und systemtheoretische Forschung keine Möglichkeiten der Bestimmung spezifischer Sensationen oder Konstrukte durch physikalische Längen- oder Gewichtsbestimmungen, chemische Konzentrationsanalysen oder Geschwindigkeitsangaben etc. Die physikalische Zuordnung ist in ihr nicht möglich.

Es gilt also die *Sprachen* verschiedener Formen wissenschaftlicher Vergegenständlichung zu trennen, da sie in ihrer jeweils eigenen Erklärungsstruktur zu anderen Erklärungsstrukturen inkommensurabel sind. Das heißt, wir sprechen hier von grundsätzlich unterschiedlichen *Gegenstandsmodi* (LAUCKEN, 2007).

Beide genannten Probleme begründen, warum der Versuch interwissenschaftlicher Erklärungsansätze in Form einer die Ungeklärtheit der funktionalen Beziehungen ignorierenden Form und gleichermaßen einer die strukturelle Inkommensurabilität der Gegenstandsmodi ignorierenden Form so nicht möglich ist.

Die Grundlagenforschung bezogen auf den Autismus hat in den letzten beiden Dekaden neben der genuin psychologisch orientierten Forschung einen deutlichen Schwerpunkt neuropsychologischer resp. neurophysiologischer Forschung erfahren, bei der besagte Grenzen und Trennungen nicht eingehalten worden sind. Verschiedenste hirnanatomische Strukturen wurden identifiziert, in ihrer Funktionalität beschrieben und in ihrer grundlegenden Bedeutung für Konzepte wie die „Theory of mind", „executive functions" oder gar „Intelligenz" unter weitgehender Missachtung der oben beschriebenen Grenzen thematisiert. Die tatsächliche Bedeutung für das Leben, das Erleben , das „Sein" des autistischen Menschen konnte darüber letztlich nicht weiter begriffen werden. Spätestens bei der Interpretation der entsprechenden Ergebnisse ist es oftmals nicht zur Wahrung der Grenzen des Gegen-standsmodus gekommen. Exemplarisch für diese „Überdehnungen" ist die Arbeit von FLETCHER, HAPPÉ, FRITH et al. (1995) sowie die Überblicksarbeit von MUNDY und BURNETTE (2005).

Psychologische Forscher wie z. B. BARON-COHEN vermuteten im beginnenden einundzwanzigsten Jahrhundert ihre bis dahin überzeugenden Befunde zur Entwicklung metarepräsentationaler Fähigkeiten bei autistischen Menschen resp. die Ergebnisse zu den spezifischen Informationsverarbeitungsstilen autistischer Menschen mit dem Vorliegen tendenziell „weiblicher" und „männlicher" Gehirne erklären zu können (BARON-COHEN, WHEELRIGHT, LAWSON, GRIFFIN, ASHWIN, BILLINGTON & CHAKRABARTI, 2005). Die Relativierung komplexer entwicklungspsychologischer und psychosozialer Erklärungsansätze durch einen den Gegenstandsmodus verlassenden Überstieg in einen reduktionistischen Biologismus, in dem versucht wird, den *„essentiellen Grund der Störung"* zu finden, verhindert letztlich die Möglichkeit einer wissenschaftlichen Fortschreibung der komplexen persönlichen, interaktionalen und gesellschaftlichen Systemrealität autistischer Menschen. Der Erklärungswert dieser Schlussfolgerungen tendiert im Übrigen gegen null. Die Ästhetik einer solchen Beschreibung erinnert eher an ASPERGER (1944), der die nach ihm benannte *Asperger-Störung* bereits in der Erstbeschreibung als „Extremvariante des männlichen Charakters" bezeichnete. Ein Begründungsmuster, das die extremen Symptome der Betroffenen letztlich verharmlosend relativiert, indem es nahelegt, dass spezifische Ausprägungen einer der beiden vorherrschenden genetischen Varianten unseres Planeten pathologisch sind.

Es ist dies ein zentraler Mangel einer Forschung, die sich nicht um gegenstandsmodale Abgrenzungen bemüht. Sie relativiert ihre Ergebnisse durch inhaltliche Überdehnung, indem sie postuliert, die nunmehr in ihrer Funktion geklärten körperlichen „Substrate" psychischer Sensationen entdeckt zu haben.

Nach der hier vertretenen Auffassung sind somit Trennungen und Abgrenzungen notwendig und hilfreich. Die Trennung zwischen neurophysiologischen und psychologischen Erkenntnissen und Forschungsvorhaben in ihrer Methodik, Auswertung und Interpretation ist ein klärender und strukturierender Vorgang, der hilft, nicht in einem Dschungel von Widersprüchen zu landen, oder wie SCHRÖDINGER (1989 in LAUCKEN, 2007; S. 44) es ausdrückt: „In der Hölle der Antinomien".

LAUCKEN (2007) fordert die Einhaltung bestehender Denkformen und Gegenstandsmodi, von denen er drei unterscheidet:

1. Phänomenale Denkform und ihr Gegenstandsmodus
2. Physische Denkform und ihr Gegenstandsmodus
3. Semantische Denkform und ihr Gegenstandsmodus

Der Autor bedient sich hier der doppelten Begrifflichkeit von *Denkform* und *Gegenstandsmodus*, um schon im ersten Schritt in Anlehnung an CASSIRER (1996) deutlich zu machen, dass *jeder* wissenschaftliche Entwurf, *jeder* wissenschaftliche Modus Resultat eines „bewussten, schöpferischen Aktes" (CASSIRER, 1996, S. 319 zit. n. LAUCKEN, 2005, S. 47) und einer „kohärenten systematischen Terminologie" (CASSIRER, 1996 S. 319 zit. n. LAUCKEN, 2005, S. 47) ist und eben nicht „*objektiv*" vorzufindende, vom Forscher unabhängige „Wahrheit". Damit wird deutlich, dass Denkformen Gegenstandsmodi definieren und Gegenstandsmodi nicht ohne Veränderung der Denkform verlassen werden können.

LAUCKEN sieht dabei allerdings – und das soll gegen Ende des Kapitels erläutert werden – die Möglichkeit sogenannter „*transversaler Beziehungen*" zwischen diesen Gegenstandsmodi: Es gibt Beziehungen zwischen verschiedenen Betrachtungsebenen resp. Objektivierungen von Realität, deren Herstellung unter spezifischen Voraussetzungen möglich ist. Kausale „Übersprungsbeziehungen" nach der Form: Autistische Menschen haben Schwierigkeiten mit dem Einfühlungsvermögen, *weil* sie zu wenig oder fehlerhaft funktionierende („*feuernde*") „Spiegelneuronen" haben (vgl. RAMACHANDRAN, OBERMAN, 2007) oder aber zeigen besondere Gedächtnisleistungen, *weil* eine Funktionsstörung der linken Hirnhemisphäre vorliegt (vgl. STALLMACH, 2009), sind danach jedoch obsolet (vgl. LAUCKEN, 2007, S. 58).

Die aufgelistete Dreiteilung ist für die vorliegende Arbeit von grundlegender Bedeutung, da aus ihr resultierend der entsprechende, für die theoretischen

Überlegungen bindende Gegenstands- und Gültigkeitsbereich festgelegt werden wird.

Alle drei Denkformen und Gegenstandsmodi sollen vorgestellt werden, da gerade auch die beiden für das hier formulierte Erkenntnisinteresse *nicht* ausgewählten Varianten im Forschungsgebiet der Tiefgreifende Entwicklungsstörungen ihre Bedeutung haben.

2.4.1 Phänomenale Denkform und ihr Gegenstandsmodus

„Die phänomenale Welt ist der Kosmos, in dem der Mensch *erlebend-lebt"* (LAUCKEN 2007; S. 55). Gemeint ist das gegenwärtige Dasein des Menschen, in dem er sieht, wahrnimmt, empfindet, sich erinnert und vorausschaut. Es ist zu definieren als das Dasein im tätigen Bewusstsein:

> „Es gibt eine phänomenale Realität. Diese ist das erlebend-gelebte Dasein von Menschen. Die phänomenale Realität ist gegliedert und geordnet. Solche Ordnungen verändern sich in der Zeit. Diese Veränderungen sind sinnkausal bewirkt." (LAUCKEN, 2007, S. 56)

Die Struktur der phänomenalen Realität sieht LAUCKEN als *narrativ* an. Der *erzählerisch-erlebte Zusammenhang* ist das ordnende Prinzip. In Anlehnung an KEEN (1986, S. 176, in LAUCKEN, 2007, S. 56) sieht er *Erfahrung* in ihrer narrativen Struktur als eine *Geschichte*. Im phänomenalen Kosmos sind Gefühle erlebend-gelebte Größen, die in erlebend-gelebten Geschichten eine verständliche, sinnkausale Rolle spielen. In diese ist der Mensch, das erzählende Ich, „verstrickt". Er hat nicht irgendwie diese Geschichten, sie sind nicht ein strukturierbarer Teil seiner Außenwelt, sondern sie *sind* seine eigene Existenz im Lauf der Zeit. Hier gibt es „Skripte" und „Plots", die verwoben sind mit dem emotionalen und sozialen Leben des Menschen. Diese Handlungsstränge machen die phänomenale Realität zu einem gegenständlich fassbaren Objekt von Wissenschaft.

Die phänomenale Gegenstandsform ist eine spezifische Forschungsperspektive (vgl. SCHWINGER, 2007; LEGEWIE, 2007) und kann unter ihrem Blickwinkel und mit ihren Methoden z. B. inhaltsanalytischer oder qualitativer Forschung als *Vergegenständlichungsprinzip* angewandt werden. Die Erforschung der Biografien von Menschen in spezifischen Kulturen, die Betrachtung der Entwicklung von Mitgliedern besonderer Berufsgruppen und die Geschichten seelisch oder körperlich beeinträchtigter Menschen als Erfassung ihrer subjektiv-phänomenal-psychischen Realitäten können ausgewählte Forschungsinteressen darstellen.

Die phänomenale Gegenstandsform stellt eine zentrale und sehr wesentliche Forschungsperspektive dar, da sie u. a. im sozialwissenschaftlichen Bereich nicht selten den Beginn eines Forschungsprozesses verkörpert, innerhalb dessen

Vergegenständlichungen anderer Denkformen resultieren können. Dies verweist auf den Absatz 2.4.4, der deutlich machen wird, dass die vorgestellten Denkformen zwar kausal geschlossen sind, gleichermaßen aber Hypothesen generierende, interpretative, auch Struktur- und Inhaltsanalogien bemühende *Verweisungsbeziehungen* untereinander zulassen, sogenannte *Ermöglichungsbeziehungen*.

2.4.2 Physische Denkform und ihr Gegenstandsmodus

Die physische Denkform und ihren Gegenstandsmodus fasst LAUCKEN (2007, S. 48) im folgenden zentralen Postulat zusammen:

> „Es gibt eine physische Realität. Es gibt Masse und Energie. Es gibt Einheiten derselben. Diese sind in einem physischen Raum (statisch oder dynamisch) verteilt. Veränderungen der Verteilung sind zeitlich erstreckt und bedingungskausal (deterministisch oder probabilistisch) bewirkt. In ihren Wirkbeziehungen ist die physische Realität kausal geschlossen." („No physical action waits on anything but another physical action", MAC KAY, 1966, S. 438)

Zur physischen Denkform gehören nach LAUCKEN die sogenannten klassischen Naturwissenschaften (Physik, Chemie, Neurowissenschaften etc.), deren zu erforschende Dimensionen allein die gegenständlichen Größen *Raum, Zeit, Materie* und *Energie* sind (vgl. GREEN, 2004, S. 192, zusammengefasst n. LAUCKEN, 2007, S. 47).

In der Physik definieren die sieben Basisgrößen *Länge, Masse, Zeit, Stromstärke, Temperatur, Stoffmenge* und *Lichtmenge* den Charakter erfassbarer Dimensionen wie in der Chemie u. a. *Stoffmengenanteil, Massenanteil* und *Volumenanteil*. In der Neurophysiologie lassen sich neben der Messung elektrischer Signale der Nervenzellen als Aktionspotentiale in *mV*, auf chemischer Ebene *Konzentrationen* spezifischer Transmittersubstanzen identifizieren. Aktuelle bildgebende Verfahren erlauben die Visualisierung spezifischer, physikalisch „aktiver" Regionen im Vergleich zu „inaktiven".

Wesentlich ist somit, dass die physische Denkform und ihr Gegenstandsmodus so zu fassen sind, dass die Kategorie des *Sinns* und der *Bedeutung* darin nicht zu verorten ist und zwar insofern, als das naturwissenschaftliche Paradigma als physische Vergegenständlichung a priori keine Dimension in der Form des *Sinns* zulässt. LAUCKEN (2007, S. 49) zitiert an dieser Stelle Gustav Theodor Fechner mit dem bekannten Zitat: „Ein anderer, der in mein Gehirn blickt, während ich eine Landschaft sehe, nimmt nur ‚Störungen' und ‚Schwingungen' der ‚tätigen Nerven' wahr. Er sieht nur ‚weiße Nervenmasse', während ich Seen, Bäume und Häuser sehe." (FECHNER, zit. n. OELZE, 1988, S. 147 in LAUCKEN, 2007, S. 49) Auf die heutige Zeit übertragen könnte man sagen: Der mittels der PET (Positron-Emission-Tomographie) verbildlichende und vergegenständlichende Forscher sieht und erzeugt Flächen unterschiedlicher Farbe, während der Proband Gegenstände und Personen sieht und Stimmungen erlebt. Das naturwissenschaftliche Paradigma versucht Erkenntnisse durch objektivierbare Kategorien zu erzielen, die im Sinne exakter Messungen nach physikalischen Messeinheiten zu Ergebnissen führen können. Psychisches Erleben ist jedoch einer solch physikalischen Zuordnung im Rahmen spezifischer Messeinheiten nicht zugänglich, es kann darin nicht objektiviert werden.

Das, was somit im Gegenstandsentwurf der modernen Naturwissenschaften nicht vorgesehen ist resp. im Laufe einer sich objektivierenden Wissenschaftsgeschichte der letzten 2000 Jahre daraus gleichermaßen aktiv entfernt worden ist, ist nach LAUCKEN (2007) der Gegenstand der semantischen Denkform.

2.4.3 Semantische Denkform und ihr Gegenstandsmodus

Alle Geistes-, Kultur- und Sozialwissenschaften setzen die Existenz einer *semantischen Realität:*

> „Es gibt eine semantische Realität. Es gibt semantische Einheiten. Zwischen diesen Einheiten bestehen Verweisungszusammenhänge. Veränderungen solcher Zusammenhänge sind zeitlich erstreckt und verweisungskausal bewirkt. In ihren Wirkbeziehungen ist die semantische Realität kausal geschlossen." (LAUCKEN, 2007, S. 52)

Was diese gegenständliche Setzung beinhaltet, versucht LAUCKEN anhand eines fiktionalen Beispiels zu verdeutlichen:

> „Man stelle sich vor, ein Außerirdischer besuche unsere Erde. Es verschlägt ihn an eine belebte Straßenkreuzung, die durch eine Ampelanlage geregelt ist. Ihn beeindrucken das kunterbunte Treiben und dessen ziemlich störungsfreies Verlaufen. Er möchte wissen, was da geschieht. Er will begreifen, erklären und vorhersagen. Er beschränkt sich zunächst auf das Fahrzeuggeschehen. Er beobachtet vielerlei. Manche Beobachtungen lassen Zusammenhänge aufscheinen, andere (wie z. B. die unterschiedlichen Farben der Fahrzeuge) tun dies nicht. So gibt es Zusammenhänge zwischen den Bewegungsunterschieden durchfahren/anhalten/losfahren und den Farbunterschieden beim Aufleuchten der Ampeln: „rot/gelb/grün". Es gibt Fahrtrichtungsunterschiede: „geradeaus fahren/rechts abbiegen/links abbiegen". Diese hängen mit Blinkunterschieden am Auto – „rechts blinken/links blinken/nicht blinken" – zusammen ... und so weiter.
>
> Längere Beobachtungen und Aufzeichnungen solcher Zusammenhänge gestatten es dem Außerirdischen, Regeln zu formulieren: Wenn bei einem Differenzmuster A/B/C die Variante B auftaucht, dann hat das zur Folge, dass bei dem Differenzmuster X/Y/Z die Variante Z realisiert wird. Es lassen sich mehrere solcher Regeln entdecken und prognostisch erproben. – Am ersten Abend seines irdischen Daseins ist unser Außerirdischer ziemlich zufrieden. Er kann die Fahrbewegungen der

Fahrzeuge mit ihn zufriedenstellender Wahrscheinlichkeit vorhersagen. Und dieses theoretische Wissen befähigt ihn in der Praxis die Straßenverkehrskreuzung gefahrlos zu überqueren." (LAUCKEN, 2007, S. 51.)

In Abgrenzung zum vorhergehend dargestellten Gegenstandsmodus basierend auf der physischen Denkform wird die mit dem gerade formulierten Beispiel vermittelte Situation auf der Straßenkreuzung *semantisch* vergegenständlicht, d. h. die verschiedenen Beobachtungen werden in ihren (kausalen) Beziehungen gesehen und in ihrer Bedeutung füreinander verstanden. Der pragmasemantische Aspekt des Verkehrsgeschehens ist damit Gegenstand wissenschaftlicher Betrachtung.

Entsprechend sind nach LAUCKEN semantische Einheiten resp. Bedeutungseinheiten inhaltliche Differenzen oder auch Unterscheidungen, die untereinander in einem *Verweisungszusammenhang* stehen: So können beispielsweise unterschiedliche Ampelzustände mit anderen Einheiten wie unterschiedlichen Arten des Fahrverhaltens durch einen Verweisungszusammenhang verbunden sein, der recht simpel zu kategorisieren ist: Rot = stehen bleiben; grün = fahren, gelb = anfahren oder bremsen.

LAUCKEN (2007, S. 52) betont an dieser Stelle, dass der semantisch vergegenständlichte Geist damit auch „kein in sich eingeschlossenes, irgendwie 'innerweltliches' und so gleichsam frei dahin schwebendes Etwas (das dringend einer neuronalen Grundlage bedarf, um Bodenhaftung zu erlangen) ist, sondern dass *das menschliche Geistesleben ein pragmatisch strikt eingebundenes und gegenständlich festverankertes Etwas ist.*"

Ein semantischer Gegenstandsmodus ist so wenig physisch wie ein physischer semantisch ist. Es handelt sich um spezifische Formen der Vergegenständlichung, die als Erkenntnisformen erschöpfend sind. Für die hier vorliegende Arbeit ist der semantische Gegenstandsmodus konstitutiv und als erkenntnistheoretische Basis handlungsleitend: „Der semantisch vergegenständlichende Forscher geht davon aus, dass er mit der Kategorie der Verweisungsbeziehung eine Realität setzen, erfassen und erklären kann." (LAUCKEN, 2007, S. 52)

Besonders einsichtig wird dies für die vorliegende Arbeit durch die folgenden drei Aspekte:

- Die sich aus dem LAUKENschen Verständnis ergebende Betrachtung kausaler Verweisungsbeziehungen im semantischen resp. pragmasemantischen Kontext ist äquivalent der für die vorliegende Arbeit sehr wichtigen theoretischen und methodischen Position der systemtheoretischen Sichtweise von BISCHOF (1998) u. a. als Konstruktion von Wirkungsgefügen.
- Die von YEUNG-COURCHESNE und COURCHESNE (1997) formulierte Kritik an der Suche nach spezifischen "core-deficicts" und deren "eigentli-

chen" neurologischen Fundamenten unterstützt die Position von LAUCKEN, dass ein fundiertes Wissenschaftsgebiet nicht der Legitimation durch ein anderes bedarf.

- Mit der pragmasemantischen Vergegenständlichung des Forschungsgegenstandes wird eine Definition von Geist erzeugt, die dem transzendenten Geistesbegriff systemtheoretischer Vorstellungen und dabei insbesondere dem von BATESON (1981) entspricht.

Es kann somit ein konsistenter Bogen gespannt werden von der erkenntnistheoretischen Grundlage zum forschungsmethodischen Verständnis und damit zur modellhaften Beschreibung von Struktur und Verlauf autistischer Störungen. Die Grundlegung von LAUCKEN stellt erkenntnistheoretisch die Basis zur Entwicklung der systemtheoretischen Betrachtungen nach BISCHOF, BATESON sowie HAKEN und SCHIEPECK in der vorliegenden Arbeit dar.

2.4.4 Ermöglichungsbeziehungen

Dass zwischen den aufgeführten Denkformen und ihren Gegenstandmodi „Beziehungen" möglich und sinnvoll sind, zeigt bereits die Tatsache, dass metatheoretisch gesehen, die systemtheoretische Vergegenständlichung von physischer Realität und phänomenaler Realität in der semantischen Denkform möglich ist.

Was hier aber in zentraler Weise deutlich werden soll, ist, dass es natürlich möglich und sinnvoll ist, *Beziehungen* zwischen neurophysiologischen Daten und psychologischen Theorien, Konstrukten und empirischen Ergebnissen herzustellen, allerdings nur unter den spezifischen, den jeweiligen Gegenstandmodus bewahrenden Bedingungen.

Diese sogenannten *Ermöglichungsbeziehungen* stellen dezidiert keine kausalen Übersprungsbeziehungen dar, denn Denkformen sind kausal geschlossen. Sie lassen untereinander lediglich Beziehungen der einseitigen oder wechselseitigen Ermöglichung zu.

LAUCKEN definiert dies mit dem Begriff der *transversalen ontischen Modalbeziehungen* und stellt zwei verschiedene Formen der möglichen Verbindung vor:

- „Es gibt *schichtenanaloge Ermöglichungstheorien:* Das Ermöglichte (z. B. eine semantische Information) ist ein Getragenes, das Ermöglichende (z. B. ein neuronaler Vorgang) ist ein Tragendes. In lateinischer Ausdrucksweise wird diesbezüglich oft von einer Substratbeziehung gesprochen" (LAUCKEN 2006, S. 58.). Es handelt sich um eine einseitige Ermöglichungsbeziehung.

- „Es gibt *stützungsanaloge Ermöglichungsbeziehungen:* Das Ermöglichungs-verhältnis ist dann ein ermöglichungskomplementär wechselseitiges. So mögen neuronale Größen semantische ermöglichen, welche wiederum die besondere Eigenart der neuronalen ermöglichen" (LAUCKEN 2007, S. 58.). Gleichermaßen – so kann man ergänzen – mögen semantische Größen, phänomenale ermöglichen und diese ihrerseits können wiederum spezifisch semantische ermöglichen.

Innerhalb sowohl der „einseitigen" als auch der „wechselseitigen" Beziehungs-konzeptionierung interessieren den ermöglichungstheoretisch Forschenden sogenannte *Strukturanalogien.* LAUCKEN unterscheidet hier zwischen *formalen* und *topografischen Strukturanalogien,* die er beide mit kritischen Aspekten versieht:

Formale Strukturanalogien finden sich z. B. in Untersuchungsbemühungen, die von einer formalen Strukturanalogie gegenständlich differenter Zusammenhänge ausgehen wie zum Beispiel in der Feldtheorie LEWINs: Zentral ist dabei die Annahme einer *Isomorphie* von Feldstrukturen, die sich in psychischen (phänomenalen) und physiologischen (physischen) Zusammenhängen finden lässt.

Des weiteren unternimmt nach LAUCKEN die *Systemtheorie* mit den Möglichkeiten einer formalen Struktursprache den Versuch zur analogen Strukturierung verschiedener Realitätsentwürfe. LAUCKEN wendet kritisch ein, dass es zur Beziehungsherstellung zwischen psychischen, biologischen und sozialen Realitätsentwürfen zwar viele „Analogiebehauptungen" gebe, konkrete Symbolisierungen und mathematische Formalisierungen jedoch fehlten und schließt daraus, dass auch dieser Ansatz seinem Anspruch „ermöglichungstheoretisch" nicht gerecht werde.

Allerdings – und dies sei hier mit Blick auf die vorliegende Arbeit erwähnt – bedient sich die Systemtheorie vor dem Hintergrund von Kybernetik und Informationstheorie einer *eigenen* Systematik, die es erlaubt jeden dieser Bereich für sich zu systematisieren, ohne den Anspruch damit zu verbinden eine Analogie oder gar Identität zwischen z. B. biologischen und sozialen Prozessen zu erkennen oder gar herstellen zu wollen. Dies wird auch Ansatz der vorliegenden Arbeit sein. Die Systemtheorie ist dabei im Sinne einer semantischen Denkform erschöpfend.

Die *topografischen Strukturanalogien* stellen ein Modell der *Art* der Verweisungsbeziehungen dar: Im simpelsten Fall geht es darum, ob etwas, das *semantisch* getrennt wird (z. B. verschiedene Gedächtnisarten) auch *physisch* getrennt ist (z. B. lokalisiert in verschiedenen Gehirnarealen).

Gerade bezogen auf das Forschungsgebiet Tiefgreifender Entwicklungsstörungen fällt auf, dass diese Art der Verweisungsbeziehung sehr häufig hergestellt wird und darüber hinaus sogar in vielen Fällen mit einer Kausalität zwischen physischem Ort und semantischer Dimension belegt wird. Der bereits angesprochene Zusammenhang zwischen den sogenannten *Spiegelneuronen* der Großhirnrinde und Fähigkeiten der Perspektivenübernahme stellt nur eines aus einer umfangreichen Kette weiterer Beispiele dar (für einen Überblick: SCHULTZ und ROBINS, 2005). Es wird dabei von der Prämisse ausgegangen, dass eine kognitive Fähigkeit, ein kognitiver Bereich, der von anderen kognitiven Fähigkeiten möglicherweise formallogisch zu trennen ist, auch eine örtliche hirntopografische Trennung aufweist. Dies ist natürlich eine Frage, die allein durch die Indikation bildgebender Verfahren nicht zu beantworten ist. Oder um mit LAUCKEN (2007, S. 59) zu sprechen: „Lässt sich die Verweisungsarchitektur semantischer Konstellationen wirklich topographisch angemessen modellieren?"

Es gibt zumindest hinreichend Anlass zur Annahme, dass die möglichen Funktionsstrukturen des Gehirns nicht unbedingt topografische Entsprechungen zu geistigen Funktionen repräsentieren, sondern möglicherweise auch komplexe dynamische Funktionsketten serieller, rekursiver oder gar chaotischer Natur darstellen. Möglicherweise bestehen auch funktionsübergreifende allgemeinere Verantwortlichkeiten einzelner Strukturen, die nach spezifischen Parametern variieren können, ohne dabei eine topografische Struktur erfüllen zu müssen. Für HAKEN und SCHIEPECK (2006) ist das Gehirn aufgrund dieser Komplexität das Paradebeispiel eines vielschichtig sich selbst organisierenden Systems.

Der besondere erkenntnistheoretische Wert eines ermöglichungstheoretischen Verständnisses liegt im Gegensatz zur unzulässigen Überschreitung von Totalitätsgrenzen darin, dass ein Versuch der Beziehungsherstellung legitim ist, die eigenen Gegenstandsmodi immer erhalten bleiben.

Die abschließende Betrachtung ermöglichungstheoretischer Fragen macht folgenden wesentlichen Gedankengang deutlich: Verschiedene Denkformen bedingen verschiedene Gegenstandsmodi, die ihrerseits formal inkommensurabel sind, aber im Sinne von zu definierenden Ermöglichungsbeziehungen potenziell verknüpfbar sind. Einer spezifisch neurologischen Störung resp. neuroanatomischen Veränderung steht im speziellen Fall möglicherweise eine psychische Störung gegenüber. Die Methode transmodaler Verweisungsbeziehungen erlaubt ein inhaltliches Aufeinanderbeziehen.

Die hier von LAUCKEN dargelegte Konzeptionierung entspricht wissenschaftlich in weiten Teilen dem von PAUEN (2005, S. 18) beschriebenen Prozess der „intertheoretischen Reduktion", in dem ebenfalls die Erhaltung zweier theoretischer Konzeptionierungen gefordert wird und das Verhältnis beider Theorien über sogenannte „Brückengesetze" geregelt werden muss.

2.5 Schlussfolgerungen

Die hier vorliegende Arbeit stellt dezidiert ein im *semantischen Gegenstandsmodus* verortetes Forschungsbemühen dar. Es wird um die Festlegung eines Systems gehen, in dem die Wirkungsbeziehungen kausal geschlossen sind und die Modellierung des Systems durch im Verweisungszusammenhang stehende Elemente möglich wird. Dabei sind die qualitativen Eigenschaften des Forschungsgegenstands zu berücksichtigen und im Sinne von Rahmenbedingungen zu integrieren – die sogenannte *Systemklasse* ist zu berücksichtigen (vgl. BISCHOF, 1998, S. 19).

Es findet keine *physische Vergegenständlichung* im Sinne bedingungskausaler Zusammenhänge naturwissenschaftlicher Definition statt und keine *Vergegenständlichung* im Sinne der *phänomenalen* Realität in Form narrativer Struktur als Spiegel der lebend-gelebten Realität betroffener Menschen. Die systemtheoretische Vorgehensweise ist per definitionem eine im semantischen Gegenstandsmodus zu verortende, wiewohl sie sich damit den unterschiedlichsten Anwendungsgebieten widmen kann. Der systemtheoretische Ansatz der vorliegenden Arbeit versucht, diesen Schritt für die Untersuchung von Struktur und Verlauf autistischer Störungen zu leisten.

Die Auseinandersetzung mit den verschiedenen Gegenstandsmodi, ihrer prinzipiellen Unabhängigkeit voneinander und ihren die jeweiligen Totalitäten erhaltenden Ermöglichungsbeziehungen sollte zum einen die spezielle Forschungsperspektive des vorliegenden theoretischen Entwurfes erläutern und zum anderen auf die gerade im Bereich der wissenschaftlichen Beschäftigung mit autistischen Störungen weidlich zu beobachtende Praxis einer nichtreflektierten Vermischung unterschiedlicher Gegenstandsmodi hinweisen.

Die systemtheoretische Perspektive als Vergegenständlichung einer semantischen Denkform versucht, die Beschreibung von Struktur und Verlauf autistischer Störungen zu leisten, ohne die Objektivierungen anderer Gegenstandsformen wie der neurologischen oder der neurophysiologischen Forschung damit *ersetzen* zu wollen, aber gleichermaßen auch ohne eine Okkupation zuzulassen, die der von YEUNG-COURCHESNE-COURCHESNE (1997) formulierten Kritik entsprechen könnte, eine Systematik zu erhellen, hinter der möglicherweise dann eine dysfunktionale neurologische Seite liege, die der essenzielle Grund der Störung selbst sei.

Die Thematisierung der Unzulässigkeit interdimensionaler Kausalität und der prinzipiellen Möglichkeit und Schwierigkeit transmodaler Beziehungen sollte dies verdeutlichen.

2.6 Zusammenfassung

Die zentralen Gegenstandsbestimmungen der Arbeit wurden vorgenommen. Autistische Störungen resp. Tiefgreifende Entwicklungsstörungen mit ihren Unterformen *Autistische Störung, Asperger-Störung, Atypischer Autismus* sind als psychopathologische Dimensionen die Untersuchungskategorien. Auf mögliche Modifikationen im Rahmen systemtheoretischer Überlegungen wurde hingewiesen.

„Qualitative Beeinträchtigung der sozialen Interaktion", „Qualitative Beeinträchtigung der Kommunikation", „Beschränkte, repetitive und stereotype Verhaltensweisen, Aktivitäten und Interessen" stellen als Kriterien erste Eingrenzungsbemühungen für den Fokus der psychologisch-systemtheoretischen Überlegungen dar. Ebenso wie der „Verlauf Tiefgreifender Entwicklungsstörungen" in seinen „Verzögerungen" und seiner „differenzialdiagnostischen Heterogenität im Laufe der Zeit". Dabei wird die „Qualitative Beeinträchtigung der sozialen Interaktion" als die drei Unterformen autistischer Störungen einende Dimension hervorgehoben und gleichsam pathologisch in ihrer primären Stellung verortet. Sie tritt als sehr „breites" und unspezifisches Konstrukt unabhängig vom Vorliegen einer Beeinträchtigung kommunikativer Fähigkeiten wie der Sprache oder der prägnanten Salienz stereotyper und ritualisierter Verhaltensweisen auf. Bis zum jetzigen Zeitpunkt ist mit diesem Primat des ersten Kriteriums eine klare Setzung verbunden, die jedoch im Rahmen der psychologischen und insbesondere systemtheoretischen Betrachtung inhaltlich begründet werden wird.

Damit ist der Begründungszusammenhang im Sinne der semantischen Denkform erreicht: Die vorliegende Arbeit ist eine systemtheoretische, die erkenntnistheoretisch Ausdruck einer semantischen Denkform und der Vergegenständlichung im Sinne eines semantischen Gegenstandsmodus ist. Die systemtheoretische Abstraktion führt als universales Prinzip zu einer modellhaften Beschreibung von Struktur und Verlauf autistischer Störungen, also hinsichtlich der Beeinträchtigungen und Verzögerungen in den zuvor abgegrenzten Bereichen und hier insbesondere hinsichtlich der „Qualitativen Beeinträchtigung der sozialen Interaktion" als am deutlichsten in ihren Indizes auf die komplexen, sozial-kognitiven und sozial-affektiven Aspekte einer misslingenden Entwicklung interaktiver Fähigkeiten rekurrierenden Kategorie.

3 Herleitung einer Entwicklungspsychopathologie Tiefgreifender Entwicklungsstörungen

3.1 Einleitung

Das im letzten Kapitel formulierte Anliegen bedarf in einem vorgeordneten Schritt der Hinführung auf eine entwicklungspsychopathologische Konzeptionierung von Struktur und Verlauf autistischer Störungen. Dabei wird die Betrachtung des Konstruktes „Theory of mind" neben der Betrachtung von Aufmerksamkeitsprozessen und früher Intersubjektivität des neugeborenen Kindes *inhaltlich* eine zentrale Rolle einnehmen. *Formal* wird die Reduzierung der herangezogenen Theorien auf ihren psychologischen Kern den Einfluss unzulässiger Kausalität zwischen verschiedenen Gegenstandsmodi bzw. die Nutzung problematischer Ermöglichungsbeziehungen verhindern.

Die theoretische und methodenkritische Neufassung des Konstruktes der „Theory of mind" wird im Rahmen einer allgemeinen Entwicklungspsychologie in diesem Kapitel einen großen Bereich einnehmen und damit – neben weiteren zentralen Konstrukten innerhalb einer konsistenten Verlaufsbeschreibung – eine wichtige Voraussetzung für die systemtheoretischen Überlegungen der nachfolgenden Kapitel liefern.

Die aus Phänomenologie und Darstellung der relevanten diagnostischen Kategorien im letzten Kapitel resultierende Extraktion der sozial-interaktionalen Dimension als zentraler Beeinträchtigung autistischer Menschen stellt im ersten Schritt die Basis der weiteren

Überlegungen dar. Bei allen Unterformen der Tiefgreifenden Entwicklungsstörungen treten Störungen und Verzögerungen im Bereich der Fähigkeiten zur sozialen Interaktion auf.

Diese Dimension, ihre Voraussetzungen und sie bedingende psychologische Konstrukte werden zentrale Bedeutung für die weiter zu entwickelnden theoretischen Annahmen haben.

„Qualitative Beeinträchtigungen der Kommunikation" sowie „beschränkte, repetitive und stereotype Verhaltensweisen und Interessen" werden in ihrem je spezifischen Zusammenhang mit der zentralen Störung der sozialen Interaktion verbunden werden.

Es gilt zuvorderst, das Kriterium „Qualitative Beeinträchtigung der sozialen Interaktion" zu konkretisieren. Es kann als „Konstrukt" mit diesem Bedeutungszusammenhang und mit dieser Bedeutungsbreite nicht stehen bleiben, zumal es im eigentlichen Sinne kein psychologisches Konstrukt ist, sondern eine Beschreibung des Verhaltens mit einem impliziten Hinweis auf eine beeinträchtigte innere psychische Fähigkeit darstellt. Bei einer strengen Definition und Zuschreibung konkreter Verhaltensakte handelt es sich um einen mehr oder weniger greifbaren Indikator für die in einem Individuum aktualisierbare Fähigkeit zu einem wechselseitig-dynamischen Informationsaustausch, für den eine Fülle zuerst vorrepräsentational-emotionaler, nachfolgend gerade auch interpretatorischer und abstrakter Fähigkeiten notwendig sind. Genau diese Fähigkeiten und ihre Entwicklung in der frühkindlichen und kindlichen Phase sind die Konstrukte, die zum Verständnis und zur Konkretisierung des Kriteriums „Qualitative Beeinträchtigung der sozialen Interaktion" inhaltlich notwendig sind. Es gibt eine Reihe psychologischer Konstrukte, die im Zusammenhang mit den Phänomenen einer qualitativen Beeinträchtigung sozialer Interaktion spezifizierend zu nennen sind: *Intersubjektivität, Repräsentation, Symbolisation, Metarepräsentation, Theory of Mind, Exekutive Funktionen, Weak Coherence, Joint Attention.* Mehr noch: Diese Termini sind seit mehreren Jahrzehnten die wesentlichen, z. T. als paradigmatisch zu bezeichnenden theoretischen Begriffe, um die sich ganze Theorielinien und Forschungsprogramme zur Untersuchung der qualitativen Beeinträchtigung der sozialen Interaktion autistischer Menschen gebildet haben.

KUSCH und PETERMANN (2001) betrachten in ihrem Kompendium „Entwicklung autistischer Störungen" in der Einleitung zum Kapitel „Psychologische Erklärungsmodelle der autistischen Störungen" einige zentrale Aussagen diverser Forscher, die sich z. T. auf die oben angesprochenen Konstrukte beziehen und eine erste wesentliche, übergreifende Beschreibung der damit zusammenhängenden beeinträchtigten psychischen Prozesse und Operationen liefern. Die folgende Auflistung stellt die Zitation zentraler von KUSCH und PETERMANN (2001, S. 73 ff.) zusammengefasster Positionen dar:

- „Unter Autismusforschern herrscht Konsens darüber, dass das Verhalten autistischer Kinder am besten verstanden werden kann, wenn man die wechselseitigen Einflussfaktoren zwischen den Entwicklungsbereichen betrachtet." (BAILEY et al., 1996)
- „Es sind weniger einzelne abgrenzbare psychische Aspekte mit eindeutiger Zuordnung zu neurologischen Defiziten, die gestört sind, als vielmehr die Wechselwirkungen zwischen diesen Bereichen im Entwicklungsverlauf." (COURCHESNE et al., 1995; SIGMAN, 1998)
- „Nach RUTTER (1983) verarbeiten Autisten bedeutungsvolle soziale und emotionale Reize nicht angemessen, da soziales, emotionales und symbolisches Wissen die simultane und koordinierte Verarbeitung und Integration mindestens zweier Informationen erfordert." (FRITH, 1996)

„Wenn z. B. ein Kind auf ein Objekt zeigt, schaut das Kind auf das Objekt und behält gleichzeitig die Person in Gedanken, mit der es die Sichtweise auf das Objekt teilt oder zu teilen beabsichtigt. Schaut das Kind dann auf die Person, so behält es das Objekt im Gedächtnis. Autistische Kinder können vermutlich weder zwei Inhalte gleichzeitig berücksichtigen noch zwischen zwei Perspektiven wechseln." (KUSCH & PETERMANNN, 1991b)

- „Sämtliche Studien der 90er-Jahre legen nahe, dass bei autistischen Kindern die Koordination der Interaktionen zwischen Selbst, Anderem und Objekt zum Zwecke der intentionalen Kommunikation, des sozialen und symbolischen Spielens, des sozialen Lernens und des alltäglichen zwischenmenschlichen Handelns gestört ist." (vgl. MUNDY, 1995; SIGMAN & RUSKIN, 1999; WETHERBY, SCHULER & PRIZANT, 1997)
- „Es ist durchaus denkbar, dass sich die unterschiedlichsten prädisponierenden Faktoren und neurologischen Entwicklungsschritte zu einem Entwicklungszeitpunkt in einer einheitlichen Störung widerspiegeln, die für alle Betroffenen charakteristisch ist (AITKEN, 1991; KUSCH & PETERMANN, 1991a, 1991b). In der Folgezeit können dann wiederum die unterschiedlichsten Störungsverläufe auftreten. Ein solches Modell wird in der neueren Diskussion zur Entwicklung autistischer Störungen als höchstwahrscheinlich angesehen und durch Ergebnisse der Autismusforschung beziehungsweise Entwicklungspsychopathologie fundiert." (YEUNG-COURCHESNE & COURCHESNE, 1997)
- „Allen Vorstellungen gemeinsam ist, dass autistische Kinder immer dort Schwierigkeiten haben, wo in irgendeiner Form der *intentionale Umgang mit anderen Menschen* eine Rolle spielt." (BARON-COHEN, TAGER-FLUSBERG & COHEN 2000; FRITH, 1996; SABAGH, 1999; WETHERBY et al., 1997)
- „Die normale und gestörte Fähigkeit der gemeinsamen Aufmerksamkeit setzt sich aus einer Vielzahl anderer Fähigkeiten zusammen, die während der ersten beiden Lebensjahre erworben werden und bei autistischen Kindern in spezifischer Form gestört sind." (CHARMAN, 1997; MUNDY, 1995; MUNDY & HOGAN, 1994)
- „Sämtliche Erklärungsmodelle lassen sich daher in die Entwicklung sozialer Fertigkeiten der ersten Lebensjahre einordnen (STONE, 1997), beginnend mit den von Geburt an bestehenden Störungen neuropsychologischer Systeme (WATERHOUSE & FEIN, 1997) bis hin zur Störung metarepräsentationaler Fähigkeiten gegen Ende der ersten beiden Lebensjahre." (BARON-COHEN et al., 2000) (KUSCH & PETERMANN, 2001, S. 73ff.)

Ebenfalls in Anlehnung an KUSCH und PETERMANN lassen sich diese soeben ungeordnet mit zentralen, übergreifenden Positionen wiedergegebenen Autoren sowohl in historischer Hinsicht als auch bezogen auf die aktuelle Forschungssituation im Wesentlichen in drei konkurrierende psychologische Ansätze unterscheiden, die auf ihre jeweilige Art versuchen, die veränderte sozial-interaktive Entwicklung autistischer Menschen zu beschreiben:

- Im ersten Ansatz, der die sozial-kognitive Erklärungsmodelle umfasst, wird eine kognitive bzw. sozial-kognitive Störung als primär für die autistischen Störungen angenommen (STERNBERG, 1987; FRITH, 1989, 1996; BARON-COHEN, 1993, 1995; BARON-COHEN et al., 2000; BARON-COHEN et al., 2005). Bei autistischen Kindern ist allein die Fähigkeit der Metarepräsentation beeinträchtigt, also die Überzeugung bezüglich der Bewusstseinszustände anderer Menschen, was eine Repräsentation von Repräsentationen Anderer erfordert, also eine „Theory of Mind". Dies ist die Position von BARON-COHEN (1989, 1993, 1995) und BARON-COHEN et al. (2000).

  FRITH (1989) sieht demgegenüber stärker eine Beeinträchtigung der sogenannten „Weak coherence" als zentral für die autistischen Störungen an. Ein Kernmerkmal der Theorie ist, dass Schwierigkeiten beim Verarbeiten der globalen Gestalt und Bedeutung einhergehen mit besonderen Stärken im Bereich der detailorientierten Verarbeitung. HAPPÉ und FRITH (2006) nahmen eine Modifikation der Theorie vor, die die Idee globaler Verarbeitungsdefizite autistischer Menschen bei Beibehaltung der Hypothese lokaler Stärken auf verschiedenen Ebenen der Informationsverarbeitung beinhaltete.

  In einem zum Verständnis von BARON-COHEN und FRITH abzugrenzenden alternativen Ansatz vermutete STERNBERG (1987), dass die Verhaltensprobleme autistischer Kinder eher auf Störungen des Wissenserwerbs und des selektiven Entschlüsselns zurückzuführen seien. STERNBERGs Ansatz hatte aber das Problem, dass es keine experimentell nachgewiesene Überselektivität bei autistischen Kindern gibt. Des Weiteren konnte er nicht erklären, warum es sowohl schwer ablenkbare stereotype als auch hyperaktive, leicht ablenkbare autistische Kinder gibt. STERNBERGs Ansatz hat historische Bedeutung im Rahmen der sozialkognitiven Ansätze. Sein Problem war, dass er sich letztlich nie ganz aus der zu den Bottom-up-Theorien gehörenden Überselektivitätshypothese nach LOVAAS, SCHREIBMAN, KOEGEL und REHM (1971) herauslösen konnte. Er soll im Rahmen der hier nachfolgenden Erörterungen nicht weiter berücksichtigt werden.

- Im zweiten Ansatz wird eine *soziale Störung* präferiert. Hier sind die Modelle von WATERHOUSE und FEIN (1997) bzw. DAWSON (1991) federführend. Nach WATERHOUSE und FEIN sind soziale Störungen kennzeichnend für die vielfältigen Symptome autistischer Kinder. Kognitive Defizite liegen nach ihrer Einschätzung zwar auch vor, sind jedoch für die primäre Symptomatik weniger relevant. Als Grundlage dieser sozialen Störung sehen die Autoren neuronale bzw. neurobiologische Beeinträchtigungen an.

Nach DAWSON (1991) hat das Sozialverhalten bzw. die Sozialentwicklung primären Status bei der Entwicklung autistischer Störungen. Anders als WATERHOUSE und FEIN (1997) nimmt DAWSON aber nicht neurobiologische Defizite an, sondern erläutert ihre Annahme vor dem Hintergrund eines psychophysiologischen Mechanismus: Die gestörte *Orientierungsreaktion* auf neue und unvorhersehbare Reize und die damit einhergehende gestörte Erregungskontrolle seien pathologisch bei autistischen Kindern (DAWSON, 1991; vgl. auch: BACH & WITTIG, 1992).

- Die *sozial affektiven Erklärungsmodelle* stellen die dritte Theorie- bzw. Forschungslinie dar, die von einer primär affektiven Beeinträchtigung autistischer Menschen ausgehen (HOBSON, 1988, 1993; TREVARTHEN, 1993; AITKEN & TREVARTHEN, 1997; TREVARTHEN & AITKEN, 1994; ROGERS & PENNINGTON, 1991; MUNDY 1995; SIGMAN & RUSKIN, 1999).

HOBSON (1988, 1993) formuliert als zentrale Annahme, dass die sozialen und kommunikativen Störungen autistischer Kinder primär als affektive Störungen zu beschreiben sind. Mit TREVARTHEN und AITKEN (1994) erläutert er, dass autistische Personen eine Störung aufweisen, die als eine angeborene Unfähigkeit zu betrachten ist, einen emotionalen Kontakt mit anderen zu schließen, wozu er vier weitergehende zentrale Annahmen macht, deren wesentlichste ist, dass autistische Kinder in den angeborenen Komponenten des Handelns und Reagierens beeinträchtigt seien (HOBSON, 1988, 1993).

Die „Theorie des angeborenen Motivationssystems" nach TREVARTHEN (1993), AITKEN und TREVARTHEN (1997) sowie TREVARTHEN und AITKEN (1994) sieht in der Störung der sogenannten IMF („intrinsic motive formation") – eines von ihnen entwickelten psychophysiologischen Konstrukts – die neurobiologische Ursache für Autismus. Die Autoren verfolgen damit einen evolutionären Erklärungsansatz, nach dem Menschen sich im Laufe der Phylogenese darauf eingestellt haben, dass Verhalten und Lernen in einem sozialen Bezug stattfindet. Daher sind die neurobiologischen Grundlagen für soziales Verhalten lange vor der Geburt so weit entwickelt, dass das Neugeborene bevorzugt nach sozialen Austauschprozessen sucht. Es ist auf die soziale Kommunikation mit anderen eingestellt und intrinsisch motiviert. Ist dieses System beeinträchtigt, kommt es unmittelbar nach der Geburt zu Störungen in Aufnahme, Aufrechterhaltung und Regulation der

Beziehung zu den primären Interaktionspartnern und kann damit auch zur Ausbildung autistischer Störungen führen.

Zwei weitere Ansätze lassen sich letztlich auf Basis der von AITKEN und TREVARTHEN formulierten Annahmen anführen: Zum einen ist hier die „Intersubjektivitätstheorie" von ROGERS und PENNINGTON (1991) zu nennen, die Autismus anhand der Theorie des sogenannten „virtuellen Anderen" (BRATEN, 1998) erklären will. Interessanterweise ist dies eine Sichtweise, die auch DAWSON in ihrem 1991er Symposiumsbeitrag zitiert und wohl auch in Bezug auf ihre Vorstellungen zur beeinträchtigten sozialen Entwicklung autistischer Kinder vertritt: Danach rühren die motorischen Imitationsdefizite autistischer Kinder von der Unfähigkeit her, eine „Repräsentation von sich und einem anderen" zu koordinieren. DAWSON sieht dies ebenfalls unter Bezug auf ROGERS und PENNINGTON als eine angeborene Unfähigkeit, die möglicherweise dem neugeborenen Imitationsverhalten unterliegt (DAWSON, 1991, S. 218). Soziale und sozialaffektive Theorielinie sind sich an dieser Stelle in ihrem psychopathologischen Verständnis sehr nahe.

Zum anderen ist die „Soziale Interaktionstheorie" (MUNDY, 1995; SIGMAN & RUSKIN 1999) zu nennen, die eine Störung der Regulation interaktiver Austauschprozesse infolge einer „Beeinträchtigung des sogenannten selbst-initiierten expressiven Austausches" der autistischen Kinder fordert.

3.2 Zielsetzung

Im Verlauf dieses Kapitels sollen nun nicht die gerade kurz eingeführten theoretischen Entwicklungslinien detailliert vorgestellt und in ihren wechselseitigen Abgrenzungsbemühungen markiert werden. Das Ergebnis würde nicht dem Anspruch der vorliegenden Arbeit einer integrierten Betrachtung von Struktur und Verlauf autistischer Störungen genügen, sondern vielmehr ein umfangreiches Werk der Darstellung und Beschreibung unterschiedlicher Erklärungsmodelle beinhalten. Dies ist bereits weidlich getan worden (vgl. insbes. VOLKMAR, PAUL, KLIN und COHEN, 2005). Schon dort konnte keine Klärung darüber erreicht werden, welchem theoretischen Ansatz nun aus wissenschaftlicher Sicht die *Vorherrschaft* in der Erklärung autistischer Störungen zuzubilligen ist. Dies hat mehrere forschungstheoretische und forschungsmethodische Gründe:

- Zum einen operieren die genannten Ansätze in der wissenschaftlichen Auseinandersetzung häufig mit unklarer *Konstruktidentität* und mangelnder *Konstruktdefinition* und sind insgesamt stark affiziert mit der in Kapitel 1 bereits angesprochenen Problematik einer mangelnden Differenzierung zwischen phänomenologischer Beschreibung, funktionaler Erklärung und erkenntnistheoretischer Legitimation.

- Des Weiteren erklären sich nicht wenige Theorien zu eigentlich neurophysiologischen resp. neuropsychologischen oder neurobiologischen Theorien bzw. nehmen solche Verursachungsmechanismen an. Neben der Tatsache, dass die Begrifflichkeit dieser Theorien im Zusammenhang mit oft sehr breiten und unspezifischen psychologischen Konzepten wenig zum Verständnis der Pathologie und pathologischen Prozesse beiträgt, ignorieren die Autoren die in Kapitel 2 geforderten Grenzen der jeweiligen Gegenstandsmodi. Die Theorien gelangen nicht einmal im Ansatz zu einem legitimen transversalen Konzept im Sinne von Ermöglichungsbeziehungen zwischen verschiedenen Gegenstandsmodi, d. h., der von den Autoren hypostasierte Zusammenhang zwischen beispielsweise sozialer Störung und neurologischer Störung ist völlig unklar, willkürlich und entspricht im Wesentlichen der bereits in Kapitel 2 kritisch infrage gestellten topografischen Modellierung.

- Der dritte und wesentlichste Grund liegt in einer forschungsstrategischen Fehlannahme, die alle Ansätze teilen. YEUNG-COURCHESNE und COURCHESNE weisen in ihrem Artikel aus dem Jahre 1997 schlüssig nach, dass das bis heute weitestgehend gültige Paradigma einer Suche nach den sogenannten *Kernverhaltensdefiziten* des Autismus und den hinter diesen vermuteten biologischen *Kernstörungen* irreführend ist. Hierbei rekurrieren sie zum einen auf die recht leicht überprüfbare Tatsache, dass keines der von den verschiedenen Ansätzen herausgearbeiteten Defizite als ein solches Kernverhaltensdefizit gewertet werden darf, da keines vollständig den drei Kriterien von *Universalität*, *Spezifität* und *Primat* genügt. Ein Kernverhaltensdefizit muss, um als solches bezeichnet werden zu können, bei allen Patienten der Störung anzutreffen sein (Universalität), es darf nur bei solchen Patienten auftreten (Spezifität), und es muss möglichst früh in der Entwicklung auftreten (Primat) (vgl. a. SIGMAN, 1994).

Zum anderen weisen die Autoren grundsätzlich nach, dass unter der Voraussetzung, dass die autistischen Störungen als *heterogene Entwicklungsstörungen* zu werten sind, Kernverhaltensdefizite in der beschriebenen Form gar nicht existieren können. Heterogenität ist in diesem Zusammenhang als *Konvergenzheterogenität* und *Divergenzheterogenität* im entwicklungspsychopathologischen Verlauf zu verstehen: Bei heterogenen Entwicklungsstörungen wie Autismus bedeutet Konvergenzheterogenität, dass verschiedene Ätiologien den verschiedenen Subgruppen symptomatischer Ausprägungen unterliegen können, und Divergenzheterogenität, dass eine gemeinsame Ätiologie unterschiedliche Ausprägungen von Symptomen produzieren kann. Bei Entwicklungsstörungen wie dem Autismus treten zudem beide Formen gleichzeitig auf, was die Sichtweise einer linearen ahistorischen Perspektive – repräsentiert durch das vereinfachende Ursache-Wirkungs-Paradigma der angesprochenen psychologischen Ansätze – obsolet macht. Bei bestehender Konvergenz- und Divergenzheterogenität schließen sich zudem verständlicherweise die Kriterien von Universalität und Spezifität gegenseitig aus.

Trotz der beschriebenen Kritik und letztlichen Unentscheidbarkeit über die Gültigkeit einer spezifischen theoretischen Annahme sollen bestimmte Vertreter der jeweiligen Theorielinien im Folgenden eingehend behandelt werden, da sie in ihrer besonderen theoretischen Konzeptionierung entscheidende Bedeutung für die Grundlegung und das Fortkommen einer systemtheoretischen Beschreibung von Struktur und Verlauf autistischer Störungen liefern.

Die Herausarbeitung der sozial-interaktiven Dimension als der entscheidenden Größe bei der Erklärung autistischer Störungen ist all diesen Ansätzen in der einen oder anderen Form gemeinsam. Sie haben es gemeinsam in den letzten drei Jahrzehnten verstanden, die Beschäftigung mit dem Thema Autismus als *psychologischem Phänomen* auf eine *psychologische Ebene* zu heben und die Entwicklung des autistischen Kindes – was im Rahmen der allgemeinen Entwicklungspsychologie spätestens seit PIAGET Standard ist – als eine beeinträchtigte Entwicklung der verschiedenen sozial-kognitiven, sozial-affektiven und sozial-interaktiven Fähigkeiten zu begreifen, die in der psychischen Entwicklung des Kindes eben entscheidendes Resultat sowohl vorauslaufender Bedingungen als auch befähigende Voraussetzung nachfolgender Prozesse sind. Es ist das Verdienst dieser Ansätze, auf verschiedene, sehr wesentliche Konstrukte fokussiert zu haben, die für die Entwicklungsstörung Autismus trotz aller Kritik einen hohen Erklärungswert haben.

In Anlehnung an die Äußerung von YEUNG-COURCHESNE und COURCHESNE (1997, S. 393) „But when all theories are examined in combination, a more complete picture of the syndrome emerges" gilt es, diese Ansätze als Beschreibung relevanter Aspekte, Symptome und Phasen der Verlaufsstörung Autismus zu begreifen und damit eben nicht als Antagonisten. Damit ist tatsächlich die Darstellung einzelner Ansätze der genannten Theorielinien für das Fortkommen der theoretischen Konzeptionierung der hier vorliegenden Arbeit notwendig.

Es sollen dabei diejenigen genutzt werden, deren Strukturierung der psychischen und sozialen Prozesse autistischer Menschen die Thematisierung qualitativer Veränderungen zu spezifischen Zeitpunkten enthält bzw. Aussagen zur inneren Dynamik von Veränderungsprozessen hinsichtlich der psychischen Entwicklung macht.

Dabei soll deutlich werden, dass in einer formal-inhaltlichen Integration wie auch in einer sequenziellen Integration (im Sinne einer zeitlich aufeinanderfolgenden Verbindung der durch diese Ansätze formulierten Prozesse) eine verlaufsorientierte Betrachtung autistischer Störungen möglich und sinnvoll ist. Die Betrachtung der geistigen und sozial-interaktiven Entwicklung des Kindes soll damit zu einer Konstruktion der Abfolge von *kritischen Übergängen* werden und die Bewältigung des jeweiligen Übergangs als Voraussetzung für die Konsolidierung neuer Qualitäten gesehen werden.

Es werden nachfolgend dezidiert die Theorien miteinander verknüpft, die zusammen in der Lage sind, den Verlauf des Störungsgeschehens als prozessuales Geschehen aufeinanderfolgender, qualitativ unterschiedlicher sozialkognitiver und sozialinteraktiver Fähigkeiten zu konfigurieren bzw. die Konsequenzen eines Scheiterns dieser Abfolge zu verdeutlichen.

Diese Verknüpfung bedarf darüber hinaus der Begrenzung durch spezifische Randbedingungen:

- Es gilt eine Eingliederung der gewählten theoretischen Positionen in das Curriculum der *allgemeinen Entwicklungspsychologie* zu leisten. Denn neben den besonderen wechselseitigen Auseinandersetzungen und mangelnden Integrationsbemühungen gerieten bei allen Theorielinien die beständig anwachsenden theoretischen Konzepte und empirischen Befunde der allgemeinen Entwicklungspsychologie außer Acht. Von jeher war im Sinne eines erstaunlichen fachlichen „cocoonings" zu vermerken, wie wenig die Forschung zur Erklärung autistischer Störungen auf die Ergebnisse der allgemeinen Entwicklungspsychologie bzw. ihre Fortschritte Bezug nahm. Die Literaturlisten der jeweiligen Untersuchungen bestechen im Wesentlichen durch „*in-group*"-*Forschung*. Die oben genannte Eingliederung soll den notwendigen Rahmen zu Einordnung, kritischer Reflexion und abschließender Bewertung der Kompatibilität mit anderen Ansätzen gewährleisten.
- Es sollen diejenigen Theorien ausgewählt werden, die zum einen in der Lage sind, im Rahmen der Konstruktion autistischer Störungen als Verlaufsstörungen mittels ihrer theoretischen Konstrukte sowohl Verlauf als auch strukturelle Übergänge in Form qualitativer Stufen beschreiben zu können. Zum anderen sollen sie als Theorien untereinander konsistent und logisch verknüpfbar sein, um somit als psychologisches Basismodell der Entwicklung autistischer Störungen dienen zu können. Die Konzepte von Divergenzheterogenität und Konvergenzheterogenität sollen dementsprechend in dieser Neukonstruktion eine Widerspiegelung erfahren.
- Letztlich gilt es den theoretischen „Kern" des jeweiligen Ansatzes herauszuarbeiten, während die im Rahmen von Universalitätsansprüchen konstruier-

ten Erweiterungen kritisch überprüft und ggf. zurückgewiesen werden sollen. Die wissenschaftstheoretische Einordnung von LAUCKEN (2007) und die damit verbundene Festlegung auf die semantische Denkform sowie das von BISCHOF-KÖHLER (2000, S. 14) formulierte Diktum der Trennung von phänomenologischer Beschreibung, funktionaler Erklärung und erkenntnis-theoretischer Begründung werden in unterschiedlicher Schwerpunktsetzung leitende Kriterien sein.

Diesen Randbedingungen resp. Kriterien entsprechend soll nunmehr ein zum Referieren der jeweiligen Ansätze und ihrer Positionen alternatives Vorgehen gewählt werden. Nichts bietet sich an dieser Stelle mehr an, als die im ersten Punkt bemängelte Abwesenheit der allgemeinen Entwicklungspsychologie auf-zuheben und diese als theoretischen Bezugsrahmen für die Darstellung der aus-gewählten Ansätze zur Erklärung autistischer Störungen aufzubauen.

BISCHOF-KÖHLER (2000) entwickelte mit ihrem Buch „Kinder auf Zeit-reise" wie auch mit dem Beitrag „Zusammenhänge zwischen kognitiver, motiva-tionaler und emotionaler Entwicklung in der frühen Kindheit und im Vorschulal-ter" (BISCHOF-KÖHLER, 1998) ein inhaltlich konsistentes und geschlossenes Konzept der Entwicklung der affektiven, kognitiven und sozialen Fähigkeiten des Kindes von der Geburt bis zum vierten Lebensjahr unter besonderer Berück-sichtigung der von ihr selbst geforderten forschungsmethodischen Vorausset-zungen.

Abfassungen einer allgemeinen Entwicklungspsychologie liegen sowohl in Lehrbuchform in großer Zahl vor als auch in Form spezieller Monografien. Wa-rum wird an dieser Stelle gerade diese Autorin ausgewählt? Die Wahl liegt in der Tatsache begründet, dass die Autorin die Herausarbeitung eines für die vor-liegende Arbeit wesentlichen Konstruktes und dessen Einbindung in die psychi-sche und geistige Entwicklung des Kindes in den ersten vier Lebensjahren leis-tet: Der „Theory of mind". BISCHOF-KÖHLER (1998, 2000) liefert eine Kon-zeptualisierung der Entwicklung der „Theory of mind" als einer – neben anderen – zentralen metarepräsentationalen Fähigkeit und versteht es, diese nach psycho-logischen und wissenschaftstheoretischen Kriterien *zu verorten*. Ebenso leistet die Autorin von dort inhaltlich und zeitlich ausgehend eine schlüssige Darstel-lung der dieser Fähigkeit vorauslaufenden Entwicklung. Es ist dies die Entwick-lung der sozialen Interaktion als einer sich vom Vorrepräsentationalen zum Repräsentationalen und Symbolischen und schließlich zum Metarepräsentatio-nalen entwickelnden fundamentalen Fähigkeit menschlichen Daseins, die gleichzeitig unser Verständnis von Zeit und unseren Umgang mit eigenen und fremden Bedürfnissen ermöglicht bzw. vice versa durch diese ermöglicht wird.

Die Darstellung bietet also Gelegenheit, auf entsprechende theoretische Ansätze der zuvor genannten Theorielinien zur Erklärung autistischer Störungen einzugehen und sie damit unmittelbar in einer kritischen Analyse in den von BISCHOF-KÖHLER formulierten Entwicklungsverlauf einzubinden. Es wird deutlich werden, dass die benannten Ansätze jeweils in unterschiedlichen Entwicklungsphasen des Kleinkindes ihren besonderen Schwerpunkt der Erklärungskraft haben und sich nicht antagonistisch gegenüberstehen, sondern vielmehr miteinander integrierbar sind.

Als entsprechende theoretische Ansätze werden vorgestellt werden der Ansatz zur „Theory of mind" von BARON-COHEN als Vertreter der sozialkognitiven Theorielinie, die „Theorie der kindlichen Intersubjektivität" von AITKEN und TREVARTHEN als einer verlaufsorientiertem Konzeptualisierung der sozialaffektiven Theorielinie und das psychobiologische Modell von DAWSON als Beschreibung der frühen sozialemotionalen Entwicklung von autistischen Kindern als Vertreterin der sogenannten sozialen Theorielinie.

Die Beschäftigung mit dem Konstrukt der „Theory of mind" wird im Folgenden eine deutlich hervorgehobene Stellung einnehmen. Das hat mehrere Gründe:

Zum einen ist das Konstrukt zentraler Begriff des sozial-kognitiven Ansatzes nach BARON-COHEN und auch zentrales Thema der Überlegungen von BISCHOF-KÖHLER in ihrem Buch „Kinder auf Zeitreise". Zum anderen hat kaum ein anderes psychologisches Konstrukt im Laufe der letzten 25 Jahre eine derartige theoretische und methodische Diskussion ausgelöst. Nicht selten drängte sich der Eindruck auf, dass die bereits angeführte Auseinandersetzung zwischen den Vertretern der verschiedenen theoretischen Ausrichtungen sich insbesondere am Kristallisationspunkt „Theory of mind" entzündet: Existiert „Theory of mind" als Konstrukt überhaupt? Stellt es ein sinnvolles Konstrukt dar? Sind die dadurch gefassten Prozesse sinnfälliger durch andere theoretische Konstruktionen zu fassen? Wann entsteht die „Theory of mind" in der kindlichen Entwicklung? Wie ist mit der Tatsache umzugehen, dass eine empirische Überprüfung der Existenz der „Theory of mind" fast ausschließlich an sprechenden, sogenannten „intelligenten" autistischen Menschen erfolgen kann?

Nicht nur im Rahmen eines *theoretischen* Diskurses, sondern ebenso im Rahmen eines *methodischen* Diskurses soll im Folgenden verdeutlicht werden, dass das Konstrukt der „Theory of Mind" tatsächlich einen spezifischen und wichtigen Zeitpunkt oder Zeitraum in der geistigen Entwicklung des Kindes markiert, keineswegs aber als unspezifisch definiertes „Dauerargument" für die unterschiedlichsten kognitiven und sozialkognitiven Prozeduren anzuwenden ist und ebenso der Schluss zum „quasimaterialistischen" neuropsychologischen Konstrukt eher schwer nachzuvollziehen ist.

Einer dabei sehr wichtigen begrifflichen Definition sei bereits an dieser Stelle Rechnung getragen, nämlich der, dass der Begriff „Metarepräsentation" den Begriff „Theory of Mind" logisch und inhaltlich einschließt und somit die eigentlich wesentliche Dimension veränderter geistiger Tätigkeit in einem bestimmten Alter umfasst.

Nach einer weitestgehenden Klärung der Diskussion um die „Theory of mind" als metarepräsentationaler Fähigkeit erfolgen gleichermaßen die Darstellungen der theoretischen Konzeptionen von AITKEN und TREVARTHEN und DAWSON, ihrerseits ebenfalls orientiert an der allgemeinen Darstellung der Entwicklungspsychologie von BISCHOF-KÖHLER.

3.3 „Theory of mind", Vorstellungstätigkeit und Handlungsorganisation

Der inhaltliche Ausgangspunkt der theoretischen Überlegungen von BISCHOF-KÖHLER (2000) ist ein allgemeiner. Aber auch in dieser allgemeinen Darstellung und Konzeptionierung der psychischen Entwicklung des Kindes fokussiert die Autorin auf einen spezifischen Aspekt der geistigen Entwicklung. In der sogenannten „Zeitrepräsentation" und – wie später deutlich werden wird – in der Fähigkeit, zu erkennen, dass Bewusstseinsinhalte subjektiv sind (was nichts anderes heißt, als über eine „Theory of Mind" zu verfügen) sieht die Autorin den eigentlichen Unterschied zwischen dem Menschen und den ihm stammesgeschichtlich am nächsten stehenden Wesen, den Primaten.

> „Der Mensch ist offensichtlich als einziges Lebewesen in der Lage, vergangene und zukünftige Bedürfnislagen so zu vergegenwärtigen, dass diese mit aktuellen Bedürfnislagen in Wettstreit treten können. Dabei kann die Befriedigung eines momentan drängenden Wunsches als vertagbar erkannt und dieser hintangestellt werden zugunsten eines vergegenwärtigten anderen, der zum jetzigen Zeitpunkt drängender erscheint." (BISCHOF-KÖHLER, 2000, S. 3)

Es geht der Autorin darum, aus der Perspektive einer allgemeinen Entwicklungspsychologie die spezifisch menschliche Eigenschaft der Repräsentation bzw. Vergegenwärtigung von Zeit im Rahmen der kindlichen Entwicklung zu analysieren.

Sie sieht dabei die Entwicklung des Zeitverständnisses durchaus als Abfolge verschiedener, aufeinander aufbauender Kompetenzen im Sinne eines stufenähnlichen Modells.

Die im Zitat angesprochene Fähigkeit des Bedürfnisaufschubes sieht BISCHOF-KÖHLER als eine späte, sich in der zweiten Hälfte des vierten Lebensjahres entwickelnde Fähigkeit an. Sie stellt nach Auffassung der Autorin einen qualitativen Sprung dar im Vergleich zu den dem Kleinkind und Kind zuvor möglichen Kompetenzen im Umgang mit zeitlicher Vor- und Nachgeordnetheit:

> „Ein Baby, das aufhört zu schreien, wenn es sieht, dass die Mutter die Flasche vor-
> bereitet, bekundet ein implizites Verständnis dafür, dass es 'jetzt noch etwas, aber
> nicht mehr lange dauert', bis es etwas zu essen bekommt." (BISCHOF-KÖHLER,
> 2000, S. 5)

Nach ihrer Auffassung beginnen Kinder erst im zweiten Lebensjahr eine erste fantasiegeprägte Form des Problemlösens zu zeigen. Sie versuchen, die Bewältigung einer Aufgabe durch eine sinnfällige zeitliche Abfolge zu strukturieren, an deren Ende das Erreichen eines besonderen Zieles steht. Dies ist ganz klar durch ein anwachsendes Verständnis für Kausalzusammenhänge bedingt und stellt eine erste Verbindung zwischen zeitlicher Vor- und Nachgeordnetheit und Ursache-Wirkungs-Prinzipien dar, die im späteren Erwachsenenalter noch stark unser Laienverständnis für Kausalzusammenhänge bestimmen. Kinder entwickeln dieses Verständnis durch „Um-zu-Verbindungen": „Um einen Apfel zu schneiden, muss man zuvor ein Messer geholt haben." (BISCHOF-KÖHLER, 2000, S. 6)

Wichtig ist in diesem Zusammenhang aber, dass „Dreijährigen die Voraussage eines Ereignisses von einer vorgegebenen Ursache leichter fällt als die Angabe der vorausgehenden Ursache einer bereits eingetretenen Konsequenz" (BI-SCHOF-KÖHLER, 2000, S. 6). Hierin ist der Autorin zufolge ein deutlicher Entwicklungsschritt der Vierjährigen gegenüber den Dreijährigen zu sehen, der fundamental mit dem oben bereits angesprochenen qualitativen Sprung im vierten Lebensjahr zu tun hat. Man kann sagen, dass die Rekonstruktion des Vorauslaufenden einen geistig wesentlich anspruchsvolleren Vorgang darstellt als die erahnbare bildliche Vorstellung einer zu erwartenden Konsequenz.

Erst im vierten Lebensjahr setzt eine weitere (dritte) Stufe des Zeitverständnisses ein: Kinder können dann Begriffe mit *Zeitbezug* verwenden und beginnen in gewissem Sinne „das Dauern" als Zustand an sich zu verstehen. FRAISSE (1985) nimmt nach BISCHOF-KÖHLER an, dass diese Fähigkeit auch damit in Zusammenhang steht, dass Kinder nunmehr in der Lage sind, Bedürfnisse aufzuschieben.

Dabei stellt BISCHOF-KÖHLER die funktionale Beziehung zwischen Zeitverständnis und der Fähigkeit zum Bedürfnisaufschub in der Form her, dass die Entwicklung des Zeitverständnisses vorauslaufende Bedingung zur Fähigkeit zum Bedürfnisaufschub ist.

Damit wird ein ganz wesentlicher differenzieller Aspekt tangiert, der deutlich macht, dass die Fähigkeit zum „Warten" – das Verständnis für „Dauern" –

zwischen dem dritten und dem vierten Lebensjahr offensichtlich eine qualitative Veränderung durchmacht. BISCHOF-KÖHLER merkt dazu verdeutlichend an:

> „Auch wenn es bei jüngeren Kindern so etwas wie ein implizites zeitliches Bezugssystem geben sollte, so beginnt dieses erst für die Vierjährigen ein Gegenstand expliziter Kognition zu werden. Sie können sich offensichtlich vorstellen, dass die Wartefrist selbst – und nicht nur das, was sich in ihr abspielt – eine Rolle spielt." (BISCHOF-KÖHLER, 2000, S. 7)

Mit anderen Worten: Das Konzept einer nicht greif- und nicht sichtbaren Entität wird kognitive Realität und hält als Faktor in das bewusste Erleben des Kindes Einzug.

Im Zuge dieser Überlegungen kommt es nun nach Ansicht der Autorin zu einer entscheidenden und überraschenden Verbindung theoretischer Natur, die gerade auch für das im Rahmen der vorliegenden Arbeit angezielte Vorhaben von zentraler Bedeutung ist:

Das erste bewusste Verständnis für Dauern im oben gekennzeichneten Sinn tritt in einem Altersabschnitt auf, in dem noch eine zweite kognitive Kompetenz einsetzt. Sie wird im Anschluss an PREMACK und WOODRUFF (1978) als „Theory of mind" bezeichnet.

Die die Autorin interessierende Frage ist letztlich nun die, ob zwischen den beiden Kompetenzen des Zeitverständnisses und der „Theory of mind" über die zeitliche Koinzidenz hinaus ein *funktionaler* Zusammenhang anzunehmen ist.

Neben dieser sehr wesentlichen Frage, die auch im Nachfolgenden wieder aufgegriffen werden wird, liegt ein zentraler Aspekt für das hier angestrebte Vorhaben in der Tatsache, dass BISCHOF-KÖHLER sowohl eine entwicklungspsychologische Analyse der Entstehung und Entwicklung beider Kompetenzen vornimmt als auch eine daraus resultierende Neufassung des Begriffes „Theory of mind" leistet. Mit dieser Neufassung und der sowohl inhaltlich-theoretischen als auch konzeptuell-methodischen Herleitung des Begriffes ist eine integrierende und bereinigende Wirkung gerade auch für die Verwendung des Begriffes im Rahmen der Forschung und Theorienbildung zu autistischen Störungen möglich. An dieser Stelle sei auch bereits auf Kapitel 3.4.1.1 verwiesen: BISCHOF-KÖHLER geht in ihrer letztendlichen Definition und Entwicklungsanalyse konform mit einer anderen, *methodisch* orientierten Überprüfung des Begriffes, der großen Metaanalyse zur Überprüfung des Konstruktes Theory of mind von WELLMAN, CROSS und WATSON (2001).

Die Frage nach dem Zusammenhang mit dem Zeitverständnis liefert zudem neue und wesentliche Aspekte für das Verständnis nicht nur der kognitiven und sozialkognitiven Probleme autistischer Menschen, sondern auch ihrer motivationalen, affektiven und handlungsbezogenen Probleme. Das mögliche Ausbleiben der Entwicklung eines Zeitverständnisses im Alter von vier Jahren kann letztlich ohne Kompensationsmöglichkeiten zum völligen Zusammenbruch des Mensch-Umwelt-Verhältnisses führen.

3.3.1 Der Begriff "Theory of mind"

Die „Theory of mind" (ToM) kann als Fähigkeit bezeichnet werden, sich selbst und anderen innere Zustände zu zuschreiben, auf die – im Gegensatz zu direkt beobachtbarem Verhalten – nur indirekt geschlossen werden kann (PREMACK & WOODRUFF, 1978). Zu dieser konzeptuell eher weiten Definition merkt BISCHOF-KÖHLER nun kritisch an: „Was der Begriff bedeuten soll, ist seit Premacks Veröffentlichung nicht eben deutlicher geworden." (BISCHOF-KÖHLER 2000, S. 9).

Verschiedene Autoren sprechen nach BISCHOF-KÖHLER (2000, S. 8f.) zur Beschreibung des Begriffes „Theory of mind" einerseits von „Produkten des Denkens": Meinungen, Ansichten, Überzeugungen (beliefs) und andererseits von „Antriebsfaktoren des Handelns": Wünschen, Absichten, Bedürfnissen (desires). Hinzugetreten seien dann noch die Begriffe „Wahrnehmungsleistungen" und „Emotionen".

Diese Begriffe verdeutlichen unmittelbar, dass mit der ihnen eigenen globalen Bedeutung der in gewisser Weise von PREMACK und WOODRUFF schon einmal spezifischer formulierte Terminus nach und nach eine völlige inhaltliche Aushöhlung erfahren hat. Wie BISCHOF-KÖHLER betont, ist bereits der Begriff *„common sense mentalism"* so weit, dass sich die unterschiedlichsten kognitiven Kompetenzen dahinter verbergen könnten, „die in irgendeiner Weise auf die mentale Verfassung einer anderen Person Bezug nehmen." (BISCHOF-KÖHLER, 2000, S. 9)

Diese unspezifischen Definitionen hatten jedoch weitreichende theoretische Konsequenzen, die – wie die Autorin beschreibt – u. a. Forscher dazu animierten, Versuche zu unternehmen, bereits verschiedenste Verhaltensweisen von Babys mit dem Vorliegen einer "frühen Form der 'Theory of mind' " zu erklären. So BRETHERTON, MCNEW und BEEGHLY-SMITH (1981) mit ihrem Konstrukt der "impliziten Theory of mind", TREVARTHEN (1977) mit seinem Verständnis von "intersubjectivity" und BUTTERWORTH (1991) mit der Gleichsetzung von "shared attention" und „Theory of mind" (zusammengefasst nach BISCHOF-KÖHLER 2000, S. 9).

Diese theoretischen Versuche und die Heterogenität des Konzeptverständnisses selbst führten zum einen mitten hinein in die schwierige Debatte um das Verständnis dessen, was eine Theory of mind nun eigentlich ist. Zum anderen führten sie zum verzweifelten Versuch einer zeitlichen Festlegung des tatsächlichen Beginns dieser Kompetenz im Rahmen der kindlichen Entwicklung, denn je nach spezifischem Verständnis des jeweiligen Forschers resultierten völlig unterschiedliche Zeitpunkte eines anzunehmenden zeitlichen Beginns dieser metarepräsentationalen Fähigkeit. Auch für das zweite und dritte Lebensjahr wurden nach BISCHOF-KÖHLER eine Reihe von Kompetenzen angenommen, die als Beleg für die Existenz einer Theory of mind galten (vgl. u. a. LESLIE, 1987; BRETHERTON & BREEGHLY, 1982; in BISCHOF-KÖHLER 2000, S. 10).

In ihrem 1998 erschienen Buchbeitrag „Zusammenhänge zwischen kognitiver, motivationaler und emotionaler Entwicklung in der frühen Kindheit und im Vorschulalter" (BISCHOF-KÖHLER, 1998) unterscheidet die Autorin hinsichtlich der mit dieser Frage befassten Forschergemeinde in Anlehnung an CHANDLER, FRITZ und HALA (1989) zwischen den sogenannten „boosters" (Enthusiasten) und „scoffers" (Skeptikern). Sich dementsprechend selbst erklärend betonen die „boosters" einen ihrer Auffassung nach sehr frühen Beginn einer Theory of mind, wohingegen die „scoffers" im Wesentlichen auf der entscheidenden „kognitiven Wende" um das vierte Lebensjahr herum bestehen.

Dabei führen die „Enthusiasten" nach BISCHOF-KÖHLER nunmehr als Indizien einer frühen Theory of mind an, dass Kinder

- im 1. Lebensjahr bereits sogenanntes „social referencing" zeigen;
- im 2. Lebensjahr Fantasie- und Symbolspiel sowie Empathiefähigkeit entwickeln;
- im dritten Lebensjahr über den Gebrauch mentalistischer Ausdrücke verfügen, zu einer Unterscheidung zwischen wirklichen und vorgestellten Objekten fähig sind, jemanden auf etwas aufmerksam machen können, das dieser noch nicht gesehen hat, und voraussagen können, dass jemand weitersuchen wird, wenn er etwas noch nicht gefunden hat, und nicht zuletzt ein Verständnis dafür haben, dass jemand etwas sehen kann, das sie selbst nicht sehen und umgekehrt (zusammengefasst nach BISCHOF-KÖHLER, 1998, S. 355).

Diese Autoren verlagern den Beginn der „Theory of mind" als kognitive Fähigkeit damit im Rahmen eines sehr weiten Verständnisses stark in den frühkindlichen, fast postnatalen Bereich hinein.

Demgegenüber sehen die „Skeptiker" auch beim Dreijährigen noch keine Anzeichen für das Vorliegen einer Theory of mind , denn als zentrales Kriterium für eine Theory of mind gilt bei ihnen das Verständnis für „false belief". Dieser Terminus bezeichnet die Fähigkeit zur Einsicht in die Tatsache, „dass Meinungen/ Ansichten/ Überzeugungen auch falsch sein können" (BISCHOF-KÖHLER, 1998, S. 355). Als klassisch ist in diesem Zusammenhang die epochemachende Untersuchung von WIMMER und PERNER (1983) zu nennen.

WIMMER und PERNER untersuchten die Frage, in welchem Alter bei Kindern eben die Fähigkeit entsteht zu erkennen, dass eigene Absichten „Annahmen" sind, die die Realität treffen oder verfehlen können, und darüber hinaus, dass andere Menschen „eigene" Absichten, Wünsche und Überzeugungen haben, die ebenfalls zutreffend oder falsch sein können. Die entscheidende Änderung setzt den Autoren zufolge im Laufe des vierten Lebensjahres ein. Noch dreijährige Kinder halten ihre Überzeugungen für universell gültig, ihre Wahrnehmungen für die Realität und glauben, dass andere Menschen die Dinge genau so sehen wie sie selbst.

Das experimentelle Setting, mit dem WIMMER und PERNER diesen Sachverhalt und den ihrer Meinung nach entscheidenden Wechsel („Change") untersuchten, ist unter dem Begriff „false belief task" in die Forschung eingegangen und hat für die Untersuchungen zur Theory of mind in der Folge fast paradigmatische Bedeutung erlangt.

Die Grundstruktur, die jedoch in den sich anschließenden Untersuchungen in verschiedensten Aspekten variiert wurde, bestand darin, Kinder bis zum Alter von ca. drei Jahren als Versuchspersonen mit einer Puppenspielsequenz zu konfrontieren, in der ein sog. Protagonist einen Gegenstand, eine Süßigkeit, z. B. Schokolade, in eine Schublade legt, die, nachdem er die Bühne „verlassen" hatte, in eine andere Schublade umgelegt wurde. Zentrale Frage an die Kinder, also die Zuschauer, war: „In welcher Schublade wird die Puppe nach ihrer Rückkehr suchen?" Wesentliches Ergebnis der Studie war, dass dreijährige Kinder hierauf antworteten, dass die Puppe („der Protagonist") in der Schublade nachsehen wird, in die der Gegenstand während ihrer Abwesenheit „versteckt" worden ist. Sie können dementsprechend nicht berücksichtigen, dass die Puppe *ja gar nicht gesehen hat*, dass die Schokolade in eine andere Schublade verlegt worden ist, sondern verallgemeinern ihre eigene Sicht und können nicht erkennen, dass der Protagonist von einer falschen Überzeugung (false belief) aufgrund von Unwissenheit ausgehen muss.

Hier findet nach WIMMER und PERNER (1983) eine entscheidende Änderung im Laufe des vierten Lebensjahres statt, indem Kinder dann erkennen können, dass ihr eigenes Wissen vom Wissen eines anderen zu trennen ist und mentale Überzeugungen und Wahrnehmungen unterschiedlich sein können. Sie können erkennen, dass das die Puppe ja gar nicht wissen kann und deshalb ihrer falschen Überzeugung (false belief) folgen muss.

Exkurs: Tiefgreifende Entwicklungsstörungen und die sozialkognitive Theorie von BARON-COHEN

Im Jahre 1985 führten BARON-COHEN, LESLIE und FRITH in ihrem zentralen Forschungsprojekt ein Experiment in starker Anlehnung an das WIMMER und PERNERsche Design mit einer Experimentalgruppe autistischer Kinder durch, das als sogenanntes „Sally-und-Anne-Experiment" in die Geschichte der Erforschung autistischer Störungen eingegangen ist.

Im Mittelpunkt des Experimentes stehen zwei Puppen, Sally und Anne. Sally besitzt eine Murmel, die sie in ihren Korb legt und mit einem Tuch bedeckt. Anschließend verlässt sie die Bühne. Währenddessen nimmt Anne die Murmel aus dem Korb und legt sie in eine Schachtel, die sie mit einem Deckel verschließt. Sally kommt nun zurück und will nach dem Bericht der Versuchsleiter mit ihrer Murmel spielen. Wo wird sie nach ihrer Murmel suchen?

Die korrekte Antwort lautet :„Im Korb!" Sally hatte ja dort ihre Murmel untergebracht und muss glauben, dass die Murmel nach wie vor an dieser Stelle ist. Die meisten der nicht autistischen Kinder der Kontrollgruppen gaben die richtigen Antworten und zeigten auf den Korb. Die meisten der autistischen Kinder hingegen gaben die falsche Antwort und zeigten auf die Schachtel. Aus Gründen methodischer Genauigkeit und zum Ausschluss von Effekten eines fehlerhaften Aufgabenverständnisses wurde diese „Glaubensfrage" (Wo wird Sally die Murmel suchen?) durch die sogenannte „Erinnerungsfrage" (Wo war die Murmel am Anfang?) und die sogenannte „Realitätsfrage" (Wo ist die Murmel jetzt?) kontrolliert.

Die Ergebnisse waren hochsignifikant. Um einem möglichen Artefakt aus dem Wege zu gehen (die Zuschreibung von Geisteszuständen zu Puppen könnte Kindern u. U. etwas seltsam vorkommen), replizierten die Autoren die Untersuchung mit realen Personen (vgl. FRITH, 1989). Die Bestätigung der Befunde aus der Erstuntersuchung sprach dafür, dass autistische Kinder über keine Theory of mind verfügen. Daraus sei zu folgern, dass es autistischen Kindern nicht gelingt, anderen Personen Annahmen oder Absichten zuzuschreiben, und sie dementsprechend ihre eigene Wahrnehmung generalisieren. Der oben beschriebene Wechsel („Change") darin, dass eigene Überzeugungen von denen anderer zu trennen sind, welcher bei normalen Probanden zwischen dem Erreichen des dritten und des vierten Lebensjahres festzustellen ist, findet nach dieser Annahme – untermauert durch diese Ergebnisse – bei autistischen Kindern nicht statt.

Die beschriebene Untersuchung bzw. die nachfolgende Serie von Untersuchungen repräsentieren in ihren theoretischen Voraussetzungen und inhaltlichen Ableitungen den Kern des sozialkognitiven Ansatzes nach BARON-COHEN

(1989, 1993, 1995) und BARON-COHEN et al. (2000) sowie BARON-COHEN et al. (2005). Die zentrale Annahme besagt, dass metarepräsentationale Fähigkeiten, hier insbesondere eine gestörte Theory of mind, zentral für die sozialen Schwierigkeiten im Erleben und Verhalten autistischer Kinder sind.

BARON-COHEN und FRITH interpretierten ihre Ergebnisse hinsichtlich der sozialen Situation dahin gehend, dass autistische Menschen überall da immense Schwierigkeiten haben, wo der „intentionale Umgang mit anderen" eine Rolle spielt (BARON-COHEN et al., 2000; FRITH, 1996; vgl. auch SABAGH, 1999; WETHERBY, SCHULER & PRIZANT, 1997).

Die sich aus diesen Ansätzen ergebenden Forschungsbemühungen, die in ihren Wurzeln fast 30 Jahre zurückliegen und, wie oben dargelegt, ursprünglich aus Überlegungen der allgemeinen Entwicklungspsychologie und der Primatenforschung resultierten, begründeten einen wesentlichen theoretischen Ansatz, der die Beeinträchtigungen autistischer Menschen auf das Vorliegen höherer kognitiver Defizite bzw. auf eine beeinträchtigte Entwicklung derselben zurückführt. Es handelt sich damit kognitionspsychologisch gesprochen um einen klassischen „Top-down-Ansatz".

Wesentlicher Aspekt dieses Ansatzes ist die Unabhängigkeit dieser höheren sozial- kognitiven Fähigkeiten vom allgemeinen Intelligenzniveau. Damit wurden erstmals Überlegungen angestellt, die wesentlich dazu beitrugen, autistische Störungen aus der oft eilfertigen Assoziation mit geistiger Behinderung herauszulösen, und damit in der Lage waren, eine große Anzahl bis dahin bestehender, eher auf „Bottom-up-Konzepten" beruhender, widersprüchlicher empirischer Befunde und theoretischer Friktionen zu integrieren (vgl. Sensorische Dominanzhypothese nach GOLDFARB, 1956, 1961; SCHOPLER, 1965,1966; Überselektivitätshypothese nach LOVAAS, SCHREIBMAN, KOEGEL & REHM, 1971; Hypothese der inkonstanten Wahrnehmung nach ORNTIZ & RITVO, 1968; s.a. BACH & WITTIG, 1992.)

Gleichermaßen erfolgte jedoch auch bei den Ansätzen von BARON-COHEN und FRITH der Versuch, die kognitionspsychologische Ebene zu verlassen und die ihrer Auffassung nach „eigentliche" neurophysiologische Basis dieser Prozesse zu finden. Das zeigt sich u. a. in aktuellen Definitionen der Theory of mind als „neuropsychologischem Konstrukt" und den neurophysiologischen Forschungen zu sog. „Spiegelneuronen", die theoretisch auf einer naiven Vorstellung des Zusammenhangs zwischen „verbildlichten Feuerintensitäten" und daraus vermeintlich ableitbarer beeinträchtigter metarepräsentationaler Fähigkeiten verbleiben. Der Problemkomplex des Bezuges unterschiedlicher Gegenstandsmodi ist damit tangiert. Zudem erhält die „Theory of mind" als theoretischer Ansatz gerade ihren Wert dadurch, eine psychologische Theorie zu sein.

Der Versuch, dafür eine somatische Basis zu finden, wirkt im Sinne von LAUCKEN eher als die explanative Kraft schmälernd.

BARON-COHEN versuchte zudem, im Zuge der oben angedeuteten Debatte die Entstehung der „Theory of Mind" weitgehend in Richtung frühkindlicher Entwicklung zu verlegen, gerade auch um die durch die „Theory of mind" nicht erklärbaren frühen Auffälligkeiten autistischer Menschen erfassen zu können (s. BARON-COHEN & SWETTENHAM, 1996).

Das Ergebnis der Untersuchung von WIMMER und PERNER zeigte eindeutig, dass die meisten dreijährigen normalen Kinder bei der gestellten Aufgabe versagten, während die meisten dreieinhalb bis vierjährigen die Aufgabe lösen konnten.

In der Unterscheidung zwischen richtigen und falschen Meinungen sehen die *Skeptiker* nun das *eigentliche* Kriterium für den Nachweis einer Theory of mind. Solange Kinder Meinungen nicht als falsch erkennen könnten, ließe sich nicht beweisen, dass sie Vorstellungsinhalte als das Ergebnis eines mentalen Vorgangs begreifen (WIMMER & PERNER, 1983). Den Wechsel in den zentralen Fähigkeiten im Alter von dreieinhalb bis vier Jahren sehen sie als den großen „Change".

Für diese These sprechen neben dem relativ spezifischen und möglicherweise idiosynkratischen, singulären Charakter des „false belief"-Paradigmas einige weitere Aspekte, die BISCHOF-KÖHLER (1998) aufführt:

• So setzt zum Beispiel die Fähigkeit, andere bewusst irrezuleiten, ihnen Informationen vorzuenthalten oder falsche Informationen zu geben (*Täuschung*), ebenfalls erst in der zweiten Hälfte des vierten Lebensjahres ein (vgl. z. B. SODIAN, 1991,1994).

• Gleichermaßen bekunden Kinder mit vier Jahren erstmals *echte Perspektivenübernahme* (Level II Perspective-Taking nach FLAVELL, EVERETT, CROFT & FLAVELL, 1981). Sie sind in der Lage, Aussagen über die Sichtweise eines Gegenübers zu machen, und können beschreiben, dass für diesen eine abgebildete Schildkröte, die sie selbst in normaler Position sehen, zwar „auf dem Rücken liegt", das Gegenüber aber dennoch weiß, dass das Tier sich tatsächlich normal fortbewegt. In diesem Alter fangen Kinder ebenso an, auf den ja durchaus variablen Informationsstand eines Zuhörers Rücksicht zu nehmen (*referentielle Kommunikation*).

• Nicht zuletzt ist die Unterscheidung von Wirklichkeit und Schein ein wesentlicher Aspekt der Sichtweise der sogenannten *Skeptiker*. Es ist hier das Beispiel des „geknickten Stabes im Wasser" oder des „als Stein angemalten Schwammes" zu nennen. Schein und Wirklichkeit kann von Kindern jetzt differenziert werden. In der Welt des „Angetroffenen" wird ein solches Phänomen naiv für wahr gehalten, mit Einsetzen der Theory of mind vermögen Kinder es als anschaulichen Schein (METZGER, 1954) zu erkennen und können es somit „vergegenwärtigen". (zusammengefasst n. BISCHOF-KÖHLER 1998, S. 356).

Zwei wesentliche Aspekte, die zum Teil miteinander zusammenhängen, waren darüber hinaus maßgeblich dafür verantwortlich, dass es zu den eben beschriebenen stark auseinanderdriftenden Positionen kam, die sowohl hinsichtlich des Zeitpunktes des Vorliegens einer „Theory of mind" als auch der Einschätzung davon, *welche* Fähigkeiten nun tatsächlich eine Theory of mind voraussetzen und welche nicht, stark differieren.

- Zum einen spielten hier theoretisch-methodische Aspekte eine wesentliche Rolle: Aufgrund inhaltlich begründbarer formaler Erleichterungen und Veränderungen in den Untersuchungsanforderungen (vgl. CHANDLER, 1989; LEWIS & OSBORNE, 1990) kam es in Nachfolgeexperimenten dazu, dass auch dreijährige Kinder zu positiven Ergebnissen hinsichtlich einer „Theory of Mind" kamen. Es bleibt dabei allerdings anzuzweifeln, ob die gemessenen besseren Ergebnisse tatsächlich aufgrund der bereits ausgeprägten spezifischen *Fähigkeiten* einer frühen „Theory of mind" zustande kamen, oder ob nicht andere Mechanismen diesen Leistungen zugrunde lagen. Letzteres vermutet BISCHOF-KÖHLER (1998; vgl. auch BISCHOF-KÖHLER 2000, S. 13) auch aus z. T. gescheiterten Replikationsversuchen dieser modifizierten Untersuchungen.
- Einen zweiten wesentlichen Grund für die Verständnisschwierigkeiten darüber, *welche* Leistungen nun tatsächlich eine „Theory of Mind" voraussetzen, sieht BISCHOF-KÖHLER in der unterschiedlichen Verwendung und mehrdeutigen Definition des Begriffes "Repräsentation" und der damit zusammenhängenden, ihrer Auffassung nach inhaltlich fehlerhaften Konzeptionierung der psychischen Prozesse des Kleinkindes bis zum vierten Lebensjahr.

Die beiden genannten kritischen Aspekte lassen sich durch die Betrachtung der entsprechenden Forschungsbemühungen zum Vorliegen eines „Theory of mind"-Defizits bei autistischen Kindern deutlich bestätigen. Auch hier nahm die Debatte um das tatsächliche Einsetzen der „Theory of mind" sowohl unter theoretischen als auch unter methodischen Aspekten einen breiten Raum ein. Der Begriff „Repräsentation" wurde in den entsprechenden Untersuchungen mit autistischen Probanden ebenfalls nicht konsistent verwendet und uneinheitlich definiert, so dass es deutlich zu vermuten ist, dass auch aufgrund dessen unterschiedliche theoretische Konzeptionierungen und sehr heterogene Operationalisierungen hinsichtlich des methodischen Settings resultierten.

3.3.1.1 Methodischer Diskurs: Metaanalyse von WELLMAN, CROSS und WATSON

2001 veröffentlichten WELLMMAN, CROSS und WATSON ihre für die oben geführte Debatte wesentliche und methodisch herausragende Arbeit *"Meta-Analysis of Theory-of-Mind Development: The Truth about false belief"*. Zunehmend widersprüchliche Ergebnisse bei den Untersuchungsbemühungen zur „Theory of mind" waren der Anlass für diese Metaanalyse. Die Autoren betonen einleitend, dass ältere Vorschüler in den anfänglichen Studien zwar konsistent „false belief"-Aufgaben bewältigten – während jüngere Kinder systematisch irrten –, sich nachfolgend jedoch immer häufiger Studien fanden, die ein „false belief"-Verstehen bereits bei dreijährigen Kindern bestätigten. Zudem präsentierten diese Studien Untersuchungsbedingungen, unter denen die Fähigkeit jüngerer Kinder bzgl. „false belief" anstieg (WELLMMAN, CROSS & WATSON, 2001). Variationen des Grunddesigns führten zum Ergebnis, dass die These der grundsätzlichen „mindblindness" dreijähriger normaler Kinder nicht aufrechterhalten werden konnte. Mit Verweis auf SIEGAL und BEATTIE (1991) sowie SULLIVAN und WINNER (1993) stellen WELLMAN et al. heraus, dass zu dieser Zeit viele Empiriker behaupteten, dass die original „false belief"-Aufgaben unnötig schwer gewesen seien und drei Jahre alte Kinder deutliche Leistungszuwächse zeigten, wenn die Aufgaben angemessen überarbeitet sind.

Die Operationalisierung und damit die konzeptuelle und reale Fassung der unabhängigen Variablen war also nicht stabil geblieben, sondern war z. T. erheblich verändert worden, was die berichtete heterogene Befundlage eben auch als Ergebnis methodischer Heterogenität nahe legte. Historisch gesehen resultierte über die verschiedenen Untersuchungen hinweg eine starke Variation der „false belief"-Aufgaben:

> „Die zentrale false-belief Frage wurde z. T. formuliert in Begriffen von Handlung (Wo wird Maxi nach ihrer Schokolade *schauen*?), in Begriffen von Gedanken (Wo *denkt* Maxi, dass ihre Schokolade ist?) und in Begriffen von Sprache (Wo wird Maxi *sagen*, dass die Schokolade ist?).
>
> Manchmal wurde das Zielobjekt versehentlich von seinem ursprünglichen Ort entfernt, während zu anderen Zeiten die Bewegung betont so präsentiert wurde, als sei es ein ausgedachter Trick um den Protagonisten zu täuschen oder zu betrügen.
>
> Zu verschiedenen Zeiten war der Protagonist, Maxi, eine Handpuppe, dann eine Puppe, schließlich eine reale Person oder gar ein Videoporträt.
>
> Darüber hinaus repräsentiert die Änderung-des-Zielortes Aufgabe nur eine „Standard" false-belief Aufgabe unter mehreren. Andere oft genutzte Aufgaben umfassten unerwarteten Inhalt. Kinder sehen eine Buntstift-Box gehen davon aus, dass Buntstifte drin sein werden und erkennen beim Öffnen, dass sie mit Süßigkeiten gefüllt ist. Dann werden sie zu jemandem gefragt, Mary, die nie in die Box hineingeschaut hat: ‚Was denkt Mary, was da drin ist?' Eine Variation von unerwartetem-

Inhalt Aufgaben sind unerwartete-Identität Aufgaben, bei welchen false belief über ein Objekt mit abweichender Identität hergestellt wird (ein Schwamm, der wie ein Felsen aussieht)." (aus: WELLMAN et al. 2001, S. 657 f.)

Es gilt darüber hinaus anzumerken, dass im Rahmen dieser Forschung nicht nur bewusst vereinfachende Operationalisierungen gewählt, sondern z. T. auch grobe methodische Fehler begangen wurden. So variierte z. B. das Alter der getesteten Kinder erheblich – nicht nur zwischen den Untersuchungsgruppen, sondern fatalerweise auch innerhalb der Experimental- und Kontrollgruppen (WELLMAN et al., 2001, S. 661 f.; vgl. auch KIßGEN & SCHLEIFFER, 2002).

Die derlei zutage geförderten Ergebnisse und resultierenden Schlussfolgerungen führten nach WELLMAN et al. mit Bezug auf CHANDLER, FRITZ & HALA (1989) und FODOR (1992) u. a. zu der Position, „dass 3 Jahre alte Kinder und auch viel jüngere Kinder ebenso belief und false belief verstünden" (WELLMAN et al., 2001, S. 657). Auch ROBINSON und MITCHELL (1995) seien zu einem relativierenden Ergebnis gekommen: Sie forderten, „dass 3 Jahre alte Kinder false-belief Aufgaben nicht schaffen, aber 4- und 5- Jährige ebenso wenig" (WELLMAN et al., 2001, S. 657). MITCHELL (1996) habe aus seinen Untersuchungen letztlich die ironische Schlussfolgerung gezogen: „Die stärkste Auffälligkeit bei den Alterstrends ist das Fehlen der Alterstrends." (MITCHELL, 1996, S. 137 f., zit. n. WELLMAN et al., 2001, S. 657).

Dies alles waren Resultate und Interpretationen, die einer kritisch methodischen Reflexion nur schwer standhalten können. Es liegt die Vermutung nahe, dass gerade Variationen der unabhängigen Variablen möglicherweise die *Performance* in der Bewältigung der Aufgabenstellung gesteigert haben, jedoch ohne tatsächlich die spezifische *Kompetenz* zur Bewältigung einer Aufgabe aus dem Bereich metarepräsentationaler Fähigkeiten aktualisieren zu müssen. Umgekehrt wäre es aber auch denkbar, dass – so WELLMAN et al. – viele Kinder womöglich nicht an ihrer mangelnden Kompetenz gescheitert sind, sondern daran, dass die Aufgaben zu anspruchsvoll und teilweise regelrecht verwirrend dargeboten wurden. Sie konnten also nicht die entsprechende Performance zu einer eigentlich vorhandenen *Kompetenz* zeigen: eine auf Basis der vorliegenden, teilweise sehr unterschiedlichen Untersuchungen nicht zu klärende Situation.

Insgesamt resümieren WELLMAN et al., dass sich alle vormals postulierten Entwicklungsveränderungen anscheinend in der Flut von Aufgabenvariationen aufgelöst haben. Sie stellen daran anknüpfend die nunmehr alles entscheidende Frage, ob die Performance bei jüngeren Kindern *tatsächlich* auch höhere Kompetenz bedeute oder ob diese sich tatsächlich erst als „konzeptuelle Veränderung" (WIMMER & PERNER, 1983) im Alter von dreieinhalb bis vier Jahren zeige? Verfügen also bereits Dreijährige und jüngere Kinder über eine entsprechende metarepräsentationale Fähigkeit im Sinne der „Theory of Mind"? Oder aber überdeckt die Betonung einer frühen Performance die dann doch stattfindende konzeptuelle Veränderung im vierten Lebensjahr und die damit vor diesem kritischen Punkt tatsächlich nicht bestehende Kompetenz hinsichtlich der Lösung von „false belief"-Aufgaben? Führen also die Aufgabenvereinfachungen letztlich zu einer mangelnden Trennschärfe hinsichtlich der Evidenz eines tatsächlich bestehenden kritischen Datums?

Der Versuch der wissenschaftlichen Beantwortung dieser Frage war von entscheidender Bedeutung hinsichtlich der entwicklungspsychologischen Einordnung des Konstruktes „Theory of mind" und seiner tatsächlichen Identität. Markiert es als eigenständige Größe den *Übergang* vom repräsentationalen zum metarepräsentationalen Denken im spezifischen Zeitverlauf des vierten Lebensjahres oder stellt es einen besonderen kognitiven Aspekt dar, der durchaus auch im Rahmen empathischer Anteilnahme, kognitiver Schlussfolgerung und symbolischer – also bedeutungsgeprägter – Informationsverarbeitung in früheren Lebensjahren auftreten kann?

WELLMAN et al. führten angesichts der beschriebenen unübersichtlichen Situation eine Meta-Analyse mit 178 separaten Studien durch, die den Zeitraum von 1985 bis 1998 umfassten, sowohl um die empirischen Inkonsistenzen und theoretischen Kontroversen eingehend zu untersuchen als auch um Klarheit darüber zu erhalten, ob der von WIMMER und PERNER (1983) postulierte „change" nun existiert oder nicht. WELLMAN et al. erklärten zur *essenziellen abhängigen Variable* in ihrer Metaanalyse die „false belief-performance"! Hierbei galt es, mittels Datenaufbereitung allerdings die tatsächliche Natur der Antworten der Kinder zu klären, da die in den entsprechenden Studien zutage geförderten Ergebnisse in aller Regel eine Mixtur aus sogenannten „above-chance" (signifikant richtig), „at-chance" (falsch/richtig) und „below-chance" (signifikant falsch)- Antworten darstellten und dementsprechend differenziert werden mussten. Es wurde hierzu – und dieser wichtige methodische Aspekt sei hier angeführt – ein umfassendes *pooling* (Poolbildung) der Daten über die Studien gemacht, um die tatsächliche Natur der Antworten der Kinder zu identifizieren und sie vergleichbar zu machen.

Hinsichtlich der bereits beschriebenen Menge und Heterogenität in der Verwendung der unabhängigen Variablen in den berücksichtigten Studien waren für die Autoren in der Metaanalyse die folgenden unabhängigen Variablen und deren Wirksamkeit von besonderem Interesse und besonderer Wichtigkeit (WELLMAN et al., 2001):

- Alter: Die Anfangsstudien hatten herausgefunden, dass die „false-belief performance" sich dramatisch zwischen 3. zum 5. Lebensjahr ändert. Bleibt diese Veränderung bestehen, wenn wichtige Aufgabenvariationen gemacht werden oder nicht?

- Täuschung: Entweder sieht das Kind die „false-belief" Situation als Zufall oder als absichtlichen Trick. Einige Autoren sagen, wenn die Aufgabe als absichtlicher Trick konfiguriert wird, reduzieren sich die Fehler der jüngeren Kinder, andere wiederum sagen, das sei nicht so.

- Salienz: Manche Aufgabenmanipulationen – auch die Maskierung als absichtlicher Trick – dienen eher dazu, den mentalen Zustand des Protagonisten hervorzuheben (z. B. „getäuscht" worden zu sein), während andere möglicherweise diese Hervorhebung reduzieren.

- Werden die Kinder über ihren eigenen Glauben oder den von anderen befragt? Verschiedene theoretische Ansätze machen verschiedene Aussagen zur Schwierigkeit der „false-belief" Einschätzung bei sich selbst oder bei anderen. Eine darüber hinausgehend empirisch wesentliche Frage ist, ob Kinder „beliefs" zuerst für sich oder zuerst für andere oder beides gleichzeitig verstehen.

- Nationale oder Gemeinschaftsidentität: Ist „belief" und „mental state understanding" kulturabhängig oder kulturübergreifend oder z. B. spezifisch anglo-europäisch? Macht es einen Unterschied, ob die Kinder aus den USA, Österreich, Japan kommen oder Mitglieder einer Jäger-Sammler-Gemeinschaft aus einer Afrikanischen Gesellschaft sind? (zusammengef. aus WELLMAN et al., 2001, S. 658)

Die vollständige zur Verfügung stehende Datenbasis bestand dann letztlich aus 591 „false belief"-Bedingungen. Jede Bedingung, die in die Metaanalyse aufgenommen wurde, wurde von 2 Ratern codiert hinsichtlich der abhängigen Variable „false belief performance" und der über die oben dargestellten wichtigsten hinausgehenden insgesamt vorliegenden 13 unabhängigen Variablen:

1. Publikationsjahr

2. Mittleres Alter der Teilnehmer in einer Bedingung

3. Prozentzahl derer, die die Kontrollfrage schafften, und Prozentzahl derer, die von der Untersuchung ausgeschlossen wurden

4. Herkunftsland

5. Aufgabentypus: Drei Level von Aufgabentypen, die „locations" vs. „contents" vs. Identitätsaufgaben unterschieden

6. Natur des Protagonisten: Fünf Level: Puppe; Bild; Video; reale Person in oder abwesend von der entsprechenden Situation

7. Natur des Zielobjekts: Vier Level: reales Objekt; Spielzeug; abgebildetes Objekt; Objekt im Video

8. Reale Präsenz des Zielobjekts: Zwei Level: Objekt da (in Schrank; bonbons in Stiftebox), oder nicht da (einfach weg und abwesend)

9. Motiv der Transformation: Zwei Level: Trick mit Täuschungsabsicht oder aus anderen nicht spezifizierten Gründen

10. Teilnahme an der Transformation: Drei Level: Kind ist bei Aufgabenstellung dabei; aktiv bei der Transformation oder schaut den Ereignissen nur passiv zu

11. Salienz des mentalen Zustands des Protagonisten: Vier Level: Mentaler Zustand muss aus seiner simplen Abwesenheit während der Transformation erschlossen werden; die Abwesenheit wurde betont und explizit notiert; „false belief" wurde den Kindern selbst im Vorfeld demonstriert; der mentale Zustand wurde den Kindern explizit vorher gesagt (Maxi denkt es ist im Küchenschrank!).

12. Fragentypus: Vier Level: Wo guckt der Protagonist; was denkt oder glaubt er, was sagt er, was weiß er?

13. Zeitlicher Marker: Zwei Level: Mit Zeitmuster: Wenn Maxi zurückkommt, wo wird sie zuerst gucken? Ohne Zeitmuster: Wo wird Maxi suchen? (zusammengef. aus WELLMAN et al., 2001, S. 659 ff.)

WELLMAN et al. (2001) konzentrierten sich in ihrer Analyse in einem ersten Schritt auf den Faktor *Alter* als unabhängige Variable. Auf Basis von 479 letztlich einbezogenen Bedingungen, bei denen dann 362 die Anforderung umfassten, „false belief" eines anderen einzuschätzen, kamen sie zu folgenden Ergebnissen:

- „Im Alter von 30 Monaten, dem jüngsten Alter bei dem Daten beobachtet wurden, gaben mehr als 80 % der Kinder inkorrekte Antworten.

- Im Alter von 44 Monaten gaben 50 % der Kinder korrekte Antworten, in den folgenden Monaten danach nahm die Anzahl der korrekten Antworten kontinuierlich zu." (WELLMAN et al., 2001, S. 662)

Nach einer aus Gründen exakter statistischer Auswertung erfolgten Logarithmisierung der proportionalen Anteile richtiger Antworten an den Gesamtantworten zeigte sich, dass für Kinder, die ein Jahr älter als 44 Monate sind (56 Monate) der Anteil richtiger Antworten auf 74,6 %. steigt. Die bestimmte *Effektgröße* für die Variable Alter beträgt 1,09 pro Monat oder ein Anwachsen von 50 % zu 52 % richtiger Antworten im Zeitraum von 44 zu 45 Monaten.

In der Periode von drei zu viereinhalb Jahren ändert sich dementsprechend das Antwortverhalten der Kinder von signifikant falsch zu signifikant richtig, also von „below chance" zu „above chance" (WELLMAN et al., 2001, S. 662 f.).

Ein zentrales Ergebnis lässt sich somit aus dieser ersten Analyse bezogen auf die Altersvariable ableiten: Die „false belief performance" nimmt dramatisch mit dem Alter zu.

Dieser Alterstrend lieferte nun die Basis für die Analyse des Einflusses der anderen Faktoren auf das Antwortverhalten, womit schließlich die Effekte *der 12 verbliebenen unabhängigen Variablen* untersucht wurden. Drei zentrale Ergebnisse sind dabei nach WELLMAN et al. (2001, S. 664 ff.) denkbar:

- Eine weitere Variable hat keinen Einfluss auf die Alterstrajektorie.
- Eine weitere Variable stellt einen weiteren Haupteffekt dar, der nicht mit dem Alter interagiert.
- Es ist existiert ein Interaktionseffekt mit dem Alter.

Die Ergebnisse zeigten tatsächlich die folgende Struktur:

- 6 Variablen wirkten *nicht signifikant* auf die Performance der Kinder:
  Publikationsjahr
  Aufgabentypus
  Fragentypus
  Natur des Protagonisten
  Natur des Zielobjekts
  Identität des Protagonisten

Es sei an dieser Stelle betont, dass es zwischen diesen Bedingungen keine signifikanten Unterschiede hinsichtlich der Wirkung auf die „false belief performance" gab.

- Fünf Variablen waren tatsächlich signifikant im Sinne von Haupteffekten, aber interagierten nicht mit dem Alter:

  Motiv der Transformation: Ein integriertes Täuschungsmotiv verbessert die Performance für Kinder *aller* Altersstufen: In *Effektstärken*: Wenn 50 % der Kinder mit 44 Monaten ohne Täuschungsmanöver die Leistung zeigen, tun es 66 % mit Täuschungsmanöver.

  Teilnahme an der Transformation: Aktives Verändern oder Helfen beim Verändern der Lage der Schokolade erhöht die Chance, korrekt zu antworten: *Effektstärken:* Wenn 50 % der Kinder mit 44 Monaten als passive Zuschauer richtig antworten, tun es 66 % , wenn sie aktiv mit dabei sind.

Salienz des mentalen Zustands des Protagonisten: Wenn der Glaube des Protagonisten klar benannt oder abgebildet ist, dann hebt diese „Signifikanz" die Leistung, allerdings bei jungen Kindern nur von „below chance" zu „at chance", und die grundsätzliche Alterstrajektorie bleibt davon unberührt.

Reale Präsenz des Zielobjektes: Wenn das Objekt nicht präsent und real ist, neigen Kinder stärker dazu, richtig zu antworten. *Effektstärke:* Kinder mit 44 Monaten, die in 50 % der Fälle korrekt antworten bei einem realen und präsenten Objekt, antworten in 68 % der Fälle korrekt, wenn das Objekt nicht real und nicht präsent ist.

Herkunftsland: In allen sieben einbezogenen Ländern gibt es die Alterstrajektorie. Österreich und Japan zeigten die schlechtesten Leistungen. *Effektstärken:* Wenn 44-monatige Kinder in den USA 50 % korrekt beantworten, dann beantworten australische Kinder 69 % korrekt und japanische 40 %.

• Eine Variable interagierte letztlich signifikant mit dem Alter (Interaktionseffekt).

Zeitlicher Marker. Diese Variable bezieht sich darauf, ob die *„false belief"*-Frage das involvierte Zeitmuster betont. (Wenn Maxi zurückkommt, wo wird sie *zuerst* nach ihrer Schokolade suchen?) Ältere Kinder profitieren davon, jüngere werden schlechter bei einer solchen – längeren, schwierigeren – Frage (zusammengef. aus WELLMAN et al., 2001, S. 665 ff.).

Bezogen auf die nichtsignifikanten Ergebnisse hinsichtlich eines Haupteffektes ist von besonderer Bedeutung, dass sowohl Aufgabentypus, Fragentypus als auch die Natur des Zielobjektes keinen Einfluss auf die Performance für die Lösung von „false belief" haben. Gerade die von den sogenannten *boosters* vertretene Auffassung betonte oft, dass die Art der Aufgabe und die Art des Fragentypus mit für die schlechte Leistung jüngerer Kinder verantwortlich seien. Diese Vermutung muss durch die Ergebnisse der Metaanalyse deutlich zurückgewiesen werden.

Die fünf zu verbuchenden Haupteffekte interagieren *nicht* mit dem Alter und erhöhen die Wahrscheinlichkeit richtiger Antworten der Kinder aller Altersklassen in einem respektablen prozentualen Ausmaß, allerdings bei den dreijährigen Kindern durchgängig nur vom „Above-chance-Level" zum „At-chance-Level", d. h., sie zeigen auch unter diesen Bedingungen *keine signifikant richtigen* Antworten.

Der einzige Interaktionseffekt mit dem Alter erhöht die Leistungen bei älteren Kindern, führt aber bei jüngeren Kindern zu deutlich schlechterem Abschneiden.

Damit bestätigt die Metaanalyse eindrücklich die Hypothese und bereits von WIMMER und PERNER vertretene Auffassung, dass die Entwicklung einer „Theory of Mind" bei Kindern eine größere *konzeptuelle Veränderung* („change") in einem spezifischen Altersbereich darstellt.

Das heißt, es gibt einen eindeutigen Alterstrend hinsichtlich der Fähigkeit zur Lösung von „false belief"-Aufgaben in den Ergebnissen der von WELLMAN et al. durchgeführten Metaanalyse.

Dabei ist den Autoren zufolge ein Aspekt von besonderer Bedeutung: Es ist nicht so, dass junge Kinder *gar kein* Verständnis für die mentalen Zustände anderer haben, sondern sie scheitern an dem Verstehen *repräsentierter mentaler Zustände*. Das heißt zum Beispiel, dass es für ein dreijähriges Kind möglich ist, einem Protagonisten das Bedürfnis nach einem Apfel zuzuschreiben. Das ist aber vollständig zu trennen vom durchgängigen Verstehen davon, dass „belief" die Vorstellung benötigt, dass eine Person eine Repräsentation von der Welt hat, deren Inhalte womöglich und im Fall von „false belief" tatsächlich total verschieden sind von den Inhalten der Welt selbst.

Damit ist der Aspekt der Kompetenz in Abgrenzung zur Performance betroffen: Die Metaanalyse hat gezeigt, dass sich unter Einbeziehung verschiedenster Faktoren die Performance der Kinder unter dem kritischen Alter nicht verbessert. Daraus folgt, dass – gespiegelt im stark als Haupteffekt wirkenden Faktor „Alter" – der Wechsel zu einer spezifischen Kompetenz der Vergegenwärtigung repräsentierter Zustände anderer Personen zentral ist.

Diese Veränderung beinhaltet:

1. die Entwicklung vom situationsbasierten zum repräsentationsbasierten Verstehen von Verhalten (PERNER, 1991).
2. die Entwicklung von einem Verbindungsverstehen zu einem repräsentationalen Verstehen von Geist (FLAVELL, 1988),
3. die Entwicklung von einer simplen Wunsch- zu einer naiven Glaubens-Wunsch-Psychologie.(WELLMAN, 1990).

Einfach zusammengefasst verstehen ältere Kinder, dass Menschen genauso weit in einer *mentalen* Welt leben, wie sie in einer *realen* Welt leben.

Anknüpfend an diese theoretisch inhaltliche Positionierung als Ergebnis der methodischen Reflexionen und Untersuchungen von WELLMAN et al. folgen nun die Überlegungen von BISCHOF-KÖHLER (1998, 2000), die die gerade vorgestellten metaanalytischen Ergebnisse aus einer theoretischen Perspektive bestätigen und zu einem Modell der geistigen Entwicklung hinsichtlich metarepräsentationaler Fähigkeiten verdichten. Denn eins ist klar: Wenn es sich um eine *konzeptuelle Veränderung* handelt, dann gilt es – über die Feststellung hinaus, dass diese Veränderung besteht – möglichst eindeutig zu beschreiben, worin diese Veränderung besteht.

BISCHOF-KÖHLER wird insbesondere anhand der Kategorien von *Angetroffenem* und *Vergegenwärtigtem* (METZGER, 1954) beschreiben, welche Veränderungen der Schritt vom repräsentationalen zum metarepräsentationalen Verstehen in der geistigen Entwicklung des Kindes qualitativ umfasst.

3.3.1.2 Theoretischer Diskurs: Neudefinition nach BISCHOF-KÖHLER

BISCHOF-KÖHLER (2000) sieht einen zentralen Grund für die Verständnisschwierigkeiten darüber, welche Leistungen mit dem Einsetzen der „Theory of mind" zusammenhängen und welche nicht, in der mehrdeutigen Definition und unterschiedlichen Verwendung des Begriffes *Repräsentation*.

Globale Definitionen wie „Repräsentation ist die mentale Form in der Informationen dargestellt werden" (MILLER, 1993) sind ihrer Auffassung nach an diesem Missverständnis beteiligt.

Uneindeutige und mehrdeutige Definitionen des Begriffes führen natürlich auch zu unterschiedlichen Kompetenzzuschreibungen hinsichtlich des dreijährigen und vierjährigen Kindes. Verfügt das Kind z. B. im Alter von drei Jahren über repräsentationale Fähigkeiten, so inkludieren diese nach der weiten MILLERschen Definition auch die Fähigkeiten zur Vergegenwärtigung repräsentierter Zustände. Es stellt sich aber gerade mit Bezug auf den oben geführten methodischen Diskurs und den dort herausgearbeiteten metaanalytischen Beleg für den „change" die Frage, ob dieser Vorgang als „Vergegenwärtigung des schon Repräsentierten" nicht von der „einfachen Repräsentation" abzugrenzen ist. Der methodische Diskurs hat als Ergebnis der statistischen Analysen der Metaanalyse gezeigt, dass die jüngeren Kinder im Alter von drei Jahren die „Performance" zur Vergegenwärtigung repräsentierter Zustände nicht zeigen, und sie können dies der obigen Schlussfolgerung von WELLMAN et al. entsprechend nicht, da sie tatsächlich entsprechende Kompetenzen noch nicht entwickelt haben. Lassen sich diese empirischen resp. metaanalytischen Ergebnisse nun gleichermaßen durch eine theoretische, entwicklungspsychologische Argumentation untermauern?

BISCHOF-KÖHLER leistet in einer weitreichenden Explikation und theoretischen Analyse eine spezifizierende und damit klärende Definition des Begriffes Repräsentation. Der Argumentation soll hier aus Gründen der für das Verständnis dieser zentralen Gedanken notwendigen Nachvollziehbarkeit im Detail gefolgt werden.

Die Autorin nutzt die sehr wesentliche und theoretisch hilfreiche, von METZGER (1954) zur Beschreibung von Wahrnehmungskonstrukten eingeführte und bereits kurz angesprochene Unterscheidung zwischen Angetroffenem und

Vergegenwärtigtem. Eine Unterscheidung, die für die weitere theoretische Darstellung von immenser Bedeutung ist, da sie phänomenologisch gerade die Begriffe Repräsentation und Metarepräsentation unzweideutig verortet. Dadurch wird eine integrierende Perspektive im Rahmen der Erklärung der geistigen Entwicklung des Kleinkindes möglich, die bezogen auf die entwicklungspsychologische Darstellung des Verlaufes autistischer Störungen in der Lage ist, den Antagonismus vermeintlich unvereinbarer theoretischer Erklärungsansätze auch theoretisch aufzulösen. Es öffnet sich damit die Tür für eine entwicklungspsychologische und entwicklungspsychopathologische Perspektive, die es ermöglicht, die Entwicklung sowohl des normalen wie des autistischen Kindes als einen Prozess sich entwickelnder kognitiver, emotionaler und sozioperzeptueller Fähigkeiten zu begreifen. Bezogen auf das Verständnis autistischer Störungen werden die verschiedenen theoretischen Ansätze zur Erklärung des Verlaufes dieser Störungen gerade durch diese Differenzierung integrierbar. Die Fähigkeit zur „Theory of mind" ist dann ein Entwicklungsprodukt im Rahmen der metarepräsentationalen Entwicklung des dreieinhalb bis viereinhalb Jahre alten Kindes und ist nach der entsprechenden Analyse mittels der Begrifflichkeiten von Angetroffenem und Vergegenwärtigtem auch nur da zu verorten.

Im Kern sieht BISCHOF-KÖHLER das zentrale Problem der Auseinandersetzungen um das Konstrukt der „Theory of mind" und ihres operationalen Paradigmas, der „false belief"-Aufgaben", darin, dass in das Konzept des „belief" (vgl. „false belief" zu übers. mit „Fehlannahmen") die beiden Phänomene von Angetroffenem und Vergegenwärtigtem ungeschieden eingehen. Um dieser Argumentation weiter folgen zu können, ist in einem ersten Schritt zu klären, was mit Angetroffenem und Vergegenwärtigtem im METZGERschen Sinne tatsächlich gemeint ist.

Man kann sagen, dass die Unterscheidung von Angetroffenem und Vergegenwärtigtem in weiten Bereichen der *funktionalen* Unterscheidung von Wahrnehmung und Vorstellung entspricht, aber – so BISCHOF-KÖHLER – die Begriffspaare sind nicht völlig synonym. Die Bedeutungsbereiche überschneiden sich nur zum Teil (BISCHOF-KÖHLER, 2000, S. 19), was für die weitere theoretische Entwicklung sehr wesentlich ist und daher expliziert werden soll:

Wahrgenommenes ist fast immer auch *angetroffen*; dasselbe gilt aber auch für *Schlafträume, Halluzinationen* und manche *Gedächtnisinhalte* („unwahrnehmbar Vorhandenes"; METZGER, 1954). Unmittelbar *Antreffbares* muss also nicht leiblicher Natur sein, es kann sich um *Anschaulich-Seelisches* handeln (z. B. die erlebte Geborgenheit bei der Mutter). „*Angetroffene* Erlebnisinhalte werden nicht als Abbild von etwas erlebt, sondern treten mit dem Anspruch auf eine in ihrem schlichten Vorhandensein nicht weiter hinterfragbare Faktizität auf." (BISCHOF-KÖHLER, 2000, S. 19)

BISCHOF-KÖHLER geht davon aus, dass die Erlebnisweise des Kindes in der sensumotorischen Phase (PIAGET, 1975), also im Alter zwischen null und eineinhalb Jahren ausschließlich auf angetroffene – also nicht abbildhafte – Inhalte beschränkt ist, aber von vorneherein anschaulich Leibliches und anschaulich Seelisches umfasst.

„Mit dem Einsetzen der Vorstellungstätigkeit im zweiten Lebensjahr schiebt sich dann über die phänomenale Ebene des Angetroffenen die des *Vergegenwärtigten*. Die Welt des schlicht Antreffbaren durchsetzt sich nunmehr mit anschaulichen Vorstellungsbildern und sprachlichen Begriffen, die im Modus des ‚Als-ob‘ stellvertretend für Antreffbares manipuliert und in neue Zusammenhänge gebracht werden können, bevor das Ausgedachte in eine tatsächliche Handlung umgesetzt wird." (BISCHOF-KÖHLER, 2000, S. 20)

Um Verwechslungen zwischen Vergegenwärtigtem und Angetroffenem auszuschließen, erscheint das Vergegenwärtigte phänomenologisch betrachtet so, dass es einen verweisenden, abbildhaften Charakter hat (vgl. Begriff der „Bedeutung" bei BISCHOF, 1998). Zu seiner Erscheinungsweise gehört es, dass es Angetroffenes nachbildet, repräsentiert, simuliert und intendiert, aber es *selbst nicht ist*.

Der bis hierhin entwickelte Zusammenhang ist nun um eine wesentliche attributionstheoretische Komponente zu erweitern, die das entsprechende aus diesem Sachverhalt zu entwickelnde Selbstverständnis des Kindes „als Wahrnehmendes" betrifft.

Die Termina Vorstellung und Wahrnehmung werden durch den Aspekt der erlebten Eigenaktivität voneinander unterschieden: Der Vorstellungsakt wird als einer erlebt, der in gewisser Weise den Inhalt erzeugt, der Wahrnehmungsakt erscheint in gewisser Weise unabhängig von dem auf ihn gerichteten Akt.

Die kindliche Entwicklungsstufe vor der Entwicklung der „Theory of mind" weist phänomenologisch eine Besonderheit auf: Der Wahrnehmungsakt als solcher ist phänomenologisch präsent. „Er hat dann freilich eine den tatsächlichen Kausalverhältnissen gerade zuwiderlaufende Richtung: er ist nämlich *zentrifugal* ausgerichtet, erstreckt sich als ‚Blickstrahl‘ wie ein Pfeil vom Auge zum Gegenstand und nimmt diesen in Besitz." (BISCHOF, 1966, S. 22, zit. n. BISCHOF-KÖHLER, 2000, S. 20) Darunter ist zu verstehen, dass der Wahrnehmungsakt an sich für Kinder in dieser Phase nach BISCHOF-KÖHLER gleichbedeutend mit einem *aktiven Zugriff* auf ein Objekt ist. Um Verwechslungen zu vermeiden, sei gesagt, dass damit nicht im konstruktivistischen Sinne gemeint ist, dass sie das Objekt quasi visuell erschaffen, sondern vielmehr, dass der Wahrnehmungsvorgang den Charakter des *ausschließlich individuell Ergreifenden* hat.

Während dieser Phase des *zentrifugalen* Erlebens besteht nach BISCHOF-KÖHLER für das Kind die Überzeugung, dass wahrgenommene Objekte von jedem anderen Menschen in gleicher Weise gesehen werden. Nach der Definition von METZGER (1954) gilt dies auch für Vorstellungsbilder, was heißt, dass Kinder dieser Phase gerade auch Vorstellungen als universell ansehen. Die Entwicklung der „Theory of mind" verändert diese Überzeugung und bedingt die Erkenntnis der grundsätzlichen Variation von Erlebnisinhalten und befördert damit die Einsicht in die Subjektivität des eigenen Erlebnisraumes.

Wie lassen sich nunmehr vor dieser Folie der Problematisierung von Vorstellung und Wahrnehmung die Begriffe Repräsentation und Metarepräsentation definieren und verorten?

Dazu ist es notwendig zu berücksichtigen, dass man je nach inhaltlicher Herangehensweise zu unterschiedlichen Ergebnissen kommt: Eine *phänomenologische* Definition zeigt eben eine z. T. der *erkenntnistheoretischen* Betrachtung entgegengesetzte Schlussfolgerung. Im Rahmen der hier zu führenden Überlegungen ist es jedoch aus Gründen theoretischer Konsistenz – gerade wegen der Klärung der Frage um die Ausbildung der Theory of mind – notwendig, dass Phänomenologie und Erkenntnistheorie zu denselben Schlussfolgerungen führen.

BISCHOF-KÖHLER beginnt mit einer Betrachtung zur Qualität einfacher Wahrnehmungen: „Phänomenologisch gesehen fallen Wahrnehmungen hingegen unter das Angetroffene, haben also keinen Abbildcharakter, sondern erscheinen naiv realistisch als *die* Wirklichkeit." (BISCHOF-KÖHLER, 2000, S. 21 f.) Dies entspricht jedoch nicht der erkenntnistheoretischen Perspektive, die ja die generelle Einstufung des Wahrnehmungsvorganges als solchen zum Inhalt hat und diesem dabei natürlich den Aspekt des „Rekonstruktiven" bzw. „Abbildhaften" zuschreibt. Dieses Abbildhafte ist genuiner Charakter der Repräsentation, womit der Vorgang der Wahrnehmung mit dem Aspekt des Repräsentativen besetzt wird. Erkenntnistheoretisch sind also Wahrnehmungen Repräsentationen. Damit ist ein erster Dissens zwischen erkenntnistheoretischer und phänomenologischer Perspektive gegeben, der sich auch bei einem dem Sachverhalt des Repräsentativen augenscheinlich näherstehenden Konzept wiederholt, nämlich den *Gedächtnisinhalten*. Diese sind natürlich unter erkenntnistheoretischer Perspektive als Abbilder zu begreifen. Phänomenologisch ist jedoch ein Gedächtnisinhalt seinerseits erlebens- und verhaltensrelevant, ohne im Sinne des Abbildhaften bewusst werden zu müssen, z. B. im Sinne eines direkt angetroffenen Gefühls der Vertrautheit. Auch hier besteht keine Konsistenz zwischen den Schlussfolgerungen.

Erst das Konstrukt der Vorstellung zeigt gegenüber Wahrnehmungen und Gedächtnisinhalten eine andere Qualität: Die Vorstellungstätigkeit ist sowohl phänomenologisch als auch erkenntnistheoretisch als Repräsentationen zu begreifen, sie *ist* Vergegenwärtigung.

Es lässt sich aus den Beschreibungen von BISCHOF-KÖHLER ableiten, dass die Autorin gerade in der unzulässigen – weil inhaltlich inkonsistenten – Zuschreibung des Begriffes Repräsentation zu den Qualitäten von Wahrnehmung und Gedächtnisinhalten den Grundfehler in der Differenzierung zwischen Repräsentation und Metarepräsentation sieht. Wären diese beiden zugleich abbildhaften und nicht-abbildhaften Dimensionen durchgängig als Repräsentationen zu bezeichnen, so müsste man bei der Vorstellung bereits von Metarepräsentation sprechen. Dies kann nicht sinnvoll sein, da die einfache Repräsentation als abbildhaftes Geschehen vom Vorgang der Bezugnahme auf das abgebildete – dies markiert ja die Qualität der Metarepräsentation – zu unterscheiden ist.

Der Begriff der Metarepräsentation muss Bewusstseinsvorgängen vorbehalten bleiben, die über die Qualität des einfach Verweisenden hinausgehen und – wie nachfolgend gezeigt werden wird – wirklich erst beim ca. Vierjährigen zu postulieren sind.

Charakteristisch für Kinder in diesem Alter ist tatsächlich ein Wandel im kindlichen Verständnis des Wahrnehmungsvorganges. Dieser ist nicht mehr in der oben beschriebenen Form *zentrifugal,* sondern nunmehr *zentripetal.* Das bedeutet, dass das Kind den Akt der Wahrnehmung jetzt als einen Vorgang erlebt, bei dem nicht mehr die Blicke aller (Menschen) auf dem Objekt vereint sind und dieses in für alle identischer Form erfassen, sondern als einen Prozess, bei dem subjektive Eindrücke erzeugt werden, die interindividuell variieren. Der Weg geht sozusagen vom Objekt zum jeweils Wahrnehmenden, der ein individuelles „Wahrnehmungsresultat" erzeugt. Nur die Kognitionsakte, die es ermöglichen, diesen Zusammenhang zu begreifen, rechtfertigen tatsächlich die Verwendung des Begriffes *Metarepräsentation.*

Insgesamt ist damit der Begriff Metarepräsentation einer dem Konstrukt „Theory of mind" logisch übergeordneter: Eine „Theory of mind" ist eine Metarepräsentation. Dabei soll „Theory of mind" als Begriff für Leistungen reserviert werden, die ohne Reflexion auf die entsprechenden Erlebnisinnenräume nicht möglich sind. Damit ist „Theory of mind" definitorisch klar zu fassen, nämlich als Terminus, der umfasst, dass Bewusstseinsinhalte *subjektiv* sind.

Mit dem zuvor Gesagten ist nunmehr eine neue definitorische Eingrenzung geleistet, die es ermöglicht, die empirische Heterogenität in den Ergebnissen zur Untersuchung der „Theory of mind" sowohl theoretisch zu reflektieren als auch nachfolgend durch konsistente Verwendung der Begriffe Repräsentation resp. Metarepräsentation aufzulösen. Anknüpfend an dieses theoretische Verständnis ist der Beginn einer „Theory of mind" als metarepräsentationale Fähigkeit in der kindlichen Entwicklung auf den Bereich einer Alterspanne zwischen ca. dreieinhalb und viereinhalb Jahren festzulegen.

Mit der hier hergeleiteten und sehr hilfreichen Unterscheidung von Angetroffenem und Vergegenwärtigtem lässt sich das Konstrukt „Theory of mind" also sinnfällig eingrenzen und in seinem Erklärungswert schärfen. Dies macht es möglich, Prozesse kindlicher Informationsverarbeitung, die lediglich Ausdruck eines symbolischen Verständnisses bzw. „Als-ob-Vorstellungsaktes" sind, zu beschreiben, ohne das Konzept der „Theory of mind" bemühen zu müssen, da dieses letztlich einen kognitiven Vorgang beschreibt, der die Fähigkeit zur *Relativierung* eigener und anderer Überzeugungen ermöglicht und für den Prozess einfacher Repräsentation nicht erforderlich ist. Im symbolischen Spiel ist ein zweijähriges Kind nach BISCHOF-KÖHLER (2000) in der Lage, aus einem Bauklotz „vorstellungsgeleitet" ein Auto zu machen, aus einem Papprohr ein Fernglas, aus einem Becher in der Badewanne ein Schiff. Im Zuge der Dialektik von *Angetroffenem* und *Vergegenwärtigtem* ist es inhaltlich überflüssig, für den Bauklotz, das Papprohr, den Becher die „Metarepräsentation" „Auto", „Fernglas", „Schiff" zu fordern, vielmehr verbleiben die ursprünglichen tatsächlichen Gegenstände „im Modus des Angetroffenen" (BISCHOF-KÖHLER 2000, S. 23), während ihre im kindlichen Spiel hergestellten Bedeutungen dazu vergegenwärtigt werden. Es handelt sich um bloße Vorstellungstätigkeit und keine Metarepräsentation.

Das heißt, bezogen auf die kindliche Entwicklung ist ein Vorgang nachzuskizzieren, der im zweiten Lebensjahr mit der Entwicklung der Vorstellungstätigkeit und im vierten Lebensjahr mit dem Einsetzen der Metarepräsentation Prozesse zunehmender Abstraktions- und Reflexionsfähigkeiten beschreibt. Gleichermaßen ist es hilfreich, diese Prozesse streng voneinander abzugrenzen. Sie stellen entscheidende Übergänge in der geistigen, kognitiven und sozialen Entwicklung dar mit entscheidenden Auswirkungen auf die Fähigkeiten im Umgang mit eigenen Bedürfnissen und deren Kontrolle.

Von verschiedenen Autoren werden Beispiele aus der sozialen Wahrnehmung – entgegen der oben entwickelten Argumentation – als Beleg für das *frühe* Vorliegen einer „Theory of mind" angegeben: Das Verständnis, das bereits Zwei- und Dreijährige für motivationale Vorgänge bei anderen Personen haben, wird von vielen Autoren als Beleg für das Vorliegen einer frühen „Theory of mind" für den motivational-emotionalen Bereich gewertet. In Abgrenzung zur sogenannten „belief psychology" sprechen sie dabei analog von einer „desire psychology".

Dabei werde aber übersehen,

„daß einer adäquaten Bezugnahme auf die subjektive Verfassung einer anderen Person ganz unterschiedlich komplexe Mechanismen zugrunde liegen können, angefangen von der einfachen Gefühlsansteckung, die in den Bereich des bereits oben angesprochenen Ausdrucksverständnisses gehört, über die im zweiten Lebensjahr einsetzende Empathie bis hin zur Perspektivenübernahme" (BISCHOF-KÖHLER, 2000, S. 24).

Nach BISCHOF-KÖHLER zeichnen sich alle drei Mechanismen durch deutlich voneinander abzugrenzende kognitive und affektive Voraussetzungen aus, die aber immer eine Bezugnahme des Kindes auf die Motivation einer anderen Person ermöglichen. Nur der letzte Begriff, der der *Perspektivenübernahme*, erlaubt die Verwendung des Begriffes „Theory of mind".

„Nach derzeitigem Wissensstand spricht nichts dafür, dass Babies vor dem Einsetzen der Vorstellungstätigkeit über ein ‚Ich'-Bewußtsein verfügen" (BI-SCHOF-KÖHLER, 1998, S. 336 f.). Das Baby kann sich aber dennoch offensichtlich als getrennt von anderen wahrnehmen – es gibt bereits so etwas wie ein *„Kernselbst"* (STERN, 1985, zit. n. BISCHOF-KÖHLER, 1998, S. 337). Das Kind hat ein erstes Selbstverständnis, dem der Aspekt eines ersten Fremdverständnisses gegenübersteht, dass eben auch emotionale Fusionen zwischen eigenen und fremden Gefühlen im Sinne der sogenannten *Gefühlsansteckung* ermöglicht: Die Wahrnehmung der Emotion bei einem anderen genügt, das Gefühl bei dem Baby selbst auszulösen.

„Kinder sprechen also schon im ersten Lebensjahr mit kongruenten Gefühlen auf den Emotionsausdruck eines anderen an. Allerdings ist es ein Missverständnis, daraus abzuleiten, sie ‚verstünden' damit auch bereits, in welcher subjektiven Verfassung sich der andere befindet. Gefühlsangesteckte Babies können nämlich noch nicht unterscheiden, ob ein Gefühl aus dem eigenen Selbst kommt oder von einer anderen Person übertragen wurde. Wenn die Mutter also niedergeschlagen ist, dann erhält die ganze Welt eine traurige Färbung, die auch das Baby ergreift" (BISCHOF-KÖHLER, 1998, S.337).

Das alles hat also nichts mit *Verstehen* zu tun. BARON-COHEN und SWET-TENHAM (1996) forderten, wie im obigen Exkurs abschließend angedeutet, im Kontrast zur gerade vorgelegten Position als Vorläufer des so benannten „theory-of-mind-mechanism" (TOMM) einen entsprechenden „shared-attention-mechanism" (SAM), der im Alter zwischen 9 und 14 Monaten einsetze und dem Baby erlaube, triadische Repräsentationen aufzubauen, indem es zum Beispiel auf etwas zeigt, um die Mutter dazu zu bringen, ihre Aufmerksamkeit dem entsprechenden Objekt zuzuwenden. BISCHOF-KÖHLER (2000) kritisiert daran, dass BARON-COHEN und SWETTENHAM völlig offen lassen, was sie unter Repräsentationen verstehen. Ihrer Auffassung nach „dürfte die ‚triadische Repräsentation' jedenfalls eine ziemliche Überschätzung der kognitiven Kapazität von Kleinkindern darstellen, denn sie beansprucht für die zur Erklärung Mechanismen, die bei realistischer Sicht späteren Entwicklungsstufen vorbehalten sind" (BISCHOF-KÖHLER, 2000, S. 27).

Dafür, dass auch den der Entwicklung metarepräsentationaler Fähigkeiten vorauslaufenden intersubjektiven und emotionalen Reaktionsmöglichkeiten metarepräsentationale Fähigkeiten zugeschrieben werden, ist nach BISCHOF-KÖHLER (2000) zusätzlich zur Begriffsuneindeutigkeit um das Konstrukt Repräsentation die uneinheitliche Verwendung des Begriffes *Intentionalität* verantwortlich.

Intentionalität kann nicht einfach für sich verstanden werden, sondern muss in Bezug zum jeweiligen Ausmaß der Bewusstseinsfähigkeit des Kindes verstanden werden: Ein Baby, das schreit, ist von der Intention getrieben, die Nähe seiner Bezugsperson wahrzunehmen, dennoch strebt es dieses Ziel seines Verhaltens nicht bewusst an. Man kann sagen, dass es eine Stimmung *erleidet*.

Im Unterschied zum Denken, das eindeutig dem Modus des Vergegenwärtigten angehört, haben Bedürfnisse, Wünsche und Gefühle zunächst einmal den Charakter des Angetroffenen. Allerdings beginnt mit dem Auftreten der Objektpermanenz die Entwicklung der Vorstellungsfähigkeit, und damit lassen sich Zielvorstellungen, Handlungsentwürfe und möglicherweise auch draus resultierende Konsequenzen vergegenwärtigen. „Der Wunsch als solcher, der Zustand des ‚Eine-Veränderung-Anstrebens‘ bleibt auch in diesem Fall schlicht angetroffen. Man stellt sich vor, *was* man sich wünscht, aber nicht *daß* man es sich wünscht (und stattdessen auch etwas anderes wünschen könnte)" (BISCHOF-KÖHLER, 2000, S. 25).

Dementsprechend vertritt BISCHOF-KÖHLER (2000) aus dem bis hierher Gesagten schlussfolgernd die Position, dass es sich bei den beschriebenen sozialen und motivationalen Prozessen nicht um Fähigkeiten als Ergebnisse der Wirksamkeit einer frühen „Theory of mind" handelt, sondern darin vielmehr „Auswirkungen empathischer Identifikation" (BISCHOF-KÖHLER, 2000, S. 25) zu sehen sind. Diese ist folgendermaßen zu verstehen: Im Zuge der Entwicklung der Vorstellungstätigkeit werden Kinder zur Selbstobjektivierung fähig, was u. a. durch das Phänomen des Sich-selbst-im-Spiegel-Erkennens deutlich wird. Diese Fähigkeit findet interaktional ihre Entsprechung in der zunehmenden Kompetenz zur Identifikation mit einer anderen Person, womit es dem Kind möglich wird, die Lage dieser Person emotional nachzuvollziehen. Dazu bedarf des nach BISCHOF-KÖHLER (2000) *nicht* der kognitiven Kompetenz einer ausgebildeten „Theory of mind": Die motivationale und emotionale Verfassung einer anderen Person wird nicht vergegenwärtigt, sie kann empathisch nachvollzogen werden, ohne die kognitive Operation resp. Beantwortung der Frage "Wie würde ich mich an ihrer Stelle fühlen?" leisten zu müssen.

Kognitionspsychologisch gelten der Autorin damit auch frühe Fähigkeiten des Babys im Verständnis der Blickrichtung einer anderen Person oder im späteren Alter in der Berücksichtigung zwischen Position und Perspektive eines Ge-

genübers als Kompetenzen, die ohne Rekurs auf eine „Theory of mind" zu erklären sind. In der Phase der *zentrifugalen* „Erkenntnisstruktur" vor der Ausbildung metarepräsentationaler Fähigkeiten im vierten Lebensjahr sind die gestischen Akte der anderen für das Kind Ausdruck einer Intention. Babys und kleine
Kinder können das je nach Komplexität verstehen, ohne sich ein Bild von den
inneren Absichten einer anderen Person machen zu müssen, geschweige denn
erkennen zu müssen, dass diese jeweils individuell und damit unterschiedlich
sind.

BISCHOF-KÖHLER (1998, 2000) erweitert damit schlüssig ihr Entwicklungsmodell in der Hinsicht, dass sie die emotionalen Kompetenzen des Kindes
der vorrepräsentationalen Phase dezidiert als intersubjektiv annimmt. Die Tatsache, dass Kinder offensichtlich in der Lage sind, empathisch zu reagieren, Intentionalität zu zeigen bzw. die Intentionalität eines anderen zu verstehen, setzt
nach ihrem theoretischen Verständnis nicht voraus, über einfache oder komplexe
metakognitive Fähigkeiten verfügen zu müssen. Das heißt, Intersubjektivität ist
ohne die Ausbildung einer „Theory of mind" oder einer theoretisch fragwürdigen „Vorform" möglich. Gleichermaßen sieht die Autorin nachfolgend Prozesse
„empathischer Identifikation" in der Mitte des zweiten Lebensjahres als Resultate der Fähigkeit zur Selbstobjektivierung und der damit einhergehenden grundlegenden Fähigkeit zur Identifikation mit einer anderen Person. Es sind dies
Korrelate der sich entwickelnden Vorstellungstätigkeit, die nicht einer Reflexion
des „wie" oder „dass" bedürfen. Dies bleibt ausdrücklich der Phase der Entwicklung metarepräsentationaler Fähigkeiten im Verlauf des vierten und fünften Lebensjahres vorbehalten. Hier entwickelt sich die Fähigkeit zur Objektivierung
der Wahrnehmung, des Fühlens und des Denkens als Gegenstände der Betrachtung. Die damit verbundene Fähigkeit zur Relativierung der eigenen Sicht, des
eigenen emotionalen Zustandes und selbiger von anderen Personen wie auch die
Fähigkeit zur Vergegenwärtigung des Vergangenen und Zukünftigen nicht zuletzt als existenzielle Methoden einer sozial orientierten Bedürfnisregulation
sind sich entwickelnde Kompetenzen dieser Phase.

Diese sich damit herauskristallisierende Verlaufsgestalt kindlicher Entwicklung stellt die wesentliche Folie dar, vor der es möglich werden wird, die unterschiedlichen Modelle zur Erklärung autistischer Störungen mit ihren explanati-
ven Schwerpunkten in unterschiedlichen Phasen der kindlichen Entwicklung zu
verorten und miteinander zu verbinden.

Menschen mit einer autistischen Störung werden zumeist nicht erst autistisch mit dem Ausbleiben der Entwicklung metarepräsentationaler Fähigkeiten
im vierten Lebensjahr und haben eine im Vorfeld unauffällige Entwicklung
durchlaufen. Vielmehr stellt die frühkindliche Entwicklung bereits einen Be-

reich dar, in dem die intersubjektiven Fähigkeiten vehement beeinträchtigt sein können.

TREVARTHEN und AITKEN (2001) formulieren ein Entwicklungsmodell, das in mehrerlei Hinsicht bedeutend ist für die Vervollständigung der in diesem Kapitel beabsichtigten Integration. Zum einen sind sie die Vertreter der bereits genannten Intersubjektivitätstheorie, die ein entscheidender Baustein einer verlaufsorientierten Konzeptionierung zur Entwicklung autistischer Störungen ist. Zum zweiten bestätigen sie die Auffassung von BISCHOF-KÖHLER (1998, 2000) einer bereits früh bestehenden intensiven kommunikativen Wechselseitigkeit des Kleinkindes. Sie begreifen den Säugling als aktives, sozial kompetentes Wesen. Allerdings schreiben sie dem Kleinkind genau diejenigen *verstehenden* Fähigkeiten bereits zu, die BISCHOF-KÖHLER mit überzeugenden Argumenten bestreitet. Da, wo BARON-COHEN und SWETTENHAM ihren Erklärungsanspruch weit in die frühkindliche Phase hinein erweitern, bedienen sich TREVARTHEN und AITKEN psychologischer Konstrukte, die einer viel späteren Phase der Entwicklung vorbehalten bleiben. Auch dieser einem Universalitätsansinnen geschuldete Anspruch soll hier auf einer theoretischen Ebene limitiert werden.

TREVARTHEN und AITKEN legen mit ihrem theoretischen Ansatz eine Konzeptionierung der frühen postnatalen und frühkindlichen Kompetenzen hinsichtlich der emotionalen, motivationalen und intersubjektiven Entwicklung des Kleinkindes vor, die – durch die darin enthaltenen Aussagen zu pathologischen Verläufen allgemein, aber auch zum Autismus – Eingang in die Autismusforschung gefunden hat.

Exkurs: Tiefgreifende Entwicklungsstörungen und die sozialaffektive Theorie kindlicher Intersubjektivität von TREVARTHEN und AITKEN

Bereits zu Beginn dieses Kapitels wurden die Grundzüge der theoretischen Position von TREVARTHEN und AITKEN angerissen. Es ist angesichts der gerade dargelegten Überlegungen zur frühkindlichen Entwicklung, zu Gefühlsansteckung, empathischer Identifikation und eines nach BISCHOF-KÖHLER unzutreffenden Postulates für die frühe Entstehung einer „Theory of mind" naheliegend, die inhaltlichen Positionen der beiden Autoren hier zu vertiefen. Der Schwerpunkt ihrer Überlegungen liegt auf der Betrachtung der immensen Fähigkeiten des Neugeborenen zu sozialer Intersubjektivität, insbesondere mit der primären Bezugsperson und den daraus resultierenden weiteren sozialkommunikativen Kompetenzen. Sie grenzen sich damit deutlich von Forschern ab, die diese Fähigkeiten als Resultat der Entwicklung entsprechender sozial-

kognitiver Fähigkeiten begreifen. Vielmehr noch gehen sie in Übereinstimmung mit HOBSON (1988, 1993) davon aus, dass die grundlegende Entwicklung dieser Muster nicht erst mit der Geburt beginnt, sondern sowohl vorgeburtlich veranlagt, neuronal zwischen mütterlichem Gewebe und Fötalgewebe innerviert als auch intrauterin stimuliert ist. TREVARTHEN und AITKEN sehen ihre Theorie als „psychobiologische Theorie" menschlicher Kommunikation. Sie spannen dabei einen Bogen „von der mütterlichen Regulation des organismischen Status über die Geburt bis zur affektgeprägten Kommunikation mentaler Zustände" (TREVARTHEN & AITKEN, 2001, S. 20).

TREVARTHEN und AITKEN (2001) betonen mit Bezug u. a. auf TREVARTHEN und HUBLEY (1978) die Bedeutung früher interaktionaler, zum Teil angeborener, sozioemotionaler Schemata in ihrem protoverbalen, gestischen, an motorisch-rhythmischen und lautlich-rhythmischen Mustern orientierten Duktus. Sie charakterisieren dies als den Ausdruck der grundsätzlich personal orientierten Interaktionsbereitschaft des Kindes und der von da aus zyklisch zunehmenden Intersubjektivität: „Subjektivität" (Individuelle Bewusstheit und Intentionalität) und „primäre Intersubjektivät" (Anpassung der eigenen Subjektivität an die Subjektivität des anderen) verlaufen als divergente und periodisch konkurrierende Entwicklungen hin auf die sogenannte „sekundäre Intersubjektivität" oder „kooperative Intersubjektivität" (Person-Person-Objekt-Bewusstheit) im Alter von ca. 9 Monaten. In diesem Alter entstehe die Fähigkeit zu „joint attention" und sich verändernder „Intentionalität".

Die Autoren nehmen an, dass zwischen dem Neugeborenen und der Fürsorge seiner Mutter eine „komplexe beiderseitige psychobiologische Abhängigkeit" (TREVARTHEN & AITKEN, 2001, S. 21) besteht, die sie jedoch allein in Begriffen des sozialen Modus beschreiben: Dem Neugeborenen sind frühe interaktive Fähigkeiten als intrinsisch motivierte Akte zu eigen. Dementsprechend sind diese sowohl die soziale Unterstützung der Mutter antizipierende Verhaltensweisen und Äußerungen als auch Reaktionen auf die spezifische Prosodie und Melodie der Mutter bei Vokalisation und Produktion von Musikgeräuschen. Kinder werden demnach angezogen von „narrativer Emotionalität", die durch die menschliche Stimme transportiert wird und sie anregt, an „Unterhaltungen" teilzunehmen. Diese gemeinsamen Äußerungen realisieren dann letztlich einen gemeinsamen Takt und führen im Ergebnis zu einer spezifischen „Stimmigkeit" in der Beziehung. Kinder reagieren also mit „synchronen" rhythmischen Mustern in Körperbewegungen, Vokalisationen und Gesten, um auf die musikalischen und „poetischen" Gefühlsäußerungen der Mutter korrespondierend einzugehen (vgl. v. LÜPKE, 1998; SCHUHMACHER, 1999).

Damit wird ein erstes kursorisches Verständnis von Entwicklung deutlich, welches den in Kapitel 6 zu entwickelnden systemtheoretisch-kybernetischen

Überlegungen strukturell bereits voraus greift. TREVARTHEN und AITKEN (2001, S. 7) sagen: „Babys, die nur einige Stunden alt sind, sind fähig, kommunikative Kompetenzen im Sinne psychologischer Selbst-Anderer-Regulation auszudrücken (...)". Das Kind sei nicht nur reaktiv, sondern auch aktiv kommunikativ. „Neugeborenes und Erwachsener zeigen spontan ein sich veränderndes, befriedigendes, intersubjektives Verhalten." (TREVARTHEN & AITKEN, 2001, S. 6)

Der „andere" kommt also nicht über soziale Interaktion in das Subjekt hinein, sondern ist immer schon da in Form spezifischer Erwartungen. Der Einzelne ist dementsprechend am Lebensanfang nicht allein für sich selbst und im Zuge von Sozialisation erst werdendes Mitglied eines sozialen Verbundes, sondern durch a priori bestehende „Ausstattung" immer sozial. Man könnte sagen, das Kind „will" diese Interaktionen, diese Intersubjektivität, und ist mit einer Reihe protoverbaler und verbaler Muster ausgestattet, die sein kommunikatives Handeln als aktiven und reaktiven Akt gestatten.

Kinder im Alter von 6 Monaten seien zudem bereits in der Lage, Gesten, Haltungen und Grimassen vor dem Spiegel vorzuführen, dabei mit eigener Freude zu reagieren und sich selbst zu untersuchen, „was anzeige, dass diese Form der Selbstbewusstheit ein Teil der Bewusstheit von Anderen ist" (TREVARTHEN & AITKEN, 2001, S. 14). 7 und 8 Monate alte Kinder zeigen dann bereits die Anzeichen einer stärkeren Beziehung zur Mutter und eine ansteigende Fremden-Angst. Diese Entwicklungen erscheinen den Autoren Ausdruck spezifischer Motive zu sein, die auf kooperatives Lernen in besonderen Beziehungen vorbereiten, wie zum Beispiel das Erlernen konventionellen Verhaltens und das Erlernen von Symbolen, die im Kontakt mit bekannten Personen „Bedeutungsgehalt" haben. Diese ersten „Bedeutungen" machen dabei dann aber nur in der begrenzten Kultur der Familie Sinn.

Daran anschließend müsse sozusagen zum Abschluss der Entwicklung des ersten Lebensjahres des Kindes die besondere Bedeutung der Imitationen gesehen werden, die vom Kind zunehmend in verzögerte Reaktionen eingebunden werden. Diese könnten damit als Vorläufer symbolischer Repräsentationen verstanden werden (vgl. TREVARTHEN und AITKEN, 2001, S. 14). Die kurz zuvor stattfindende Ausbildung der Objektpermanenz legt die Vermutung nahe, dass diese vom Kind „dargestellten" Imitationen tatsächlich erste wesentliche Ablösungen aus dem Gebundensein an die Anschauung verkörpern und somit den Charakter erster – sozial relevanter – Verbildlichungen haben.

Diese Sichtweise einer schrittweisen Abfolge des Aufbaus intersubjektiver Kompetenzen beim Kleinkind im ersten Lebensjahr schreibt nunmehr diesen Verhaltensweisen, emotionalen Reaktionen und spürbaren Affekten die Qualität „reflektierter Bewusstseinsprozesse" zu: „Die zunehmende Selbstbewusstheit des Kindes in den zweiten sechs Monaten des Lebens versteht man gemeinhin als Beweis für den Beginn der Repräsentation der Intentionen anderer Individuen oder der Intersubjektivität." (TREVARTHEN & AITKEN, 2001, S. 10) Die Autoren halten das junge (unter einjährige) Kind sowohl geistig als auch körperlich für hochgradig adaptiv hinsichtlich der Antizipation von „Vorstellung" und „Bedeutung": „Man könnte annehmen, dass eigene Motive und Emotionen zu haben sowie diese im anderen erkennen zu können vitale Startkomponenten dieser sehr menschlichen Lernfähigkeit sind (...)." (TREVARTHEN, AITKEN, PAPOUDI & ROBARTS, 1998)

Einen wesentlichen Aspekt sehen sie dabei im Faktum des Angeborenseins dieser „Dispositionen" oder „Anlagen": „Wir glauben, dass die Existenz spezialisierter angeborener 'Mensch-Umwelt-Erwartungs' Selbstregulations- und Intersubektivitätsfunktionen im kindlichen Bewusstsein fest etabliert ist, und argumentieren, dass korrespondierende, antizipatorische Motive einen essenziellen Rahmen für die Regulation der gesamten menschlichen kognitiven Entwicklung liefern." (TREVARTHEN & AITKEN, 2001, S. 4). Die Autoren sehen den Prozess im interaktiven Kontext zyklisch sich aufbauender Intersubjektivität also als einen zutiefst angeborenen, vorprogrammierten „Mechanismus" an :

„Die Operation einer Intrinsic-Motive-Formation (IMF) entstanden im Kern des Hirns vor der Geburt, ist erkennbar in der vorsichtig integrierten, intermodalen, motor-sensorischen Koordination eines Neugeborenen, das sich auf Stimuli orientiert und bevorzugt menschliche Signale lernt durch zeitliche Kohärenz, intrinsische Rhythmen des kindlichen Verhaltens, besonders in der Kommunikation und des Neugeborenen außerordentliche Kapazitäten für reaktive und hervorrufende Imitation. Das korrekte Funktionieren dieses integrierten neuralen Motivationssystems wurde als essentiell herausgefunden." (TREVARTHEN & AITKEN, 2001, S. 3.)

"Also, menschliche Intersubjektivität ist gedacht als ein Prozess, der es für Subjekte möglich macht, Geist und Verhalten des anderen erkennen und verändern zu können durch zweckgerichtete erzählende Ausdrucksformen von Emotion, Intention und Interesse. Sie ist ebenso der Weg, auf dem jegliche ‚Theory of mind' oder intellektuelle und reflektive Beschreibung von Bewusstsein, zweckgerichteter Intelligenz, Sprache erlangt werden kann." (TREVARTHEN & AITKEN, 2001, S. 18)

Autistische Störungen werden nach TREVARTHEN und AITKEN als Störung der „Intrinsic Motive Formation" (IMF) gesehen. Es handele sich dabei um eine Abweichung in der pränatalen Entwicklung des Hirnstammes, die ihrerseits signifikante Auswirkungen in der frühen Phase der präverbalen sozialen Entwicklung habe. Damit wird der Beginn der Störung ins frühe Embryonalstadium verlegt.

Sind auf Seiten des Kindes also die Voraussetzungen für eine passende soziale Interaktion beeinträchtigt, kommt es nach TREVARTHEN und AITKEN zu

frühen Störungen, die sich zum einen in einer Störung der dyadischen Interakti-
on – resultierend aus einer nicht gelingenden Interaktion zwischen Selbst und
Anderem – manifestieren wie auch in einer Störung der triadischen Interaktion,
resultierend aus Erfahrungen einer nicht gelingenden Interaktion zwischen
Selbst, Anderem und Objekt.

Neben der oben schon beschriebenen Tatsache, dass es sich bei diesem An-
satz um einen evolutionären Erklärungsansatz handelt, der die Muster sozialen
Verhaltens und Lernens als phylogenetisch dispositioniert annimmt, findet damit
auch eine ätiologische Festlegung auf eine spezifisch geartete, bereits im Mut-
terleib entstandene Fehlfunktion oder Fehlstruktur der IMF statt. Die empiri-
schen Belege, die TREVARTHEN und AITKEN (2001) dafür anführen, sind je-
doch erstaunlich gering: Sie verweisen auf eine neuropsychologische MRI-
Zwillingsstudie mit n =2 (!) Kindern von KATES, MOSTOFSKY, ZIMMER-
MANN, MAZZOCCO, LANDA, WARSOFSKY, KAUFMANN und REISS (1998,
zit. n. TREVARTHEN & AITKEN, 2001, S. 29) als Beleg: Beim Zwillingspaar
sei ein Kind als autistisch diagnostiziert worden, das andere nicht, allerdings in
einer heterogenen Struktur: Das eine (autistische) erfüllte die Kriterien im ADI-
R, aber nicht im ADOS, das andere erfüllte wohl keine der für eine Diagnose
notwendigen Bedingungen. Allerdings seien ihre „Hirnanomalien" ähnlich ge-
wesen und somit von einer ähnlichen Struktur ausgehend vielleicht unterschied-
liche Entwicklungspfade möglich gewesen.

Mittels der Methode des Neuroimaging konnten beide von Kontrollgruppen
morphologisch unterschieden werden. Zwischen den Kindern gab es in vier Be-
reichen Unterschiede physiologisch-morphologischer Natur.

> *„Die Ergebnisse legen die Dysfunktion zweier separater, aber überlappender neu-*
> *roanatomischer Pfade nahe, d. h., ein subkortikales Netzwerk differenziert die Zwil-*
> *linge voneinander, das dem traditionellen neurobehavioralen Phänotyp für strikt de-*
> *finierten Autismus entspricht, und ein anderes subkortikales Netzwerk differenziert*
> *die Zwillinge von der Kontrollgruppe, was zu einem breiteren Phänotyp von Autis-*
> *mus führt." (KATES et. al., S. 782 ; zit. n. 1998 TREVARTHEN & AITKEN, 2001,*
> *S. 29)*

Hiermit sei belegt, dass Autismus durch Veränderungen im subkortikalen Be-
reich bedingt sei und nichts mit präfrontalkortikalen Prozessen, die für Meta-
kognition zuständig seien, zu tun habe, ja noch mehr: Eine Störung im
präfrontalen Bereich sei nicht notwendig und auch nicht spezifisch zur Heraus-
bildung autistischer Störungen.

Autismus sei von diesen neurophysiologischen und hirnanatomischen Dys-
funktionen ausgehend – so schlussfolgern TREVARTHEN und AITKEN – ent-
scheidend bedingt durch die Abweichung des IMF des Hirnstammes in der prä-
natalen Entwicklung, was signifikante Effekte auf die frühe Phase der präverba-

len sozialen Entwicklung habe. Mit anderen Worten: TREVARTHEN und AIT-KEN sehen die Verlaufsstörung Autismus eindeutig subkortikal veranlasst und führen weiterhin eine Studie resp. Serie von Studien von RODIER (2000) sowie RODIER, INGRAM, TISDALE, NELSON und ROMANO (1996, zit. n. TREVARTHEN & AITKEN, 2001, S. 30) an: Gewebemangel im fazialen Nukleus sowie das Fehlen des oberen Olivennucleus konnten im Embryo schon 20-24 Tage nach der Konzeption festgestellt werden. Diese Strukturen hängen dementsprechend stark mit der Fähigkeit zu intersubjektiver Kommunikation zusammen. Autistische Personen weisen damit eine Störung auf, die als eine angeborene Unfähigkeit zu betrachten ist, einen emotionalen Kontakt mit anderen zu schließen (TREVARTHEN & AITKEN, 1994). Mittels dieser gestörten ersten primären Intersubjektivität könne sich die zweite sogenannte sekundäre Intersubjektivität nicht entwickeln.

Es wird mit der Konzeption von TREVARTHEN und AITKEN ein theoretischer Ansatz vorgelegt, der die sich zwischen Kind und unmittelbarer Umwelt entwickelnden Interaktionsschleifen als wechselseitig miteinander verknüpfte und voneinander abhängige Aktionen beschreibt, die in einer direkten Verbindung zur sich entwickelnden Emotionalität des Kleinkindes und der Entwicklung seiner sozialen Fertigkeiten stehen. Insofern besteht tatsächlich Übereinstimmung hinsichtlich der Positionen und theoretischen Auffassungen von BISCHOF-KÖHLER: Es gibt eine Intersubjektivität, die nicht der entwickelten kognitiven Repräsentation und Metarepräsentation bedarf. BISCHOF-KÖHLER spricht in diesem Zusammenhang u. a. von den Konstrukten der „Gefühlsansteckung" und nachfolgend der „empathischen Identifikation" als der sozialen Kognition vorauslaufende Dimensionen.

Allerdings folgen TREVARTHEN und AITKEN dieser Position nicht konsequent: Sie verlegen das Phänomen der Selbstbewusstheit in den frühkindlichen Bereich und unterstellen den von ihnen beschriebenen interaktiven Prozessen gleichermaßen repräsentative und metakognitive Aspekte. Dies ist nach der in Kapitel 3.4.1.2 in Zusammenhang mit der Entwicklungspsychologie von BISCHOF-KÖHLER geleisteten Konzeptionierung der „Theory of Mind" erkenntnistheoretisch und phänomenologisch nicht konsistent und entbehrt letztlich auch der empirischen Basis. TREVARTHEN und AITKEN liefern an dieser Stelle selbst keine empirische Evidenz für ihre Hypothesen.

Die angeborene sowie morphologische und hirnanatomische Begründung beeinträchtigter früher Intersubjektivität muss sicherlich als möglich angenommen werden, kann aber in der dargestellt geringen und zudem methodisch fragwürdigen Empirie nur als eine Verursachungsthese unter vielen angesehen werden. Die Zusammenhänge zwischen Soma und Psyche werden als sehr eng beschrieben, aber nicht funktional dargestellt.

Die von den Autoren dargestellten frühkindlichen Interaktionsprozesse beschreiben die sozialkommunikative Realität zwischen Kind und Mutter in einer nach vielen theoretischen und empirischen Befunden bekannten Wechselseitigkeit. Für das beeinträchtigte autistische Kind kann angenommen werden, dass sein Drama darin besteht, den sozialen Kontakt zu wollen, ihn aber nicht mehr umsetzen zu können.

3.3.2 Zusammenführung

Nach der in den letzten Kapiteln dargestellten Argumentation *gibt* es den „change" im Übergang vom repräsentationalen zum metarepräsentationalen Wissen und Verstehen. Es *gibt* in der Entwicklung zuvor die in emotionaler Intersubjektivität wurzelnde Bezugnahme des Kindes auf seine vertraute Umwelt und die sich daraus entwickelnde Fähigkeit zur Repräsentation und Symbolisation als Prozess zunehmender Abstraktion und Selbstreflexion. Es *gibt* den kompetenten Säugling, der früh mit einer Fülle bestehender Schemata und einer intrinsisch begründeten Motivation zu Kontakt und Kommunikation agiert, reagiert, emotional bzw. affektiv reagibel ist und, angesteckt vom Gefühl des Anderen, zu empathischer Identifikation fähig wird.

Grundsätzlich ist die entwicklungspsychologische Sichtweise und damit verbunden die phänomenologische, funktionale und erkenntnistheoretische Differenzierung von BISCHOF-KÖHLER eine integrationsfähige und schlüssige Richtschnur zur Verbindung der beiden oben dargelegten und als Einschub gekennzeichneten theoretischen Perspektiven zur Erklärung autistischer Störungen. Frühe motivationale und emotionale Schemata, Gefühlsansteckung, empathische Identifikation, Objektpermanenz, Selbsterkennen im Spiegel, „So tun als ob", Repräsentation und Metarepräsentation sind damit die entscheidenden Marker einer kontinuierlich in sozialer Interaktion stattfindenden Entwicklung und ihrer psychischen Resultate.

Betrachten wir die theoretischen Ansätze beider Richtungen noch einmal in der Essenz, so ist zu betonen, dass BARON-COHEN die Bedeutung des „change" bzw. seines Ausbleibens für die Entwicklung autistischer Störungen betont, während von TREVARTHEN und AITKEN die Beschreibungen hinsichtlich der *frühen* sozialen Kompetenzen des Säuglings im Sinne eigengesteuerter Motivation hervorgehoben werden. Sowohl BARON-COHEN als auch TREVARTHEN und AITKEN versuchen jedoch erstaunlicherweise gerade auch die Entwicklung der frühen Monate mit mehr oder minder explizit definierten Konstrukten von Bewusstsein und Repräsentation zu erklären („Shared Attention Mechanism": SAM bei BARON- COHEN; „Selbst-Anderer-Regulation" und „Repräsentation" bei TREVARTHEN und AITKEN). In beiden Ansätzen wird versucht, frühe Bewusstseins- und Selbstbewusstseinskonzepte resp. -konstrukte in die Monate des ersten Lebensjahres einzuführen, ohne wirklich zu definieren und abzugrenzen, was darunter tatsächlich sowohl phänomenologisch als auch erkenntnistheoretisch zu verstehen ist.

Der Begriff des Bewusstseins, der Selbstbewusstheit, des Selbstbewusstseins sollte nach der bis jetzt geleisteten Analyse der Phase der beginnenden, repräsentativen und symbolischen Entwicklung (Spiegel, Objektpermanenz, So-tun-als-ob) im Sinne der Vergegenwärtigung – so wie durch METZGER (1954) gefasst und durch BISCHOF-KÖHLER (2000) expliziert – vorbehalten bleiben, da er dort erstmals in dem ihm zu eigenen Sinne als „Erkenntnis der Abbildung und Idee von Dingen" verstanden werden kann.

Die Differenzierung durch die Anwendung der Begrifflichkeit von Ange-troffenem und Vergegenwärtigtem erlaubt die Positionierung der Ansätze von BARON-COHEN und TREVARTHEN und AITKEN in den Bereich frühkind-licher Soziabilität des ersten Lebensjahres (bei TREVARTHEN und AITKEN) resp. in den Bereich der kognitiven Bewusstwerdung der eigenen psychischen Vorstellungen und Prozesse und der Wahrnehmung der potenziellen Unter-schiedlichkeit zu den psychischen Prozesses anderer (bei BARON-COHEN) im Verlauf des vierten Lebensjahres. Die Kerne beider theoretischen Konzeptionen sind im Rahmen der theoretischen Überlegungen von BISCHOF-KÖHLER und der Dialektik von Angetroffenem und Vergegenwärtigtem so zu verorten, dass TREVARTHEN und AITKEN mit ihrer Theorie sowohl erkenntnistheoretisch als auch phänomenologisch eine schlüssige Theorie der frühen Intersubjektivität als prärepräsentationalem Konzept vokalisch-gestischer Intersubjektivität vorle-gen, wohingegen BARON-COHEN erkenntnistheoretisch und phänomenolo-gisch schlüssige Aussagen über die Ausbildung einer „Theory of Mind" im vier-ten Lebensjahr machen kann. Da, wo beide Ansätze versuchen, eine Entwick-lungstheorie wahlweise zeitlich oder konzeptionell zu erweitern, driften ihre Konstrukte – relativiert an den Dimensionen von Angetroffenem und Verge-genwärtigtem – erkenntnistheoretisch und phänomenologisch auseinander und werden inkonsistent.

Beide Ansätze jedoch zusammengeführt, von beschriebener Problematik be-reinigt und in zeitlicher Abfolge nacheinander geschaltet, bilden als entwick-lungspsychologische resp. entwicklungspsychopathologische Erklärungsmuster eine schlüssige Konzeptionierung.

Die Betrachtung der motivational und emotional hoch bedeutsamen Bezie-hung zwischen Mutter und Kind, die Bedeutung bereits vorgeburtlicher Disposi-tionen und determinativer Aspekte wie auch die Erkenntnis, dass „Beziehung" kein Resultat von Selbstbewusstheit sein muss, stellen wesentliche Aspekte der Entwicklung des frühen Säuglings dar und tragen u. a. der Beobachtung Rechnung, dass Autismus nicht erst mit dem Ausbleiben metarepräsentationaler Fähigkeiten zu beobachten ist, sondern ebenso sehr häufig in den fehlerhaften sozialen Abstimmungen und Abstimmungsversuchen der frühen Kindheit.

Gleichermaßen ist von Bedeutung, dass im Alter von dreieinhalb bis vier Jahren ein ebenfalls interaktional hoch relevanter Entwicklungsprozess stattfindet, der bedeutsamerweise gerade bei autistischen Menschen *im überwiegenden Maße* nicht geleistet werden kann. Man könnte auch feststellen, dass die sozialkognitive Theorielinie und die sozialaffektive sich offensichtlich auch operational unterschiedlichen Phänomenen autistischer Störungen gewidmet haben. Eine Betrachtung der entsprechenden Untersuchungsgruppen und -designs inkl. Versuchspersonenauswahl legt dies nahe.

Somit wird in einer integrativen Sichtweise aus dem zuvor Gesagten der Ansatz einer Entwicklungstheorie herstellbar, der die beiden Aspekte, den der frühen sozioemotionalen Kompetenzen und den der zunehmenden kognitiven Komplexität, verbindet. Dies könnte helfen die Heterogenität im Behinderungsbild Autismus zu erklären. Zu unterschiedlichen Zeitpunkten und unterschiedlichen qualitativen Übergängen treten Veränderungen im entwicklungshomöostatischen Gefüge auf, die in der Lage sind, den Entwicklungsverlauf selbst fundamental zu verändern, langfristig zu wirken, das System entweder an den Rand des Zusammenbruchs zu treiben oder aber hochgradige Kompensations- bzw. Regulationsleistungen zu ermöglichen. Es ist dabei zu vermuten, dass die entsprechenden Auswirkungen auch vom jeweiligen Zeitpunkt abhängig sind, zu dem die Störung *virulent* wird, so dass eine Struktur- bzw. Verlaufsveränderung im Rahmen der frühen sozialkommunikativen Entwicklung möglicherweise fundamentaler wirkt als eine Abweichung, die erst im Rahmen der Entwicklung repräsentationaler oder ggf. metarepräsentationaler Fähigkeiten auftritt.

Das heißt sich jeweils zu vergegenwärtigen, wie weit die kommunikative und sozialemotionale Entwicklung gerade auch in ihren homöostatischen und selbstregulativen Aspekten bereits verlaufen ist und ob eine in den Grenzen der normalen Entwicklung – systemstabilisierende – Selbstregulation erfolgen kann, oder aber den Entwicklungsverlauf *an sich* verändernde Strukturen und Dynamiken bereits wirken, die damit ihrerseits eine als Störung zu bezeichnende Entwicklung generieren.

Die Fähigkeit zu einer intersubjektiven Wechselseitigkeit im ersten Lebensjahr kann fundamental gestört und beeinträchtigt sein. Das Kind reagiert mit Verbleib in den von TREVARTHEN und AITKEN (2001) sowie TREVARTHEN et al. (1998) beschriebenen rhythmischen Mustern bzw. nutzt diese bereits zur Regulation seiner sozialen Schwierigkeiten und ihrer Auswirkungen. Das nachfolgende Ausbleiben des kreativen, funktionalen, auch symbolischen Spieles und die oft bestehende fundamentale Beeinträchtigung sprachlicher Fähigkeiten in einer sehr spezifischen Weise (auch hier resultiert der Verbleib in oder die Nutzung von redundanten Mustern) lenken die Aufmerksamkeit auf das weithin zu beobachtende Ausbleiben repräsentativer Fähigkeiten. Die Ich- und Identitätsentwicklung sind originärer Bestandteil der Ausbildung repräsentativer Fähigkeiten und somit von fundamentaler Bedeutung.

Es ist dies sozusagen der *mittlere* Baustein zwischen frühen sozial-komunikativen Fähigkeiten und metarepräsentationalen Fähigkeiten, den es in seiner Qualität und Bedeutung im Nachfolgenden dezidiert zu beschreiben gilt.

3.3.3 Die Entwicklung der Vorstellungstätigkeit

3.3.3.1 Kognition

Eine einschneidende Änderung in der psychischen Konstitution und Wahrnehmungsstruktur, aber auch in Denkfähigkeit und Handlungsorganisation des kleinen Kindes ereignet sich um die Mitte des zweiten Lebensjahres mit dem *Einsetzen der Vorstellungstätigkeit*, wie bereits oben (Kapitel 3.4.1.2) auch als Entwicklung repräsentationaler Fähigkeiten beschrieben.

Im Zeitraum zwischen dem 15. und 18. Monat setzt relativ deutlich beim Kind die Vorstellungstätigkeit ein. Nicht wenige Forscher nehmen an, dass dies in erster Linie als Folge von Reifungsprozessen erfolgt. Die bei autistischen Menschen nicht selten zu beobachtende mangelnde Fähigkeit zur Vergegenwärtigung lässt an diesem Konzept zumindest als universalem und umgebungsunabhängigem Vorgang zweifeln.

Definitorisch lässt sich bezogen auf den Begriff der Vorstellungstätigkeit in Folge der METZGERschen Differenzierung Folgendes sagen: Mit dem Einsetzen der Vorstellungstätigkeit schiebt sich über die phänomenale Ebene des Angetroffenen die des Vergegenwärtigten.

Verwechslungen zwischen beiden Ebenen sind dadurch ausgeschlossen, dass sich das Vergegenwärtigte – phänomenologisch betrachtet – vom Angetroffenen qualitativ durch seinen verweisenden, abbildhaften Charakter unterscheidet; es erscheint als etwas, das nicht selbst real ist, sondern Realität nur simuliert. Der Unterschied zwischen Wahrnehmungen und Vorstellungen liegt also in der Qualität der Phänomene.

Schon mitten in der sensumotorischen Entwicklung der ersten zwei Lebensjahre (vgl. OERTER & MONTADA, 2002, S. 420) im Alter von ca. 6 bis 8 Monaten glaubt das Kind, dass Objekte weiterexistieren, auch wenn es sie nicht sieht. Es ist dies dem Kind jedoch nur dann möglich, wenn der Ort des jeweiligen Gegenstandes nicht verändert worden ist.

Mit einer Veränderung des Ortes kommt das Kind tatsächlich ab ca. dem 10. Monat zurecht, jedoch nur dann, wenn es sie mitverfolgen konnte. Erst wenn die

Vorstellungstätigkeit in der Mitte des zweiten Lebensjahres vollständig einge-
setzt hat, kann das Kind sich einen nicht gesehenen „Weg der Veränderung"
hinzudenken. *Objektpermanenz* heißt also, ein Objekt ist in der Vorstellung repräsentiert. (vgl. BISCHOF-KÖHLER, 1998, S. 341 f). Sie beginnt in einem
Alter von ca. 6 bis 8 Monaten mit der sogenannten *diachronen Identität* und
mündet mit ca. eineinhalb Jahren in die allgemeine und ausgebildete Vorstellungstätigkeit.

Wenn Kinder über Vorstellungstätigkeit verfügen, ist nach BISCHOF-
KÖHLER (1998) *mentales Probehandeln* möglich: Das heißt, mentale Abbildungen verbleiben nicht statisch im Zustand mehr oder minder segmentierter
Repräsentationen, sondern sind darüber hinaus kombinierbare Elemente erster
abstrakter Problemlöseprozesse. Damit ist eine aus dem Angetroffenen heraus-
gelöste Ebene der Wirklichkeitsreflexion entstanden. Keine flexible Vorstellungstätigkeit komplexer und vielschichtiger Natur, kein symbolisches Spiel,
keine Nachahmung und letztlich auch keine vollständige Sprachentwicklung
sind ohne die Ausbildung der grundlegenden Funktion der Vorstellungstätigkeit
möglich. Sie ist eine entscheidende *Emergenz*, ein diagnostischer *Marker*, eine
entscheidender Übergang der kognitiven, sozioemotionalen und kommunikativen Entwicklung.

Neben der wiederholt erfolgreichen Replikation der von PIAGET (1975) zur
Objektpermanenz durchgeführten Untersuchungen entwickelte sich zunehmend
auch starke Kritik: Einige Forscher vertraten die Ansicht, dass bereits für das
Neugeborene oder auch für Kinder kurze Zeit nach der Geburt Objekte auch
dann weiter existieren, wenn sie aus ihrem Gesichtsfeld verschwunden oder
durch andere Objekte verdeckt sind. Diesen Autoren zufolge hat das Kind also
von vornherein von der Wirklichkeit abstrahierende Vorstellungen (BAILLAR-
GEON, 1999) Aus dem Blickverhalten von Babys schloss BAILLARGEON,
dass Babys bereits im Alter von dreieinhalb Monaten über die Vorstellung von
einem Gegenstand verfügen.

Auch hier konnte ähnlich der Überprüfung der „Theory of mind" (vgl.
WELLMAN et al., 2001) erst mit größerem methodischen und personellen
Aufwand eine empirisch gut abgesicherte Verlässlichkeit hergestellt werden:
WISHART und BOWER (1984) führten eine große Studie mit 228 Kindern
zwischen 4 und 22 Monaten (pro monatlicher Altersstufe 12 Kinder) mit 72
Aufgaben zur Objektpermanenz inkl. der Messung der motorischen Aktivität der
Kinder durch. Die Ergebnisse entsprachen weitgehend den Annahmen von
PIAGET mit der allerdings zu betonenden Ausnahme, dass bei der erfolgreichen
Lösung der ersten relevanten Aufgabe im Untersuchungssetting die Kinder mit
einem Alter von 6 Monaten etwas jünger waren als von PIAGET gefordert.
BAILLARGEON bezog sich letztlich wohl auf die oben formulierte Kategorie

diachroner Identität als an Bedingungen gebundene Vorform ausgebildeter Objektpermanenz und vollendeter Vorstellungstätigkeit. Letztere ist dann gleichermaßen mit dem entsprechenden Begriff der *synchronen Identität* zu belegen (vgl. BISCHOF-KÖHLER, 1998, S. 339). Im Gegensatz zur diachronen Identität, die aufeinanderfolgende Phänomene miteinander verknüpft (Katze – hinter dem Busch – Katze) können mit der ausgebildeten Vorstellungstätigkeit zwei gleichzeitig gegebene, aber räumlich getrennte Sachverhalte als dasselbe erscheinen. Dabei ist neben der Beziehung zweier realer Objekte und Elemente insbesondere die Beziehung zwischen Vorstellungsinhalt und realem Objekt, also gerade auch zwischen sprachlichem *Begriff* und zugehörigem *Sachverhalt*, von Bedeutung. Die Konstruktion semantischer und symbolischer Relationen wird möglich. Es soll im Rahmen der Überlegungen zu einer systemtheoretischen Begründung der autistischen Störungen auf diesen Sachverhalt entscheidend mit der systemtheoretischen Konzeption nach BISCHOF (1998) in Kapitel 4 Bezug genommen werden, da er den Kern des Zusammenhangs zwischen Semantik und Homöostase umfasst. Dort wird deutlich werden, dass eine Störung im Bereich der semantischen Beziehung zwischen Individuum und Umwelt die homöostatische Adaptation im Prozess der Wechselwirkung zwischen Individuum und (belebter wie unbelebter) Umwelt entscheidend verändert und eine abweichende Entwicklung generieren kann.

Hinsichtlich der hier dargestellten und entwickelten Gedanken ist zu konstatieren, dass der Schritt des Kindes zur Verbildlichung der Welt eine entscheidende Veränderung im Rahmen der geistigen Entwicklung darstellt, die im Zeitraum von ca. 6 bis 8 Monaten mit dem Beginn der Fähigkeit zur Objektpermanenz einsetzt und zwischen dem 15. und 18. Lebensmonat als vollständige Vorstellungstätigkeit ausgebildet ist. Diese Fähigkeit hat Bedeutung für eine Reihe anderer Funktionsbereiche resp. bildet sich in starker Korrelation mit diesen aus. Diese sollen in Anlehnung an BISCHOF-KÖHLER (1998) im Folgenden kurz betrachtet werden.

3.3.3.1.1 *Fantasietätigkeit*

Mit der ausgebildeten Vorstellungstätigkeit wird es dem Kind möglich, eine innere Welt, eine innere Bühne zur geistigen Kombinationen verschiedener vorgestellter Objekte und Zusammenhänge zu erzeugen. Das Kind kann sich vorstellen, was passiert, wenn es etwas tut, was es bedeutet, wenn etwas da ist, das noch nicht da ist, und wie es aussieht, wenn an einem Objekt oder Sachverhalt etwas verändert wird, und möglicherweise auch, was das dann seinerseits *bedeutet* – sofern die Schritte zur umfassenden Abschätzung der Bedeutung – noch – nicht zu weit gesteckt sind.

Diese Fähigkeiten und Möglichkeiten können vor dem Einsetzen der Vorstellungstätigkeit als nicht gegeben angesehen werden. Sie sind in dieser Form erst nach dem Erreichen des 18. oder 19. Lebensmonates zu beobachten. Das ist ein ganz entscheidender kognitiver Vorgang, der es dem Kind ermöglicht, Bilder, Vorstellungen und Begriffe zu entwickeln, die es – und das ist eine direkt emotional-affektive Komponente – der direkten und unabwendbaren Konsequenzen des realen Handelns entheben.

3.3.3.1.2 Sprache

Kaum ein anderes Konstrukt ist so sehr mit der sich entwickelnden Vorstellungstätigkeit verbunden wie das der „Sprache". Insbesondere die im Alter von 18 bis 24 Monaten zu beobachtende *Benennungsexplosion* stellt ein wichtiges Phänomen dar, welches deutlich auf die prosperierende Fähigkeit zur Entwicklung semantischer Relationen hinweist.

Die bis zu diesem Zeitraum eher statische Kombination sensorisch oder emotional geprägter Attribute mit entsprechenden Gegenständen oder Umständen wird durch das Verständnis dafür, dass der Begriff und das durch ihn bezeichnete *synchron identisch* sind, abgelöst. Dies ermöglicht nicht nur eine umfängliche Erweiterung des Wortschatzes, sondern ebenso die neue Fähigkeit des Kindes, von Sachverhalten zu sprechen, die sich nicht in seiner direkten Anschauung befinden. Damit in Zusammenhang steht eine Intensivierung des kommunikativen Kontaktes sowohl mit erwachsenen Bezugspersonen als auch mit anderen Kindern vergleichbaren Alters. Die Vorstellung resp. die Fähigkeit zur Vergegenständlichung erreicht somit gleichermaßen die Ebene der Kommunikation und initiiert damit die ersten Prozesse zur Herstellung einer interpersonellen Realität. Es wird zusehends möglich, erlebte und erkannte Bezeichnungen und Relationen unabhängig von ihren Trägern zu behandeln und in die Kommunikation einzubinden. (vgl. BISCHOF KÖHLER, 1998, S. 343).

3.3.3.1.3 Selbstobjektivierung und Ichbewusstsein

Ich- und Selbstbewusstsein sind eng mit der Entwicklung der Vorstellungstätigkeit verbunden: Die Repräsentation des Selbst mit dem Charakter eines Objektes wird möglich. Entsprechend lässt sich der Vorgang als Selbstobjektivierung beschreiben. Ein wesentlicher Effekt in der Entwicklung der Fähigkeit zur Vergegenwärtigung liegt nicht nur im veränderten Bezug zur Umwelt, sondern gerade auch in der Möglichkeit, die eigene Person einer konkreten Situation entheben zu können. Für die vorstellungsgeprägte Bewältigung eines Problems ist es notwendig, dass man sich nicht nur Objekte, sondern auch sich selbst an einem anderen Ort vorstellen kann. Dies bedeutet, dass das „Ich", welches nach BISCHOF-KÖHLER (1998) zuvor lediglich im fortlaufenden Vollzug des Erlebens existent, aber nicht für das Individuum wahrnehmbar objektiviert ist, dann im Zuge ausgebildeter Vorstellungstätigkeit zu einem „objektivierten Ich" in einer Beziehung der synchronen Identität steht. Die Fähigkeit zur semantischen Relation als Resultat entwickelter Vorstellungstätigkeit ermöglicht nicht nur die Vergegenwärtigung wahrgenommener Objekte oder Personen der Umwelt, sondern gleichermaßen die Objektivierung des Ich oder Selbst.

BISCHOF-KÖHLER (1998) beschreibt die damit aufkommende Dualität in der Persönlichkeit des Menschen in Anlehnung an die von W. JAMES (1890) gewählte Aufteilung: „I" stellt das Subjekt des Erlebens dar, wohingegen „Me" das Objekt der Selbstbetrachtung repräsentiert. „Das ‚Me' oder ‚figurale Ich' (in der Diktion von BISCHOF, 1996, Anmerk. d. Verf.) stellt gleichsam die *Verdinglichung des subjektiven Selbstempfindens* dar, (...)" (BISCHOF- KÖHLER, 1998, S. 344)

Der Blick in den Spiegel ermöglicht dem Kind, das „Me" oder „figurale Ich" als das zu erkennen, was es ist: die eigene Person, das eigene „Ich". Konnte das Kind bis dahin sich tatsächlich im Spiegel nicht als „sich selbst" erkennen, so ist mit der Fähigkeit zur Selbstobjektivierung das Erkennen des eigenen Spiegelbildes als Abbild des Ich möglich. Damit entsteht gleichermaßen die Fähigkeit, das eigene Abbild als identisch zur eigenen Person erleben zu können.

Es kommt erst damit im eigentlichen Sinne zur Ausbildung des *Ich-Bewusstseins*. Das Kind erkennt sich im Spiegel und erlebt sich zeitgleich und kontingent als Beobachter und Beobachtetes. In der Folge kann es damit den ganz entscheidenden und motivational fundamentalen Schritt tun, selbst bewirkte Effekte auf sein Ich als deren Verursacher zu beziehen (HECKHAUSEN, 1984). Das Kind wird hiermit zum sich selbst erlebenden Autor mittels auf sich selbst attribuierter Verhaltens- und Handlungsakte.

Defizite im Bereich der beschriebenen Facetten der Fantasietätigkeit, der Sprache, des Ichbewusstseins, als erklärtermaßen spezifische Funktionen und Korrelate der einsetzenden Vorstellungstätigkeit sind oft zu beobachtende Beeinträchtigungen autistischer Menschen, insbesondere der *Autistischen Störung* und des *Atypischen Autismus,* als sich früh ausbildende Störungen. Gestörtes und ausbleibendes *Symbolspiel* stellt einen weiteren wesentlichen und sehr augenfälligen Bereich dar. All dies sind möglicherweise Konsequenzen einer sich nur unzureichend entfaltenden Fähigkeit zur Objektpermanenz als dem Initialpunkt dieser Entwicklung. Die *Asperger-Störung* nimmt gerade aufgrund meist bestehender repräsentationaler Fähigkeiten in diesem Zusammenhang eine Sonderstellung ein.

Die Entwicklung hin zur Vorstellungstätigkeit ist gleichermaßen ohne die sich ausbildende Motivationsentwicklung nicht zu verstehen und eng mit den Kategorien von *Erregung* und *Sicherheit* verknüpft. Die Erregung durch *das*

Neue muss durch die Reduzierung der Neuheit und im spezifischen Fall durch Zuwendung auf oder Abwendung von einem Reiz beantwortet werden. Sie wird sukzessive durch die entstehende Vorstellungstätigkeit inkl. beteiligter Dimensionen homöostatisch reguliert. Die Anfänge der Motivationsentwicklung und die initialen Kernkonstrukte im Kontakt des Individuums im Austauschprozess mit der Umwelt in Form von *Orientierungsreaktion* und *Defensivreaktion* sollen daher im nachfolgenden Kapitel näher betrachtet werden.

3.3.3.2 Motivationale Aspekte

BISCHOF-KÖHLER (2000) sieht motivationale Impulse und Handlungen – also die Ausrichtung des Verhaltens auf spezifische Ziele – neugeborener Kinder als Ausdruck *vorrationaler Verhaltenssteuerung*. Es handelt sich dabei eben nicht um die planvoll reflektierte Herstellung eines angestrebten Zustandes, sondern vielmehr um die quasi instinkthaft motivierte Ausrichtung eigener Handlungen.

Die Autorin unterscheidet „*drei angeborene Motivationssysteme*, die primär das Sozialverhalten, aber auch den Umgang mit der unbelebten Objektwelt steuern" (BISCHOF-KÖHLER, 2000, S. 36):

> „Das *Sicherheitssystem* reguliert das Verhalten gegenüber Vertrautem Gegebenheiten und Personen, das *Erregungssystem* reguliert den Umgang mit Neuheit. Beim *Autonomiesystem* geht es um Selbstdurchsetzung in Auseinandersetzung mit den Zielen und Wünschen anderer, aber auch um die Erfahrung von Kompetenz bei der Bewältigung von Problemen ganz generell (...)." (BISCHOF-KÖHLER, 2000, S. 36)

Da Motivation strukturell mit dem Anstreben und Erreichen von erwünschten Zielen resp. dem Vermeiden als unangenehm oder aversiv erlebter Zustände verbunden ist, lässt sich die Regulierung des Verhaltens kybernetisch beschreiben. Das Erreichen eines bestimmten, als angenehm erlebten Zustands kann als interner Sollwert des jeweiligen Motivationssystems begriffen werden. Das Erreichen dieses Sollwertes ist mit einer als positiv zu beschreibenden Befindlichkeit verknüpft, während Abweichungen von diesem Sollwert weitere Appetenz- oder auch Aversionshandlungen auslösen können. Zentral sind dabei sozusagen als vorrationale Bewertungsmechanismen die erlebten Emotionen: Geborgenheit durch die Anwesenheit einer bekannten oder vertrauten Person ist im Sicherheitssystem ein resultierendes Gefühl, dem die Trennungsangst als Resultat der Abwesenheit einer vertrauten Person gegenübersteht. Im Erregungssystem bedeutet demgegenüber eine in angemessenem Ausmaß (= Sollwert) sich darstellende Neuheit Faszination und Neugier, wohingegen eine Überschreitung des entsprechenden Sollwertes Furcht und Angst auslösen kann. Beim Autonomiesystem, das funktional sowohl durch das Sicherheitssystem als auch das Erregungssystem beeinflusst ist, resultieren Freude und Triumph bei erfolgreicher

Bewältigung einer Aufgabe oder erlebtem Effekt einer tatsächlich oder vermeintlich verursachten Reaktion.

Es ist unmittelbar einleuchtend, dass das Erregungssystem als Steuerungseinheit in der Auseinandersetzung mit Neuheit eine besondere Bedeutung hat für die Entwicklung von Motivation und Handlungsfreude: Das Ausmaß erlebter Erregung entscheidet über Appetenz und Aversion. Diese kann sicherlich auch über erlebte soziale Sicherheit und die bereits zurückliegend erlangte Autonomie differenziell beeinflusst werden, aber eben auch erst dann, wenn diese Erfahrungen gemacht worden sind bzw. möglich waren.

Ganz besonders kristallisiert sich der Zusammenhang zwischen Erregung und resultierender Zuwendung oder Abwendung am Moment der Orientierungsreaktion heraus. Die Orientierungsreaktion und ihr Pendant, die Defensivreaktion sind die unmittelbaren spontanen, jeweils spezifischen *Adaptationsschalter*, die der obigen Beschreibung entsprechend Zuwendung und Neugier bzw. Abkehr und Angst produzieren. Hierbei spielen sowohl die dinglich unbelebte Umwelt als auch die belebte soziale Realität eine wesentliche Rolle. Orientierungsreaktion und Defensivreaktion sind Verhaltensdispositionen, die eine den Wahrnehmungs- und Reizaufnahmeprozess steuernde Funktion haben. Sie bedingen durch ihre spezifischen psychischen und physiologischen Reaktionsmuster die selektive Reaktivität des Individuums auf Umweltreize: Einer Erhöhung der Sensibilität des gesamten Organismus hin auf weitere Erkundung der Reizquelle im Rahmen der Orientierungsreaktion steht die hochintensive Abkehr im Rahmen der Defensivreaktion als Schutzmuster ohne weitere genauere Exploration der Reizquelle gegenüber. Die Orientierungsreaktion habituiert bei Wiederholung in Kombination mit der Zunahme relevanter Information über die Reizquelle und führt damit zu einer Reduzierung bestehender Erregung. Die Defensivreaktion habituiert *nicht* oder nur unwesentlich, was der Vermeidung aversiv erlebten Inputs dient.

Eine bei der Beobachtung autistischer Kinder immer wieder hervortretende Auffälligkeit besteht nun tatsächlich in der mangelnden Fähigkeit zu Erregungsregulation in Situationen offensichtlicher oder vermeintlicher Neuheit und Unvorhersehbarkeit. Sie sind offensichtlich nicht in der Lage, diese Neuheit integrierend reduzieren zu können und psychophysiologisch einen Zustand der Ausgeglichenheit herstellen zu können. In diesem Zusammenhang ist insbesondere die Betrachtung des Ansatzes von DAWSON (1991) als Vertreterin der sog. *Sozialen Theorielinie* von Bedeutung, die stark auf die Betrachtung der Orientierungsreaktion als Initialpunkt des Gelingens oder Misslingens der Verarbeitung sozialer Information und die entsprechende Entwicklung sozialer Muster rekurriert.

Exkurs: Tiefgreifende Entwicklungsstörungen und die soziale Theorie von DAWSON

Die wichtigste Annahme der Vertreter des Modells einer sozialen Störung besagt: Soziale Störungen sind zentral für die vielfältigen Symptome autistischer Kinder. Kognitive Defizite liegen zwar auch vor, sind jedoch für die primäre Symptomatik weniger relevant.

Das Modell von DAWSON (1991) postuliert, dass bei der Entwicklung autistischer Störungen das gestörte Sozialverhalten bzw. die früh beeinträchtigte Sozialentwicklung im Mittelpunkt stehen. In Anlehnung an DAWSON lassen sich zwei „fundamentale Ideen" betrachten:

1. *Autistische Menschen haben Schwierigkeiten, Erregung zu regulieren und Information zu verarbeiten, die neu und unvorhersehbar ist. Das führt dazu, dass Autisten Schwierigkeiten haben, fortgesetzt wechselseitig emotional ausfüllende Interaktion zu betreiben.*

2. *Viele autistische Menschen haben soziale und emotionale Defizite, die als Konsequenz einer Störung früher Muster sozialer Interaktion beschrieben werden können, die ihrerseits essenziell sind für die sozio-emotionale Entwicklung (vgl. DAWSON, 1991, S. 207).*

DAWSON (1991) geht bei ihren theoretischen Überlegungen von der Existenz zweier unabhängiger Systeme der Erregungsregulation aus, die eingebunden sind in die Verhaltensdispositionen von Orientierungsreaktion (OR) und Defensivreaktion (DR).

„Die initiale visuelle Orientierung des Kindes auf soziale Stimuli (die Orientierungsreaktion) und die fortlaufende Aufmerksamkeit, die bei einem sozialen Austausch benötigt wird, wird begleitet durch vorhersagbare physiologische Veränderungen, die mit Erregung verbunden sind." (DAWSON, 1991, S. 208)

OR komme dabei – so die Autorin – nach der Beschreibung von SOKOLOV (1963) und GRAHAM & CLIFTON (1966) durch Stimuli milder Intensität und geringer Abweichung von der kindlichen Erwartung zustande. DR resultiere analog bei überintensiven Reizen, führe zu Herzratenanstieg, und es komme im Gegensatz zur OR nicht zur Habituation. DAWSON folgt der These, dass diese beiden Basis-Initial-Reaktionen zwei voneinander zu trennende Erregungssysteme reflektieren. Das Erstere (OR) schafft die optimalen Bedingungen für eine Wahrnehmung des neuen und unerwarteten Stimulus. Das Zweite (DR) dient dazu, die Effekte des – überintensiven – Stimulus auf das Individuum zu begrenzen. Die Intensität eines Reizes ist also wichtig und bestimmt Hinwendung oder Aversion im Sinne von BISCHOF- KÖHLER (s.o.).

DAWSON (1991, S. 209) geht unter Bezug auf FIELD (1982) davon aus, dass es so etwas wie ein „activation band" gebe, innerhalb dessen die Aktivierung und Hinwendung stattfindet. Begrenzt sei dies durch das „lower limit" als „Aktivierungsschwelle" und das „upper limit" als „Aversionsschwelle". Dieses Aktivationsband sei in seiner Breite bestimmt durch die jeweils individuelle Entwicklung und interindividuelle Unterschiede.

Die Tatsache, dass das Kind und auch das Kleinkind auf Neuheit orientiert ist, dies aber – sozusagen als stabilisierende Voraussetzung – nur bei gleichzeitiger Suche nach invarianten Elementen in der Umwelt könne, sei dabei von eminenter Bedeutung für die soziale Entwicklung. DAWSON betont, dass gerade die Kombination einer ausgeprägten Bekanntheit in Verbindung mit dosierter Neuheit die Erregungsregulation und damit die Hinwendung zu Reiz und resultierender sozialer Interaktion beim Kleinkind fundamental befördere. Damit liegt eine Position vor, die die von TREVARTHEN und AITKEN formulierte generelle prosoziale Orientierung des Kindes differenziert und an den Dimensionen von Bekanntheit und Neuheit verankert.

DAWSON (1991, S. 210) führt zur Untermauerung ihrer zentralen Hypothese eine Reihe empirischer Arbeiten an, die belegen sollen, dass bei autistischen Kindern Erregungsregulation und Orientierung auf Neuheit beeinträchtigt sind: u. a. PALKOWITZ & WIESENFELD (1980), JAMES und BARRY (1980), BERNAL und MILLER (1971), KOOTZ, MARINELLI & COHEN (1982).

BACH und WITTIG (1992) konnten ebenfalls in Abhängigkeit von unterschiedlichen sozialen Situationen die Existenz komplexer physiologischer Muster nachweisen, wobei allerdings nicht eindeutig bestätigt werden konnte, dass es in Zusammenhang mit schwer verarbeitbarer sozialer Information zu einem Anstieg ritualisierter und stereotyper Verhaltensweisen bei autistischen Menschen kommt.

Andere Verhaltensstudien bestätigen nach DAWSON, dass die Bewältigung neuer Situationen mit dem Ausmaß an Vorhersagbarkeit, Bekanntheit und Vertrautheit steigt: Soziale Interaktion steigt, echolalische Sprache und selbststimulatorisches Verhalten sinken (LORD & HOPKINS, 1986 in DAWSON, 1991, S. 212). DAWSON selbst gibt an, dass sie in mehreren Untersuchungen herausgefunden habe, dass die Aufmerksamkeit autistischer Kinder positiv beeinflusst werden konnte, wenn die soziale Interaktion vorhersagbarer und weniger komplex war. Die kontrollierte methodische Umsetzung dieser Annahme in Form von Imitation kindlicher Verhaltensweisen seitens der Bezugsperson resp. des Versuchsleiters untermauerte dieses Ergebnis. DAWSON und GALPERT (1990) haben die therapeutische Wirksamkeit dieser operationalen Realisation von Bekanntheit in einer Einzelfallstudie gleichermaßen bestätigen können (vgl. DAWSON, 1991, S. 213).

Die Beeinträchtigungen autistischer Kinder in Bezug auf Orientierungsreak-tion und Erregungsregulation führen dementsprechend während des ersten und zweiten Lebensjahres dazu, dass sie nicht an überdauernden wechselseitigen Interaktionen mit anderen Menschen teilhaben können und vom affektiven Kon-takt, sozialen Lernerfahrungen und komplexeren Formen der Selbstregulation quasi ausgeschlossen werden. Man kann sagen, dass es aufgrund der beein-trächtigten Erregungskontrolle und der fehlerhaften Orientierungsreaktion zu einer mangelnden Synchronisierung in der Eltern-Kind-Interaktion kommt: Die Kinder schrecken vor den Interaktionsangeboten der Eltern zurück, und die El-tern verstehen ihrerseits nicht die sich auffällig entwickelnden, Interaktionsver-suche der Kinder. Es resultiert eine Störung der sozialen Lernprozesse. Die El-tern können vor dem Hintergrund dieser permanenten „Missverständnisse" gleichermaßen die Erregung der Kinder nicht regulieren. Das, was BISCHOF-KÖHLER das „Sicherheitssystem" nennt, wird über die ungenügend verlaufen-de Erregungskontrolle und Adaptation an Neuheit in Mitleidenschaft gezogen: Die Anwesenheit einer bekannten Person bedeutet nicht zwingend Geborgen-heit, sondern kann in Abhängigkeit von ihren Aktionen eine zusätzliche Verunsi-cherung generieren. Regulation der eigenen Erregung findet nachfolgend beim Kind – so eine deutliche und schlüssige Parallelität zum Konzept von TREVARTHEN und AITKEN – über die Produktion rhythmischer und stereoty-per Muster und ritualhaften Verhaltens statt, also letztlich über die Produktion von „Bekanntheit".

DAWSON (1991) nimmt an, dass maßgeblich ein verengter Bereich optima-ler Stimulation im oben formulierten Sinne – also ein verengtes Aktivationsband – für die Schwierigkeiten des autistischen Kindes verantwortlich ist und damit die Erregungsregulation und Verarbeitung von sozialen Reizen und anderen Formen unvorhersehbarer Information erschwert bzw. verhindert. Es entsteht keine Habituation, da die Schwelle zur Aversion sehr schnell erreicht ist und das phylogenetisch wesentliche Moment einer ausbleibenden Habituation auf aversive Reize realisiert wird. Dies geschieht maßgeblich im sozialen Kontext und ist mitbedingt durch die gerade in diesem Bereich permanent auftretende „Neuheit" von Information. Das hat fundamentale Auswirkungen auf die weite-re sozioemotionale Entwicklung, die sich im zentralen Aspekt des Ausgleichs zwischen Anspannung und Entspannung, Aufregung und Beruhigung nicht kon-solidieren kann und auf vorrationaler Ebene die Prozesse emotionaler Zuwen-dung und Abwendung drastisch verändert. Ein Prozess der sukzessiven Isolation kann hierbei entstehen, da u. a. von kumulierenden Effekten auszugehen ist, wenn z. B. die beeinträchtigte Erregungsregulation und zunehmende Bedrohung der Umwelt im Zusammenhang mit stärker werdenden „Missverständnissen" das Ausmaß notwendiger Selbstregulation erhöhen, die ihrerseits zu individueller und sozialer Vereinzelung führt.

Die über die Orientierungsreaktion vermittelte Erregungs- und Aufmerksamkeitsregulation ist also ein strukturelles Element des sozialen und kognitiven Lernens und an allen Entwicklungsprozessen beteiligt. Sie ist damit gegenüber der Ausbildung von Objektpermanenz, der Entwicklung von Repräsentation und Metarepräsentation (als zeitlich mehr oder weniger eng umrissene Übergänge) kein direkter „Marker", sondern ein in Abhängigkeit von der „Größe des Aktivationsbandes" und dem resultierenden Gelingen oder Misslingen entsprechender Lernprozesse konsekutiv sich verändernder, permanent aktiver „Schalter".

Ein wichtiges inhaltliches Moment der Theorie von DAWSON besteht in der Tatsache, dass sie die aus der beeinträchtigt verlaufenden Orientierungsreaktion hervorgehenden Prozesse als dezidiert interaktiv ansieht. Das erlaubt einen erweiterten Blick auch auf die Entwicklung des elterlichen Abstimmungsverhaltens. Im Rahmen der normalen Entwicklung besteht eine Veränderung darin, dass sich das elterliche Beziehungs- und Kommunikationsverhalten in der zweiten Hälfte des ersten Lebensjahres von direkter Imitation zu dem entwickelt was DAWSON „Attunement" (Abstimmung) nennt. Für Kinder im Rahmen der normalen Entwicklung als anregende, durch einen höheren Anteil an Neuheit charakterisierte Erweiterung so wertvoll, führt es bei autistischen Kindern gerade dadurch, dass diese „Abstimmung" sich in verschiedenen Aspekten aus der direkten Anschauungsebene herauslöst, zu einer verstärkten Beeinträchtigung der Aufmerksamkeitsprozesse und korrespondierender Erregungsregulation. Diese der Anschauungsebene entlehnten Aspekte bedeuten nämlich, dass

1. die Imitation nicht exakt ist.
2. die Imitation cross-modal is..
3. nicht das Verhalten des Kindes insgesamt imitiert wird, sondern „Momente" des kindlichen Verhaltens, die typischerweise die innere emotionale Verfassung des Kindes reflektieren (vgl. DAWSON, 1991, S. 219).

> „Um affektive Abstimmung realisieren zu können, müssen die Eltern fähig sein, den inneren Gefühlszustand des Kindes lesen zu können und ein Verhalten an den Tag legen zu können, das nicht eine genaue Imitation ist, sondern zu dem Verhalten des Kindes in Intensität, Timing und/oder Form korrespondiert. Das Kind muss dann umgekehrt fähig sein, das elterliche Verhalten als zu seiner oder ihrer inneren Verfassung korrespondierend lesen zu können. Diese Korrespondenz besteht aus amodalen Bestandteilen wie Intensität und zeitlichen Mustern und erfordert, dass das Kind in der Lage ist zu crossmodaler Abstimmung." (DAWSON, 1991, S. 219)

Eine bereits erklecklich Leistung für ein nicht einmal einjähriges Kind, die die Verarbeitung bereits sehr komplexer Information darstellt – und eine fast unmögliche Leistung für ein autistisches Kind, das aufgrund seiner problemati-

schen Aufmerksamkeitsentwicklung kaum in der Lage ist, neue und gar komplexere neue Information zu verarbeiten.

Auch DAWSON unterliegt der Vermutung, dass zur Bewältigung dieser Herausforderungen bereits repräsentationale und sogar metarepräsentationale Fähigkeiten notwendig sind. Die Autorin geht davon aus, dass die Fähigkeiten des Kindes, die Verhaltensweisen der Eltern in der zweiten Hälfte des ersten Lebensjahres als korrespondierend zu eigenen Gefühlen lesen zu können, bereits in diesem Lebensalter Indikatoren für metarepräsentationale Fähigkeiten seien. TREVARTHEN und AITKEN entsprechend nimmt auch DAWSON an, dass die motorischen Imitationsdefizite autistischer Kinder von der Unfähigkeit herrühren, eine „Repräsentation" von sich und einem anderen koordinieren zu können, und dass dies eine angeborene Unfähigkeit sei, die bereits dem neugeborenen Imitationsverhalten unterliege (vgl. DAWSON, 1991, S. 218).

Sieht man über diese begriffliche Unschärfe hinweg, die auch der Theorie von DAWSON zugrunde liegt, bleibt ein theoretischer Ansatz, der die soziale Realität und die Entwicklung sozialer Defizite autistischer Menschen schlüssig als Resultat gestörter Aufmerksamkeitsprozesse beschreibt und darüber hinaus eine Erklärung der beginnenden „Genese" mangelnder repräsentationaler und metarepräsentationaler Fähigkeiten erlaubt. Die unzureichende Integration von Neuheit lässt den Betroffenen auf die Verarbeitung des anschaulich Basalen rekurrieren (im Sinne von METZGER: des „Angetroffenen"): Objekte, raumzeitliche Verknüpfungen, selektive Aspekte des Gegenständlichen, vorhersehbar authentische Reaktionen des Gegenübers, ohne die zusätzliche, neue, unverarbeitbare – weil Aversion und Ablehnung auslösende – Rezeptionsmöglichkeit des jeweiligen Bedeutungsgehaltes zwingen den autistischen Menschen in die Position fortwährender informationeller Deprivation. Eine verminderte Spannbreite zuwendungsorientierter Aktivation führt dementsprechend zur zwangsläufigen Inkompatibilität mit dem Neuen und Abstrakten und nachfolgend zu mangelnder Vergegenwärtigung, steigender Anspannung und Erregung sowie sozialer Isolation. Steht beim Ansatz von TREVARTHEN und AITKEN die bestehende „angeborene" Motivation des Kindes als „Motor" sich entwickelnder Intersubjektivität im Mittelpunkt, ermöglicht DAWSON über die Thematisierung der Bedeutung von Aufmerksamkeits- und Erregungsregulation eine Analyse der Integration der Reizumwelt und Generierung von Abbildungsprozessen.

Eine erste einschneidende Änderung in der Motivationsentwicklung ereignet sich mit der zwischen dem 8. und 18. Lebensmonat aufkommenden und sich vervollständigenden Vorstellungstätigkeit. Kinder beginnen, *bewusst* Ziele zu verfolgen und *Vorsätze* zu fassen. Sie können aus Bedürfnissen ihrer aktuellen Lebenssituation heraus absichtsvolles Handeln entwickeln und zunehmend planvoller vorgehen. Das Kind erlangt also die Fähigkeit, Problemlagen im Rahmen der eigenen Vorstellungstätigkeit, der eigenen Sichtweise, zu reflektieren. Gleichermaßen ist es in der Lage, sich dabei selbst zusehends zu objektivieren und das eigene Handeln – aber noch nicht das eigene *Denken* – zu einem Gegenstand kognitiver, aber auch affektiv-emotionaler Betrachtung zu machen. Die Ich-Entwicklung als ein Prozess, der stark mit der motivationalen Komponente verknüpft ist, sich selbst als Verursacher von Handlung zu erleben, stellt den zentralen persönlichkeitsrelevanten Aspekt dieser Veränderung dar. Die Interaktion des Kindes ist jetzt bereits sowohl mit anderen Kindern als auch mit Erwachsenen komplexer geworden und spiegelt den auf einer neuen Ebene stattfindenden Diskurs einer nunmehr nicht nur im Angetroffenen, sondern gleichermaßen im Vergegenwärtigten stattfindenden Kommunikation wieder.

Was an dieser Stelle das Kind noch nicht leisten kann, ist die Relativierung der eigenen Sichtweise unter Bezug auf das Wahrnehmen der eigenen – speziellen – Perspektive wie gleichermaßen die Berücksichtigung der Perspektive anderer Menschen vor dem Hintergrund ihrer speziellen räumlich-zeitlichen Sichtweise, als auch vor dem Hintergrund ihrer Erfahrungen, ihres Wissens, ihrer Aufmerksamkeit und Persönlichkeit. Bezogen auf den Wahrnehmungsakt, aber eben auch auf den Vorstellungsakt wurde dies bereits in Kapitel 3.4.1.2 als die *zentrifugale* Sichtweise des Kindes bezeichnet.

Dem entsprechend führt BISCHOF-KÖHLER (2000, S. 27) fort: „Die impliziten Annahmen über das Erleben eines anderen können immer nur nach Maßgabe des aktuellen eigenen Erlebens erfolgen." Die Begrenzung, die darin liegt, ist eine im sozialen Miteinander hochgradig wirksame Einschränkung, verhindert sie nach BISCHOF-KÖHLER doch sowohl Erkenntnisgewinn als auch die Flexibilität des sozialen Austausches in den Fällen, in denen die andere Person etwas *anderes erlebt, denkt, wünscht* oder *fühlt* als das Kind selbst.

Um die Fähigkeit zu erreichen, genau das Erlebensspektrum der anderen als eigenständig und unabhängig erkennen zu können ist der Übergang von der *zentrifugalen* zur *zentripetalen* Sichtweise in der kindlichen Wahrnehmung notwendig. Das Kind muss erlernen und erfahren, dass eigene und fremde Wahrnehmungen grundsätzlich distinkte Dimensionen sind, auf die es möglich ist zu reflektieren. Wohlgemerkt bereits im Rahmen der Entwicklung der repräsentationalen Fähigkeiten weiß ein Kind, dass ein anderes Kind aus einer anderen Perspektive etwas anderes sieht resp. sehen kann, und kann dies auch beschreiben, wenn es dies zuvor selber gesehen hat. Jedoch begreift es noch nicht, dass die jeweiligen Eindrücke subjektiv sind und eben nicht kollektiv identisch sind.

3.3.4 Handlungsorganisation

Ist diese Phase um die Mitte des vierten Lebensjahres erreicht, ist das Kind stärker in der Lage, sich von seinen Antrieben zu distanzieren, und kann mehrere Bedürfnisse, aktuelle wie zukünftige, beim Handeln berücksichtigen, selbst wenn sich die aktuellen auf etwas richten, das im Moment besonders attraktiv erscheint: *Bedürfnisantizipation* impliziert nach BISCHOF-KÖHLER *Bedürfnisaufschub*. Die Autorin bezieht sich an dieser Stelle auf ein Zitat von FRAISSE (1985, S. 158, zit. n. BISCHOF-KÖHLER, 2000, S. 39), welches besagt, dass das Kind in dieser Phase lernen müsse, „die von seinem Körper oder der Umwelt ausgelösten Reaktionen, insbesondere seine Gefühlsäußerungen zu hemmen, um das Vergangene oder noch Folgende mit einbeziehen zu können". Der Aspekt, der in diesem Zusammenhang angesprochen ist, ist der motivational besonders wesentliche der *Selbstkontrolle*. Selbstkontrolle ist ihrerseits ein Resultat der dann entwickelten Fähigkeit zur mentalen Zeitreise. Sie beschreibt die Fähigkeit, nicht nur sich selbst, sondern damit auch das eigene Handeln kontrollieren und organisieren zu können.

Insgesamt sieht BISCHOF-KÖHLER letztlich in der *Zeitvergegenwärtigung* die entscheidende Fähigkeit, die es ermöglicht, z. B. ein Bedürfnis aufzuschieben, ohne dieses zu vergessen, womit der Aufschub selbst wesentlich leichter wird, da zunehmend die Vorstellung Bedeutung erlangt, das Aufgeschobene oder Aufzuschiebende später nachholen zu können. Damit ist der Übergang zu so etwas wie einem „flexiblen Motivmanagment" (BISCHOF-KÖHLER, 2000, S. 42) gewährleistet, das gleichermaßen eine symbolische und relativierbare Regulierung innerer Erregungszustände ermöglicht. Vergegenwärtigung bedeutet innere Regulationsmöglichkeit und Homöostase. Dieser scheinbar so selbstverständliche, aber so schwer zu fassende Zusammenhang hat fundamentale Bedeutung für unser individuelles und soziales Leben und lässt auch eine Ahnung davon entstehen, wie das Leben aussieht, wenn sich diese Fähigkeit *nicht* entwickeln konnte.

Dies alles ist erst mit dem Einsetzen metarepräsentationaler Fähigkeiten möglich. Eine wesentlich hiermit verbundene Entwicklung liegt im strukturellen Unterschied von *Wunsch* und *Absicht*: Wünsche erfordern es nach BISCHOF-KÖHLER nicht, sich einer Absicht gewahr zu sein. Absicht im Sinne von Intentionalität und bewusstem Vorsatz erfordert tatsächlich die Reflexion auf den Akt und die Herstellung der Absicht an sich. Sie ist unmittelbar verbunden mit der Einschätzung von Möglichkeiten und Hindernissen, ihrer Subjektivität und der Wahrscheinlichkeit aus ihr resultierender *Handlungen*. Während Kinder in den ersten Lebensjahren Wünsche quasi erleiden, beginnen sie nachfolgend zu verstehen, dass Handlungen kausal aus Wünschen hervorgehen. Das Wünschen selbst wird dadurch sozusagen objektiviert: Kinder beginnen zu überlegen, welche Wünsche sie haben, welche Konsequenzen diese Wünsche haben können und wie sie zu zeigen und zu kommunizieren sind.

Es entsteht ein im eigentlichen Sinne metarepräsentationales Vorgehen, welches nach BISCHOF-KÖHLER (2000) weitreichende Auswirkungen auf die Wahrnehmung und Bewertung eigener und fremder Bedürfnisse und Emotionen hat. Mit dem Schritt vom repräsentationalen zum metarepräsentationalen Verstehen in der zweiten Hälfte des vierten Lebensjahres beginnen Kinder zu verstehen, dass Menschen auf eine bestimmte Situation eben mit unterschiedlichen Gefühlen reagieren können: *Affektive Perspektivenübernahme* ist der Begriff, der diesen Sachverhalt beschreibt. Beim dreijährigen Kind funktioniert diese affektive Perspektivenübername noch nicht. Es kann sich nicht vorstellen, dass eine Tätigkeit, die für es selbst lustbesetzt ist, für ein anderes Kind angstbesetzt ist und dieses Kind deswegen diese Tätigkeit, dieses Spiel, diese Bewegung tunlichst meiden wird. Erst mit der Fähigkeit, die subjektive Emotionalität des anderen Kindes antizipieren zu können, erwacht auch ein anderes – dem eigenen Empfinden gegenüberstehendes – Fühlen.

Neben diesen Aspekt des verstehenden Mitfühlens tritt gleichermaßen die tätigkeitsorientierte Kompetenz zukünftiger H. Im Prinzip hängen alle drei Aspekte sehr eng miteinander zusammen, wobei die Fähigkeit der Selbstreflexivität als Ausdruck der Metarepräsentation die conditio sine qua non vergegenwärtigter Zukunft ist, denn nichts anderes sind Handlungsorganisation und Zeitverständnis.

Es ergibt sich im Alter von vier Jahren die Möglichkeit, „eigene motivierte Zustände zu vergegenwärtigen, auch wenn man diese momentan gar nicht verspürt, sondern erst für die Zukunft voraussieht; man kann also (...) ‚auf Zeitreise gehen'" (BISCHOF-KÖHLER, 2000, S. 29).

Dies ist eine sehr wesentliche Fähigkeit, die das Leben des vier- bis fünfjährigen Kindes und in viel komplexerer Weise das Leben des heranwachsenden Kindes, Jugendlichen und schließlich Erwachsenen bestimmt: Ich kann mich im Gegensatz zur überwältigenden Allmacht des „kleinkindlichen Jetzt" in einen vergangenen oder zukünftigen Zeitpunkt vergegenwärtigen und mir verdeutlichen, welche Konsequenzen daraus für mein Ich resultieren. Damit definieren sich dann Vergangenheit und Zukunft anders: Antizipiere ich einen zukünftigen Ichzustand, dann liegt das, was auf diesen bezogen Vergangenheit ist, tatsächlich jetzt noch vor mir. Wenn ich jetzt für die Zukunft plane, dann gestalte ich meine Vergangenheit für diesen späteren Zeitpunkt. Dazu bin ich fähig, indem ich das Zentrum meines *zeitlichen Bezugssystems* an einen bestimmten Punkt in der Zukunft verlagere. Analog verhält es sich mit der Vergangenheit.

Darin liegt insgesamt der tiefere Sinn des Begriffs Vergegenwärtigung. Vergangene bzw. zukünftige Ichzustände in die Gegenwart zu holen bedeutet, das *zeitliche Bezugssystem zu wechseln*. Diese mentale Zeitreise eröffnet den Raum des hypothetisch Möglichen.

Neben der Ausbildung *mentalistischer Begriffe* („denken", „glauben", „wissen"; vgl. BISCHOF-KÖHLER, 2000, S. 34) im vierten Lebensjahr als Bezeichnungen für Bewusstseinsakte entwickelt sich ebenso der sprachliche Gebrauch einer neuen grammatikalischen Struktur: des *Konjunktivs*. BISCHOF-KÖHLER (2000, S. 35) bezeichnet diesen als „optimales Vehikel, das geradezu erfunden erscheint, um die neue Weltsicht zum Ausdruck zu bringen, die mit der ‚Theory of mind' verfügbar wird".

Ebenfalls im vierten Lebensjahr entwickeln sich das *episodische* und das *autobiografische* Gedächtnis. „Gedächtnisinhalte können nun zunehmend als etwas erinnert werden, das man selbst erlebt hat (...)" (BISCHOF-KÖHLER, 2000, S. 32 f.).

Es wird hiermit deutlich, dass die Entwicklung spezifischer Funktionen im vierten Lebensjahr in einer strukturellen Weise übereinstimmt. Sie fußen auf dem zentralen Prinzip, das eigene Denken, das eigene Handeln zum Gegenstand der Betrachtung machen zu können und gleichermaßen selbiges vom Interaktionspartner annehmen zu können.

> „Die hypothetische Qualität vergegenwärtigter Bedürfnisse beruht auf der mit dem Einsetzen einer ‚Theory of mind' verbundenen Möglichkeit, so zu tun, als liege der Ernstfall vor, dabei aber der Tatsache eingedenk zu bleiben, dass es sich in Wirklichkeit nur um ein „ausgedachtes" Bedürfnis handelt." (BISCHOF-KÖHLER, 2000, S. 33f)

Die Autorin sieht in dieser besonderen Qualität den wesentlichen Unterschied zum Symbolspiel, welches sie vielmehr als eine „nicht-bewusste Vergegenwärtigung" begreift. Das Kind ist mit Einsetzen der „Theory of mind" aber in der Lage, sich selbst in seinen Antrieben über die Vorstellung anderer, zukünftiger oder vergangener Bedürfnisse und deren Befriedigung zu kontrollieren. Das heißt auch, dass auf kognitiver und emotionaler Ebene Prozesse der *Homöostase* unabhängig von der realen und im „Hier und Jetzt" stattfindenden Befriedigung erfolgen können.

Dies ist ein Hinweis drauf, warum Menschen mit *Asperger-Störung* zwar häufig symbolisches Spiel zeigen, keine kognitive Verzögerung zeigen und Sprache entwickeln, aber grundlegende Formen der eigenen Handlungsplanung und sozialer Interaktion nicht bewältigen. Im nachfolgenden Kapitel wird in Bezug auf die Bewertung der sozialkognitiven Theorie von BARON-COHEN (s. o.) auf diesen Gedanken erneut Bezug genommen werden.

Die beschriebene Entwicklung des Zeitverständnisses und der sich parallel herausbildenden Einsicht in die Relativität eigner und fremder Überzeugungen hat fundamentale Auswirkungen auf die Entwicklung von Motivation und Bedürfnis. Bedürfnisse können aufgeschoben werden, Motivation kann sich als zeitüberdauernder Zustand auf einen antizipierten Zeitpunkt in der Zukunft hin gestalten. Die mit diesen Sensationen verbundene Erregung und Anspannung ist gleichermaßen regulierbar: Die Aufregung vor einer zu bewältigenden Prüfungssituation (z. B. der erste Schultag) kann als bereits vergangene Erfahrung in die Zukunft verlagert werden oder durch die Beobachtung der Verfassung anderer in der gleichen Situation relativiert werden. Dies ist wie oben herausgestellt eine qualitativ neue Errungenschaft des Kindes in psychologischer Hinsicht – und hinsichtlich homöostatischer Möglichkeiten der Bewältigung von Information, Erwartung und Bedürfnis von immenser Bedeutung.

3.4 Schlussfolgerungen

Die Darstellung in den vorangegangenen Unterkapiteln diente einem mehrfachen Zweck:

- Zum Ersten stellte die theoretische und methodische Überprüfung und damit verbundene zeitliche Verortung und phänomenologische wie erkenntnistheoretische Neubestimmung des Konstruktes „Theory of mind" einen zentralen und notwendigen Aspekt nachfolgender Überlegungen dar.
- Zum Zweiten sollte eine Darstellung der sozialen, kognitiven und affektiven Entwicklung des Kindes von der Geburt an bis zum vierten Lebensjahr erfolgen, beginnend mit einfachen vorrationalen, intersubjektiven Kompetenzen und endend mit der durch die Fähigkeit zur Metarepräsentation möglichen Zeitvergegenwärtigung und der daraus resultierenden Fähigkeit zum flexiblen Umgang mit Bedürfnissen.
- Zum Dritten konnte unter Bezug auf die Gesichtspunkte eins und zwei eine erste Einordnung und Relativierung der ausgewählten Vertreter der drei zentralen Theorielinien zur Erklärung autistischer Störungen erfolgen, die es ermöglichte, diese auf ihre wesentlichen Kernaussagen zu begrenzen und mithin formal und zeitlich so zu verorten, dass eine Verbindung in den nunmehr folgenden Überlegungen möglich erscheint.

Es ist im bisher Gesagten deutlich geworden, dass die Entwicklung des Kindes bis zum vierten Lebensjahr durch mehrere *Übergänge* gekennzeichnet ist, an denen sich im Rahmen der „normalen Entwicklung" Schritte einer zunehmenden Umwandlung der angetroffenen Umwelt in eine vergegenwärtigte vollziehen. Idealtypisch lernt das Kind in einer ersten Phase, dass es sowohl eine reale Welt als auch eine vorgestellte Welt gibt, gefolgt von einer zweiten Phase, in der das

Kind Vorstellungsleistungen zeigt, die Vorstellungen zum Inhalt haben. Objektpermanenz, Repräsentation (inkl. Symbolisation) und Metarepräsentation stellen die entsprechenden Ergebnisse phasischer Übergänge der kindlichen Entwicklung dar, deren Voraussetzungen in jeweils vorherigen Phasen und Abschnitten bewältigt worden sind: Sich selbst herauslösend aus einer Fülle reflektorischer und angeborener Schemata, steht das Kleinkind vor der Aufgabe, im fortwährenden interaktiven und reflexiven Kreis- und Austauschprozess mit der Umwelt mittels seiner primär motorischen und wahrnehmungsorientierten Schemata langsam identitätsrelevante, sozialrelevante, kognitive und komplexere affektiv-emotionale wie auch motivationale Kompetenzen zu entwickeln, die über die symbolische und letztlich metakognitive Verarbeitungsfähigkeit die zurückliegende Entwicklung konsolidieren und die Vorbereitung für die weitere Entwicklung hin auf die weitgehend abstrakte Beziehungs- und Kommunikationsgestaltung der Erwachsenenwelt gewährleisten können.

Es empfiehlt sich, die in diesem Zusammenhang entscheidenden Phasen im Alter von null bis vier Jahren getrennt voneinander zu betrachten und ihre spezifischen Charakteristika herauszustellen. Diese sind jedoch nicht unabhängig voneinander, sie bauen aufeinander auf, greifen ineinander und stellen einen entwicklungspsychologischen *Prozess* dar, der im Falle der Störung dieser zentralen Austauschprozesse und Nicht-Bewältigung der kritischen Übergänge als entwicklungspsycho*pathologischer* Prozess zu beschreiben ist. Dies heißt nichts anderes, als dass die Nichtbewältigung der entsprechenden Übergangsphasen die Entwicklung der weiteren Kompetenzen verändert und zu einer Destabilisierung der erreichten Entwicklung führt, da keine Konsolidierung über stabilisierende Bewusstseinsprozesse der Vergegenwärtigung erfolgen kann. Das zentrale Moment dabei ist die Veränderung des homöostatischen Gefüges sowohl im Austauschprozess mit der Umwelt als auch in der inneren Regulation von Erregung, was fundamental die Dimensionen Affekt- und Emotionsverarbeitung umfasst. Es kann deswegen ein entwicklungspsychopathologischer Prozess resultieren, *weil* die beeinträchtigten homöostatischen Zusammenhänge die notwendige Regulation über Vergegenwärtigung verunmöglichen und kompensatorisch gegenregulative Notwendigkeiten des Individuums erfordern, die ihrerseits u. a. den problematischen Effekt der Selbst- und Fremdisolation umfassen.

Dabei stellt sich die Frage, ob der Zeitpunkt der Veränderung oder Beeinträchtigung dieses homöostatischen Prozesses von Bedeutung ist. Die wissenschaftliche Beobachtung zeigt, dass autistische Menschen unterschiedliche, im zeitlichen Verlauf aufeinanderfolgende Kompetenzen erwerben können oder auch nicht. Es gibt Störungen, bei denen Kinder nicht zur Repräsentation oder Symbolisation gelangen, kaum oder gar keine Sprache und keine Begrifflichkeit entwickeln, wahrscheinlich deutliche kognitive Beeinträchtigungen aufweisen und definitiv nicht die Fähigkeit zur Metarepräsentation erlangen. Dem stehen Menschen mit Tiefgreifender Entwicklungsstörung gegenüber, die in vielerlei Hinsicht – wenn auch nicht unauffällig – den Weg bis zur Erlangung metakognitiver Fähigkeiten im ersten Grad bewältigen können, aber bei komplexeren sozialen Wahrnehmungs- und Entscheidungsprozessen scheitern.

Die drei oben dargestellten Theorien zur Erklärung autistischer Störungen markieren in ihrer psychopathologischen Fokussierung eben jene spezifischen Zeitpunkte der Entwicklung des Kleinkindes. Sie verstehen es in ihrer jeweiligen Art, Annahmen über die Prägnanz spezifischer Domänen im pathologischen Geschehen zu entwickeln. Die sozialaffektive Theorie von TREVARTHEN und AITKEN bezieht sich auf die frühe Intersubjektivität des Kindes als wesentliche Phase fundamentaler Entwicklung sozial interaktiver Fähigkeiten, wohingegen der Ansatz der sozialkognitiven Theorie nach BARON-COHEN hauptsächlich auf die mangelnde Ausbildung kognitiver und metarepräsentationaler Fähigkeiten fokussiert. Eine tendenzielle Ausnahme stellt die Theorie von DAWSON als sozialaffektive Theorie dar: Sie konzentriert sich mit der Darstellung einer beeinträchtigten Erregungskontrolle als Resultat gestörter Aufmerksamkeitsprozesse auf ein lebenslang immer wiederkehrendes Phänomen, macht aber eben auch mit diesem Funktionszusammenhang die mangelnde Entstehung von Objektpermanenz und Repräsentation erklärbar und ist damit in erster Linie dieser Phase zuzuordnen.

Dementsprechend scheint es sinnvoll, diese theoretischen Ansätze in ihrem jeweiligen Erklärungswert konkret auf die spezifischen Zeitphasen und Aspekte der kindlichen Entwicklung zu beziehen, zu denen sie Erklärungen abliefern und in denen autistische Störungen salient werden können. Das von BISCHOF-KÖHLER formulierte Modell der kindlichen Entwicklung als Prozess zunehmender Abstraktion sowohl kognitiver als auch affektiv-motivationaler Kompetenzen bietet dabei die geeignete Integrationsfläche und Verknüpfungsmöglichkeit zwischen den Theorien. Dementsprechend lassen die dargestellten Theorien sich neu verorten.

3.4.1 Verortung der Sozialaffektiven Theorie nach TREVARTHEN und AITKEN

Die sozialaffektive Theorie von TREVARTHEN und AITKEN betont eine frühe Störungssalienz und fokussiert inhaltlich auf diejenigen autistischen Kinder, die bereits in ihren ersten Aktionen und Reaktionen in ihrem frühen Interaktionsverhalten deutlich beeinträchtigt sind: Der Mangel an frühem Lächeln, das Fehlen früher Kommunikationsschleifen basaler Natur, die fehlende Ansteckungsfähigkeit für Gefühle (vgl. BISCHOF-KÖHLER) werden bei TREVARTHEN und AITKEN zum Insignium einer beginnenden autistischen Störung und gleichermaßen zum Ursprung aller sich daraus ergebenden mangelhaften und beeinträchtigten komplexeren sozialen und kognitiven Fähigkeiten. Dies ist eine diagnostische Realität insbesondere für Kinder mit *Autistischer Störung* und häufig bei Kindern mit *Atypischem Autismus*.

Es folgt zwingend aus diesem Ansatz, dass es notwendig ist, bereits in einer vorrationalen Phase von intensiven Prozessen der Intersubjektivität bei Kindern zu sprechen und den gewaltigen Wert ihres Gelingens für das Kind zu betonen. Bereits das neugeborene Kind wird im gesunden Fall als kompetenter Interaktionspartner gesehen: Durch bereits bestehende Schemata und schnell sich ausweitende motorisch-kommunikative Fähigkeiten wird auf Basis elterlicher Widerspiegelung eine sich ausweitende und komplexer werdende Intersubjektivität real. Es entwickelt sich die emotionale Basis menschlichen Zusammenlebens und damit das notwendige Klima einer gelingenden emotionalen, sprachlichen und kognitiven Entwicklung.

Frühe Rhythmizität und protoverbaler Singsang, die Imitation durch nahe Bezugspersonen im Rahmen einer zugewandten und positiven Emotionalität erlauben ein wechselseitig emotionales Verstehen ohne kognitive Repräsentation.

Hinsichtlich sich früh ausprägender autistischer Störungen kann festgehalten werden, dass das Kind bereits in dieser Phase oft schwerwiegende Störungen zeigt, in selbstbezogener Rhythmizität verharrt, auf soziale Information aversiv reagiert und zusehends immer stärker vom Weg eines intensiven sozial emotionalen Austausches mit den nächsten Bezugspersonen abweicht.

Es geschieht dies aber innerhalb der Tiefgreifenden Entwicklungsstörungen in durchaus *unterschiedlicher* Ausprägung und kann sehr unterschiedliche Konsequenzen ergeben. Hinsichtlich der *Autistischen Störung* gibt es die übereinstimmende Beobachtung, dass sehr häufig die frühen Muster einer gestörten Protokonversation zu beobachten sind. Kompetenzen wie Sprache, Aufmerksamkeit und Verhalten können in quantitativ und qualitativ ganz unterschiedlicher Weise betroffen sein. Gleichermaßen sind Auffälligkeiten der Sprache und Kognition, wie sie bei Menschen mit *Autistischer Störung* auftreten, bei Menschen mit *Asperger-Störung* in der Regel *nicht* zu beobachten. Bei Menschen mit *Atypischem Autismus* sind sie zwar gegeben, treten aber hinsichtlich Art und Verlauf in deutlich heterogenerer Weise auf (vgl. Kapitel 2). Dies bedeutet, dass generalisierende und normative Aussagen wie sie u. a. von TREVARTHEN und AITKEN gemacht werden, in diesem Zusammenhang zumindest problematisch sind. Es ist nach der hier vertretenen Auffassung nicht sinnstiftend, zum einen zwischen den entsprechenden Gruppen *nicht* zu unterscheiden und zum anderen die aus der theoretischen Konzeption abgeleiteten Phänomene mit Allgemeinvertretungsanspruch für Tiefgreifende Entwicklungsstörungen in toto zu formulieren.

Die sozialaffektive Theorie nach TREVARTHEN und AITKEN fokussiert gerade auf den Zeitpunkt einer früh und massiv deutlich werdenden Störung. Sie betont die Bedeutung basaler, vorsprachlicher und sich daraus ergebender intersubjektiver Muster.

Die Theorie spiegelt die Auswirkungen früh beeinträchtigter Kommunikationsmuster zwischen Kind und Eltern vor dem Hintergrund einer hirnanatomisch-funktionell beeinträchtigten Intersubjektivität wieder. Ohne ihre neuroanatomischen Verursachungsthesen zu übernehmen und die Ansicht zu teilen, dem unter einem Jahr alten Kind repräsentative und metakognitive Fähigkeiten zuzuschreiben, stellt die Feststellung einer von Geburt an bestehenden Motivation zu sozialem Austausch bzw. deren Beeinträchtigung einen wesentlichen theoretischen Ausgangspunkt hinsichtlich einer Beschreibung der Entwicklung Tiefgreifender Entwicklungsstörungen dar. Diese Finalität im Wollen und Handeln des Neugeborenen ist von grundsätzlicher Bedeutung für eine informationstheoretische und systemtheoretische Beschreibung autistischer Störungen.

3.4.2 Verortung der sozialen Theorie von DAWSON

Die Theorie von DAWSON rekurriert auf eine ähnlich frühe Störung wie die sozialaffektive Theorie nach TREVARTHEN und AITKEN und macht ihrerseits gestörte neurobiologische resp. psychophysiologische Funktionen für die beeinträchtigten sozialen Kompetenzen autistischer Menschen verantwortlich.

DAWSON betont die Auswirkungen einer gestörten Orientierungsreaktion und der resultierenden Erregungsregulation. Die Hinwendung zum *Neuen* auch unter Gegenwart einer beträchtlichen Anzahl *bekannter* Aspekte ist dem Kind aufgrund eines stark verkürzten „Aktivationsbandes" nicht oder nur bruchstückhaft möglich.

Die Schwelle zur Aversion ist schnell erreicht und die Integration des Neuen als die Abstraktion und damit die Repräsentation und Symbolisation vorbereitender Schritt ist nicht möglich. Es entsteht keine Habituation und das Kind kann keine Ruhe finden, keine Befriedigung der inneren Aktivation. Die homöostatische Regulation der Auseinandersetzung mit den unbekannten Aspekten der Umwelt – und diese sind im sozialen Bereich am größten – ist nicht möglich, so wenig wie die Verbildlichung und Repräsentation in diesem „Aversionsnexus" jemals problemlos möglich ist.

Der Gesichtspunkt der mangelnden Ausbildung repräsentativer Fähigkeiten stellt in der Theorie von DAWSON einen wesentlichen Aspekt dar und verortet damit diese Theorie *auch* im Bereich der Phase der Entwicklung von Objektpermanenz und Repräsentation.

Geht man davon aus, dass die mangelnde Erregungsregulation vor dem Hintergrund veränderter Aufmerksamkeitsprozesse (Orientierungsreaktion) gleichermaßen ein frühes Muster darstellt – wofür vieles spricht –, so lässt sich gerade auch die Entwicklung einer mangelnden Intersubjektivität im Sinne von TREVARTHEN und AITKEN mit diesem theoretischen Gerüst erklären. Jeder Blick, jede Bewegung, jede Begegnung ist mit dem Auftreten nicht zu bändigender Erregung und unspezifischer Aversion oder Angst verknüpft. Die Entwicklung positiver, prosozialer Intersubjektivität ist vor diesem Hintergrund kaum vorstellbar, gerade auch weil diese Angst von außen merkwürdig unbegründet und bizarr erscheint. Sie erzeugt keine Fürsorge bei den Bezugspersonen, sondern totale Verunsicherung bis hin zu wutgeprägter Abkehr.

Die Entwicklung der Vergegenwärtigung – einer wie oben bereits dargestellt *homöostatisch* sehr wesentlichen Funktion – muss ausbleiben oder ist brüchig und fragmentarisch. Die Entwicklung metakognitiver Fähigkeiten ist unter der Voraussetzung, dass Repräsentation die notwendige Voraussetzung von Metarepräsentation ist, dementsprechend schwierig bis unmöglich.

Mithin hat die Theorie von DAWSON damit einen Erklärungsbereich, der ebenfalls die frühen sozialen Schemata thematisiert, in der Entwicklung des theoretischen Gebäudes aber über die Orientierungsreaktion und den nachfolgenden Prozess der symbolischen Spielfähigkeit auch einen zweiten Meilenstein der kommunikativen Entwicklung mit einbezieht, nämlich den des Übergangs zur Welt des Abbildhaften.

Die soziale Theorie in der Formulierung von DAWSON ermöglicht die Beschreibung und Erklärung der mangelnden Ausbildung repräsentativer und symbolischer Funktionen bei autistischen Menschen und der damit in Zusammenhang stehenden beeinträchtigten – sowohl vorauslaufenden als auch nachfolgend oft verschlechterten – Erregungsregulation. Stereotype und ritualisierte Verhaltensweisen als verzweifelte Versuche der Regulation binden sich schlüssig in dieses Konzept ein.

Auch das Konzept von DAWSON kann nicht als Theorie mit Alleinvertretungsanspruch für die Erklärung Tiefgreifender Entwicklungsstörungen gesehen werden. Menschen mit *Asperger-Störung* passen nicht strikt in diese Erklärungsmuster, denn offensichtlich realisieren sie eine in Grenzen symbolische Entwicklung. Ihnen ist auch eine zumindest teilweise Homöostase über Vergegenwärtigung möglich, wie ebenfalls die Ausbildung von Sprache und Begrifflichkeit möglich ist. Es sind diese Fähigkeiten als *Emergenzen* gleichermaßen Voraussetzungen einer zukünftig besser gelingenden Homöostase. Menschen mit *Asperger-Störung* erreichen jedoch oft gar nicht und manchmal nur bruchstückhaft die Phase zur Ausbildung metakognitiver Fähigkeiten und der damit verbundenen Kompetenzen von Zeitvergegenwärtigung und Bedürfnisaufschub. Sie sind damit im überwiegenden Maße an ein „psychisches Jetzt" gebunden, dass es ihnen verunmöglicht, sich vom Diktum des Augenblicks zu lösen. Das führt zur dritten der vorgestellten theoretischen Positionen, nämlich der der sozialkognitiven Theorie von BARON-COHEN.

3.4.3 Verortung der sozialkognitiven Theorie von BARON-COHEN

Diese Theorie fokussierte ursprünglich sehr stark auf den von WIMMER und PERNER (1983) ins Feld geführten und letztlich von WELLMAN et al. (2001) bestätigten „change": Der *Übergang* in der zweiten Hälfte des vierten Lebensjahres von der Repräsentation zur Metarepräsentation.

Eine fundamentale Beeinträchtigung der Metarepräsentation als deutliches und nach Meinung von BARON-COHEN und anderen sozialkognitiven Forschern *universelles* Phänomen der Informationsverarbeitung autistischer Kinder war mithin anzunehmen. Es machte nach Auffassung der Autoren den bei normalen Kindern zu beobachtenden „change" unmöglich. Es ist dies die Betonung des zweiten Übergangs und der dritten Phase im Rahmen der sozialkommunikativen Entwicklung

Ätiologisch formulierten sie dies in Abgrenzung zu den zum damaligen Zeitpunkt modernen Bottom-up-Theorien als *höheres kognitives Defizit* (top-down).

Die Fähigkeit zur *„Vergegenwärtigung der Vergegenwärtigung"* und der damit einhergehenden Kompetenz, im komplexen sozialen Geschehen ein Verstehen der Bedürfnisse und Beweggründe anderer wie ein Verstehen der eigenen Beweggründe zu entwickeln, ermöglicht die Erfüllung der für dieses Alter bereits notwendigen sozialen Anforderungen hinsichtlich Kooperativität, Bedürfnisaufschub, Regelakzeptanz, Freundschaft, Autonomie und altruistischem Verhalten. Die mit diesen oft spannungsgeladenen Momenten einhergehende notwendige Erregungsregulation und Homöostase erfolgt hierbei über die integrierte kognitive und metakognitive Verarbeitung und die damit verbundene Fähigkeit zu Selbstobjektivierung und Relativierung.

Sicherlich, so lässt sich sagen, betrifft die Beeinträchtigung dieser Fähigkeiten die Mehrzahl der autistischen Kinder. Der daraus in begierigem Vorgriff abzuleitende Schluss, diese Theorie sei nun *universell,* hat aber einige „Hinkefüße":

• Ein Problem besteht darin, dass die Beeinträchtigung der Metarepräsentation bei vielen autistischen Menschen festgestellt wird, aber tatsächlich bei nur sehr wenigen direkt nachgewiesen und diagnostiziert werden kann. Die Feststellung erfolgt tendenziell über die Wahrnehmung und Diagnose des Nicht-Vorhandenseins entsprechender Leistungen. Dabei ist eine direktere Überprüfung anhand entsprechender Reaktionen zweifelsfrei nur bei sogenannten intelligenten autistischen Menschen möglich. Dies bedeutet, dass gerade in den zentralen Untersuchungen von z. B. BARON-COHEN, LESLIE & FRITH (1985) sowie BARON-COHEN (1989) die Stichprobenzusammensetzung stark an methodisch-operationalen Notwendigkeiten orientiert war, was dazu führte, dass fast ausschließlich Menschen mit *Asperger-Störung* und *High-functioning-Autisten* daran teilnahmen. Die Theorie stellt damit streng genommen – auch wenn die Autoren das sicherlich bestreiten würden – eine Theorie über sogenannte intelligente autistische Menschen dar. Das heißt natürlich nicht zwingend, dass die zutage geförderten Prozesse nicht auch für Menschen gelten, die nicht das intellektuelle Niveau von Menschen mit *Asperger-Störung* erreicht haben. Die Möglichkeit eines direkten Nachweises ist jedoch schwierig, und der Universalitätsanspruch der Theorie ist zumindest auf empirischer Ebene schwer zu halten.

• Ein zweites Problem ist ebenfalls wesentlich: Im Zuge der in Kapitel 3.4.1 ausführlich geschilderten methodisch-theoretischen Diskussion begannen die Autoren (hier insbesondere BARON-COHEN & SWETTENHAM, 1996), ihre Theorie auszuweiten und auf Entwicklungsprozesse deutlich vor dem „change" zu beziehen und diverse Vorläufermechanismen (z. B. den Shared Attention Mechanism; SAM) für die „Theory of mind" zu fordern und empirisch nachweisen zu wollen. Die theoretische Reflexion von BISCHOF-KÖHLER hat bereits gezeigt, dass darin zwei fundamentale Fehler liegen: Zum einen ist zur Erklärung der Prozesse vor der „Theory of mind" die Konstruktion eines sogenannten SAM- Prozesses weder notwendig noch sinnvoll – alles lässt sich leichter mit den herausgearbeiteten emotionalen Kompetenzen des Kindes im entsprechenden Alter beschreiben – , zum anderen weiten die Autoren den Begriff der Metarepräsentation tendenziell auf Vorgänge repräsentativer Natur aus, d. h., sie erzeugen erkenntnistheoretisch eine Situation, in der durch zwei unterschiedliche Begriffe das gleiche erklärt wird.

Damit wird deutlich, dass die Theorie von BARON-COHEN ihren Schwerpunkt der Erklärungskraft im Bereich dessen hat, was sie sich inhaltlich zum Thema macht, nicht mehr und nicht weniger. Davon unabhängig sind Prozesse beeinträchtigter Intersubjektivität und gestörter Erregungsregulation tatsächlich Faktoren, die die Entwicklung hin zu einer unzureichenden Metarepräsentation schlüssig erklären können.

Ist die sozialaffektive Theorie eine Theorie über die Konsequenz nachgeburtlich beeinträchtigter Intersubjektivität und die soziale Theorie nachfolgend eine über die der Fähigkeit zur Repräsentation vorausgehende beeinträchtigte Aufmerksamkeits- und Erregungsregulation, so stellt die sozialkognitive Theorie nach BARON-COHEN mit der Betonung des höheren kognitiven Defizits letztlich das Resultat des vorauslaufend abweichenden Entwicklungsweges in der Erklärung von TREVARTHEN und AITKEN und DAWSON dar.

3.4.4 Fazit

Es bleibt an dieser Stelle in einer ersten Schlussfolgerung auf die zentralen Annahmen der vorliegenden Arbeit hin Folgendes festzuhalten: Gerade die Prozesse, deren Voraussetzungen in einer gelingenden intersubjektiven und anwachsend repräsentationalen Entwicklung liegen, sind bei autistischen Menschen fundamental betroffen. Der notwendige innere Ausgleich im Zuge der Auseinandersetzung mit Umwelt und der Begegnung mit anderen kann aufgrund beeinträchtigter basal-intersubjektiver und semantischer Prozesse nicht geleistet werden. Einfach gesagt, bleibt der autistische Mensch psychologisch im *Angetroffenen* (≈ *Autistische Störung, Atypischer Autismus*), einfach *Vergegenwärtigten* und *Symbolischen* (≈ *Atypischer Autismus, Asperger-Störung)* und *fragmentarisch Metakognitiven* (≈ *Asperger "Störung*) im Zustand mehr oder minder andauernder oszillierender Spannung „stecken".

Die Entwicklung des Kleinkindes als sozialem Wesen ist jedoch eine Entwicklung, die ohne die kritischen Übergänge zu einer sich jeweils komplexer gestaltenden sozialen Kompetenz nicht zu denken ist. Die dargestellten Theorien umfassen gerade vor dem Hintergrund der BISCHOF-KÖHLERschen Entwicklungspsychologie spezifische Phasen bzw. spezifische Übergänge und bilden in der Zusammenschau den Prozess kindlicher Sozialentwicklung als einen Vorgang ab, der durch zunehmende *notwendige Bedeutungsentwicklung* gekennzeichnet ist und dementsprechend gleichermaßen ein Prozess zunehmender Fähigkeiten der Vergegenwärtigung und *Abbildung* ist.

Dabei sind soziale, kognitive und affektive Faktoren und Kompetenzen nicht voneinander zu trennen – und schon gar nicht lassen sich hier mehr oder weniger antagonistisch einander ausschließende, isolationistische Positionen entwickeln, wie es die entsprechenden Theorievertreter untereinander propagieren. Alle diese Faktoren spielen eine Rolle und konstruieren einen Prozess, *durch den* und *in dem* sich die Entwicklung des Menschen vollzieht. Die kritischen Übergänge stellen dem Augenschein nach *Übergangsfolgen* bzw. *Bifurkationspunkte (Gabelungspunkte)* dar, die weniger eine zeitlich klar umgrenzte Faktizität haben als vielmehr qualitative *Schwellen* im dynamischen Prozessgeschehen sind, deren Existenz Resultat vorauslaufender Entwicklungen ist.

Was in der vorliegenden Darstellung deutlich geworden sein dürfte, ist die notwendige Erweiterung der Perspektive in der Betrachtung autistischer Störungen. Versucht man die Entstehung und Entwicklung autistischer Störungen zu beschreiben, so ist die Fokussierung auf spezifische Faktoren, wie es die dargestellten Theorien tun, nur unter der Maßgabe ihrer Funktion als Teil einer umfassenden und inhaltlich konsistenten Verlaufsbeschreibung sinnstiftend.

3.5 Entwicklungspsychopathologie

Im Übereinstimmung mit der Position von YEUNG-COURCHESNE und COURCHESNE (1997) lässt sich festhalten, dass keine der drei Theorien ihrem eigenen Anspruch genügt und alle drei darüber hinaus schwerwiegende definitorische und konstruktexplanative Mängel aufweisen.

Es muss aber dennoch festgehalten werden, dass die durch sie beschriebenen Phänomene und Prozesse im Kern zutreffend sind und somit alle bei autistischen Menschen in unterschiedlicher Ausprägung vorkommen können. Letztlich unterliegen die Ansätze genau dem Verständnis möglicher Kernverhaltensdefizite, die sie zum Beispiel mit den Konstrukten „Theory of mind", „Orientierungsreaktion" resp. „Erregungsregulation" und „IMF" gefunden haben. Dieses stark domainspezifische, in Anlehnung an die Forschung der 70er- und 80er-Jahre entwickelte Verständnis begeht den damals schon weit verbreiteten Fehler, die Störung auf *einen einzigen* psychologischen oder psychophysiologischen Faktor reduzieren zu wollen.

Genau dieses Bestreben führte letztlich sogar zu einer topologischen Strategie (vgl. YEUNG-COURCHESNE & COURCHESNE, 1997; LAUCKEN, 2006), nämlich einen hirnanatomisch oder funktional-physiologisch verantwortlichen *Ort* für die Störung finden zu wollen. Auch damit wird nach YEUNG-COURCHESNE und COURCHESNE ein forschungsstrategischer Fehler begangen, unterliegt diese Annahme doch der stark vereinfachenden Hypothese, dass die „Regionen", die zu einer Fähigkeit führen, dieselben sind, die diese Funktion gewährleisten. Gerade z. B. hinsichtlich der Sprachentwicklung lässt sich zeigen, „dass Regionen, die für das Sprachelernen verantwortlich sind, nicht notwendigerweise dieselben sind, die für Gebrauch und Aufrechterhaltung der Sprache sorgen"

(YEUNG-COURCHESNE & COURCHESNE, 1997, S. 400). Die Autoren fordern dieses Verständnis auch für die Beschreibung und Erklärung sozialer und affektiver Funktionen. Sie gehen davon aus, dass verschiedene Vorläuferfunktionen, die zur selben Dimension gehören können, aber auch Bestandteil anderer Funktionsbereiche sein können, zur abschließenden Entwicklung sozialer und affektiver Funktionen beitragen. Das bedeutet auch, dass die Störung in irgendeiner dieser Vorläuferfunktionen (z. B. der Fähigkeit sich zu orientieren, zu fokussieren oder auch die Aufmerksamkeit ändern zu können) zu einer bestimmten Form eines gestörten oder beeinträchtigten emotionalen Affektes führen kann bzw. in einer beeinträchtigten Form reziproker sozialer Interaktion resultieren kann. Ebenso kann auch eine Störung zu einem spezifischen aktuellen Zeitpunkt resultieren, ohne durch eine Belastung in einer Vorläuferfunktion getriggert zu sein.

> „Das sich entwickelnde Hirn ist so ‚konstruiert‘, dass es Veränderungen im Pfad der Entwicklung als Antwort auf interne und externe Ereignisse und Bedingungen erlaubt, wenn nicht gar vorantreibt. Normale und abnorme Hirnentwicklung ist nichtlinear, systemoffen, selbstkonstruktiv und selbstorganisierend durch ein kontinuierliches Wechselspiel zwischen internem organismischen Milieu und Umgebung." (YEUNG-COURCHESNE & COURCHESNE, 1997, S. 394 f.)

Das Modell, das YEUNG-COURCHESNE und COURCHESNE (1997) hier vorschlagen, ist das einer sogenannten *Kaskadenentwicklung:* Ein primärer Defekt, eine Läsion, ein Trauma – neutral ausgedrückt ein Faktor – kann als primäres „Ereignis" in frühen Stadien der Entwicklung zu einer Kaskade von sekundären und tertiären Effekten führen und damit Dimensionen und Strukturen betreffen, die nicht in den primären Defekt involviert waren. Damit kann das auffällige Verhalten als eines gesehen werden, das nicht zwingend zu den primären und triggernden Ursachen der Störung gehört. Die Resultate können vielmehr gesehen werden als Endpunkte, vielleicht aber auch als Zwischenpunkte eines *Vielweges* resp. einer „*Multistepentwicklungskaskade*", in der die Verlaufscharakteristika von *Konvergenzheterogenität* und *Divergenzheterogenität,* man könnte auch sagen *Äquifinalität* und *Multifinalität*, eine entscheidende Rolle spielen. Abnormität auf der einen Seite kann zu einer Kaskade sekundärer und tertiärer Effekte führen, die nicht auf der Seite der primären Abnormität waren. Das heißt u. a., dass die Symptome einer Störung nicht ihre Ursachen sind, auch wenn dieser falsche Zirkelschluss in der Autismusforschung sehr häufig – wahrscheinlich aufgrund der ungeheuren Prägnanz und Salienz der zu beobachtenden Auffälligkeiten – gemacht wurde.

> „Viele Wege können zu denselben Zeichen und Symptomen führen (Konvergenz und Äquifinalität) und derselbe Start kann divergieren in viele unterschiedliche Manifestationen und Ergebnisse (Divergenz oder Multifinalität). Autismus und viele andere Entwicklungspsychopathologien sind charakterisiert durch Konvergenz-Heterogenität und Divergenz-Heterogenität, was das Ziel, ein singuläres ‚kausatives‘ Verhaltensdefizit zu finden, zu einer bedeutungslosen Bemühung macht." (YEUNG-COURCHESNE & COURCHESNE, 1997, S. 394)

Die Tatsache, die zu Beginn bereits erwähnt wurde, dass das erste KANNERsche Symptom eigentlich erst 40 Jahre nach Erstbeschreibung wieder Eingang in die Forschung fand, ist ein besonderes Zeichen für die Fehlentwicklung einer an den vordergründigen Phänomenen haftenden Forschung. KANNER (1943) beschrieb in seinem ersten Report profund Defizite in Aufmerksamkeit und sozialer Bezugnahme als spezifische Charakteristika des „Frühkindlichen Autismus", wie er es nannte. Es dauerte Dekaden, bis diese Gebiete untersucht wurden und operational umgesetzt wurden.

Betrachtet man nun die oben dargestellten Theorien zur Erklärung autistischer Störungen unter dem soeben formulierten Aspekt der Kaskadenentwicklung, so ergibt sich ein anderes Verständnis und eine neue Konzeptionierung der Entwicklung autistischer Störungen.

Die Beeinträchtigung metakognitiver Fähigkeiten muss nicht zwingend in einer Störung dieser Dimension selbst ihre Ursache haben, sondern kann vielmehr Resultat vorauslaufender beeinträchtigter repräsentationaler oder symbolischer Entwicklungen sein, die ihrerseits wiederum Folge einer beeinträchtigten vorrepräsentationalen, intersubjektiven Entwicklung sein können. Eine beeinträchtigte Aufmerksamkeits- und Erregungsregulation bietet sich dabei als schlüssiges Moment gestörter Individuum-Umwelt-Abstimmung an. Eine prä- oder perinatale Bedingtheit könnte als primäre Ursache im Sinne von TREVARTHEN und AITKEN verantwortlich dafür sein, sehr früh, gleich nach der Geburt, die Entwicklung der Intersubjektivität möglicherweise gerade auch hinsichtlich der Verarbeitung von Neuheit und Bekanntheit zu beeinflussen.

Allerdings unterliegt dieser Perspektive keine inhaltliche Notwendigkeit in dem Sinne, dass diese Abfolge so und nicht anders verlaufen muss. Es ist der Aspekt der *Multistepentwicklungskaskasde*, der es ermöglicht, davon ausgehen zu können, dass eben *kein* idealtypischer Entwicklungsverlauf vorliegen muss, sondern ebenso die Möglichkeit besteht, dass eine frühe Störung nicht in allen Phasen salient wird. Ebenso kann es sein, dass die sekundären und tertiären Effekte erst wesentlich später deutlich werden oder aber tatsächlich eine Verhaltensauffälligkeit in einer gewissen Phase Ausdruck der gerade diese Strukturen hervorbringenden Dimensionen zu diesem Zeitpunkt ist. Das kann in diesem komplexen Geschehen, das von vielen Faktoren abhängig ist, mit *Kompensationsleistungen* auf der Ebene informationsverarbeitender, kommunikativer und kognitiver Fertigkeiten zusammenhängen. Gerade dieser Gedanke wird im weiteren Verlauf der hier geführten Erörterungen zentrale Bedeutung erlangen.

Nach allen diagnostischen und theoretischen Überlegungen, allgemein-entwicklungspsychologischen und spezifisch-autismustheoretischen Ansätzen der vorangegangenen Kapitel resultiert somit eine erste entwicklungspsychopathologische Konzeption der Entwicklung Tiefgreifender Entwicklungsstörungen.

3.5.1 Die Entwicklung Tiefgreifender Entwicklungsstörungen (Schritt 1)

Autistische Störungen können früh, sogar in den ersten Monaten nach der Geburt offensichtlich werden. Phänomenologisch und theoretisch ist diese Phase erfasst durch die Annahme angeborener, sozial-interaktiver Schemata mit nachfolgender Ausbildung von Subjektivität, primärer Intersubjektivität und sekundärer Intersubjektivität nach TREVARTHEN und AITKEN bzw. durch frühe vorrationale Formen der Erregungsregulation, Sicherheitsorientierung und der intersubjektiven Phänomene von Gefühlsansteckung und nachfolgender empathischer Identifikation nach BISCHOF-KÖHLER.

Kinder handeln aktiv in einer interaktionsorientierten Weise vorsprachlich-lautlich sowie mimisch-gestisch und realisieren einen intersubjektiven Kontext mit deutlich emotional- affektiv gefärbten Aktionen und Reaktionen. Eine Störung in diesem Bereich wird von TREFVARTHEN und AITKEN als aus einer vorgeburtlichen Störung hervorgehend angesehen, mündend in einer sich anschließenden Beeinträchtigung der Agilität und Reagibilität hinsichtlich sozial-emotionaler Austauschprozesse. Der hieraus hervorgehende „Mechanismus" führt als Verlaufsphänomen unmittelbar zu einer *Störung* der dyadischen Interaktion als einer sowohl die interpersonelle Kommunikation zwischen Selbst und Anderem nicht gelingen lassenden Störung als auch zu einer Dysfunktion der triadischen Interaktion als einer misslingenden Kommunikation in der Beziehung zwischen Selbst, Anderem und Objekt.

Resultierend bedeutet dies auf einer psychologischen Ebene für das betroffene Kind den unmittelbaren Verbleib und gegenregulativen Rekurs auf die Ebene früher prosodischer und rhythmischer Muster verhaltensmäßiger und kommunikativer Akte. Das Kind kann über die Beeinträchtigung seiner fundamentalen Austauschprozesse keine weiteren, den wachsenden Ansprüchen der Bezugspersonen entsprechenden Interaktionsmuster entwickeln und muss in den Zirkeln einer sich wiederholenden Kommunikationsstruktur verbleiben. Verstärkt wird diese Situation durch die zunehmende innere Erregung, da es kommunikativ und somit „interemotional" zu keinem Ausgleich und zu keinem Fließen in den „Gefühlen" und dem „Verstehen" zwischen Mutter und Kind kommen kann. TREVARTHEN und AITKEN sehen dies als die frühe fundamentale Beeinträchtigung autistischer Kinder, die – so lässt sich hier fortführen – sehr schnell zu einer stabilen pathologischen Struktur aus kommunikativen Defiziten, ansteigender innerer Erregung, Rekurs auf bekannte rhythmische Muster als Versuch zu Kommunikation und Erregungsabbau gleichzeitig und zu beginnender sozialer Isolation auf Grund anwachsend misslingenden interpersonellen Austausches führt.

Fundamental sind von diesem frühen, sich stark ausprägenden Prozess die sprachliche und die kognitive Entwicklung betroffen. Das Kind verbleibt sozusagen interaktiv in dieser Struktur gefangen und kann sich durch das Ausbleiben der interaktiven Ausdifferenzierung und die fehlende mögliche Bezugnahme insbesondere seiner Eltern auf seine inneren Empfindungen aus dieser bedrohlich gewordenen Situation nicht herauslösen. Die früh oft angsterfüllten Blicke von Kindern mit *Autistischer Störung*, ihr Zurückweichen vor liebevoll gemeinter Zuwendung und das Verharren in schnell sehr festen, ritualisierten und stereotypen Mustern verdeutlichen dies.

Darüber hinaus ist die entwicklungspsychologisch bedeutsame Triade der Kommunikation zwischen Selbst, Anderem und Objekt als einem wichtigen Element der Anbahnung von interpersoneller Beziehung, aber auch von Vorstellung und repräsentationalem Verständnis fundamental durch diese Veränderung des Entwicklungsverlaufes betroffen. Die frühe scheiternde kommunikative Abstimmung hat individuell für das autistische Kind eine Beeinträchtigung der Begriffs- und Bedeutungsentwicklung zur Folge.

Im Zusammenhang mit der Entwicklung von *Vorstellung* und *Bedeutung* schließt nach der hier vertretenen Auffassung nun gerade der Ansatz von DAWSON die in der Konzeption von TREVARTHEN und AITKEN bestehende tendenzielle Erklärungslücke hinsichtlich der Entwicklung von Vorstellung und Symbolisation.

DAWSON sieht die Unfähigkeit des Kindes zur interindividuellen Abstimmung als Resultat einer unzureichenden Fähigkeit im Umgang mit *Neuheit* und daraus resultierender immens erschwerter Regulation der *inneren Erregung*. Das Konzept der *Orientierungsreaktion* ist dabei von besonderer Bedeutung, umschreibt es doch den Moment in der Begegnung mit Neuheit, der fundamental die Orientierung auf eine neue Situation hin resp. in seiner Realisation als *Defensivreaktion* die Abkehr von einem neuen Reiz umfasst. Wie schon bei YEUNG-COURCHESNE und COURCHESNE angemerkt ist die Fähigkeit, sich auf etwas zu orientieren, auf etwas zu fokussieren und die Aufmerksamkeit nachfolgend zwischen sozialen Zielen shiften zu lassen, eine unmittelbare Voraussetzung der Entwicklung sozialer und affektiver Funktionen.

Gleichermaßen liefert die Funktion der Orientierungsreaktion in ihrem normalen Verlauf die Möglichkeit der Herausbildung innerer Konzepte und damit die Möglichkeit zur Entwicklung von Objektpermanenz, Vorstellung und repräsentationalen Fähigkeiten, indem es dem Kind möglich ist, in der Interaktion zu bleiben und auf Neuheit positiv zu reagieren, nachfolgend Informationen zu verbinden und über die durch eine gelingende Orientierungsreaktion realisierte Zuwendung auf die dingliche und soziale Welt hin Bekanntheit zu generieren. Für den gestörten Verlauf bedeutet dies: Sind die dyadische Interaktion und die triadische Interaktion zwischen Selbst, Anderem und Objekt beeinträchtigt, kann die Repräsentation und Symbolisation als Abbildungsprozess nicht resultieren. Die Neuheit kann nicht reduziert werden, sie steigt nach dem hier vorgestellten Verständnis sogar an, die innere Erregung ist nicht zu reduzieren. Auf hohem Niveau fluktuierende Spannungszustände sind das Ergebnis. Die Ausbildung der Objektpermanenz als Initialpunkt der Entwicklung der Vorstellungsfähigkeit ist davon im Kern betroffen. Es lässt sich folgern, dass somit gerade die Unfähigkeit, durch Aufmerksamkeitsprozesse Neuheit und Erregung zu reduzieren, eine beeinträchtigte Vorläuferfunktion der fehlerhaften Ausbildung repräsentationaler und symbolischer Fähigkeiten ist. Es ist dies somit eine primäre Abnormität, die sekundäre und tertiäre Effekte nach sich zieht, in denen die primäre Störung nicht oder nur noch zum Teil wiederzuerkennen ist.

An dieser Stelle ist – und das ist sehr wesentlich, weil es hier mitnichten um einen isolierten kognitiven Defekt geht – eine ganze Bandbreite entwicklungspsychologischer Dimensionen zu nennen, wie BISCHOF-KÖHLER sie aufzählt: Herauslösen aus der zwingenden Unmittelbarkeit des Angetroffenen durch Fantasietätigkeit, Entwicklung der Sprache, Ausbildung von Selbst- und Ichbewusstsein, Erkennen des eigenen Spiegelbildes, der eigenen Identität.

Das autistische Kind kann die wichtige Phase des symbolischen Spiels nicht oder nur bruchstückhaft auf einer funktionalen Ebene ohne erweiternde Kreativität erreichen. Der Übergang von der vorrationalen Verhaltenssteuerung zu repräsentationaler Fähigkeit im Sinne von Sprach- und Bedeutungsentwicklung, aber auch zum identitätsstiftenden Wissen von sich selbst als Ausbildung neuer Emergenzen kann vor dem Hintergrund einer durch fehlerhafte Aufmerksamkeitsprozesse beeinträchtigten Sozialentwicklung nicht gelingen. Mit METZGER (1954) gesprochen verbleibt das Kind in einer Welt des Angetroffenen und ist damit immer weniger in der Lage, die zunehmend komplexen sozialen Anforderungen zu bewältigen. Es kommt immer mehr in die Situation, durch die Inkompatibilität zwischen diesen und seinen Fähigkeiten isoliert zu werden.

Funktional bedeutet dieser Entwicklungsverlauf, dass eine fehlerhaft integrierende und homöostatisch nicht regulierende Repräsentationsfähigkeit zu einer segmentierten Welt mit zunehmender Reiz- und Veränderungsflut wird, die das Kind in den Zustand permanenter Erregung versetzt und an den Rand der psychischen Stabilität, manchmal auch an den Rand der Lebensfähigkeit, treibt.

Betrachtet man den nachfolgenden Entwicklungsverlauf, so ist offensichtlich, dass über ein erstes Scheitern früher interaktiver Kompetenzen und eine nachfolgend misslingende Entwicklung der repräsentativen Fähigkeiten auch der Übergang („*change*") zu metakognitiven Fähigkeiten betroffen ist. Der Ansatz von BARON-COHEN beschreibt eindrücklich, was das Scheitern im Umgang mit flexibler sozialer Information bedeutet: Es wird deutlich, dass das Nicht-

Bewältigen dieses zweiten großen Übergangs ein weiteres Handicap ist, das den Zustand des Kindes fundamental verschlechtert. *Zeitvergegenwärtigung* und die Fähigkeit zum *Bedürfnisaufschub* als Resultate entwickelter metakognitiver Verständnistätigkeit bleiben als weitere – notwendige – homöostatische Regulation aus. Das im Rahmen der kindlichen Entwicklung unabdingbare Erreichen einer homöostatischen Regulation über *Abbildungsprozesse*, um die Verarbeitung zunehmender sozialer und informationeller Komplexität gewährleisten zu können, kann nicht erfolgen. Das autistische Kind ist damit wiederum auf eine zunehmende Belastung informationeller Natur zurückgeworfen. Auch dies bedeutet für das Kind damit Situationen zunehmender Erregung, kombiniert mit der anwachsenden Notwendigkeit, über Rhythmisierung auf unterschiedlichen Komplexitätsniveaus reagieren zu müssen, in extremen Fällen bis zur Ausbildung autoaggressiver Verhaltensweisen.

Ein entscheidender Aspekt dieses Verlaufes von Entwicklung ist, dass der Prozess selbst seine zukünftige Pathologie konstruiert. Die Unfähigkeit zur Metakognition kann gesehen werden als direktes Resultat gestörter vorrationaler Intersubjektivität und damit als Konsequenz unausgebildeter oder brüchiger Vorstellungstätigkeit. Das Resultat des „Nicht-dabei-sein-Könnens" als Partner ist das „Nicht-in-sich-aufnehmen-Können" von Welt als Bild und Vorstellung und schließlich das „Nicht-objektivieren-Können" dieses Bildes als individuelle Sichtweise und Meinung.

Zusätzlich kann aber auch angenommen werden, dass die frühen Beeinträchtigungen der Intersubjektivität und Erregungskontrolle quantitativ und qualitativ *so geartet* sind, dass die weitere Entwicklung der primären und sekundären Intersubjektivität i. S. von TREVARTHEN und AITKEN eher gering betroffen ist. Es ist dieser Annahme folgend möglich, dass Orientierungsreaktion und Erregungskontrolle hinsichtlich der Verarbeitung basaler Information und Reize in den ersten Lebensmonaten besser gelingen und erst nachfolgend in einem Zuge mit komplexer werdender Information (wie dem von DAWSON beschriebenen *„Attunement")* beeinträchtigt ist und insofern Entwicklungen einer einfachen Bedeutungsentwicklung hinsichtlich sprachlicher und kognitiver Fähigkeiten stattfinden können. Die Ausbildung dieser Fähigkeiten kann „zurückwirken" auf die Entwicklung der intersubjektiven Fähigkeiten. Damit ist es denkbar, dass Entwicklungsmöglichkeiten sowohl *direkt* durch eine bessere Sprache und ein besseres Vorstellungsvermögen *als auch sekundär kompensatorisch* durch erlernte Routinen und Muster befördert werden. Auch in dieser Richtung kann also ein Einfluss aus einer anderen Domäne als der betrachteten kommen und ermöglichen, dass der autistische Mensch über eine Reihe von Rückwirkungsschleifen zu einer in Grenzen prosperierenden, durch bestimmte Parameter aber auch terminierten Sozialentwicklung gelangen kann, die über einfache Vergegenwärtigungsprozesse und entsprechend begrenzt mögliche Erregungskontrolle homöostatisch reguliert ist. Dies ist zumindest so lange möglich, wie die ausgebildete Komplexität der von der Umwelt geforderten entspricht.

Gerade Kinder mit einer positiv verlaufenen *Autistischen Störung* oder sogenanntem *Atypischen Autismus* entsprechen in ihrer Symptomatik einer Verlaufsdynamik mit größerem Regulationspotenzial.

Steigt die Komplexität mit dem verstärkten Rekurrieren der personalen Umwelt auf das Kind als einer Persönlichkeit mit entwickelter Identität und Autonomie und der Anforderung weiterer flexibler sozialer Verhaltenseisen, sind Überforderung, ansteigende Erregung und Zunahme regulativer Verhaltensweisen die Folge. Gerade letztere befinden sich jedoch je nach sprachlich-kognitiven und kommunikativen Kompetenzen dann auf einem höheren Komplexitätsgrad: Häufig finden sie weniger als körperbezogene Stereotypien ihren Niederschlag, sondern stärker im Bereich ritualhaften Verhaltens und datenorientierter Präferenzen (Inselbegabungen) höheren Komplexitätsgrades.

Hier entwachsen tatsächlich die symptomatischen Besonderheiten stärker der Domäne, die sie hervorbringt, und es scheint möglich, eine differenzialdiagnostische Abgrenzung zu machen zwischen vornehmlich *Autistischer Störung* und *Atypischem Autismus* auf der einen Seite und der *Asperger-Störung* auf der anderen Seite. Eine qualitative Beeinträchtigung der sozialen Interaktion charakterisiert alle drei, allerdings scheinen die dynamischen Bedingungen, die sie hervorbringen, vor dem Hintergrund unterschiedlich ausgebildeter Kompetenzen zu verstehen zu sein.

Es ist dies gleichermaßen eine Entwicklung, die bei Menschen mit *Asperger-Störung* zur Bewältigung der „Theory of mind" erster Ordnung, in Grenzen zu zentripetaler Vorstellung, zur Erkenntnis der Relativität eigener Aussagen, zu *Bedürfnisaufschub* und *Antizipation* der Zukunft auf einer einfachen funktionalen Ebene führen kann. Um es hier klar zu sagen: Es gibt Menschen, die zum Formenkreis der Tiefgreifenden Entwicklungsstörungen gehören, die deutlich über Fähigkeiten aus dem Bereich der Metakognition verfügen.

Schwierigkeiten bestehen bei diesen vielmehr hinsichtlich der Variabilität möglicher Bedeutungen, die eine spezifische Aussage oder Handlung im sozialen Kontext darstellen kann bzw. hinsichtlich des Verständnisses für spezielle konnotative Aspekte im Sinne von zusätzlicher paraverbaler oder nonverbaler Information oder hinsichtlich der Verwendung von Ironie, Witz und Sarkasmus etc. Letzteres umfasst ja die Erkenntnis, dass jemand etwas *sagen* kann, was er so nicht *meint* und stellt somit eine weitere, zweite Bedeutungsebene dar, die zudem oft mit dem Aspekt des Möglichen bzw. nicht Sicheren versehen wird.

Auch bei z. T. entwickelten metarepräsentationalen Fähigkeiten verläuft die Interaktion natürlich nicht problemlos. Eine nicht geringe Anzahl sozial und emotional relevanter Fehler resultiert, die deutlich machen, dass es nicht allein auf teilweise oder ganz entwickelte Kompetenzen ankommt, sondern immer wieder auf die geeignete Relativierung dieser Kompetenzen im Falle von Veränderung und Störung.

Fähigkeiten können also versagen, unter Stress und psychischer Belastung sogar verschwinden und damit das Potential verlieren, innere Anspannung regulieren und beseitigen zu können.

3.6 Zusammenfassung

Entwicklung ist ein dynamischer Prozess, der zu jeweiligen Zeitpunkten durch eine bestimmte Struktur im Status zu beschreiben ist. Diese Sichtweise ist relevant im Rahmen der normalen Entwicklung des Kleinkindes und des Kindes bis zum vierten Lebensjahr. Es ist dies offensichtlich ein Prozess, der durch Ausdifferenzierung und Integration gekennzeichnet ist und im besten Sinne sowohl Identität und Autonomie des Jugendlichen als auch Anpassung an die sozialen Beziehungsmuster der bestehenden Gesellschaft ermöglicht. Entwicklung ist ein Prozess, der nicht selten auch disharmonisch und mit verschiedensten Brüchen verläuft. In diesen Fällen ist es nicht angemessen, von einer entwicklungspsychopathologischen Entwicklung zu sprechen. Sie stellt den quasi normalen Verlauf einer durch kritische Übergänge und konflikthaftes Entwicklungsgeschehen beeinflussten Prozessgestalt dar, ohne dass qualitative Beeinträchtigungen der sozialen Interaktion, der Kommunikation sowie stereotype Verhaltensweisen und Interessen im oben beschriebenen Sinne zu diagnostizieren wären.

Treten jedoch letztere im Prozessgeschehen in der durch die Kriterien zur Diagnostik der Tiefgreifenden Entwicklungsstörungen beschriebenen Form auf, muss davon ausgegangen werden, dass das Entwicklungsgeschehen *qualitativ* und *strukturell* anders verläuft. Sichtbar wird dies nicht selten durch veränderte Entwicklungslinien in den Bereichen der frühen intersubjektiven Entwicklung sowie der Entwicklung von Vorstellung und Metarepräsentation. Dabei ist über den gesamten Verlauf einer beeinträchtigten Entwicklung nicht auszuschließen, dass Phasen auftreten, die von der Gestalt und der Phänomenologie einer „normalen" Entwicklung kaum zu unterscheiden sind. Das Verlaufsgeschehen ist mitnichten linear und mitnichten durch unidirektionale Prozessverläufe gekennzeichnet. So können z. B. Kompensationen auftreten und als solche erkennbar sein. Zuweilen ist dies aber nicht der Fall: Dann können sie im ersten Moment blenden und als spezifische Fähigkeiten (Inselfähigkeiten) hervortreten und erst viel später im eigentlichen Sinne als problematische Kompensationen einer qualitativ anderen und gestörten Sozialentwicklung deutlich werden.

Die Ansätze von TREVARTHEN und AITKEN, DAWSON und BARON-COHEN stellen – bei allen offenen Fragen und Unzulänglichkeiten – nützliche Beschreibungs- und Erklärungsmuster *spezifischer Phasen* und *spezifischer Domänen* der Entwicklung autistischer Menschen dar.

Der Ansatz von BISCHOF-KÖHLER leistet eine Erklärung der Entwicklung von Intersubjektivität, Motivation, Handlungsorganisation und Zeitverständnis bei null- bis vierjährigen Kindern und stellt insofern ein schlüssiges Entwicklungsmodell zur Entwicklung von Vergegenwärtigung und sozialer Interaktion dar, das in der Lage ist, die vorgestellten Erklärungsansätze *inhaltlich* zu relativieren und zu verknüpfen.

Die Entwicklungstheorie von YEUNG-COURCHESNE und COURCHESNE weist den Weg in die Richtung eines entwicklungspsychopathologischen Verständnisses für die Entwicklung autistischer Kinder und ermöglicht es, in einer *formalen* Weise die unterschiedlichen Ansätze als Bausteine eines Entwicklungsprozesses zu verstehen. YEUNG-COURCHESNE und COURCHESNE begreifen Entwicklung als dynamischen Prozess, in dem die Analyse der besonderen Spezifika eines Verlaufsgeschehens mit heterogenen Ausgangspunkten und heterogenen Endpunkten gegenüber der in ihrem Verständnis nicht zu realisierenden Suche nach der *einen* Ursache explanatorische Vormacht haben soll und muss.

Die vorgestellten und ausgewählten Ansätze zur Erklärung Tiefgreifender Entwicklungsstörungen lassen sich in einen mit der Entwicklungstheorie von BISCHOF-KÖHLER und der Entwicklungspsychopathologie von YEUNG-COURCHESNE und COURCHESNE kompatiblen Verlauf bringen.

Hierbei entsteht im Sinne eines neuen theoretischen Aufbaus die Konzeptionierung der soeben in *Schritt 1* formulierten wechselseitigen Bedingtheit auseinander hervorgehender psychischer Funktionen. Diese Darstellung erzeugt eine schlüssige Verbindung theoretischer Annahmen zu einem Verlaufsmodell der Entwicklung psychischer Funktionen der ersten fünf Lebensjahre. Eine Störung der Interaktionsfähigkeit (TREVARTHEN und AITKEN) kann in Zusammenhang mit einer beeinträchtigten Aufmerksamkeits- und Erregungsregulation (DAWSON) die Ausbildung sozial-kognitiver und sozial-motivationaler Kompetenzen verhindern und aufgrund der Dynamik dieser miteinander verbundenen Faktoren zu unterschiedlichen Entwicklungsverläufen führen.

Damit bleiben jedoch wesentliche Fragen unbeantwortet: *Welche* Faktoren beeinträchtigen den Aufmerksamkeitsprozess *strukturell* und entledigen ihn seines homöostatischen Charakters? *Warum* erzeugt die Entwicklung von Vergegenwärtigung als Resultat gelingender Aufmerksamkeitsprozesse eine homöostatische Wirkung? *Wie* ist es zu erklären, dass die auf Basis gestörter Aufmerksamkeitsprozesse beeinträchtigte Entwicklung von Vergegenwärtigung und Metarepräsentation zu heterogenen Verläufen mit unterschiedlichen Mustern autistischer Störungen führt? *Warum* können einzelne autistische Menschen mit herkömmlichen Interaktionsmustern ihrer Umwelt vergleichsweise gut umgehen, während andere nur von spezifischen Unterstützungen profitieren können oder gar eine fast völlig auf Isolation hin orientierte Entwicklung zeigen?

Im Folgenden sollen diese Fragen mittels systemtheoretisch-kybernetischer und synergetischer Konzepte bearbeitet werden. Fußend in der semantischen Gegenstandsdefinition soll eine systemtheoretische Explikation der bis hier geleisteten Deskription entwickelt werden, um Struktur und Verlauf autistischer Störungen in ihrer Homogenität *und* Heterogenität erklären zu können.

4 Homöostase in der stationären Systemtheorie

4.1 Einführung

Die Entwicklung des Kindes wie gleichermaßen die Entwicklung autistischer Störungen als qualitative Veränderungen der sozialen Interaktion und Kommunikation sind nur als Prozess im gesamten Zeitbereich der ersten vier bis fünf Lebensjahre zu verstehen, und es ist letztlich nur eine Aussage und Einschätzung über die Qualität einer autistischen Störung zulässig, die es versteht, den *Verlauf* der sozialkognitiven und emotional-affektiven Entwicklung in diesen Jahren als eine *nicht zerlegbare Gestalt* zu begreifen. Das heißt auch zu erkennen, dass Störungen, die sich gerade in der Dimension der sozialen Interaktion abspielen, spezifische sozialkognitive und emotional-affektive Störungsmuster und Symptomatiken entwickeln. Die Heterogenität der quantitativen und qualitativen Muster dieser Symptomatiken macht gleichermaßen deutlich, dass innerhalb des Störungsspektrums autistischer Störungen zwar identische Parameter betroffen sind, die jeweilige Amplitude und Frequenz jedoch stark variiert und damit die individuellen Ausprägungen unterschiedlich stark durch Abweichungen in unterschiedliche Richtungen gekennzeichnet sein können:

- Es gibt Fehlen.
- Es gibt Exzess.
- Es gibt Deformation.
- Es gibt Redundanz.
- Es gibt Stagnation.

Die entwickelte Sichtweise einer *übergreifenden* Betrachtung von Struktur und Verlauf der menschlichen Entwicklung der ersten fünf Jahre wie hierzu vergleichend der Entwicklung autistischer Störungen führt neben der offensichtlich im Rahmen der Untersuchung von Tiefgreifenden Entwicklungsstörungen nicht zu beantwortenden Frage nach der *einen* Ursache zu der für diese Arbeit zentralen Frage nach der inneren Systematik, der besonderen *Dynamik,* im Verlauf der Entwicklung der sozialen Interaktion der ersten fünf Lebensjahre bei autistischen Menschen. Es wurde herausgearbeitet, dass die Entwicklung in einer spezifischen Phase, zum Beispiel dem Abschnitt der Entwicklung früher Intersubjektivität im ersten Lebensjahr, die Voraussetzungen für die Entwicklung der repräsentationalen Entwicklung zwischen erstem und zweitem Lebensjahr liefert, wie diese ihrerseits mit der Entwicklung vergegenwärtigter Intersubjektivität Voraussetzung ist für die Entwicklung metakognitiver Fähigkeiten und der ausdifferenzierten Handlungsorganisation zwischen vierten und fünften Lebensjahr. Das heißt auch, dass die entwickelten Kompetenzen neue Qualitäten einer vorauslaufenden Entwicklung sind, die ihrerseits diese Qualitäten nicht hatte, und in diesem Sinne *Resultat* dieser Entwicklung sind. Die hier nunmehr interessierende Frage ist, *warum* es tatsächlich in den Zeitfenstern dieser Übergänge zur Herausbildung neuer Qualitäten kommt und wie es zu verstehen ist, dass es im Rahmen der Entwicklung autistischer Störungen dazu *nicht* kommt oder aber eine nur fragmentarische und in sich brüchige Entwicklung in diese Richtung möglich ist.

Weder die Ansätze von BISCHOF-KÖHLER und die programmatische Entwicklungstheorie von YEUNG-COURCHESNE und COURCHESNE noch die integrierende Zusammenführung der dargestellten theoretischen Ansätze in ihrer weitestgehend deskriptiven Diktion können hier zu einem funktionalen Verständnis der aufeinanderfolgenden Phasen gelangen und erläutern, wie eigentlich die Herausbildung neuer Strukturen erfolgen kann resp. *wie* das Scheitern dieses Prozesses zu verstehen ist und welche Konsequenzen daraus resultieren. Sowohl DAWSON als auch TREVARTHEN und AITKEN legen mit ihrer Konzeption früher sich entwickelnder Intersubjektivität ein dynamisch-interaktives Verständnis nahe und begreifen die aufeinanderfolgenden Prozesse als ein deutlich kursorisches Geschehen. TREVARTHEN und AITKEN sehen die interaktionalen Verhaltensweisen der ersten Lebensmonate des Neugeborenen als teilweise reflektorische, instinktive, aber auch unabhängig intrinsisch motivierte aktive Handlungen, die die soziale Unterstützung elterlicher oder anderer Personen antizipieren und deren weitere Entwicklung eben von dieser Unterstützung abhängig zu komplexeren Formen und Fähigkeiten sozialer Kommunikation führt. Das in diesem Sinne interaktionistisch Dargestellte verbleibt jedoch zum einen auf einer stark deskriptiven Ebene, auf der anderen Seite erfolgt keine Darstellung und Analyse resultierender Verläufe, die über die Beschreibung eines nunmehr auf frühere Entwicklungsmuster zurückgeworfenen Kleinkindes hinausgehen. Dies wird zudem fast binär konzeptualisiert: Entweder das Kind leistet die Aufgabe sich komplexer gestaltender interaktionaler Prozesse oder nicht, es liegt entweder eine Störung vor oder nicht. Hieraus entsteht ein zwar recht einheitliches, aber unzutreffendes Bild über Autismus.

DAWSON erreicht mit ihrer theoretischen Arbeit über eine beeinträchtigte Orientierungsreaktion und die resultierende veränderte Aufmerksamkeits- und Erregungsregulation zwar eine nachvollziehbare Konzeptionierung des nachfolgenden Interaktionsgeschehens und der sich erschwerenden Integration neuer Information vor dem Hintergrund ausbleibender Habituation. Die theoretische Begründung gestörter Orientierungsreaktion durch ein im Falle autistischer Menschen verengtes *Aktivationsband* sowie die letztlich funktional unzureichende Erklärung der mangelnden Herausbildung repräsentativer Funktionen erschwert jedoch das Verständnis der aus diesem Ansatz abzuleitenden Konsequenzen für die Entwicklung autistischer Störungen.

Beide Ansätze sind sicherlich auch in diesem Zusammenhang durch die uneindeutige Verwendung der Begrifflichkeiten von Repräsentation und Metarepräsentation tangiert.

BARON-COHEN erzielt über seinen theoretischen Zugang das Verständnis für die strukturellen Beeinträchtigungen sozialer Interaktion auf der Grundlage fehlender oder brüchiger Ausbildung metarepräsentationaler Funktionen. Der Weg zu dieser Störung bleibt jedoch weitgehend unklar, die Erklärung, warum bereits einjährige oder gar jüngere Kinder deutlich Symptome einer Störung der Intersubjektivität im Sinne autistischer Störungen zeigen können, ist letztlich nicht Bestandteil des Ansatzes, und die Bemühung von der Ausbildung der Theory of mind vorauslaufenden „Aufmerksamkeitsmechanismen" legt die Vermutung einer ähnlich uneindeutigen definitorischen Eingrenzung repräsentationaler Begriffe nahe wie bei den Vertretern der anderen beiden Ansätze.

Keines der im vorangegangenen Kapitel skizzierten psychologischen Erklärungsmodelle der drei Theorielinien zur Beschreibung autistischer Störungen ist tatsächlich ein systemtheoretisches. Keines macht die in einem zeitlichen Verlauf zu sehenden Wirk- und Wechselbeziehungen zwischen Individuum und Umwelt, aber auch innerhalb des Individuums explizit zum Thema, keines betrachtet den Verlauf der autistischen Störungen als dynamischen Prozess mit immensen *Kompensations-* und *Regulationsleistungen*. Es findet keine Abstraktion auf die Ebene der strukturellen und dynamischen Aspekte eines sich entwickelnden Prozesses und seiner Konsequenzen statt. Die Beziehung zwischen Faktoren in Absehung von ihrer Qualität als Fokussierung auf die den Prozess möglicherweise *aus sich heraus* generierenden Parameter wird nicht thematisiert. Die Ansätze sind einem mechanistisch-medizinischen Krankheitsmodell linear-kausaler Funktionalität verschrieben, welches STRUNK und SCHIEPECK (2006, S. 142ff u. S. 269) in ihrem Buch „Systemische Psychologie" als im Erklärungswert begrenztes Modell kritisieren.

Es ist das Anliegen der vorliegenden Arbeit zu veranschaulichen, wie die von YEUNG-COURCHESNE und COURCHESNE postulierte *Mulistepkaskadenentwicklung* systemtheoretisch in struktureller und dynamischer Hinsicht zu konkretisieren ist. Struktur und Dynamik autistischer Störungen zeigen ein Bild der Entwicklung entwicklungspsychologisch relevanter Dimensionen in den zentralen Bereichen von Kommunikation, Handeln, Sprache, Spiel und Kognition, das in der Andersartigkeit und Ausprägung dieser Dimensionen und ihrem irregulären Zusammenspiel der offensichtliche Antagonismus zur „normalen" kindlichen Entwicklung ist.

Wesentliche Stufen oder Übergänge im Entwicklungsverlauf fehlen oder sind in ihrer Wirkung fundamental beeinträchtigt. Es eint autistische Störungen bei aller Unterschiedlichkeit, dass sich das Störungsgeschehen an den für die Fähigkeiten zur sozialen Interaktion zentralen Stellen der frühen Intersubjektivität, Vergegenwärtigung und Metarepräsentation abspielt. Wie hängen diese Dimensionen zusammen? Sind sie zentral über die Fähigkeit zu Aufmerksamkeit und sich dadurch herausbildender Abbildungsprozesse verknüpft? Wie verläuft diese Verknüpfung, was lässt sie scheitern und welche Konsequenzen hat das Scheitern?

Systemtheoretisch-kybernetisches „Handwerkszeug" hat den unermesslichen Vorteil, die Struktur von Systemen und die Veränderung von Systemen in ihren Parametern über die Zeit beschreiben zu können. Der Prozess Tiefgreifender Entwicklungsstörungen stellt ein System im Verlauf dar und hat dementsprechend strukturelle und dynamische Eigenschaften, die *intrapersonal* durch ein Wechselspiel verschiedener Dimensionen und Faktoren gekennzeichnet sind wie gleichermaßen *zwischen* Individuum und Umwelt durch stattfindende Interaktionen. Es entstehen Strukturen, die ihrerseits Auswirkungen haben, wie ebenso das Ausbleiben der Entwicklung dieser Strukturen den nachfolgenden Prozess beeinflusst.

Mit Ausnahme von FEUSER (1995, 2004), der deutlich eine systemtheoretisch-konstruktivistische Konzeptualisierung von Behinderung im Allgemeinen und autistischer Menschen im Besonderen gerade unter dem Aspekt der Selbstreferenzialität vornimmt, liegt nach wie vor kein Versuch einer Konzeptualisierung resp. Modellbildung der Struktur und des Verlaufes Tiefgreifender Entwicklungsstörungen aus systemtheoretischer Sicht vor. FEUSER gibt mit einer starken theoretischen Essenz die Richtung weitergehender Überlegungen vor: „Behinderung kann verstanden werden als ein entwicklungslogisches Produkt der Integration (interner und externer) Systemstörungen in das System mit den Mitteln des Systems, die sich als Ausgangs- und Randbedingungen in der Biographie akkumulativ vermitteln." (FEUSER, 2004, S. 124) Diese umfangreiche, ihrerseits systemtheoretisch-synergetisch und relativitätstheoretisch hergeleitete, programmatische Aussage stellt einen wesentlichen Ausgangspunkt der hier zu entwickelnden systemtheoretischen Überlegungen dar.

4.2 Der systemtheoretische Ansatz

4.2.1 Die Wurzeln der Systemtheorie

Der Begriff der *Allgemeinen Systemtheorie* geht ursprünglich auf den Biologen BERTALANFFY (1950) zurück. Die Systemtheorie als in den Humanwissenschaften dann insbesondere von BATESON (1981) weitergeführter Ansatz hat ihre Wurzeln zudem in der System- oder Regelungstheorie von WIENER (1948) und ASHBY (1956) – auch *Kybernetik* genannt – und der *Informationstheorie* (SHANNON & WEAVER, 1949) als in erster Linie nachrichtentechnischem Ansatz, der auch als mathematische Theorie der Kommunikation bezeichnet wird.

Neben der von BATESON (1981) vorgenommenen Aufnahme und Erweiterung für die Humanwissenschaften sind für die Sozialwissenschaften insbesondere die systemtheoretische Soziologie LUHMANNS (2001), die Spieltheorie von v. NEUMANN und MORGENSTERN (1967) sowie die Kommunikationstheorie von WATZLAWICK, BEAVIN und JACKSON (1990) von herausragender Bedeutung.

In die Konzeption von WATZLAWICK et al. gehen ebenso systemtheoretische wie gerade auch *konstruktivistische* Gedanken ein, die auch bei den hier anzustellenden Überlegungen eine wesentliche Rolle spielen sollen. Natürlich ist die Systemtheorie und die daraus resultierende Methodik „in der Hand des Forschenden" *per se* ein konstruktivistisches Verfahren, in der im Rahmen dieser Arbeit verwendeten Diktion jedoch als *realitätsbasierter Konstruktivismus* mit Rekurs auf die *real existierenden* qualitativen Eigenschaften des Forschungsgegenstandes. Insofern ist eine Abgrenzung zu dem, was auch als *radikaler Konstruktivismus* (v. GLASERSFELD, 1996) zu bezeichnen ist, notwendig.

Phänomenologisch ist der Konstruktivismus zudem Hintergrund für die Nachvollziehbarkeit der spezifisch subjektiven Situation autistischer Menschen, die als Resultat ihrer eigenen Restriktionen in der Wahrnehmung von Welt zu sehen ist.

4.2.2 Drei systemtheoretische Ansätze

Die Systemtheorie, die in ihrem gesamten über die oben ausgewählten Autoren hinausgehenden Umfang einen durchaus heterogenen Charakter hat und eher eine Sammelbezeichnung für eine Anzahl von meist locker verbundenen Konzeptionen darstellt, soll bei dem hier zu behandelnden Thema in drei unterschiedlichen theoretischen Realisierungen herangezogen werden. Dies ist notwendig, da jede dieser drei theoretischen Positionen einen unterschiedlichen theoretischen *Auflösungsgrad* und einen spezifischen *Schwerpunkt* der Erklärung hat und nur durch die Nutzung aller dieser Perspektiven Fragen von *Struktur* und *Verlauf* autistischer Störungen hinreichend behandelt werden können. Nur darüber lässt sich eine Analyse der *stationären* und der *dynamischen* Aspekte der Störung beleuchten wie gleichermaßen über die unterschiedlichen theoretischen *Brennweiten* der Ansätze sowohl mikroskopische als auch makroskopische Funktionalitäten im Störungsgeschehen deutlich werden können.

4.2.2.1 Die Systemtheorie von BISCHOF

Zum einen soll die Systemtheorie in ihrer durch BISCHOF (1998) explizierten Perspektive herangezogen werden, die sich stark an den oben genannten kybernetischen (WIENER, 1948) und informationstheoretischen Grundlagen (SHANNON & WEAVER, 1949) orientiert. Sehr wesentlich ist, dass die Systemtheorie in der von BISCHOF bearbeiteten Form nicht einfach ein epistemologisches Gerüst darstellt, sondern ebenso eine heuristische Methodik zur Entwicklung theoretischer Konzepte liefert.

Zentraler theoretischer Bezugspunkt wird dabei das Werk „Struktur und Bedeutung" von BISCHOF (1998) sein, das als einzige systemtheoretische und informationstheoretische Veröffentlichung, die sich explizit an psychologisch Forschende richtet, das *methodische* Handwerkszeug zur systemtheoretischen Modellierung menschlicher Handlungen und der menschlichen Psyche liefert. Es ist dies eine konsequente Übertragung der aus der Informations- und Regelungstechnik stammenden Konzeptionen auf die Psychologie und ihre Themenfelder im Sinne einer verwendbaren Methodik. Darüber hinaus leistet BISCHOF die Verbindung dieser formalistisch-abstraktiv-mathematischen Modelle mit dem Konstrukt der *Bedeutung*, erweitert also rein strukturalistische Muster in die semantische Ebene hinein – im Sinne LAUCKENS in den *semantischen Gegenstandsbereich –*, um Systeme gerade auch spezifisch *qualitativ* beschreiben zu können. BISCHOF leistet über die Unterscheidung zwischen *proximater* und *ultimater* Systemanalyse die wesentliche Aufgabe, die Strukturen und Prozesse eines Systems in abstrahierter, der qualitativen Eigenschaften entkleideter, Form analysieren zu können (*proximat*), um davon ausgehend mit einer diesen strukturellen Verknüpfungen entsprechenden „neuen" interpretatorischen bzw. im Sinne BISCHOFs ultimaten Konstruktion den Versuch zu unternehmen, die für ein spezifisches System in zentraler Hinsicht charakteristischen System- und Regelungseigenschaften zu erhellen.

Das heißt, BISCHOF leistet die Abstraktion auf die Ebene sowohl von *stationären* als auch *dynamischen* Aspekten, geht aber dann den entscheidenden Schritt weiter und ermöglicht eine Verbindung von *Struktur* und *Semantik*.

4.2.2.2 Die Systemtheorie von BATESON

Ein weiterer verwendeter Ansatz ist die Systemtheorie BATESONS (1981), zusammengetragen in seinem zentralen Aufsatzwerk „Ökologie des Geistes". BATESON nutzt die Kybernetik nicht naturwissenschaftlich konkret, sondern epistemologisch abstrakt. Es findet also eine Erweiterung der Perspektive statt, die es ermöglicht, mittels einer *nominalen* Systematisierung das *Verlaufsgeschehen* autistischer Störung zu beschreiben. Im BISCHOFschen Werk ist die Bearbeitung der dynamischen Aspekte zusätzlich zur Regelungs- und Informationstheorie stark in der klassischen Physik verhaftet. Die Perspektive BISCHOFs erfordert damit Voraussetzungen, die die Konzeptualisierung des Verlaufsgeschehens autistischer Störungen letztlich nicht ermöglichen. Die erweiterte Perspektive BATESONscher Systematik erlaubt demgegenüber die Betrachtung des Verlaufsgeschehens in einer die Metrik des Forschungsgegenstandes nicht überdehnenden Weise. Die zentralen Begriffe der *Schismogenese* und *Homöostase zweiter Ordnung* liefern dann die entscheidende Konzeptualisierung kreiskausaler Prozesse im dynamischen Verlaufsgeschehen als *strukturschaffendes* Geschehen.

4.2.2.3 Die Synergetik von HAKEN und SCHIEPECK

Die Synergetik befasst sich nach HAKEN und SCHIEPEK (2006) mit komplexen Systemen, d. h. Systemen, die aus vielen miteinander agierenden Teilen bestehen und kompliziertes Verhalten resultieren lassen. Soweit besteht Übereinstimmung zu den kybernetisch-informationstheoretischen Konzeptionen systemtheoretischer Natur von BISCHOF und BATESON.

Die Synergetik als auf den humanwissenschaftlichen Bereich angewandte Perspektive basiert aber im Gegensatz zu BATESON und BISCHOF zusätzlich auf Erkenntnissen der physikalischen Lasertechnik und den mit dieser zusammenhängenden *nichtlinearen Prozessen*. Damit ermöglicht die Synergetik gerade mittels einer auf der Funktionalität nichtlinearer Prozesse basierenden Perspektive, den Aspekt der *Rückbezüglichkeit* und *Selbstreferenz* dynamischer Systeme analytisch zu erhellen. Erfahren wir bei BISCHOF wenig über die Entwicklung *neuer Strukturen* und die Prozesse der *Schismogenese* und *Homöostase 2. Ordnung* und müssen bei BATESON – bedingt durch seine übergreifende, fast metatheoretische Art der Theorieentwicklung – die Tatsache der Veränderung des Systems als ganzes durch die Veränderung seiner Teile mehr oder weniger akzeptieren, so liefern HAKEN und SCHIEPECK in einer eigenen Systematik Formalisierungen dieser Transformationen, ohne den messtheoretischen Notwendigkeiten der BISCHOFschen Theorie zu erliegen. Ebenso thematisiert der Ansatz von HAKEN und SCHIEPECK die Rückwirkung entstandener

Strukturen auf die Teile und andere Parameter in einer deutlich konkreteren Form als BATESON dies vor dem Hintergrund seiner Theorie leisten kann.

4.2.2.4 Synopse

Alle Ansätze repräsentieren kybernetische Modelle eines kreiskursorischen Verständnisses, alle Ansätze sehen ihre Systeme als *offene Systeme,* die in ihrer Wirkung jedoch einen *geschlossenen Prozess* konstituieren.

Die entscheidenden Unterschiede betreffen neben dem bereits genannten Auflösungsgrad auch philosophisch wissenschaftstheoretische Grundüberzeugungen. Der Begriff des *Bewusstseins,* des *Geistes* und des *Selbst* ist gerade bei BATESON ein völlig anderer als bei HAKEN und SCHIEPECK, wohingegen BISCHOF gerade zu diesem Thema wenig Definierendes äußert, aber letztlich der BATESONschen Fassung verbunden ist. *Sein* Schwerpunkt liegt in einer ausführlichen Thematisierung des Leib-Seele-Dilemmas, was mit seinem zentralen Interesse am Zusammenhang zwischen *Homöostase* und *Semantik* zusammenhängen mag.

Wo BATESON von *Homöostase zweiter Ordnung* spricht, führen HAKEN und SCHIEPECK den Begriff der *Emergenz* als Bezeichnung für neu entwickelte Qualitäten ein, die in ihrer Theorie gleichermaßen funktional strukturierende Qualitäten für *nachfolgende* Prozesse haben – eine Perspektive, die BATESON ja ebenfalls fordert, aber nur andeutungsweise ausführt. Der Begriff der Emergenz ist jedoch für das vorliegende Vorhaben von eklatanter Bedeutung, da nicht nur die Entstehung neuer Strukturen, sondern gleichermaßen deren Auswirkungen auf nachfolgende Prozesse spezifischer erfasst werden sollen.

Zentral für den Verlauf der nachfolgenden Argumentation ist neben der Differenzierung der proximaten Perspektive von der ultimaten die Unterscheidung zwischen stationärer und dynamischer Systemanalyse, die nur BISCHOF systematisch hervorhebt. Die stationäre Systemanalyse untersucht im Gegensatz zur dynamischen Systemanalyse die Beziehungen, die sich zwischen beteiligten Wirkgrößen einstellen, wenn das System nach einer Veränderung hinreichend lange Zeit hatte zur Ruhe zu kommen. Sie beschäftigt sich also mit Systemen im Ruhezustand. Die dynamische Systemanalyse fragt nach den Vorgängen im Verlauf, in einer Übergangsphase, sie fragt nach den sogenannten transienten Prozessen. Es ist der entscheidende Faktor Zeit, der im Rahmen der dynamischen Systemanalyse zu berücksichtigen ist. Im überwiegenden Maße werden in der nachfolgenden Darstellung die Konzepte BISCHOFs zur stationären Systemanalyse dargestellt und genutzt werden. Seine Überlegungen zur dynamischen Systemanalyse werden, da sie einer grundsätzlich linearen Perspektive folgen, dann zur grundlegenden Analyse von Stabilität und Zielerreichung in einem Verlauf herangezogen. Dies erlaubt die Hervorhebung eines wichtigen Phänomens für alle weiteren dynamischen Überlegungen.

Die Systemtheorie BATESONS unterscheidet *nicht* zwischen stationärer und dynamischer Systemanalyse, die Konzeptualisierung der Homöostase zweiter Ordnung als Resultat fortwährender Anpassungsprozesse ist per se dynamisch. BATESON erreicht durch den verringerten Auflösungsgrad seiner Überlegungen die Möglichkeit, dynamische und stationäre Aspekte miteinander zu verbinden. Fruchtbare Aspekte liegen in beiden Konzeptionen, der BISCHOF-schen und der Konzeption von BATESON, machen sie doch deutlich, dass nicht alles, was eine Struktur ausmacht, ebenso für die Betrachtung des Verlaufes angemessen ist (BISCHOF) und davon ungeachtet der Prozess immer ein Resultat von Strukturen ist (BATESON).

Die Synergetik HAKENS ist der BATESONschen Diktion entsprechend ebenfalls nur dynamisch vorstellbar und verzichtet dementsprechend ebenfalls auf die durch BISCHOF vorgenommene Unterscheidung. Strukturen spielen jedoch gerade auf einer recht konkreten Ebene eine wichtige Rolle im Konzept von HAKEN und SCHIEPECK. Selbstorganisation und Selbstreferenz werden insbesondere in der speziellen metaphorischen Systematisierung der Autoren als Konstrukte zur Beschreibung des prozessualen Geschehens genutzt und verdeutlichen die autopoietischen Kräfte eines betrachteten Entwicklungsgeschehens.

In einem ersten Schritt (Kapitel 4.3) wird der systemtheoretische Ansatz von BISCHOF ausführlich vorgestellt werden. Die aus seiner theoretischen Herleitung zu verstehende Konstruktion der *hierarchisch gestaffelten homöostatischen Dyade* wird exemplarisch vorgestellt werden. Zusammenfassende Überlegungen werden dieses Kapitel beschließen.

4.3 Der systemtheoretische Ansatz von BISCHOF

4.3.1 Proximate Systemanalyse

BISCHOF (1998) entwickelt in seinem Buch „Struktur und Bedeutung" eine systemtheoretische Perspektive zur Analyse psychologischer Prozesse für alle zu definierenden Objekte humanwissenschaftlichen Interesses (Individuen, Gruppen, Gesellschaften) gleichermaßen. Angesichts seiner wissenschaftlich gesehen ethologischen und gestaltpsychologischen Wurzeln spielen insbesondere Gegenstandsbereiche der Verhaltensforschung und der Wahrnehmungs- und Motivationspsychologie eine zentrale Rolle.

Basierend auf den grundlegenden kybernetischen Überlegungen von und in Folge von WIENER und den informationstheoretischen Überlegungen nach SHANNON und WEAVER ist die Unterscheidung zwischen sogenannter proximater (streng abstraktiver) Systemtheorie und ultimater (interpretatorischer, den Aspekt der Bedeutung integrierender) Systemtheorie von zentraler Bedeutung für das Verständnis des BISCHOFschen Ansatzes.

Der Autor untergliedert die so benannte proximate Theorie ihrerseits in die stationäre und die dynamische Systemanalyse, darauffolgend die stationäre Analyse in die Betrachtung struktureller und quantitativer Aspekte.

Die ultimate Systemtheorie, als die die streng abstraktive Form der proximaten Systemtheorie letztlich übersteigende und den Aspekt der Bedeutung integrierende Form, beschäftigt sich mit den Prozessen von Optimalität, Semantik und sogenannter ultimater Heuristik. Bei den Überlegungen zur ultimaten Heuristik treffen sich analytisch dann die quantitativ-stationäre, proximate Theorie und die ultimate Theorie in ihrer die Kategorien von Optimalität und Homöostase verbindenden Form.

Diese getrennte Darstellung und schrittweise Verknüpfung struktureller, mathematisch funktionaler und theoretischer Konzepte mit dem Ziel der Entwicklung einer geschlossenen theoretisch-methodischen Konzeption, die es dann erlaubt, eine „semantische Erweiterung des Informationsbegriffs" (vgl. BISCHOF, 1998 S. VIII) zu erreichen, ist nach BISCHOF gerade deswegen notwendige Voraussetzung einer fundierten Darstellung systemtheoretischer Konzepte, um sowohl definitorische Probleme als auch mit der Systemtheorie zusammenhängende erkenntnistheoretische und philosophische Probleme berücksichtigen zu können. Besonderen Wert legt BISCHOF dabei – wie schon gesagt – auf die Thematisierung des psychophysischen Problems oder Leib-Seele-Problems, das seinerseits gleichermaßen zentrale Bedeutung im Rahmen der wissenschaftstheoretischen Verortung der vorliegenden Arbeit hat. LAUCKEN und BISCHOF rekurrieren auf dasselbe wissenschaftstheoretische Grundverständnis des Verhältnisses zwischen physischen und psychischen Prozessen.

4.3.1.1 System

BISCHOF sieht die Systemtheorie, die mit älterem Vokabular auch als Kybernetik bezeichnet wird, als die Wissenschaft von der Beschäftigung mit Systemen. Unter diesen werden konkrete Ausschnitte aus der physischen Realität verstanden, in denen Interaktionen stattfinden oder Prozesse ablaufen. Der Begriff Regelungstheorie stellt nach seinem Verständnis einen weiteren – eher historischen – Begriff dar, der jedoch auf einen besonderen Aspekt systemischer Betrachtung rekurriert: die Steuerung. Diese definiert er als eine Regelung, die sich fortlaufend an der Messung ihres Erfolges orientiert.

Das Ziel systemtheoretischer Forschung ist nach BISCHOF in einem ersten Schritt die Untersuchung möglicher Systeme unter Absehung von ihrer spezifischen Qualität, also hinsichtlich der formalen Struktur und ihrer Gesetzlichkeit. In der proximaten Betrachtungsweise wird eine universelle Perspektive gewählt, die letztlich auf alle vorfindbaren Strukturen anwendbar sein soll, wohingegen in der von der proximaten Betrachtungsweise streng abzugrenzenden und später zu behandelnden ultimaten Betrachtungsweise (vgl. Kapitel 4.3.2) dann explizit semantische Elemente genutzt und integriert werden sollen.

4.3.1.2 Signal und Wirkung

Ein wesentliches Stichwort systemtheoretischer Betrachtung ist die Messung. Sie stellt den eigentlichen Schritt dar, die in einem konkreten Ausschnitt der physischen Realität – also System – ablaufenden Prozesse erfahrbar und damit für einen Beobachter repräsentierbar zu machen, was nicht anderes heißt, als einen Zustand der Repräsentation beim Beobachter zu erzeugen. Bei einem simplen System wie der Geschwindigkeitsmessung beim Automobil wird die Messung über die Ausprägung von Winkelgraden auf dem Tachometer erzeugt, bei der Längenbestimmung von Dachlatten über das lineare Maß der Abstands-bestimmung auf einem Zollstock, bei der Bestimmung menschlicher Suggestibi-lität möglicherweise über entsprechende Fragebogenantworten. Das heißt, es werden besondere Signale genutzt, um Informationen über ein System zu be-kommen. Dabei ist es offensichtlich nicht von Bedeutung, welche Qualität die (Signal-)Variable hat, aus welchem Material sie besteht, welche geometrische Funktion sie realisiert. Es ist allein von Bedeutung, ob sie etwas repräsentieren kann. Der hier entscheidende und zentrale Gedanke ist der, dass die Bedeutung des Signals damit im Bewusstsein des Empfängers liegt.

Kommunikationstheoretisch formuliert gibt es in der systemtheoretischen Betrachtung also das Senden und Empfangen eines Signals, man könnte auch sagen, es gibt Sender und Empfänger, wobei letzterer der ist, der das Signal be-obachtet und eine Repräsentation über das System erhält. Der Sender hat aber nicht einfach eine festgelegte Qualität. Der Sender verfügt über die Aspekte der Freizügigkeit und des Steuerns, also der freien, auf das System wirkenden Aus-wahl. Es ist eine conditio sine qua non dies zu fordern, denn wenn alle in einem jeweiligen System durch den Sender kommunizierten Signale festgelegter, also determinierter Natur wären, wäre für den Empfänger eine einmalige Beobach-tung ausreichend und für alle Zeit wäre Konstanz gewährleistet und eine weitere Kommunikation mit dem Sender überflüssig, da keine Information entsteht. Da-zu BISCHOF, (1998, S. 10 unter Bezug auf MACKAY, 1962): „Ein Signal ent-hält für einen Empfänger Information dann, wenn dieser nicht in der Lage ist, die Kausalfaktoren, die das Verhalten des Senders bestimmen, voll zu **spezifi-zieren**." Das heißt aber auch, dass ein völlig determinierter Sender für den Emp-fänger unterspezifiziert sein kann, wenn dieser die Spezifikation nicht kennt. Das heißt, die Elemente des freien Steuerns sowie der bekannten oder unbekannten, teilweisen oder ganzen Determination sind konstituierend für ein System und seinen Informationsgehalt.

Unspezifizierte oder *unterspezifizierte* Aktualität – was dem umgangssprachlichen Unterschied zwischen „gar nicht kennen" und „etwas kennen" entspricht, heißt in der Systemtheorie Information. Völlig spezifizierte Aktualität im Sinne bekannter, determinanter Signale stellt mithin eine Konstante und damit keine Information dar. Beispiele für Letzteres könnten das Anhören eines bekannten Musikstückes auf einer CD, das Lesen eines selbst verfassten Textes oder die beobachtete Reaktion des Autos auf einen leeren Tank sein.

Signale sind im Rahmen einer proximaten Begrifflichkeit somit vom Beobachter resp. Empfänger repräsentierte Informationsträger im Kausalnexus des Systems. Der Begriff der Kausalität ist im Zusammenhang mit der Systemtheorie von zentraler Bedeutung.

Prozesse oder Wirkzusammenhänge innerhalb eines Systems sind in systemtheoretischer Sichtweise und Abgrenzung zur Physik immer kausal und zeitlich unumkehrbar, d. h., dass der Begriff der Wirkursache für die Systemtheorie konstitutiv ist.

> „Kausale Aussagen haben die Form: Wenn ich *veranlasse*, dass jetzt das Ereignis A eintritt, dann kann ich sicher sein, dass *gleichzeitig* B eintritt und dass *nach* bestimmter Zeit C stattfinden wird. (...) Fundamental für die systemtheoretische Betrachtung ist demgemäß der Begriff der *Manipulation* oder *Auswahl*." (BISCHOF, 1998, S. 24)

BISCHOF definiert dementsprechend den Begriff des Signals über zwei *Signalkriterien*.

- „**Signal** = jede gemessene oder als meßbar gedachte Variable, sofern sie im Rahmen der Systembeschreibung
    - unter Absehung von ihrer *Qualität* allein durch ihren Ort im Kausalnexus eines *Systems* identifiziert wird (**1. Signalkriterium**),
    - hinsichtlich ihrer unmittelbaren oder mittelbaren *Ursachen unterspezifiziert* bleibt (**2. Signalkriterium**)". (BISCHOF, 1998, S. 28)

Von diesen Signalen muss es im Rahmen einer kausalen Bezugnahme natürlich immer mindestens zwei geben, zwischen denen eine quantitative Abhängigkeit besteht, die in der Informationstheorie (vgl. nächstes Kapitel) statistisch beschrieben wird, während die Systemtheorie sie im Regelfall als deterministisch voraussetzt. Es lässt sich damit beispielsweise sagen, dass ein Signal x auf ein Signal y wirkt. Dies wird definitorisch durch den Terminus der Manipulation gefasst, indem nämlich eine am Signal x ansetzende Manipulation dazu führt, dass man in reproduzierbarer Weise Signal y verändern kann:

$$x \rightarrow y$$

Diese Beziehung gilt im Rahmen der hier beschriebenen Systemtheorie als rückwirkungsfrei und damit als asymmetrisch, da eben gefasst wurde, dass die Signale in einem Verhältnis der Kausalität stehen und in ihren Wirkungen zeitlich unumkehrbar sind – y wirkt nicht auf x:

$$x \not\mapsto y$$

Der Steuerungsbegriff ist dementsprechend in Übereinstimmung mit BISCHOF 1998 folgendermaßen zu fassen:

„Man sagt von einem Signal x, dass es ein Signal y **steuert**, wenn x rückwirkungsfrei auf y wirkt." (BISCHOF, 1998, S. 30) Damit ist dann bereits ein kleines Wirkungsgefüge gefasst, was im spezifischen Fall nichts anderes ist als das betrachtete System selbst, beschrieben unter dem strikt abstraktiven Aspekt der beiden Signalkriterien. Das zweite Signalkriterium fordert dabei notwendig die Bedingung, dass jedes Wirkungsgefüge mindestens einen freien Eingang aufweisen muss. Im anderen Fall bestünden nur Ausgänge, die dementsprechend in ihren Werten konstant wären. Die für die hier beschriebene Systematik notwendige Blockschaltbildschreibweise verdeutlicht in Abbildung 1 die Zusammenhänge:

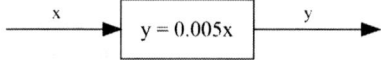

Abb. 1:   Beispiel eines Blockschaltbildes
(aus BISCHOF, 1998, S. 30)

Neben der Blockschaltbildschreibweise sind nach BISCHOF gerade im Zusammenhang mit der *Informationstheorie*, aber auch im Zusammenhang mit Fragen der Semantik die sogenannten MASON-Diagramme von Bedeutung. Bei dieser Schreibweise stellen Kreise die Signale und Pfeile die Kanäle dar. Beide Schreibweisen sind logisch äquivalent. Im Zusammenhang mit der ultimaten Systemanalyse werden insbesondere die MASON-Diagramme Anwendung finden:

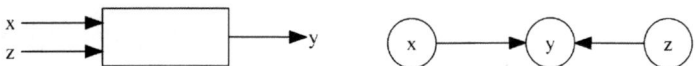

Abb. 2:   Vergleich Blockschaltbild (links) – Mason-Diagramm (rechts)
(in Anlehnung an BISCHOF, 1998, S. 39)

4.3.1.3 Modell, Abbildung und Information

Man kann nun die Frage stellen, ob mit einem Wirkungsgefüge auch ein Modell gegeben ist. Nach BISCHOF lässt sich das nicht ohne Differenzierung bestätigen.

Während der Autor in Wirkungsgefügen Abstraktionen bekannter Systeme sieht, bei denen in der Konzeptionierung ausschließlich Reduzierungen stattfinden, sind seiner Auffassung nach Modelle selbst Systeme, die sich dadurch auszeichnen, nicht nur weniger, sondern zugleich auch mehr Eigenschaften aufzuweisen. Ein gutes Beispiel ist in diesem Zusammenhang die Spielzeugeisenbahn, die sicherlich ein Modell ist, aber nicht nur spezifische Details und Funktionen weglässt wie z. B. die für einen tatsächlichen Transport von Gütern und Personen notwendige Hydraulik, sondern gleichermaßen Aspekte hinzufügt wie z. B. im Original nicht verwendete Materialien.

Regelkreise und Wirkungsgefüge sind – wie oben schon angesprochen – nach BISCHOF, 1998, S. 43) „nichts als das jeweils betrachtete System *selbst*, beschrieben unter den strikt abstraktiven Aspekt der beiden Signalkriterien, und gerade deshalb *kein* Modell". Bei sogenannten heuristischen und hypothetischen Wirkungsgefügen ist demgegenüber nach BISCHOF der Vergleich mit dem Modellbegriff allerdings wieder möglich, da ja in der auf Annahmen basierenden Heuristik immer zusätzliche Aspekte enthalten sind.

Das in der hier vorliegenden Arbeit angestrebte Vorhaben ist unter den letztgenannten Aspekt zu subsumieren. Die Modellierung eines weithin unbekannten Systems entspricht der Herstellung eines hypothetischen Wirkungsgefüges, das als heuristische Konstruktion im besten Falle die zentralen Prozesse im System der Entwicklung Tiefgreifender Entwicklungsstörungen abbildet, allerdings ebenso in seiner Formalisierung in einigen – möglichst untergeordneten – Aspekten und Details vom originären Prozess abweichen wird. Die Möglichkeit, den in Kapitel 3 theoretisch entwickelten entwicklungspsychopathologischen Prozess mittels hypothetischer Wirkungsgefüge zu modellieren, eröffnet die Perspektive, die innere Struktur und Dynamik des Verlaufsgeschehens in einer Weise erhellen zu können, die bis dato theoretisch nicht geleistet wurde. Es wird im Nachfolgenden deutlich werden, dass sowohl die abstraktive, proximate Systemtheorie als auch die ultimate Systemtheorie dazu ihren Beitrag leisten werden.

Doch zuvor gilt es weitere zentrale Grundlagen und Begriffe der proximaten Systemtheorie vorzustellen.

Ausgehend vom für die gesamte Mathematik grundlegenden Mengenbegriff legt BISCHOF im Rahmen der proximaten Systemtheorie über die Ableitung der Begriffe Abbildung, Abstand und Variable die Basis zur Explikation des Begriffes *Information*, der bis jetzt nur über die Kenntnis oder Unkenntnis der sie bedingenden Kausalität definiert ist. Davon ausgehend können schließlich die für systemtheoretische Überlegungen nachfolgend so wichtigen Begriffe von *Entropie* und *Redundanz* inhaltlich gefasst werden.

Bekanntermaßen ist eine *Menge* eine Zusammenfassung durch Beobachtung unterscheidbarer *Objekte* zu einem Ganzen. Man kann diese Objekte auch *Elemente* nennen. Mengen können zueinander in Beziehung treten, so dass die eine Menge eine *Abbildung* der anderen sein kann, entsprechend einem aus Bildpunkten bestehenden Bild, welches als Abbildung eines seinerseits aus sichtbaren Punkten bestehenden Gegenstandes gesehen werden kann.

Diese Abbildung kann isomorph sein, was bedeutet, dass sie umkehrbar eindeutig ist. Dies ist dann der Fall, wenn jedem Element der einen Menge genau ein Element der anderen Menge zugeordnet ist (z. B. Fotokopie). Die Abbildung kann aber auch homomorph sein, wobei lediglich eine simple Eindeutigkeit besteht, die nicht unbedingt umkehrbar ist. Eine Fotografie stellt im Gegensatz zur dreidimensionalen Realität eine zweidimensionale Verbildlichung dar und ist dementsprechend lediglich eine homomorphe Abbildung. Wichtig beim Konzept der Abbildung scheint also weiterhin die Struktur der jeweiligen Menge zu sein. Diese wiederum lässt sich ganz allgemein als die Gesamtheit von Beziehungen zwischen Elementen bezeichnen. An dieser Stelle wird en passant eine sehr wesentliche Definition und für das weitere Vorgehen notwendige Präzisierung des Modellbegriffs möglich:

- „**Modell** = ein System, das sich zu einem anderen so verhält, dass ein Homomorphismus des einen Systems einem Homomorphismus des anderen isomorph ist." (BISCHOF, 1998, S. 48)

Der Strukturbegriff selbst ist in obiger Definition jedoch sehr unspezifisch und allgemein. Da es sich aber um das Verhältnis von Elementen in ihrer rein quantitativen Ausprägung handeln soll, lässt er sich mittels des Begriffes vom Abstand der Elemente untereinander festmachen. BISCHOF schlägt hier nun die mathematische Abstandsdefinition als Ausgangspunkt vor:

Wenn $d(a,a) = 0$ und $d(a,b) = d(b,a)$, dann folgt $d(a,c) \leq d(a,b) + d(b,c)$

$$d = Abstand$$

In Worte übersetzt lässt sich sagen, dass zwei Elemente, deren Abstand zu sich selbst null ist und deren Abstand voneinander derselbe ist – egal von welchem Element aus gemessen wird –, in ihrem Abstand voneinander nicht größer sein können als die Summe der Abstände beider Elemente von einem dritten Element.

Hiermit weist man einer Menge von Elementen eine metrische Struktur zu und kommt damit unweigerlich zur nächsten zentralen Frage, nämlich der des Maßstabes.

Der kann in einer ersten Näherung bezogen auf ein konkretes Abbildungsverhältnis linear (Beispiel: Mikrofilm einer Akte) oder aber nicht linear (Beispiel: Verhältnis von Erdoberfläche zu Weltkarte) sein. Darüber ergibt sich bis zum jetzigen Punkt der Argumentation also die Möglichkeit der Spezifikation des Begriffes Struktur als Realisation linearer oder nichtlinearer Abstandsbestimmungen.

Diese metrische Struktur stellt eine hinreichende Möglichkeit, aber keine notwendige Bedingung dar, um von Struktur sprechen zu können, denn auch eine andere nicht metrische, sehr wohl aber topologische Realisation der Tatsache von Nachbarschaftsbeziehungen ist möglich: Jede metrische Abbildung ist auch eine topologische Abbildung, aber längst nicht jede topologische Abbildung ist eine metrische, wie das von BISCHOF verwendete Beispiel einer Landschaftsfotografie, aufgenommen durch eine verregnete Autofensterscheibe, deutlich macht (vgl. BISCHOF, 1998, S. 52). Es ist sicherlich nach wie vor eine Abbildung, aber keine metrische mehr, da die durch die nasse Autoscheibe bedingte „Verschlierung" des Bildes eine ursprünglich vielleicht bestehende Metrik aufhebt. Ebenso deutlich wird der Sachverhalt, wenn man sich vorstellt, dass ein impressionistisches oder gar expressionistisches Bild sicherlich eine Abbildung von Realität darstellen, aber keine metrische Struktur mehr repräsentieren können.

Ein weiterer wichtiger Sachverhalt ist in diesem Zusammenhang ebenfalls von Bedeutung:

Eine Abbildung kann nur dann gleichzeitig *eineindeutig* (umkehrbar eindeutig; jedem Originalpunkt ist ein Bildpunkt zugeordnet und umgekehrt; bloße *Eindeutigkeit* schließt genau diese Umkehrung nicht ein), also *isomorph* sein und *topologisch*, wenn sie die Zahl der zugrunde liegenden Dimensionen unangetastet lässt. Wird die Dimension verändert, wie dies bei der Malerei der Fall ist, fällt die Eineindeutigkeit gleichermaßen wie die unangetastete Topologie fort. Darüber hinaus ist die Gleichheit der Dimensionen nur notwendig, aber nicht hinreichend für die Erhaltung von Nachbarschaftsstrukturen bei einer eineindeutigen Abbildung.

Man kann an dieser Stelle festhalten, dass bei der Analyse von Systemen sowohl hinsichtlich der Sender-Empfänger-Konstellation als auch hinsichtlich des Verhältnisses unterschiedlicher Signale untereinander der Begriff der Abbildung zentral ist. Die strukturelle und metrische Qualität der entsprechend aufeinander abgebildeten Mengen von Elementen spiegelt die Genauigkeit des Abbildungsprozesses wieder.

Der letzte Begriff, der in diesem Zusammenhang zu beachten ist, ist der Begriff der *Variable.* BISCHOF (1998, S. 57) definiert den Terminus folgendermaßen: Variablen lassen sich beschreiben als „eine Menge möglicher Werte, die durch eine gemeinsame Messvorschrift zu einem qualitativen Ganzen zusammengefasst werden." Im Falle der Temperatur stellen sie einen eindimensionalen metrischen Raum dar. Eine solche metrische oder gar topologische Struktur ist aber keineswegs notwendige Bedingung zur Definition als Variable. Sofern eine Variable lediglich Nominalskalenniveau hat, fehlt ihr sowohl die metrische als auch die topologische Struktur. Hat eine Variable Ordinalskalenniveau, weist sie im Vergleich zu Verhältnisskala und Intervallskala, die beide Strukturen umfassen, zumindest noch eine topologische Struktur auf.

Aus den geraden entwickelten Überlegungen erfolgt die abstraktiv-mathematische Fassung des Informationsbegriffes und damit die Bestimmung des Informationsgehaltes von Signalen resp. der in einem System insgesamt auftretenden Information.

4.3.1.4 *Informationsgehalt von Signalen*

Man kann Signale daraufhin betrachten, wie viel Information sie zu übermitteln in der Lage sind. Da wir uns auf der abstrakten Ebene befinden, kann das Informationsmaß folgerichtig nur ein rein quantitatives sein. Da als Signal jede gemessene oder als messbar gedachte Variable gilt, ist die Realisation eines Signals eine Menge möglicher Werte von durchaus unterschiedlichen topologischen und metrischen Eigenschaften. Man kann diese Menge auch als Liste oder Inventar bezeichnen. Auf ähnlichen Gedanken basiert die häufig zu hörende Formulierung der Informationsquelle, was die Konnotation der freien Wählbarkeit im Begriff hervorhebt. Diese Quelle muss nicht – wie schon angeführt wurde – völlig unspezifiziert sein, es reicht, wenn sie unterspezifiziert ist, d. h., wenn ein Teil der aus der Quelle hervorgehenden Aktualität in seiner Kausalität bekannt ist, ein anderer Teil nicht. Damit erhält unmittelbar der Begriff der Wahrscheinlichkeit Bedeutung hinsichtlich der quantitativen Eigenschaften eines Signals und damit seines Informationsgehaltes.

- „Zur Beschreibung einer **Quelle** gehören Angaben über
  (1) das vollständige Werteinventar und
  (2) die Auswahlwahrscheinlichkeiten aller Werte." (BISCHOF, 1998, S. 61)

Was bietet sich aber nun als quantitatives Maß zur Bestimmung des Informationsgehalts eines Signals einer Quelle an? Da im Rahmen der Wahrscheinlichkeitsrechnung methodisch Versuche zur Reduzierung von Unvorhersehbarkeit naheliegen, scheint die Strategie, über ein sukzessives Ausschlussverfahren zum Ziel zu kommen, hier angezeigt. Dies kann insbesondere über Fragen des Beobachters erfolgen, und zwar sogenannte Optimale Binärfragen.

- „Optimale Binärfrage =

    eine Frage beliebiger Länge und beliebigen Inhalts, die nur die Antworten ‚ja' und ‚nein' zulässt und so formuliert ist, dass für jede dieser beiden Antworten die gleiche Chance besteht." (BISCHOF, 1998, S. 61)

BISCHOF (1998, S. 61f) erläutert dazu:

„Die Antwort auf jede solche Frage reduziert die Unterspezifikation des betreffenden Signalwertes um die *Hälfte*. (...) Allgemein gilt, dass eine Serie von H_{max} optimalen Binärfragen erlaubt, einen Wert unter

$$n = 2^{H_{max}}$$

Möglichkeiten zu identifizieren."

Beispielhaft lässt sich veranschaulichen, dass eine Liste (Inventar einer Quelle, eines Signals) von N = 8 Werten zur Identifikation eines Wertes gerade 3 Binärfragen bedarf.

„Enthält eine Liste also n verschiedene Werte, so sind dem gemäß gerade H_{max} = ld(n) (Logarithmus zur Basis 2) optimale Binärfragen zur Spezifikation eines Wertes erforderlich." (BISCHOF, 1998, S. 62)

Der Kennwert H_{max} wird nach BISCHOF (1998, S. 62) als Entscheidungsgehalt einer Liste bzw. des Signals bezeichnet. Der Entscheidungsgehalt ist damit die quantitativ bestimmbare Größe des Informationsgehaltes eines Signals. Er wird als sogenannte dimensionslose Größe in der Einheit Bit bestimmt. Der Entscheidungsgehalt repräsentiert die Menge an Information eines Signals unter der Voraussetzung, dass jeder Signalwert die gleiche Auftretenswahrscheinlichkeit hat.

Im Fall der – nicht selten bestehenden – unterschiedlichen Wahrscheinlichkeit auftretender Signalwerte wird die Mengenbestimmung über eine Mittelung erzielt, und es ergibt sich der Mittlere Informationsgehalt einer Quelle – oder die Entropie der Quelle. Diese lässt sich analog zum thermodynamischen Entropiebegriff folgendermaßen verstehen:

- „**Entropie** = das Maß für das Quantum an unvorhersehbarer Aktualität, also an „Information", das im Durchschnitt durch jeden Auswahlakt der Quelle erzeugt wird." (BISCHOF, 1998, S. 63)

Welche Werte kann die Entropie einer Quelle annehmen? Bezogen auf mögliche Extrema lässt sich sagen, dass sie gleich null ist, wenn ihr Signal nur einen möglichen Wert annimmt, und maximal, wenn sämtliche möglichen Werte voneinander statistisch unabhängig und gleich wahrscheinlich sind. Die Entropie ist dann gleich dem Entscheidungsgehalt der Quelle, welcher entsprechend auch H_{max} genannt wird (vgl. BISCHOF, 1998, S. 63). Eine stehen gebliebene Uhr hat demgegenüber eine Entropie – also einen Informationsgehalt – von null, da der Signalwert eine Konstante repräsentiert. Das bis dato global gehaltene, noch nicht qualitativ formulierte zweite Signalkriterium lässt sich damit konkretisieren und in folgender Weise umformulieren:

• „**Zweites Signalkriterium**: Das System muss hinsichtlich jedes in ihm auftretenden Signals als Quelle mit von Null verschiedener Entropie beschrieben werden." (BISCHOF, 1998; S. 63)

Mit der Annahme einer möglichen nicht bestehenden Gleichverteilung der Signalwerte ergibt sich der dem Begriff der Entropie informationstheoretisch verwandte Begriff der Redundanz.

Da im Fall nicht erreichter Gleichverteilung die Entropie der Liste kleiner ist, als sie bei gleichem Werteumfang sein könnte, müssen Regelmäßigkeiten im Sinne der Redundanz als Wiederholung gleicher oder gleichbedeutender Werte vorliegen. Es resultiert dementsprechend die Differenz zwischen maximalem Entscheidungsgehalt und empirischem Entscheidungsgehalt zum entsprechenden Wert der Redundanz als

$$H_{max} - H = R.$$

Diese Regelmäßigkeit oder Redundanz hat in direkter Konsequenz die „Wandlung" der Unspezifikation zur Unterspezifikation der Quelle zur Folge. Da wo eine dem Beobachter bekannte Regelmäßigkeit besteht, entsteht ein Wissen um die formal-kausalen Charakteristika einer Quelle resp. eines Signals. Die menschliche Sprache ist aufgrund ihrer vielfältig redundanten Eigenschaften ein sehr gutes Beispiel für diese Beobachtung. Schon aus einem halb gesprochenen Satz oder einem mit Rauschen übertragenen Radiobeitrag kann der Mensch sehr häufig die intendierte Information „erschließen".

4.3.1.5 Sender und Empfänger

Dem Leser mag bis hierhin eine leichte begriffliche Unsauberkeit aufgefallen sein, die nun beseitigt werden soll: Die implizite Gleichsetzung von *Empfänger* und *Beobachter*. Dies ist nicht logisch falsch, aber zumindest unsauber formuliert, da beide Funktionen zusammenfallen können, aber nicht müssen. Denn selten tritt in einem System nur ein Signal auf. Man geht in der Regel von mehreren aus, mindestens jedoch meistens von zwei: Sender (S) und Empfänger (E).

Das Signal E wird korrekterweise dann vom Beobachter gemessen. In der Informationsübermittlungssituation zwischen Sender und Empfänger besteht ein Prozess der Abbildung, der den oben bereits angesprochenen Störungen unterliegen kann. Beide, sowohl S als auch E, lassen sich durch je eine Liste ihrer möglichen Werte charakterisieren, und eingedenk ihres kausalen Verhältnisses stehen die beiden Wertelisten in einer Beziehung zueinander mittels einer Verbindung, die sich als Kanal bezeichnen lässt und als kausale Brücke zu verstehen ist. Jeweils ein Wert von S wird auf einen Wert von E abgebildet. Besagte Störung kann dazu führen, dass es neben eineindeutigen Abbildungen (also störungsfreien Abbildungen) Abbildungen gibt, bei denen in einer Richtung Mehrdeutigkeit besteht oder gar in beide Richtungen Mehrdeutigkeit besteht, was mithin wohl der in unserem Forschungsfeld häufigste Fall sein mag. BISCHOF (1998, S. 65) bemerkt dazu: „Der mathematische Begriff der Abbildung ist hier nicht mehr anwendbar." Es besteht bei einer derartigen Störung des Kanals zwischen S und E nur noch eine in ihren Einzelwerten nicht mehr zuordenbare statistische Abhängigkeit.

Da es aber nun ein Ziel ist, Aussagen über die kausalen Verhältnisse zwischen Sender und Empfänger zu machen, gilt es auch diese Beziehungen quantitativ zu bestimmen.

Dies erfolgt entsprechend unter Maßgabe der Wahrscheinlichkeitsrechung mit der Bestimmung bedingter Wahrscheinlichkeiten in beide Richtungen der Kausalitätsverhältnisse.

Daraus ergeben sich die statistischen Maße der *Äquivokation* (Mehrdeutigkeit) und *Dissipation* (Streuung), die es erlauben, die entsprechenden Übertragungsverhältnisse näherungsweise zu klären:

- „**Äquivokation** (oder: H(S|E), Anmerk. d. Verf.) = die beim Empfänger übriggebliebene Ungewißheit darüber, was der Sender wirklich ausgewählt hat."
- „**Dissipation** (oder: H(E|S), Anmerk. d. Verf.) = das Ausmaß der Ungewissheit des Senders darüber, was beim Empfänger angekommen ist." (BISCHOF, 1998, S. 67)

Mit diesen Maßen werden die Übertragungseigenschaften des entsprechenden Kanals bestimmt, nicht jedoch die tatsächlichen Unsicherheiten, die auch von der Redundanz der gesendeten und empfangenen Signale abhängen.

BISCHOF (1998, S. 68f) nennt dementsprechend folgende quantifizierbare Größen, die hier in Zitation aufgelistet wiedergegeben werden:

- „Die Entropie H(S) eines Senders ist die durchschnittliche Zahl optimaler Binärfragen, die man stellen muss, wenn man über die Auswahlaktivität des Senders fortlaufend informiert bleiben will."
- „Die Äquivokation H(S|E) ist die durchschnittliche Anzahl optimaler Binärfragen, die man *immer* noch stellen muss, wenn man fortlaufend das Signal E empfängt (...)."
- „Und der solcherart *eingesparte* Frageaufwand – also die Differenz von H(S) und H(S|E) – läßt sich als die Information deuten, die trotz der Störung den Kanal eben noch passieren konnte. Man bezeichnet diese Differenz als die *Transinformation* des Kanals."
- „Die eben angestellte Überlegung lässt sich analog für die *empfangsseitige* Entropie H(E) und die *Dissipation* H(E|S) wiederholen. (...) „Man kommt auf diesem Wege wiederum *derselben* Transinformation". Aus diesem Grund

steht in dem Symbol T(S,E) ein Komma zwischen den Buchstaben S und E; es soll ihre Vertauschbarkeit andeuten. Wir erhalten somit

$$T(S,E) = H(S) - H(S|E) = H(E) - H(E|S)"$$

- „Führt man schließlich noch eine von Sender und Empfänger unabhängige Instanz ein, die das *gesamte System* verstehen (...), so lässt sich abermals ein Maß angeben, das die Zahl der hierfür erforderlichen optimalen Binärfragen nennt. Dieses Maß heißt *Verbundentropie H(S,E):*

$$H(S,E) = H(S) + H(E) - T(S,E) = H(S) + H(E|S) = H(E) + H(S|E)"$$

Für die Verbundentropie gilt also:

Verbundentropie =
Senderentropie + Empfängerentropie − Transinformation   *oder*
Senderentropie + Dissipation   *oder*
Empfängerentropie + Äquivokation

Zusammenfassend lässt sich damit Folgendes sagen:

Die quantitative Bestimmung der in einem System auftretenden, durch eine Quelle oder einen Sender ausgewählten oder produzierten Information lässt sich bestimmen über die Berechnung des Mittelwertes maximal notwendiger Binärfragen und die damit sich ergebende Ableitung des Mittleren Informationsgehaltes einer Quelle der sogenannten Entropie. Aus der Differenz zwischen theoretischer Entropie (Voraussetzung ist Gleichverteilung) und tatsächlich erhobener Entropie ergibt sich die Redundanz als Maß für die in der Liste vorfindbaren, dem Beobachter bekannten Regelmäßigkeiten.

Unter der Voraussetzung gemeinhin bestehender sowohl signalseitiger als auch empfangsseitiger Aktualität interessieren im Sinne quantitativer Objektivierung die statistischen Verhältnisse zwischen diesen Signalen. Hierbei ist gerade ihre über ein empfangsseitiges Signal gemessene und in Bezug auf die sendeseitige Situation zu bestimmende Beziehung im Sinne bedingter Wahrscheinlichkeiten als Äquivokation, Dissipation, Transinformation und Verbundentropie von Bedeutung. Dies sind die auf streng abstraktiver Ebene möglichen Realisierungen statistischer Maße zur Spezifikation erzeugter und gemessener Information.

BISCHOF entwickelt bis zu diesem Punkt mittels der Spezifikation struktureller Begriffe wie System, Abbildung, Modell, Struktur, Messung, Variable und Signal auf der einen Seite wie auch unter Definition quantitativer Parameter zur Bestimmung gegebener Information auf der anderen Seite die Grundlagen der von ihm als proximat bezeichneten Methodik der Systemanalyse. Diese Methodik wird in Bezug auf die Fragestellungen der vorliegenden Arbeit noch wertvolle Dienste leisten.

4.3.1.6 Homöostase

Eine der wesentlichsten Besonderheiten in der Struktur von Wirkungsgefügen liegt – je nach Aufbau und Komplexitätsgrad – in ihrer Fähigkeit zur *homöostatischen Regulation*.

Entsprechend der konsequent durchgeführten Entledigung des Begriffes Information von kognitionspsychologischem Bedeutungsballast durch die vorläufige Definition allein im Rahmen der proximaten Systemtheorie leistet BISCHOF auch bezogen auf den Begriff der Homöostase wesentliche Begriffsbestimmungen:

Was heißt *Homöostase*? Es heißt übersetzt nichts anderes als „sich in einem ähnlichen Zustand" erhaltend. War bereits bei der Betrachtung der Verbindung von Signalen oder Variablen von rückwirkungsfreien Beziehungen gesprochen worden, so regt sich an dieser Stelle möglicherweise intellektueller Widerstand: Wie kann Homöostase im Zusammenhang mit rückwirkungsfreien Beziehungen entstehen? Dieser scheinbare Widerspruch kann mit einer für das gesamte Verständnis der Systemtheorie wesentlichen Definition ausgeräumt werden: Signale sind miteinander im Sinne rückwirkungsfreier Beziehungen verbunden, sie stehen nicht miteinander in Wechselwirkung, sie sind aber in z. T. äußerst komplizierter Verschaltung miteinander verbunden, was heißt, dass sie einander steuern.

Eine Rückkoppelung stellt also die Verschaltung verschiedener, von einander unabhängiger Blöcke dar, die über ihre Verbindungen eine Systematik, einen zentralen Messwert interaktiv-regulativ stabil halten. Homöostase ist somit ein Prozess der Steuerung.

Bezogen auf biologische Vorgänge sind die Erhaltung der Körpertemperatur, der Herzfrequenz, des Flüssigkeitsgehaltes des Körpers klassische Beispiele homöostatischer Regulation oder Steuerung. Bezogen auf komplexere und häufig schwieriger zu identifizierende psychologische Beispiele sind sicherlich das sozialpsychologische Phänomen der „social facilitation" (FREY & IRLE, 2002) wie auch motivationspsychologische Konzepte zur „Anspruchsniveausetzung" (vgl. HECKHAUSEN, 1980, S. 219 ff.) zu nennen.

Wichtig ist es an dieser Stelle der Betrachtung in Erinnerung zu bringen, dass diese Erläuterungen im Rahmen der stationären Systemtheorie zu verstehen sind. Es soll hier zunächst betrachtet werden, welche Faktoren oder Signale ein homöostatisches Prinzip generieren, ohne den daraus resultierenden, über die Zeit sich entwickelnden, möglicherweise von Störungen beeinträchtigten Prozess zu betrachten. Die Prozessbetrachtung wird Aufgabe eines anderen Kapitels sein (vgl. Kapitel 6).

Im Zusammenhang mit dem Konstrukt der Homöostase erlangt ein weiterer Begriff entscheidende Bedeutung: Es ist dies der Begriff der *Stabilität*. Dabei stehen beide Begriffe in einer Beziehung dergestalt zu einander, dass das Phänomen der Homöostase eben die Stabilität vieler physiologischer, aber auch psychologischer Zustände erst ermöglicht. Das homöostatische Grundprinzip tritt dabei oft nicht offen zutage, sondern wird oft erst nach einer komplizierten Analyse deutlich. Das heißt z. B., dass von einem Alltagsverständnis her viele Phänomene als resilient, von äußeren Einflüssen unabhängig und stabil angesehen werden, die aber eingebunden in ein systemtheoretisches Wirkungsgefüge letztlich Bestandteil eines homöostatischen Zusammenhangs sind und damit potenziell auch variable Elemente eines Systems sind, zu dem mehr als eine Variable gehört. Dementsprechend ist es Ziel systemtheoretischer Forschung, die Struktur betrachteter Wirkungsgefüge in ihrem Komplexitätsgrad und ihrer möglicherweise bestehenden homöostatischen Struktur zu untersuchen.

Die einfachste Form wurde bereits vorgestellt:

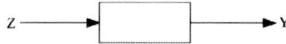

Abb. 3: *Blockschaltbild*
   (eigene Darstellung)

Dieses Wirkungsgefüge stellt das *einfachste* mögliche Wirkungsgefüge dar und hat vereinbarungsgemäß den Komplexitätsgrad K(0) mit einem Eingang Z und einem Ausgang Y. Ein *explizites* Wirkungsgefüge vom Typ K(1) enthält somit genau zwei Blöcke. Allgemein kann man nun formulieren:

„Die Komplexität eines **Wirkungsgefüges** ist gleich der um 1 verringerten Zahl seiner *Ausgänge*." (BISCHOF, 1998, S. 97)

Die Anzahl der Eingänge ändert dem gegenüber nichts am Komplexitätsgrad eines Wirkungsgefüges. Ein Übertragungsglied (Block) mit mehr als einem einzigen Ausgang wird als implizit bezeichnet, da die mögliche Interaktion der beiden Ausgänge untereinander nicht erkennbar ist und damit die Aussagemöglichkeiten letztlich beschränkt bleiben.

Wenn also die diesem Sachverhalt entsprechende unspezifische, einem impliziten Übertragungsglied entsprechende Funktionsgleichung

$$f(x, y) = z$$

expliziert werden soll, resultieren nach (BISCHOF, 1998, S. 96) fünf Grundtypen, die als prototypische Wirkungsgefüge aufgefasst werden können. Diesen liegen jedoch z. T. unterschiedliche Funktionsgleichungen zugrunde, die expliziert, wie in Abbildung 4 dargestellt, 8 Möglichkeiten ergeben.

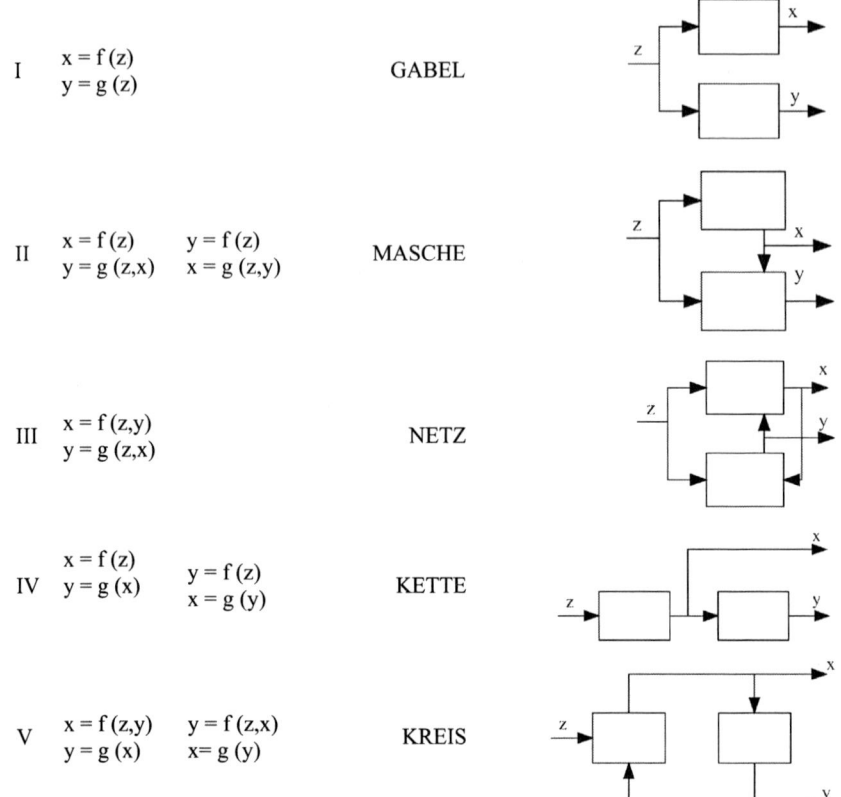

I	$x = f(z)$ $y = g(z)$		GABEL
II	$x = f(z)$ $y = g(z,x)$	$y = f(z)$ $x = g(z,y)$	MASCHE
III	$x = f(z,y)$ $y = g(z,x)$		NETZ
IV	$x = f(z)$ $y = g(x)$	$y = f(z)$ $x = g(y)$	KETTE
V	$x = f(z,y)$ $y = g(x)$	$y = f(z,x)$ $x = g(y)$	KREIS

Abb. 4: Grundtypen der Wirkungsgefüge
(aus BISCHOF, 1998, S. 96)

Ein Übertragungsglied oder Wirkungsgefüge ist in einer solchen Form expliziert, weil seine Funktionsweise eindeutig analysiert werden kann, da jeder Block nur eine Ausgangsgröße besitzt und ihm daher eine explizite Gleichung zuzuweisen ist.

Wie im Nachfolgenden deutlich werden wird, sind einige dieser Wirkungsgefüge Systeme mit homöostatischen Eigenschaften, andere nicht. Die Interdependenz der Komponenten beruht auf zum Teil äußerst komplizierter *Steuerung*.

Als inhaltlichen Bezugspunkt und physiologisches Beispiel bringt BISCHOF die neuronale Reizübertragung an der Synapse zum Vergleich, die immer eine Richtung hat und nahezu rückwirkungsfrei ist. Zu diesem Gegenstandsmodus will er Konsistenz herstellen. Er sieht darin letztlich das Fundament aller psychologischen Kausalität:

„Alle Wirkzusammenhänge, mit denen wir es zu tun haben, sind, so verfilzt sie auch immer erscheinen mögen, prinzipiell asymmetrisch aufschneidbar." (BISCHOF, 1998, S. 90)

Das Konzept der *asymmetrischen Aufschneidbarkeit* ist analytisch bezogen auf die fünf Wirkungsgefüge und dabei zur Erhellung ihrer homöostatischen Struktur von zentraler Bedeutung. Genauer gesagt stellt es eine der beiden Methoden dar, die es erlauben, die Struktur der Wirkungsgefüge und möglicherweise auch die in ihnen bestehenden quantitativen Signalübertragungseigenschaften zu analysieren. Es sind diese die *Aufschneidung* und die *Manipulation:*

Mittels der Manipulation ist es möglich zu bestimmen, inwiefern eine Variable auf eine andere wirkt. Man versucht zum Beispiel, eine der Ausgangsgrößen x durch einen Eingriff in das System zu manipulieren und zu sehen, ob sich dadurch auch reproduzierbar die andere Ausgangsgröße y ändert. Dies setzt voraus ausschließen zu können, dass versehentlich y durch z manipuliert wurde. Wenn man das ausschließen, wenn also z z. B. konstant gehalten werden kann, dann gilt nach BISCHOF (1998, S. 97f)

$$x \rightarrow y,$$

was nichts anderes heißt, als dass x auf y wirkt.

Wäre dem nicht so, so ließe sich schließen

$$x \nrightarrow y,$$

was heißt: x wirkt *nicht* auf y.

Will man nun den Einfluss von z auf y genau bestimmen, kommt das Verfahren der Aufschneidung zur Anwendung. Die kausale Koppelung zwischen z und x muss aufgeschnitten werden um erkennen zu können ob z direkt auf y wirkt. Ist das der Fall so schreibt man:

$$z \Rightarrow y$$

was nichts anderes heißt, als dass z *direkt* auf y wirkt

Wenn sich aber die Verbindung zwischen z und x nicht aufschneiden lässt, ohne auch die Beziehung zu y zu unterbrechen dann gilt andererseits dass z *indirekt* auf y wirkt

$$z \nRightarrow y$$

Unterzieht man die fünf oben genannten Wirkungsgefüge der Manipulation und der Aufschneidung, so zeigt sich, dass nur drei von ihnen homöostatische Eigenschaften haben.

Es ist bemerkenswert, dass sich bezogen auf den menschlichen oder aber auch tierischen Wahrnehmungsapparat in vielerlei Beispielen systemanalytisch eine Kreisstruktur oder Maschenstruktur herausstellt. Die bekannteste Struktur ist sicherlich der *Kreis*. Gerade deswegen auch, weil der Begriff des *Regelkreises* weit über die wissenschaftliche Beschäftigung hinaus Eingang in unsere Alltagskultur gefunden hat. Der Regelkreis unterliegt einer spezifischen weithin bekannten Nomenklatur, die zum Verständnis der Gesamtdarstellung und Gesamtargumentation hier kurz wiedergegeben werden soll.

Die *Masche* hat besondere, nicht minder wesentliche Eigenschaften, die oft übersehen werden. Dies soll jedoch in einem späteren Kapitel veranschaulicht werden.

4.3.1.7 Der homöostatische Kreis

Zu Beginn sollen die für den Aufbau eines Regelkreises wesentlichen Bezeichnungen in Tabelle 2 dargestellt, mit Beispielen verdeutlicht und mit Symbolen versehen werden. Die Nomenklatur gilt für den weiteren Ablauf der Darstellung in diesem Kapitel.

*Tab. 2: Genormte Bezeichnungen und Buchstabensymbole
(aus BISCHOF, 1998, S. 157)*

Symbol	Bezeichnung	Bedeutung	Beispiel
S	(Regel-)Strecke	das vorgegebene System, für das Homöostase gefordert wird	ein Zimmer, dessen Temperatur geregelt werden soll
R	Regler	die technische Einrichtung, die für die Gewährleistung der Homöostase verantwortlich ist	der Thermostat
X	Regelgröße	die homöostatische Variable	die Zimmertemperatur
Y	Stellgröße	die Größe, die die Homöostase aufrechterhält	die vom Heizkörper erzeugte Wärme
z	Störgröße	der freie Eingang, von dem die die Außentemperatur und homöostatische Variable unabhängig gemacht werden soll	Die Außentemperatur und sonstige Variable, die die Zimmertemperatur beeinflussen

Wichtig sind noch: *Messfühler* (z. B. ein Thermometer, das dem Thermostaten die Zimmertemperatur signalisiert) und der *Stellmotor* als Quelle der *Stellgröße* (z. B. Heizungsanlage). Beide sind funktionell eigentlich Bestandteile des *Reglers* werden in der Praxis aber oft mit zur *Regelstrecke* gerechnet. Das Schema eines Regelkreises zeigt Abbildung 5.

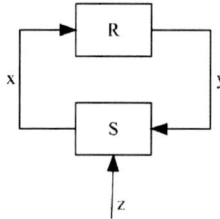

Abb. 5: Schema des Regelkreises
(aus BISCHOF,1998, S. 156)

Inhaltlich ist für das Verständnis des Regelkreises von zentraler Bedeutung, dass letztlich im Regler als konstituierendes mathematisches Prinzip eine „Vorzeichenumkehr" stattfindet: Das heißt nicht anderes, als dass es eine sogenannte *negative Rückkoppelung* gibt, die den Regelkreis in seinem Funktionieren bestimmt. Im Regler wird die Eingangsgröße x so in die Ausgangsgröße y umgewandelt, dass damit eine homöostatische Reaktion auf die veränderliche Größe z erfolgt.

Kurz gefasst bedeutet dies:

"Bei der Homöostase kommt es also darauf an, die Übertragungseigenschaften von Teilsystemen so auszulegen, dass zwei Eingänge eines Blockes *gegeneinander* wirken, d. h., daß die Ausgangsgröße des Blocks (z. B. x, Anmerk. d. Verf.) durch beide Eingänge gemeinsam (z und y, Anmerk. d. Verf.) schwächer beeinflußt wird, als durch jeden der beiden allein (z allein, y allein, Anmerk. d. Verf.)." (BISCHOF, 1998, S. 142)

Danach stellt BISCHOF folgende Definition von Homöostase auf.:

„Ein *Wirkungsgefüge* heißt, ,**homöostatisch** in Bezug auf einen freien Eingang z', wenn es ein Signal x, eine sog. *homöostatische Variable*, enthält mit folgenden Eigenschaften:
1. Das Signal x ist Ausgangsgröße in Bezug auf *mindestens* zwei Eingänge, die ihrerseits von z abhängen.
2. Wenigstens für einen dieser beiden Eingänge gilt, dass eine durch Aufschneidung oder Manipulation bewirkte Lockerung seiner Korrelation mit x den Einfluss von z auf x *verstärkt.*" BISCHOF (1998, S. 142)

Da die Vorzeichenumkehr letztlich den mathematischen Vorgang der Subtraktion im Regelgeschehen impliziert, sind bei der grafischen Darstellung in Abbildung 6 zusätzlich folgende Symbole für die mathematischen Operationen Addition/Subtraktion wie auch Multiplikation/Division hilfreich.

a) Gekreuzte Kreise (Addition mit weißem und Subtraktion mit schwarzem Dreieck):

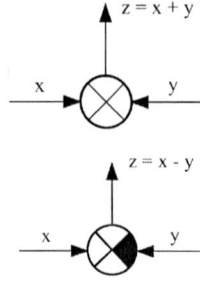

b) Gekreuzte Quadrate (Multiplikation mit weißem
und Division mit schwarzem Dreieck)

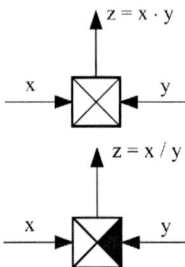

*Abb. 6:   a) Additions- und b) Multiplikationssymbole
(vgl. BISCHOF, 1998, S. 111)*

Ein veranschaulichendes Beispiel zur homöostatischen Kreisstruktur aus
dem Bereich der Sinnesphysiologie resp. Wahrnehmungspsychologie liefert BI-
SCHOF mit dem Phänomen der *Blickfolgeregelung*. Die Darstellung in Abbildung 7 wird um Messfühler und Stellmotor zur Veranschaulichung erweitert.

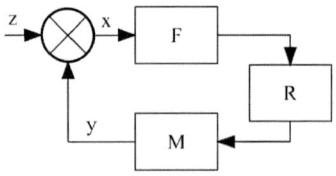

*Abb. 7:   Blickfolgeregelung
(in Anlehnung an BISCHOF, 1998, S. 158)*

Es handelt sich hierbei, wie BISCHOF angibt, um eine Simplifizierung eines eigentlich hochkomplexen nichtlinearen Systems. Da es aber deutlich den
Aspekt der Kreisstruktur und den durch diese bedingten möglichen homöostatischen Charakter enthält, eignet es sich als Beispiel zur Veranschaulichung eines

170

lebensnotwendigen Steuerungsmechanismus: das Verfolgen eines interessierenden oder relevanten Zieles oder Gegenstandes mit den Augen.

An Übertragungsgliedern werden wie in der obigen Abbildung der Messfühler F (Retina), der Stellmotor M (Augenmuskeln), der Regler R (Zentralnervensystem) und die Regelstrecke S (Augapfel) voneinander unterschieden.

Die Signale x, y und z repräsentieren entsprechende Signale, und zwar zum
einen die Position z eines sich ständig bewegenden Objektes, des Weiteren x als
die sich in Abhängigkeit von z ändernde Winkelposition des ruhenden Auges
zum Gegenstand und y als Ausmaß der Augenbewegung.

Die Bedingung für erfolgreiche Regelung muss hier also

$$x = 0$$

lauten. Das heißt, dass „jedes Auswandern von x aus der Fovea wird sogleich
durch eine entsprechende Augenbewegung y wieder kompensiert wird." (BI-
SCHOF, 1998, S. 158)

Die Subtraktion von z und y erbringt die erforderliche homöostatische Regelung in Bezug auf x.

An dieser Stelle ist es wichtig zu betonen, dass ein Kreis eine *notwendige*,
aber keine *hinreichende* Bedingung für Homöostase ist. Es gibt Kreisstrukturen,
denen das Merkmal der *Vorzeichenumkehr* fehlt. Vielmehr ist es so, dass das
Ansteigen beispielsweise der Variable x auch ein Ansteigen der Variable y nach
sich zieht und entsprechend im Falle des Absinkens von x ein Absinken von y
resultiert. Man spricht hier in Abgrenzung zum homöostatischen Prinzip, das
durch negative Rückkopplung gekennzeichnet ist, analog von *positiver Rückkopplung* oder *negativer Verstärkung*. Diese Rückkopplung hat ganz andere Eigenschaften und ist *nicht homöostatisch*.

Ein Mensch mit einer ausgeprägten Angststörung, beispielsweise in Form
der Agoraphobie (ICD-10, F40.0) zeigt eine ausgeprägte Vermeidung sozialer
Situationen, öffentlicher Orte und der Benutzung sich weit von der heimischen
Wohnung entfernender Wege. Die Angst, in Gefahr oder peinliche Situationen
zu geraten und sich nicht schnell genug flüchten zu können, stellt den Kern der
Störung dar. Starkes Vermeidungsverhalten mit einem fortgesetzten Verharren
in der eigenen Wohnung stellt das wesentliche Symptom dar, das gleichzeitig
regulativen Einfluss im Sinne positiver Rückkopplung hat: Vermeidung verhindert die Möglichkeit sozialer Erfahrungen und der Erkenntnis, dass im Super-
markt nebenan tatsächlich nichts Bedrohliches passiert. Sie steigert also die
Angst weiter bis zur Angst vor der Angst und kann zur totalen Isolation des betroffenen Menschen führen.

Positive Rückkopplung muss nach BISCHOF aber *nicht immer* dysfunktional sein. Es gibt durchaus Systematiken positiver Rückkopplung mit gewünsch-

ten positiven Effekten, die dann allerdings ebenfalls keinem homöostatischen Prinzip unterliegen:

Der Prozess einer positiven Anspruchsniveausetzung, die zu einem positiven Ergebnis des zu Erreichenden führt und mit einer Inangriffnahme weiterer höherer Ziele endet, ist ein Beispiel für die durchaus funktionalen Aspekte auch der positiven Rückkopplung. Ein erreichter Notendurchschnitt, eine bestandene Prüfung, ein ausgesprochenes Lob ermuntern zur Inangriffnahme des nächsthöheren Zieles.

Eine Fülle weiterer Beispiele gerade aus der Emotions- und Motivationsforschung (vgl. BISCHOF, 1998, S. 160 f.) sind dafür ebenso bestätigend. Außerdem können positive Rückkopplungen als Teilsysteme größerer, homöostatischer, ggf. auch tendenziell destabilisierter Systeme wichtige Funktionen der Stabilisierung übernehmen. Die diesen Prozessen inhärente Systematik ist aber nur über ein zugrunde liegendes Verständnis der *dynamischen Systemanalyse* zu verdeutlichen (vgl. Kapitel 6.2).

4.3.1.8 *Quantitative Systemanalyse – Kennlinien*

Einfache homöostatische Kreisprozesse mit der ihnen inhärenten Struktur der negativen Rückkopplung sichern die Stabilität bereits durch ihre im Stationären zu verortende Systematik. Gerade bei diesen interessieren aber oft nicht nur die *Struktur* des Zusammenhangs (z. B. Kreis, Masche oder Netz), sondern die zwischen den Signalen bestehenden *quantitativen* Funktionalitäten. Die stationäre Systemanalyse lässt sich somit von der strukturellen Perspektive her in die quantitative Ebene erweitern.

Quantitativ resultiert letztlich eine *Kennlinie* im Koordinatensystem als Zusammenhang zwischen der auf der Abszisse abgetragenen *Eingangsgröße* und der auf der Ordinate abgetragenen *Ausgangsgröße*. Von besonderer Bedeutung ist dabei, dass das zutage geförderte Wirkungsgefüge bei quantitativer Analyse Eigenschaften und Merkmale zeigen kann, die sich den einzelnen Elementen nicht ansehen ließen und qualitativ über diese hinausgehen (*Emergenzen*). Gerade dazu ist der Übergang von der strukturellen zur quantitativen Betrachtungsweise notwendig.

Der einfachste zu spezifizierende Zusammenhang ist nun der einer linearen Beziehung. Genauer formuliert lässt sich sagen, dass durch das entsprechende Übertragungsglied kausal ein linearer Zusammenhang zwischen zwei Variablen, Eingangs- und Ausgangsgröße, Sender und Empfänger, konstituiert wird. Die Komponenten der Eingangsgröße überlagern sich in der Ausgangsgröße additiv. Die daraus resultierende Kennlinie ist eine *Gerade* (siehe Abbildung 8).

$$x = f(z)$$

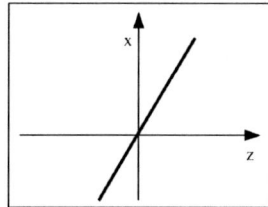

Abb. 8: *Superpositionsprinzip*
(vgl. BISCHOF, 1998, S. 109)

Natürlich gilt dieser Zusammenhang auch für mehrere und nicht nur für zwei in ihrer Beziehung zu betrachtende Variablen: „Ein *Wirkungsgefüge* heißt linear, wenn in ihm die Beziehung zwischen sämtlichen Ein- und Ausgängen *paarweise linear* ist." (BISCHOF, 1998, S 110).

„In **linearen** Wirkungsgefügen dürfen Signale nur *additiv* oder *subtraktiv* verknüpft sein. Bereits eine einzige *Multiplikationsstelle* macht das Wirkungsgefüge nichtlinear." (BISCHOF, 1998, S. 110)

Nichtlineare Kennlinien sind in aller Regel leicht zu identifizieren, da der multiplikative Zusammenhang grafisch typische Verlaufsmuster generiert, die zumindest in Näherung an die geometrischen Figuren von Hyperbel, Sinuskurve, Asymptote etc. erinnern. Gerade die das Phänomen der Sättigung repräsentierende Asymptote tritt dabei in Biologie und Psychologie häufig auf.

Dennoch ist das Vorliegen von Linearität und Nichtlinearität in vielen Fällen nicht mit bloßem Auge zu erkennen: In komplexeren Wirkungsgefügen gilt die Regel, dass kein aus lauter linearen Übertragungsgliedern bestehendes System durch Reduktion nichtlinear werden kann. Demgegenüber kann jedoch ein lineares durch Erhöhung des *Komplexitätsgrades* nichtlinear werden, was deutlich macht, dass Linearität und Nichtlinearität nicht immer einfach zu identifizieren sind.

Über die strukturelle Betrachtung hinausgehend liefert die quantitative Bestimmung der mathematischen Verhältnisse zwischen den Variablen also einen tieferen Einblick in das arithmetische Gefüge des Systems im Sinne spezifischer mathematischer Funktionen oder Kennlinien. Darüber lassen sich einige zentrale Probleme gerade der ethologisch-biologischen Forschung, aber auch Fragen der Psychophysik und nicht zuletzt der Regulation sozialer Distanz im Bereich der Humanforschung veranschaulichen und analysieren.

Im Bereich der Physiologie lässt sich nach BISCHOF die Bestimmung der sogenannten Utriculuskennlinie als exemplarisches Beispiel nennen: Letztlich ging es bei dieser Fragestellung darum, eine wissenschaftliche Entscheidung zwischen zwei Kennlinien und den ihnen bekanntermaßen zugrunde liegenden unterschiedlichen physiologischen Mechanismen zu treffen. V. HOLST (1950) konnte die Frage, ob die Gleichgewichtsreaktionen bei Wirbeltieren vornehmlich das Resultat von Druck- oder von Scherungskräften der im Utriculus des Statholitenapparates beteiligten Härchen sind, über eine Versuchsanordnung mittels der systemtheoretischen Methoden von Aufschneidung und Manipulation lösen: Er schloss über kontrollierte Variation besondere Einflüsse der Schwerkraft oder des Lichtes systematisch aus und manipulierte die jeweils anderen. Darüber konnte er anhand der resultierenden Lagereaktionen der untersuchten Fische nachweisen, dass die entsprechende Kennlinie einen Sinusverlauf aufweist, was eindeutig auf Scherungskräfte als in diesem physiologischen System relevante Kräfte hinwies. Das heißt das System, welches ein *Kreis*system ist, weist damit eine Eigenschaft auf, die sich seinen Bausteinen nicht einfach ansehen lässt. Des Weiteren konnten v. HOLST und MITTELSTAEDT (1950) in Anlehnung an die dargestellte Untersuchung von v. HOLST (1950) nachweisen, dass die aus den Signalen des Statholitenapparates hervorgerufenen Lagereflexe weder Willkürbewegungen ausschalten noch ihrerseits von diesen ausgeschaltet werden, sondern letztlich die homöostatische Basis angemessener Willkürbewegungen darstellen. Erst dadurch wird eine situationsangemessene Regulation möglich.

Ein weiteres Beispiel, das die zentrale Bedeutung homöostatischer Effekte für basale Lebensfunktionen verdeutlicht, liegt in dem ebenfalls von v. HOLST und MITTELSTAEDT (1950) formulierten *Reafferenzprinzip*, welches dem oben bereits dargelegten Problem der Blickfolgeregelung verwandt ist, aber einen anderen Aspekt der visuellen Stabilität hervorhebt, nämlich den der *Richtungskonstanz*. Einfach formuliert könnte man sagen, mit dem hier behandelten Thema wird der Frage nachgegangen, warum Netzhautbilder sich nicht in unserer Wahrnehmung verschieben, wenn wir den Blick von einem Objekt auf ein anderes Objekt um einen bestimmten Winkel wenden. Die Erklärung ist wiederum die, dass die erlebte Richtungskonstanz Resultat eines homöostatischen Effektes ist: Der Wahrnehmungsapparat ist so konstruiert, dass er den Wahrnehmungsinhalt vom Einfluss solcher Veränderungen befreit, die durch die Bewegungen des Augapfels erzeugt werden.

Grafisch lässt sich dies in etwas komplizierterer Nomenklatur wie in Abbildung 9 veranschaulichen:

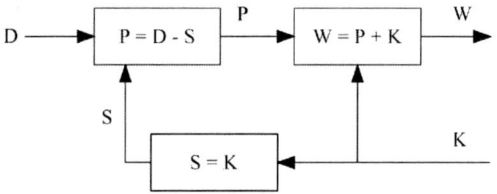

Abb. 9: Reafferenzprinzip
Abb.4.9 (aus BISCHOF, 1998, S. 145)

Das Symbol P soll eine visuelle Afferenz repräsentieren, die aus zwei Komponenten besteht, nämlich der Komponente D (unter einem Winkel D seitlich sichtbares Objekt bei zunächst geradeaus gerichtetem Blick) von außen als sogenannte *Exafferenz* zu verstehen, und der Komponente S, die eine Rückmeldung der okularen Eigenbewegung darstellt und dementsprechend als *Reafferenz* bezeichnet wird. Das motorische Kommando K ist demgegenüber eine Efferenz, die die seitliche Verschiebung der Blickachse und damit die Blickwendung S bewirkt. Wenn nunmehr die Wahrnehmung der Objektrichtung als W bezeichnet wird, so muss im Sinne einer richtungskonstanten Wahrnehmung angenommen werden, dass K nicht nur auf S, sondern gemeinsam mit P auch auf W wirkt. Da D durch S subtraktiv verfälscht wird, ist es notwendig, dass das System den subtrahierten Betrag wieder dazuaddiert. In Anlehnung an BISCHOF lässt sich das so formulieren: Die Efferenzkopie von K hat „die Aufgabe, den *reafferenten* Bestandteil der visuellen Meldung zu beseitigen, damit der *exafferente* Bestandteil unverfälscht zur Wahrnehmung gelangen kann." (BISCHOF, 1998, S. 147)

Die Wahrnehmung soll sich nur mit der äußeren Reizgestalt und nicht auch mit der Blickwendung an sich ändern. Der Organismus leistet hier also eine entscheidende *Kompen-sation*. BISCHOF formuliert in diesem Zusammenhang einen auch für das hier vorliegende Thema wichtigen Gedanken:

> „Es ist leicht abzusehen, was es hieße, wenn dieser Zusammenhang unkompensiert zur Wahrnehmung gelangen würde. Wir halten den Kopf ja kaum je still und wären daher ständig von einer taumelnden Welt umgeben." (BISCHOF, 1998, S. 148)

Interessant ist weiterhin auch, dass es sich beim Reafferenzprinzip homöostatisch nicht um einen Kreis, sondern eine Masche als einem weiteren grundsätzlich homöostasefähigen Wirkungsgefüge handelt. Diese hat vom Kreis zu unterscheidende Eigenschaften, die im weiteren Verlauf der Betrachtungen Beachtung finden sollen. Man spricht bei der Masche auch von der *rückwirkungsfreien Homöostase*.

4.3.1.9 Zusammenfassung

Mit der differenzierten Betrachtung der strukturellen stationären und quantitativen stationären Systemanalyse soll an dieser Stelle die Betrachtung der proximaten Systemanalyse nach BISCHOF vorläufig abgeschlossen werden. Zusammenfassend lässt sich Folgendes feststellen:

Signal und *Information* sind Begriffe proximater Betrachtung und haben keine über die formal strukturelle und statistische Definition hinausgehenden Konnotation. Ihre Größe und Bestimmbarkeit folgt den Prinzipien von Kausalität und Wahrscheinlichkeitsrechnung. Signale sind messbare Variable, die als Werteinventare unterschiedlichen Umfangs zu verstehen sind. Die von diesen auch Quellen genannten Signalen generierte Information unterliegt einer binären Bestimmungsheuristik. Angesichts der vielfältigen und oft völlig überladenen Bedeutungen des Begriffes *Information* wird mit dieser Definitionsarbeit eine eindeutige Terminologie im Zusammenhang mit dem Begriff Information erreicht. Der Aufwand, diese in Erfahrung zu bringen, dient als Quantitätsmaß (vgl. BISCHOF, 1998, S. 61).

Sender und Empfänger von Information stehen in einem Verhältnis wechselseitiger statistischer Unsicherheit hinsichtlich übermittelter Information zueinander. Entropie und Redundanz sind wesentliche Parameter des Ausmaßes dieser Unsicherheit.

Das für das hier angestrebte Vorhaben wesentliche herausgearbeitete Grundprinzip ist die homöostatische Regulation, deren idealtypische Wirkungsgefüge Kreis, Masche und Netz sind. Bei homöostatischer Regulation hat man Systeme im Sinn, „bei denen eine Ausgangsgröße, scheinbar paradoxerweise, erst dann von einem Eingang abhängig wird (oder bei denen sich eine geringe Abhängigkeit erheblich verstärkt), wenn wir an geeigneter Stelle eine Wirkungsbrücke *unterbrechen*" (BISCHOF, 1998,S. 141).

Diese kann – wie im besonderen Fall der Masche – auch rückwirkungsfrei verlaufen.

Entscheidendes Merkmal ist bei allen Verknüpfungen die negative Rückkoppelung oder Vorzeichenumkehr im Regler. Das Gegenteil, nämlich die positive Rückkoppelung ist allein niemals homöostatisch, aber nicht immer dysfunktional und zuweilen Bestandteil größerer homöostatischer Netze.

Unter der Prämisse der strikten Abstraktion erlaubt diese Betrachtungsweise eine Analyse fast aller organismischen und technischen Systeme unter weitestgehender Absehung von ihren organetischen Eigenschaften. Dies liefert Erkenntnisse hinsichtlich der *Struktur* eines betrachteten Systems, seiner relevanten Variablen, ihrer Information und der Art ihrer Verknüpfung resp. Abbildung aufeinander.

Hinsichtlich des quantitativen Zusammenhangs beteiligter Variablen sind hier sowohl lineare als auch nichtlineare Funktionen identifizierbar. Biologische und wahrnehmungspsychologische Regulationsmuster und Wirkzusammenhänge sind über diese Funktionen u. a. mittels der Operationen von Manipulation und Aufschneidung identifizierbar. Es ist also möglich, die interne Struktur eines Systems aufgrund seiner informationellen Funktionen zu identifizieren und darüber hinaus Aussagen hinsichtlich seiner Stabilität und homöostatischen Eigenschaften zu machen.

Die ebenfalls proximat zu vergegenständlichende dynamische Systemanalyse soll in Kapitel 6 Thema werden. Vorläufig verbleibt die Argumentation im Bereich der stationären Analyse, allerdings nicht mehr als proximate Systemtheorie. Im nächsten Kapitel 4.3.2 soll der notwendige Übergang in die ultimate Analyse geleistet werden. Denn bei aller Reduktion und definitorischen Klarheit ist es hinsichtlich relevanter Forschungsfragen weder sinnvoll noch fruchtbar, auf dieser Analyseebene stehen zu bleiben. Die Aussagemöglichkeiten mögen klar sein, sind aber gleichermaßen begrenzt und erlauben nicht, die Fragen nach Sinn und Zweckmäßigkeit zu beantworten, wie gleichermaßen im Rahmen der Entwicklung zentraler Forschungsaussagen auch die *qualitativen* Besonderheiten des Forschungsgegenstandes wieder Berücksichtigung finden müssen.

4.3.2 Ultimate Systemanalyse

Zu klären sind die mögliche *semantische Kodierung* beteiligter Signale und damit die Integration des Begriffes der *Bedeutung* in das kybernetisch-informationstheoretische Verständnis zu betrachtender Systeme.

Dabei stellt ein weiteres Mal ein „konstruktivistisches Faktum" die zentrale Grundüberlegung dar: Ebenso wie die Informationsmenge eines Signals Resultat des Frageaufwandes seitens des Beobachters ist, so ist auch der *Sinn* oder die *Bedeutung* eines Signals nicht a priori in selbigem gegeben, sondern Resultat der „Überlegungen" des *externen Beobachters*. Die *Systemspezifikation* ist immer eine Konfiguration des Beobachters, „der sich von dem Systemgeschehen (im übertragenen und mathematischen Sinne) ,'ein Bild macht' – und zwar ein *unvollständiges*" (BISCHOF, 1998, S. 315). *Manipulation* und *Auswahl* sind keine Eigenschaften des betrachteten Systems, sondern sie sind Aktionen des Beobachters: „(...) *für ihn* nur ist also wiederum das System selbst ,frei' (...)" (BISCHOF, 1998, S. 316). Es ist also auch der Beobachter, der dem ganzen Sinn gibt und letztlich die Funktionsweise konfiguriert. Er ist derjenige, der nicht nur einen Kausalzusammenhang feststellt, sondern auch ergründen will, warum gerade *dieser* und *kein anderer* Funktionszusammenhang zu finden ist, sich durchsetzen konnte und mit gerade dieser organetischen Qualität besteht.

BISCHOFs wissenschaftstheoretische Basis ist der kritische Realismus, dessen wesentliches Konstrukt u. a. BRUNSWIKs (1934) *Veridikalitätsbegriff*, also das Postulat der sogenannten *realitätsgerechten Wahrnehmung* ist. Dieser Veridikalitätsbegriff ist der ultimaten Systemtheorie nahezu deckungsgleich. Der Realismus allein besagt, dass es eine bewusstseinsunabhängige Welt gibt: Ding (Designat) und Bedeutung sind identisch – wohingegen der Konstruktivismus definiert, dass das Erkennen ein Erschaffen von Welt ist: Es gibt also kein Designat. BISCHOF übernimmt die in Folge von Egon Brunswick entwickelte Konzeption der *Veridikalität* (~ realitätsgerechte Wahrnehmung) als eine die Positionen von Konstruktivismus und Realismus integrierende Sichtweise und fasst damit das Rahmenverständnis der ultimaten Systemtheorie: Es gibt die Dinge unabhängig vom Beobachter, aber ihre Bedeutung ist Konstrukt.

Zwei Grundpositionen sieht BISCHOF davon ausgehend als richtungsweisend für die Entwicklung einer *ultimaten Systemtheorie* an: „Einmal die konsequente Symmetrisierung der Semantik in einen *kognitiven* und einen *intentionalen Pol*, zum anderen die gemeinsame Verankerung beider Pole an den Grundkategorien von *Optimalität* und *Homöostase*." (BISCHOF, 1998, S. VIII)

4.3.2.1 Homöostase und Optimalität

BISCHOF geht bei dem Versuch der Entwicklung einer *semantischen Systemtheorie* von idealtypischen Wirkungsgefügen homöostatischer Regulation aus, also von Kreis, Netz und Masche und ihrer Fähigkeit, an freien Eingängen generierte Entropie homöostatisch zu vernichten. Diese Systeme sind mithin in ihrer homöostatischen Struktur notwendige Voraussetzung einer Erweiterung des streng statistischen Informationsbegriffs in die Semantik hinein. Um die qualitativen und damit ultimaten Eigenschaften eines Systems von da ausgehend weiter bestimmen zu können, liefert die systematische Bestimmung der Abweichung von einem als optimal anzunehmenden *Idealzustand* des Systems wesentliche Informationen: Dieser Idealzustand beinhaltet die Frage danach, welchen Sinn ein System hat, warum es in dieser besonderen Form bestehen kann. Damit ist logischerweise auch die Frage nach der Wahrscheinlichkeit der Existenz, also der *Antreffbarkeit* eines Systems verknüpft.

Folgende Definitionen und anschließend dargestellte Nomenklatur inkl. grafischer Veranschaulichung demonstrieren diese Sichtweise.

1. „Die *Antreffbarkeit* des Wirkungsgefüges muss als Variable aufgefasst werden können. (...)
2. Auch das *Wirkungsgefüge* selbst muss als Variable betrachtet werden können. (...)

3. Die – der Variation unterworfenen – Systemeigenschaften müssen Auswirkungen auf die Zahl der von der betreffenden Variante zu erwartenden *Kopien* haben. Es muss also ein Vorgang der *Selektion* stattfinden." (BISCHOF, 1998, S. 278)

Das im vorangegangenen Kapitel vorgestellte Wirkungsgefüge *an sich* muss als ultimat zu begründender *Kern* eines Systems zusammengefasst werden: Dieser Kern wird als ℵ (Aleph) bezeichnet. Im Rahmen humanwissenschaftlicher Forschung ist der Kern auch als Organismus zu bezeichnen, im Rahmen psychologischer Forschung möglicherweise auch als spezifisches Konstrukt wie Leistungsmotivation oder Erregungsregulation.

Des Weiteren gilt es den *ökologischen Rahmen* zu betrachten, in den der Kern eingebunden ist: Das gesamte System und die mit ihm interagierende Umgebung wird als Ökosystem (E) bezeichnet.

Das Maß der Wahrscheinlichkeit, den Kern anzutreffen, soll als ϕ und damit auch als *Eignung des Kerns* (ℵ) bezeichnet werden. Evolutionsbiologisch steigt der Wert von ϕ mit der Bereitschaft eines *Selektors* (Q), diesen entsprechenden Kern auszuwählen oder diesem Lebewesen Verbreitung zu gewähren und es überleben zu lassen.

ϕ als in seiner Qualität mit anderen Variablen nicht vergleichbare Variable beschreibt letztlich das System, das dem Ideal aufgrund von Realisierbarkeit am nächsten kommt. ϕ beschreibt die *Optimalität* eines Wirkungsgefüges, sein mehr oder minder erreichbares Ideal und damit die Wahrscheinlichkeit seiner Antreffbarkeit. ϕ nimmt nicht einen bestimmten Wert oder Verlauf an, sondern ein Optimum (Maximum oder Minimum). Etwas „agilomorph" ausgedrückt strebt ϕ einem Ideal hinterher, hinter dem es mehr oder minder zurückbleibt.

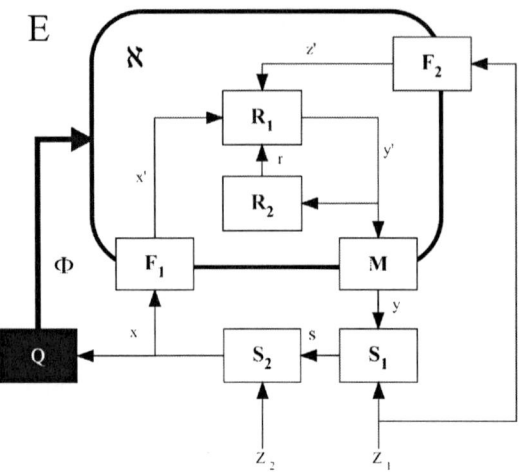

Abb. 10: Regelstrecke
  (aus BISCHOF, 1998, S. 281)

Der Kern erzeugt im empirischen Fall letztlich eine Kennlinie oder einen Kode – je nach Skalenniveau – als Repräsentation seiner stationären Übertragungseigenschaften. Bei einem idealen Verlauf der Kennlinie resp. idealer Zuordnung der Elemente zweier Listen in einem Kode ist die Eignung maximal und die Bevorzugung durch den Selektor wahrscheinlich. Die Antreffenswahrscheinlichkeit ist dementsprechend hoch.

Die Frage nach der Eignung des Kerns hat hier den ersten qualitativen Aspekt in die Diskussion gebracht. Die proximate Ebene ist an dieser Stelle der Argumentation tatsächlich noch nicht verlassen. Erst der Aspekt der *Korrespondenz* leitet über zum Phänomen der Verweisungsbeziehung, also zum Begriff des *Zeichens*.

4.3.2.2 Korrespondenz

Im zweiten Schritt ist es nun notwendig, sich mit dem Begriff der Abbildung neu zu beschäftigen, um die Erweiterung in die ultimate Ebene hinein zu ermöglichen. Unter dem Begriff der *proximaten Kodierung* ist die mögliche Abbildung zweier Wertelisten aufeinander zu verstehen. Die Transinformation als Ausmaß der in einem System übertragenen resp. abgebildeten Information berücksichtigt nicht, welcher konkrete Wert auf welchen anderen abgebildet wird. Zu ihrer Bestimmung ist es lediglich relevant, dass – möglichst – ein *einziger* Wert einem *einzigen* anderen Wert zugeordnet wird

Das Verfahren der *Abbildung* ist nun zu erweitern um die sogenannte *ultimate Kodierung*: Es gilt neben der *Transinformation* (proximat) noch die *Korrespondenz* (ultimat) zu berücksichtigen. Die Korrespondenz betrachtet den Umstand der Zuordnung eines *bestimmten* Wertes einer Liste zu einem *bestimmten* Wert einer anderen Liste. Korrespondenz soll damit über die Transinformation hinaus ein Maß dafür darstellen, inwieweit sich die Zuordnung der Werte zweier Signallisten mit einem idealen Kode deckt. Das heißt auch, dass damit die Suche nach einer Norm, einer idealen *Norm* verbunden ist, die in der spezifischen Art der Abbildung beider Wertelisten zu finden ist. Dies ist vor allem dann wichtig, wenn begründet werden soll, welchen Sinn ein Wirkungsgefüge hat, warum es *so und nicht anders* besteht und mehr oder weniger gute Arbeit leistet.

Oben beschriebene Optimalität ist die Realisation eines idealen Kodes, eines idealen Verlaufes. Die Korrespondenz ist somit der erste entscheidende Parameter einer Erweiterung in die ultimate Ebene.

> „Die Berechenbarkeit einer Idealnorm garantiert nicht deren *Erreichbarkeit*. Es geht in der Natur immer nur mit natürlichen Dingen zu, und wo das so ist, dort unterlaufen *Fehler*. Der Begriff des Fehlers aber lässt sich, (...), in der proximaten Systemtheorie nicht ansiedeln. In der Informationstheorie haben wir es immer nur mit ‚Unsicherheit' zu tun (...). ‚Fehlerhafte' Übertragung mag zwar die *Transinformation* reduzieren, aber nur wenn die Störquelle stochastisch ist. *Systematische Fehler*, (...), reduzieren nicht einmal die Transinformation. Hingegen verletzen Fehler immer eine *Korrespondenz*; denn eine solche wird durch die Idealnorm ja eben definiert." (BISCHOF 1998, S. 313)

Die Frage der Bestimmung der Korrespondenz anhand der entsprechenden Idealnorm unterliegt allerdings einem forschungslogischen Problem, das in seiner Nähe zur Zirkularität begründet liegt: Die hier zu leistende Aufgabe besteht letztlich konstitutiv darin, eine Norm zu finden, die weder den zu bewertenden Prozessen schon implizit ist noch vom externen Beobachter willkürlich an das System herangetragen wird. BISCHOF (1998, S. 288) formuliert es folgendermaßen: „Sie muss also zwar aus Eigenschaften des Systems hergeleitet werden, aber aus solchen, die nicht selbst Bestandteil der proximaten Systembeschreibung sind." Was BISCHOF an dieser Stelle durch Rekurs auf die mehr oder minder komplizierten mathematischen Methoden des *Lagrange-Verfahrens* und der *Optimierungstheorie* zu verdeutlichen versucht, sei hier so zusammengefasst: Die Norm oder ideale Norm entsteht aus der Vorstellung oder Bestimmung eines für einen Kern, ein Wirkungsgefüge optimalen Funktionierens. Die empirische Abweichung von dieser Norm, die in mehr oder minder ausgeprägter Form zu finden ist, repräsentiert die Bedeutung dessen, was eigentlich – im Sinne der idealen Norm – erreicht werden soll, oft in der Realität aber gar nicht erreicht werden kann.

Die Korrespondenz ist somit die erste formale Bedeutungsbeziehung zwischen entsprechenden Wertelisten. Wird einem bestimmten Wert einer Liste immer ein bestimmter Wert der anderen Liste zugeordnet, so stehen sie im Sinne einer wechselseitigen Verweisungsbeziehung zueinander. Der eine Wert ist letztlich ein Zeichen für den entsprechenden Wert der anderen Liste.

4.3.2.3 Zeichen und Bedeutung

Axiomatisch folgert BISCHOF (1998, S. 318) aus dem zuvor entwickelten: „Unter einem **Zeichen** verstehen wir ein *Signal*, das eine *Bedeutung* trägt."

Der Begriff der Bedeutung ist völlig neu und undefiniert. Um dieses Phänomen, das nicht mehr Bestandteil der physischen Realität ist, zu definieren, ist nunmehr eine Abfolge theoretischer Überlegungen notwendig:

Bedeutung als Konstrukt ist nach BISCHOF triadisch organisiert und setzt sich aus drei Komponenten zusammen:

„**Zeichen** =   das physische Vehikel, mit dem Bedeutung übertragen wird.
Designat =   dasjenige, worauf sich die Bedeutung des Zeichens bezieht.
Interpret =   derjenige, für den das Zeichen eine Bedeutung hat."
(BISCHOF, 1998, S. 318)

Entsprechend dieser Dreiteilung resultieren innerhalb der Lehre von den Zeichen, der *Semiotik*, drei Wissenschaftszweige, die sich diesen Komponenten widmen: die *Syntaktik* als Wissenschaft vom Verhältnis der Zeichen untereinander, die *Semantik* als Wissenschaft vom Verhältnis zwischen Zeichen und Designat und die *Pragmatik* als Wissenschaft von der Beziehung von Zeichen zu ihren Interpreten oder Benutzern (vgl. BISCHOF, 1998, S. 319).

Dabei ist es wesentlich zu berücksichtigen, dass unter den beschriebenen Wissenschaftszweigen eine Asymmetrie besteht. Die Pragmatik umfasst die beiden anderen Teildisziplinen, da diese ohne die Pragmatik letztlich nicht zu verstehen sind. „Tatsächlich spielt die Pragmatik die Rolle des sinnstiftenden Fundamentes für die gesamte Semiotik." (BISCHOF, 1998, S. 321) Es ist der *Interpret*, man könnte auch sagen der Beobachter, in dessen Hirn die Bedeutung als Emergenz aus der Verweisungsbeziehung zwischen Zeichen und Designat entsteht. Pragmatik stellt die Nahtstelle zwischen Zeichen und Wirklichkeit dar. WATZLAWICK et al. (1990) haben die Bedeutung der Pragmatik für die Kommunikation in der Differenzierung zwischen *Inhalts-* und *Beziehungsaspekt* geäußerter Sprache herausgestellt. Der durch Syntaktik und Semantik definierte Inhaltsaspekt konkretisiert die Bedeutung eines Satzes im kommunikativen Geschehen nicht eindeutig. Der Beziehungsaspekt als Ausdruck der Pragmatik

(z. B. Welche Botschaft beabsichtige ich dem Empfänger eigentlich mit dem Satz „Das ist Deine Angelegenheit!" zukommen zu lassen?) ist dabei der die Kategorien von Semantik und Syntaktik in ihrer Bedeutung letztlich festlegende Faktor. Pragmatik ist damit – und dies ist eine zentrale Feststellung – praktisch deckungsgleich mit der ultimaten Betrachtungsweise.

In einem weiteren Schritt gilt es nun, über diese globale Feststellung hinaus die Pragmatik, also die Beziehung von Zeichen zu ihren Interpreten oder Benutzern, systemtheoretisch zu spezifizieren.

Dazu geht BISCHOF (1998, S. 322 ff.) von zwei empirischen Paradigmen, dem Reiz-Reaktionsschema der Klassischen Konditionierung und dem Funktionskreis v. UEXKÜLLs (1921) aus, um die in beiden bestehenden Semantisierungen mit dem so wesentlichen Begriffspaar von *Nachricht* und *Befehl* zu verbinden.

4.3.2.3.1 Klassische Konditionierung

Nach BISCHOF (1998, S. 322) kann der bedingte Reflex als Prototyp der Verwendung des Zeichenbegriffs gesehen werden.

Zeichen (z. B. Glocke, Summton) und Designat (z. B. Elektroschock oder Futter) sind nach entsprechender Wiederholung verbunden in einer Verweisungsbeziehung, in der das akustische Signal als ein Zeichen für die bevorstehende Stimulation durch den Elektroschock oder das Futter gewertet werden kann.

Allerdings gilt es diese schnelle Gleichsetzung von Ursachekonzept und Bedeutung zu relativieren. Wenn ein Reiz offensichtlich eine zu erwartende Einwirkung (z. B. Elektroschock) repräsentieren kann, heißt das nicht zwangsläufig, dass die Einwirkung ihrerseits den Reiz repräsentieren kann. Im Sinne des Zeichenbegriffs wäre diese Wechselseitigkeit allerdings zu fordern.

Tatsächlich gibt es in diesem Modell zwischen Zeichen und Designat eine Asymmetrie, die wesentlich ist und folgendermaßen im bisher entwickelten Begriffsinventar beschrieben werden kann:

Das Designat wirkt ohne Zutun des Kernes $\aleph$ auf die Eignung ϕ, während das *Zeichen* zwar auch auf ϕ wirkt, aber nicht mit organetischer Zwangsläufigkeit, sondern weil die Struktur von $\aleph$ ihm „eine solche Einflussnahme gewissermaßen freiwillig einräumt" (BISCHOF, 1998, S. 323). Mit anderen Worten: Das, was das Zeichen auslöst, kann es nur auslösen, weil es bezogen auf das Ziel des Designates Relevanz erhält. Von sich aus hat es diese Relevanz jedoch nicht.

Dass ein Zeichen A ähnliche Effekte haben muss wie ein Designat B, bedeutet in informationstheoretischer Hinsicht:

$$T(A,B) = H(A)$$

Zusammenfassend lässt sich sagen, dass ein Zeichen *Relevanz* für einen Interpreten, also den Kern **ℵ**, haben muss, da ansonsten die Beziehung zwischen Zeichen und Interpret nicht zu ergründen ist.

4.3.2.3.2 Die Bedeutungslehre J. von Uexkülls

Als ein weiteres theoretisches Paradigma zieht BISCHOF(1998) die *Bedeutungslehre* v. UEXKÜLLs (1940) als ethologischen Ansatz hinzu. Dieser Autor nannte den nach seiner Auffassung wesentlichen Kern seines Ansatzes den *Funktionskreis*:

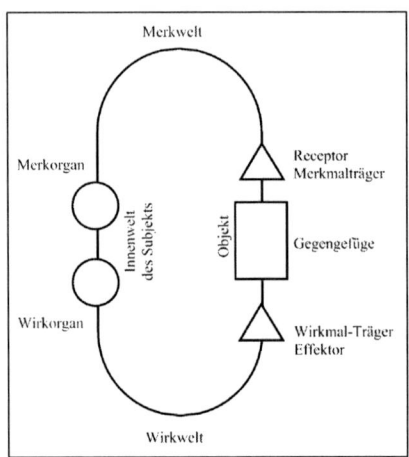

Abb. 11: *Funktionskreis nach J. v. UEXKÜLL*
(aus BISCHOF, 1998, S. 324)

Die Grafik veranschaulicht das Verhältnis der *Innenwelt des Subjekts* zur Umgebung der *Objekte*, die gleichermaßen seine Umwelt bilden, differenziert hinsichtlich kognitiver Aspekte (Merkwelt) und intentionaler Aspekte (Wirkwelt). *Merk-* und *Wirkwelt* sind nach v. UEXKÜLL artspezifisch zu unterscheiden; Merk- und Wirkwelten des einen Lebewesens (z. B. Pavian) sind nicht mit den Merk- und Wirkwelten des anderen Lebewesens (z. B. Feuerqualle) zu vergleichen, da sich ihre spezifischen *Merkorgane* (Sinnesorgane) und *Wirkorgane* (Erfolgsorgane) unterscheiden. Die sich aus diesen Faktoren ergebende Bedingungskette sei hier zitiert:

> „Erfordernisse der artspezifischen Anpassung determinieren die Merk- und Wirkorgane; deren Ausstattung wiederum entscheidet darüber, was an der Umwelt für das Tier *Bedeutung* trägt. Objekteigenschaften, die im Rahmen des artspezifischen Lebensentwurfs wahrgenommen und beantwortet werden müssen, nennt v. UEXKÜLL *Merkmale*; analog dazu bildete er neu das Wort *Wirkmale* für Objekteigenschaften,

184

die im Zuge dieses Lebensentwurfes durch die Wirkorgane manipulierbar sein müssen." (BISCHOF, 1998, S. 324)

V. UEXKÜLL illustriert dies an einem Beispiel aus dem Tierreich: Das Beuteverhalten der Zecke. Hier entsteht ein erwartungstheoretisches Wirkungsgefüge, welches das Fallenlassen oder Nicht-Fallenlassen einer Zecke auf ein entsprechendes Beutetier in Abhängigkeit von spezifischen Merkmal-Merkorgan- und Wirkmal-Wirkorgan-Konstellationen beschreibt. Die entscheidende Eingangsgröße ist dabei die Distanz (z) der Zecke zum Beutetier. Im Folgenden ergeben sich bei einem herannahenden Beutetier kritische Größen hinsichtlich der sich verringernden Entfernung, der Konzentration der Duftabsonderungen des Beutetiers und der entsprechend koordinierten Reaktion der Zecke, sich fallen zu lassen. Alles zusammen resultiert im Erwartungswert (u) der Nahrungsaufnahme, von der dann wiederum ein entsprechender Eignungszuwachs abhängig ist.

V. UEXKÜLL verbindet damit eindeutig optimalitätstheoretische Überlegungen mit einer Kopplung *spezifischer* Zeichen im Sinne einer auf das Ziel der Nahrungsaufnahme ausgerichteten Bedeutungszuweisung. Das heißt nur dann wenn die Zecke *weiß*, dass ein relevantes Beutetier nah genug ist, um sich fallen zu lassen, kann sie überleben.

Damit geht der Autor also nicht nur explizit von einem homöostatischen Regelkreismodell aus, sondern befindet sich mit seiner Argumentation unmittelbar auf einer zwar simplen, aber dennoch *semantischen Ebene*, die die Ergebnisse selektiver Prozesse als Verweisungsbeziehungen sensorischer und effektiver Aspekte begreift: V. UEXKÜLL beschreibt eine Konzeption der ultimaten Systemtheorie. Merkmal und Wirkmal sind verortet in der objektiven Welt. Sie sind Designateigenschaften, die sowohl vom Subjekt wahrgenommen als auch von diesem manipulativ erreicht werden können. Die zu Beginn genannten Dimensionen einer kognitiven resp. intentionalen Zeichenbedeutung deuten sich hier an.

Der im Paradigma der Klassischen Konditionierung zu findende Aspekt der *Relevanz* für den Interpreten lässt sich mit v. UEXKÜLL differenzieren in die Unteraspekte *sensorisch- kognitiver* resp. *effektiv-intentionaler* Anteile.

4.3.2.3.3 Nachricht und Befehl

Im Begriffspaar *Nachricht* und *Befehl* sieht BISCHOF eine inhaltliche Verwandtschaft zum Begriffspaar *Reiz* und *Reaktion* – und zwar derart, dass es sich bei dem einen Paar (Reiz und Nachricht) um *Eingänge*, bei den anderen beiden (Reaktion und Befehl) um Ausgänge handelt. Eingedenk der Tatsache, dass (in Abgrenzung zum einfachen Reiz) der *Nachricht* eine *Intention* zugebilligt wird und dem *Befehl* der Gedanke an einen zum System gehörigen *Empfänger* inhärent ist, sollen im Folgenden *Nachricht* mit *Reiz* und *Befehl* mit *Reaktion* gleichgesetzt werden.

Von eminenter Bedeutung ist laut BISCHOF jedoch die Unterschiedlichkeit von Nachrichten und Befehlen ihrerseits, die er bereits in der kognitiven vs. intentionalen Dispositionalität des Begriffspaares Merk- und Wirkorgane angelegt sieht. Zusammen mit den zuvor entwickelten systemtheoretischen Überlegungen zur Optimalität und zur homöostatischen Regulation liefert die Differenzierung dieses Begriffspaares die systemtheoretische Handhabe für die Entwicklung einer Semantisierung von Signalen. Die entsprechenden Überlegungen seien aus Gründen der Genauigkeit z. T. im Original wiedergegeben:

„Gegeben sei ein ultimat beschreibbares System, das imstande ist, in seiner Umwelt eine Menge von *Effekten* {y} herbeizuführen und zwar in Reaktion auf eine Menge unterscheidbarer *Situationen* {x}." (BISCHOF, 1998, S. 327)

Das entsprechende Koordinatensystem, in dem {y} die Ordinate und {x} die Abszisse darstellen, zeigt eine Optimalkurve (siehe Abbildung 12), die das der Idealnorm entsprechende Verhältnis ϕ_{opt} zwischen x und y darstellt. Die verstreuten Punkte stellen die empirischen Messwerte des Systemverhaltens dar.

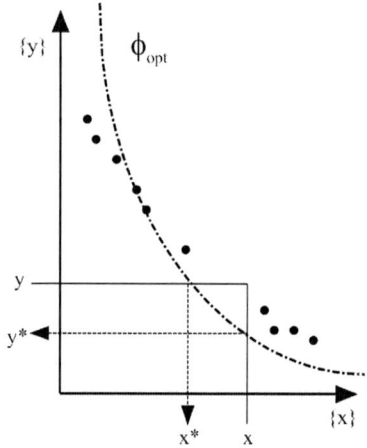

Abb. 12: Semantische Komplementarität: Nachrichten und Befehle
   (aus BISCHOF, 1998, S. 327)

„Wir wollen annehmen, dass das System eine bestimmte Situation x mit einer Maßnahme y beantwortet habe. Der Punkt (x,y) muss dabei nicht notwendigerweise auf der Kurve ϕ_{opt} liegen; die Idealnorm wird ja eben nicht immer erreicht. Da dies aber so ist, lassen sich einem empirisch beobachteten Verhaltenseffekt y prinzipiell *zwei* verschiedene Situationen zuordnen: einmal die empirische Gegebenheit x, die *tatsächlich* für die Auslösung von y verantwortlich war und zum anderen noch eine *vir-*

tuelle Situation *x**, in der *y* die optimale Antwort *gewesen wäre,* die durch *y* also gewissermaßen fälschlicherweise vorausgesetzt wurde. Wir können sagen, das System verhalte sich so, *als ob* es sich in der Situation *x** befände. Und wir können systeminterne Signale, die die Wirkungskette von *x* nach *y* vermitteln, als *Zeichen* verstehen, die für das jeweils nachfolgende Teilsystem die Situation *x* bedeuten.*" (BISCHOF, 1998, S. 327f.)

Daraus ergeben sich zentrale Schlussfolgerungen:

1. Die Bedeutung eines *Zeichens* (also *x**) ist nicht mit dem Designat (*x*) gleichzusetzen. Selbst wenn sie zusammenfallen, bleibt doch die Bedeutung immer ein *virtueller* Sachverhalt, der mittels Idealnorm zu einer Reaktion *konstruiert* wird.

2. Es besteht *Symmetrie*: Man kann nämlich genauso gut von der empirischen Situation ausgehen (im Beispiel *x*) und den Prozessen, die zwischen den relevanten Eingangs- und Ausgangsgrößen vermitteln (im Beispiel *x* und *y*), den optimalen, aber in Wirklichkeit vielleicht so nicht herbeigeführten Effekt (im Beispiel *y**) als *Intention* zuordnen (zusammengefasst nach BISCHOF, 1998, S. 328).

Diese Überlegungen führen bei BISCHOF abschließend zum sogenannten „Theorem der semantischen Komplementarität":

„Theorem der semantischen Komplementarität
Die semantische Ebene ist grundsätzlich *polar* organisiert. Es hängt nur von der Wahl der Perspektive ab, ob man sie *kognitiv* oder *intentional* interpretiert."
(BISCHOF, 1998, S. 328)

Daraus ergibt sich die Möglichkeit der nachfolgend beschriebenen *Semantisierung von Signalen:*

„Semantisierung
Gegeben sei ein *System* sowie ein *Signal*, das in Bezug auf dieses System Eingangs- und Ausgangsgröße ist.
Dieses Signal nennen wir ein Zeichen, wenn ihm der Zustand einer anderen Variablen (des *Designats*) als *Bedeutung (Inhalt)* für das System (den *Interpreten*) zugeordnet wird.
Wir sagen dann auch, wir hätten das Signal *semantisiert.*

Nachricht
Ist das Zeichen *Eingangsgröße* des Interpreten, so nennen wir es eine *Nachricht* (oder *Meldung*) an diesen Interpreten.
Der Inhalt einer Nachricht heißt ihre *kognitive Bedeutung*
Weicht die Bedeutung vom Designat ab, so bezeichnen wir diesen Sachverhalt als **Täuschung.**

Befehl

Ist das Zeichen *Ausgangsgröße des Interpreten*, so nennen wir es einen *Befehl* (oder ein *Kommando*) des Interpreten.
Der Inhalt eines Befehls heißt seine *intentionale Bedeutung*.
Erzeugt ein Befehl nicht das intendierte Designat, so bezeichnen wir diesen Sachverhalt als **Fehlleistung**. " (BISCHOF, 1998; S. 328f)

4.3.2.3.4 Bestimmung des Designates

Mit diesen Definitionen wird deutlich, dass die zentrale Überlegung der Semantik nicht die Frage nach der Bedeutung selbst (nach dem Zeichen) ist, sondern die nach dem Designat. Wie lässt sich ein Designat im Verhältnis zu seinem Zeichen bestimmen?

BISCHOF (1998, S. 329) geht axiomatisch von folgendem Grundgedanken aus:

> „**Designat** = ein Sachverhalt, der es *wert* ist, dass der Interpret ihn (über eine Nachricht) erfährt oder (durch einen Befehl) herbeiführt."

Der Aspekt der *Relevanz* trat bereits im Rahmen der Überlegungen zur Klassischen Konditionierung auf und lässt sich in Anlehnung an BISCHOF (1998, S. 329) folgendermaßen formulieren: Der *Wert* des Designates ist zu definieren mit seinem Einfluss auf die Eignung ϕ von $\aleph$, also des Kerns oder Interpreten. Zur Bestimmung und Lokalisierung ist es also notwendig, dass das Designat zu den Variablen des Ökosystems E gehört. Die Erfüllung dieser Bedingung ist etwas schwieriger als die Systembestimmung im Rahmen der proximaten Analyse, da dort ja Ausdehnung und Komplexitätsgrad des betrachteten Systems fast ausschließlich der Setzung des externen Beobachters zu folgen hatten – natürlich im Rahmen sinnfälliger Grenzen. Eine Systemreduktion im Rahmen der ultimaten Analyse muss aber z. B. gewährleisten, dass die Designate Variablen in E sind und nicht aufgrund zu starker Reduktionsbemühungen verschwinden. Um dies zu erreichen ist von der sogenannten *Idealform* des Ökosystems E° und einer Idealform $\aleph°$ des Kernes auszugehen (vgl. BISCHOF, 1998, S. 330 f.). Das heißt, bei der Suche nach den Designaten muss von einem im Sinne der Eignung optimal funktionierenden Wirkungsgefüge homöostatischer Regelung ausgegangen werden. Die klassischen homöostatischen Wirkungsgefüge sind mit den schon mehrfach vorgestellten Systemen Kreis, Masche und Netz gegeben.

In Abbildung 13 sind selbige noch einmal in Form der sogenannten Mason-Diagramme im Komplexitätsgrad K(1) dargestellt:

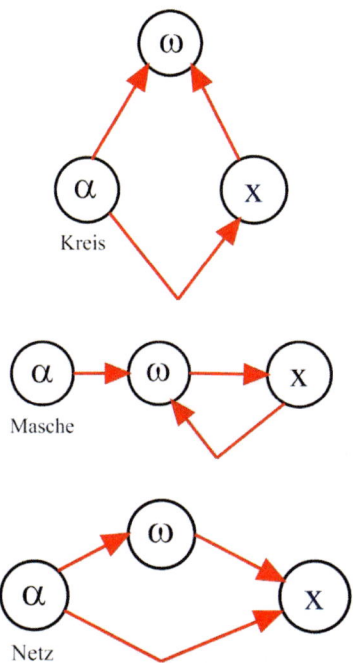

Abb. 13: Kreis, Masche und Netz als Mason-Diagramme
  (vgl. BISCHOF, 1998, S. 335; fehlerhafte Bez. im Original, Anmerk. v. S. B.)

Während α die *Quelle* der homöostatischen Entropie darstellt, ist der geschlossene Kurvenzug (rot) als die *Domäne der Quelle* zu bezeichnen. Jedes Signal in dieser Domäne gibt die Entropie an andere Signale weiter. In der hier vorgestellten Form stellt *x* entsprechend das Signal dar, das als Zeichen zu identifizieren sein wird und auch als *Konduktor* zu bezeichnen ist. Nur ein Signal gibt die Entropie nicht weiter, nämlich die *homöostatische Variable* ω. In dieser laufen die verschiedenen von α kommenden Wirkungen so zusammen, dass sie sich entsprechend dem Prinzip der negativen Rückkopplung neutralisieren. „In der ultimaten Idealform partizipiert ω also *nicht* an der homöostatischen Entropie. Wir bezeichnen dieses Signal daher als *Senke* dieser Entropie." (BISCHOF, 1998, S. 335)

Von besonderer Bedeutung ist das alle drei Wirkungsgefüge einende Merkmal eines jeweils *geschlossenen Kurvenzuges*, der informationstheoretisch der *Transinformation mit α* entspricht. Die Entropie des freien Eingangs teilt sich allen Signalen mit.

Anders ausgedrückt: Soll nunmehr die Frage nach der Identität und Lokalisierung von Designaten im Kausalnexus beantwortet werden, so sind Quellen und Senken die entsprechenden Orte im idealen Wirkungsgefüge. Vorauszusetzen ist immer die Kategorie der Relevanz: Quellen, deren Domänen außerhalb von ℵ liegen, sind *semantisch irrelevant*. Die Designate müssen also im „Interessensbereich" des Kernes ℵ liegen.

4.3.3 Homöostatische Dyade und semantische Kodierung

Jedes homöostatische System lässt sich nach der nunmehr erfolgten Identifizierung von Designaten als Quellen und Senken in sogenannte homöostatische Dyaden <α:ω> zerlegen, wobei nach BISCHOF genau drei Möglichkeiten zu unterscheiden sind: Die Entropie einer Quelle α wird in mehreren Senken ω und ω' vernichtet (Abbildung 14a), eine Senke ω nimmt die homöostatische Entropie mehrerer Quellen α und α' auf (Abbildung 14b) und eine der Dyaden <α:ω> wird über eine Größe vermittelt, die ihrerseits als Senke einer weiteren Dyade <α':ω'> fungiert. In diesem Fall ist von einer sogenannten *Dyadenhierarchie* zu sprechen (Abbildung 14 c).

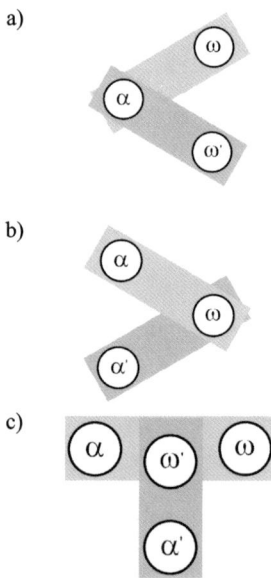

Abb. 14: Vernetzung homöostatischer Dyaden
(vgl. BISCHOF, 1998, S. 338)

Eine Kombination zwischen diesen drei Formen ist in beliebiger Zusammensetzung möglich und kann damit die komplexe homöostatische Regulationsleistung und Semantik eines Systems definieren

Zur Bestimmung der Semantik, also des Zeichen-Designat-Verhältnisses, ist es notwendig, die homöostatische Dyade informationstheoretisch zu kodieren, d. h., den Quellen-Senken-Bezug sowohl von Äquivokation als auch von Dissipation zu befreien. Ist dies erfolgt, lässt sich sagen, dass die Dyade *semantisch kodiert* ist.

In einer semantisch kodierten Dyade haben dann alle Signale dieselbe Entropie, und diese ist gleich ihrem Entscheidungsgehalt, der sich bestimmt nach dem Signal mit dem geringsten Entscheidungsgehalt. In einer Dyade $<\alpha:\omega>$ lässt sich nunmehr sowohl der *kognitive Sinn* als auch die *intentionale Bedeutung* eines Signals x, also des *Konduktors,* bestimmen.

Zur Formalisierung dieser Gedanken hat BISCHOF (1998, S. 341) das folgende Wirkungsgefüge beschrieben (siehe auch Abbildung 15):

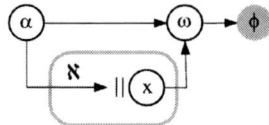

Abb. 15: Semantisierung von Signalen
(aus BISCHOF, 1998, S. 341)

„Gegeben sei eine Dyade $<\alpha:\omega>$ mit einem Signal x, das von α abhängt und auf ω wirkt. Ein solches Signal nennen wir einen Konduktor der Dyade. Die Einwirkung von α auf ω hat also grundsätzlich *zwei* Wege, einen über x und alle anderen Wirkungen, die den Konduktor umgehen." (BISCHOF, 1998, S. 341)

Der Konduktor ist also der Träger des kognitiven Sinns oder der intentionalen Bedeutung.

Das hier dargestellte System der Masche als homöostatisches System ist eine Möglichkeit, die die Struktur der im Folgenden angeführten Beispiele repräsentiert. Gleichermaßen sind die übrigen Strukturen homöostatischer Regelung denkbar.

Fasst man die Aussagen von BISCHOF (1998, S. 341) an dieser Stelle weiter zusammen, ergibt sich folgender Gedankengang: Das System ist vor x aufgeschnitten, wobei x nicht konstant gesetzt, sondern als durch ℵ frei manipulierbar betrachtet werde. Dadurch liegen dann nicht nur zwei Wege der Einwirkung vor, sondern zwei Quellen, α und x. α variiere unvorhersagbar, ℵ reagiere jedoch nicht willkürlich, sondern optimiere in Zusammenhang mit der Interferenz α die Variable ω auf das Optimum.

Sieht man nun die Senke ω als homöostatische Funktion der Variablen α und x, so orientiert sich das Verhalten von $\aleph$ (also die Variation von x) danach, wo ω bei gegebenem α sein Maximum erreicht. Variiert α kontinuierlich, so realisiert $\aleph$ dementsprechend eine Maximalkurve von ω, wobei ω in monotonem Verhältnis zur Eignung ϕ steht.

In einer gegebenen Situation kann damit systemtheoretisch beschrieben werden, dass unter der Voraussetzung sinnvoll-optimalitätsorientierten Verhaltens die Reaktion eines Interpreten $\aleph$ es erlaubt, die Bedeutung x eines Zeichens auf Basis der Interferenz seines Verhaltens α mit der durch ihn vollzogenen Schlussfolgerung und Entscheidung ω zu erkennen. Der kognitive Sinn eines unbekannten Zeichens erschließt sich durch die erkennbare Reaktion des Interpreten. Dies ist zum Beispiel dann der Fall, wenn wir in einem fremden Land die Beschriftung der Toilettentür in einer uns unbekannten Sprache erschließen müssen. Wir können dies tun, indem wir die Wahl einer entsprechenden Tür durch eine einheimische Person beobachten (vgl. BISCHOF, 1998, S. 341).

Die Systematik kann dann in eigenen Worten folgendermaßen beschrieben werden:

Der kognitive Sinn x der Beschriftung der Toilettentür ergibt sich aus der Interferenz der Quellen α als Richtungsverhalten der einheimischen Person und ihrer durch sie selbst ($\aleph$!) bedingten Variation von x mit der letztendlichen Vernichtung deren beider Entropie in der Senke ω als Realisation einer im Sinne von ϕ geeigneten Orientierungsleistung und Entscheidung.

Intentionalität als Ausgang findet eine entsprechend mögliche Systematisierung. In Anlehnung an BISCHOF (1998, S. 341) lässt sich dies mit folgendem Beispiel veranschaulichen: Wir sehen, dass jemand schnell sein Handy greift, eine kurze Tastenkombination wählt und aufgeregt spricht. Wir erkennen, dass das gegenüberliegende Haus brennt. Wir ziehen daraus den Schluss, dass sein kommunikatives Verhalten den Sinn hatte, die Feuerwehr herbeizurufen. Das heißt, wir ermitteln die intentionale Bedeutung eines Zeichens, indem wir die *Situation* betrachten.

Entsprechend kann diese Systematik folgendermaßen beschrieben werden:

Die intentionale Bedeutung x des kommunikativen Verhaltens α ergibt sich aus der durch $\aleph$ bedingten Variation von x mit der durch die Umweltsituation (brennendes Haus) verständlich werdenden Intention des zu beobachtenden Hilferufs (Senke ω).

An dieser Stelle wird deutlich, dass unter Einhaltung informationstheoretischer Prinzipien die Semantisierung in eine homöostatische Struktur eingebundener Signale möglich wird, und zwar im Hinblick auf die Dimensionen kognitiver Sinn und intentionale Bedeutung. Die wesentliche Voraussetzung besteht darin, dass das Geschehen immer sinnvoll ist und zweckorientierten Überlegungen folgt. Dann, wenn wir versuchen, die Bedeutung eines beobachteten Geschehens zu erschließen und Aussagen über den Sinn des Geschehens zu machen, können wir dies tun, indem wir eine semantische Kodierung beteiligter Signale in ihrem homöostatischen und optimalitätsorientierten Gefüge vornehmen.

4.3.3.1 Hierarchisch gestaffelte homöostatische Dyaden

Diese Axiomatik der Semantisierung ist bei allen Konduktoren anwendbar, die nur einer einzigen Dyade angehören. In komplexeren Systemen hängen Dyaden jedoch zusammen, beispielsweise in Form *hierarchisch gestaffelter Dyaden.*

Der bei letzteren entscheidende Mechanismus ist der, dass hierbei die Entropie von zwei Quellen in *zwei* Senken vernichtet werden muss, die ihrerseits hintereinandergeschaltet sind. Dies heißt nichts anderes, als dass die Homöostase der zweiten, letzten oder übergeordneten Senke von der homöostatischen Leistung der ersten, untergeordneten Senke abhängig ist. Es ist dies mithin als Wirkungsgefüge zu beschreiben, in dem es zwei miteinander verwobene, im asymmetrischen Verhältnis zueinander stehende Kreisgefüge gibt, deren letztendliche gemeinsame Leistung die Eignung φ bestimmt .

BISCHOF liefert hier ein einfaches und anschauliches Beispiel aus dem Bereich der Vertikalenkonstanz, dessen Struktur *paradigmatische Bedeutung* für die weitere Argumentation der vorliegenden Arbeit haben wird. Mit BISCHOF (1998, S. 345 ff) lässt es sich folgendermaßen zusammenfassen:

Ein Bauarbeiter soll ein Brett an einem Gerüst horizontal anbringen. Gelingt dies, kann er also das Brett tatsächlich horizontal annageln, entscheidet dies mit darüber, dass der Ausführende geeignet ist, als Bauarbeiter weiterbeschäftigt zu werden, während im Falle des Missglückens der Aufgabe eine Ermahnung oder gar Entlassung droht. Ein völlig unzureichendes Verhalten könnte gar zu einem Unfall bzw. Absturz führen.

Ein entsprechendes Wirkungsgefüge im Stil der Mason-Diagramme könnte eine Struktur wie in Abbildung 16 aufweisen.

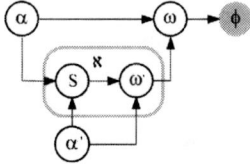

Erläuterungen:

α = erdbezogene Konturneigung; Neigungswinkel des Brettes gegen die Schwerkraft als Quelle homöostatischer Entropie.

s = visuelle Afferenz

α'= Kopfschräglage als zweite Quelle homöostatischer Entropie

ω'= Vernichtung der Entropie von α' in der raumkonstanten Wahrnehmung des Brettes, anschauliche Konturneigung

ω = Orientierungsleistung; erfolgreiche Installation des Brettes; Senke von α

> „Die beiden Dyaden <α:ω> und <α':ω'> sind insofern nicht gleichrangig, als von den zugehörigen Senken allein die Orientierungsleistung ω direkt auf φ wirkt, während die Homöostase von ω', also die Raumkonstanz, lediglich dazu dient, die Homöostase von ω zu gewährleisten" (BISCHOF, 1998, S. 346).

Abb. 16: Semantisierung bei Interferenz
(aus BISCHOF, 1998, S. 346)

Soll nun dieses System hinsichtlich der kognitiven und intentionalen Bedeutung des Signals s (also der visuellen Afferenz) spezifiziert werden, so müssen Einfluss und Ort der Quellen α und α' im Kausalnexus berücksichtigt werden. Hinsichtlich der kognitiven Bedeutung des Signals s muss der Einfluss der zweiten Quelle α' als *relativierende Bedingung* hinsichtlich der Wahrnehmung der erdbezogenen Konturneigung α gesehen werden. BISCHOF drückt das folgendermaßen aus: „Die visuelle Afferenz bedeutet die erdbezogene Position des Brettes, *relativiert* auf die Kopfschräglage." (BISCHOF, 1998, S. 347)

$$Kog(s) = \alpha|\alpha' \qquad | = \text{wenn}$$

α und α' wirken also unabhängig voneinander und gleichzeitig auf die Afferenz s und die Senken ω' und ω als „anschauliche Konturneigung" und „Orientierungsleistung". ω' und ω befinden sich demgegenüber in einer sequenziellen Struktur zueinander. Dementsprechend lassen sich die beiden Intentionen durch eine Um-zu-Verbindung verknüpfen. „Die visuelle Afferenz intendiert also die raumkonstante Wahrnehmung des Brettes (ω') zum Zwecke einer ordnungsgemäßen Installation desselben (ω)." (BISCHOF, 1998, S. 347) Das heißt die intentionale Bedeutung von s muss unter Berücksichtigung der angesprochenen asymmetrischen Situation entwickelt werden:

$$Int(s) = \omega' \to \omega$$

In diesem Beispiel wird deutlich, dass Systeme durch ihre Struktur in ihrer Bedeutung zu begreifen sind. Es handelt sich um einen wahrnehmungspsychologisch und systemtheoretisch bedeutsamen Zusammenhang, der über die Bestimmung von kognitivem Sinn und intentionaler Bedeutung den Zusammenhang zwischen Wahrnehmung und Handlung in einer spezifischen Situation verdeutlicht. Nur unter der Voraussetzung eines zweckgerichteten, optimalitätsorientierten Verhaltens resultieren diese Homöostase und diese Systematik. Nur unter der Voraussetzung der *Fähigkeit* der betreffenden Person ist diese Homöostase möglich, kann sie den Willen zu dieser Leistung umsetzen, ist es ihr möglich, die durch sie selbst bedingte Entropie α' zu beseitigen. Die Fähigkeit, in diesem für einen entsprechenden Erfolg notwendigen Sinne homöostatisch handeln zu können, bedingt nicht nur das Vorliegen der entsprechenden basalen wahrnehmungsmäßigen Funktionen, sondern eben auch die Notwendigkeit der Einsicht in die Anforderung als einer zu erfüllenden Leistung, d. h. die Interpretation dieser Situation als Herausforderung. Zwei Dinge werden hier deutlich: Die systemtheoretische Analyse eines spezifischen Wirkungsgefüges gibt Aufschluss über die in diesem System bestehende Verknüpfung und Bedeutung der beteiligten Signale und über die notwendigen Voraussetzungen von ℵ, vom Kern, von der interpretierenden Person im System, zur Erfüllung eines homöostatischen Geschehens.

Dies kann in vielerlei Hinsicht den oben beschriebenen Komplexitätsgrad überschreiten und damit zu einer schwierigen Herausforderung für den agierenden Interpreten werden. Dies ist insbesondere dann der Fall, wenn die Bedeutung des Signals x dadurch eine zusätzliche Dimension erhält, dass es in eine weitere Dyade eingebunden ist.

Bedeutungen können hier vielfältig werden oder sich sogar antagonistisch gegenüberstehen. Die Erfüllung einer bestimmten Anforderung hat ggf. in einer mehrfachen Anzahl nicht nur erwünschte, sondern auch unerwünschte Konsequenzen, denen durch ein jeweilig unterschiedliches Handeln zu begegnen ist – unter der Voraussetzung, dass der Protagonist oder Interpret in der Lage ist, dies zu erkennen und sich dementsprechend zu verhalten.

4.3.3.2 Zusammenfassung

Der entscheidende Schritt einer Erweiterung der proximaten Systemtheorie auf die Ebene der ultimaten Systemtheorie lässt sich im Sinne BISCHOFs folgendermaßen zusammenfassen:

In dem Moment, in dem die Frage entwickelt wird, welche *Bedeutung* die Ausprägung einer Variable hat, welchen *Sinn* das Funktionieren eines spezifischen Systems macht und wie eine bestimmte Variation/Reaktion zu bewerten und vielleicht auch in Bezug zu anderen Systemen oder zum gesamten Ökosystem einzuschätzen ist, befindet man sich im Bereich der von BISCHOF als ultimat bezeichneten Systemanalyse. Nur innerhalb dieser Systemanalyse sind die Begriffe Sinn und Bedeutung zu verorten. Sie gehören nicht in den Bereich der proximaten Systemtheorie und sind darin nicht beschreibbar. Im Rahmen der ultimaten Systemanalyse erfolgt die Erweiterung und Ergänzung des im Rahmen der proximaten Systemtheorie entwickelten Begriffsinventars um die zentralen Themen der Optimalität und der Semiotik als zentrale theoretische Gebäude zu einer Verbindung informationstheoretischer, also weithin statistisch mathematischer Konzeptionierung mit den Konzepten von Eignung, Zeichen und Bedeutung. Dabei ist nach BISCHOF die Pragmatik als Unterdisziplin der Semiotik mit der ultimaten Systembeschreibung identisch.

Die Optimierungstheorie als theoretisches Gerüst zur Herstellung eines gedachten oder theoretischen idealen Wirkungsgefüges stellt die Basis zur Verknüpfung der informationstheoretisch und regelungstheoretisch begründeten proximaten Systemtheorie mit der Begriffswelt der Pragmatik dar. Anders formuliert erlaubt letztlich die Optimalitätstheorie unter der Vorstellung eines idealen Wirkungsgefüges die semantische Erweiterung des statistischen Signalbegriffs auf den Begriff des Zeichens und der Konzeptualisierung seiner Verbindung mit den entsprechenden Designaten.

Die daraus resultierende, sowohl theoretisch als auch mathematisch an Optimalitätskriterien begründete Herleitung der Bedeutungsdimensionen kognitiver Sinn und intentionale Bedeutung des homöostatischen Konduktors als semantische Realisationen von Quellenaktivität (-aktualität) und homöostatischer Vernichtung entropischer Aktualität in der Senke liefert BISCHOF eine grundsätzlich polare Organisation der Bedeutung eines Zeichens. Die Bedeutung ist nicht eine irgendwie vom Gegenstand mehr oder weniger unabhängige zugeschriebene *Idee* persönlicher, gesellschaftlicher oder historischer Art. Vielmehr steht sie in unmittelbarem Zusammenhang zu den durch den Gegenstand oder durch das System verkörperten Strukturen und Funktionalitäten.

Diese Struktur eines Systems kann dabei geprägt sein nicht nur durch die Existenz *eines* Wirkungsgefüges, sondern ebenso durch die Verbindung *mehrerer* Wirkungsgefüge resp. Dyaden. Hierbei ist insbesondere die Vernetzung von Dyaden und die Konstruktion hierarchisch gestaffelter Dyaden zu betonen, die ihrerseits in Kombinationen auftreten können und zu einem komplexen Wirkungsgeflecht und zu einer eben dieser Struktur entsprechenden Semantik werden.

Rauschen im Sinne von entropischer Aktualität einer Quelle, deren Information *nicht* vernichtet werden kann, da keine Senke zur Verfügung steht oder die vorhandene Senke suboptimal arbeitet, ist dabei gerade in empirischen Systemen zu berücksichtigen.

4.4 Kapitelzusammenfassung

Ausgehend von der theoretischen Zusammenführung dreier zentraler Ansätze zur Erklärung autistischer Störungen und der sowohl durch die Entwicklungstheorie von YEUNG-COURCHESNE und COURCHESNE als auch die Entwicklungspsychologie von BISCHOF-KÖHLER gegebenen Möglichkeit, die in diesen Ansätzen formulierten Phänomene als Entwicklungsresultate unterschiedlicher Phasen zu sehen, ergibt sich die Möglichkeit einer systemtheoretischen

Betrachtung von Struktur und Verlauf autistischer Störungen. Die Entwicklungspsychopathologie als die Theorie von der *verlaufsverändernden* Kraft des psychischen oder pathologischen Prozesses *an sich* löst dabei die Suche nach determinierten und determinierenden Kernverhaltensdefiziten und biologischen Kerndefiziten ab, die angesichts von Konvergenz- und Divergenzheterogenität der Tiefgreifenden Entwicklungsstörungen nicht zielführend sein kann.

Neben der vorbereitenden Einordnung der Systemtheorie von BATESON und der Synergetik von HAKEN und SCHIEPECK wurde in diesem Kapitel in einem ersten Schritt die stationäre Systemtheorie BISCHOFs in den für die vorliegende Arbeit relevanten Bereichen vorgestellt. Die zentralen Begriffe Signal, Modell, Abbildung, Information, Homöostase, Zeichen und Bedeutung wurden in ihrer Herleitung und Definition beschrieben. Davon ausgehend wurde der Weg der Verbindung der abstraktiv-proximaten Systemtheorie zur ultimaten Systemtheorie als die Kategorie der Bedeutung integrierende Systematik gezeichnet.

Zentral herausgearbeitet wurde die Struktur der homöostatischen Dyade und hier insbesondere der hierarchisch gestaffelten homöostatischen Dyade als einer wesentlichen, die menschliche Wahrnehmungs- und Handlungtätigkeit repräsentierenden Struktur. Komplexere Strukturen der Vernetzung einer Vielzahl homöostatischer Dyaden sind gleichermaßen Veranschaulichungen vielschichtiger entscheidungstheoretischer Probleme.

Die Grundstruktur der menschlichen Wahrnehmung ist demgegenüber einfacher in Form der hierarchisch gestaffelten Dyade zu konfigurieren.

Sie soll im folgenden Kapitel 5 als Paradigma zur Beschreibung der *Struktur* gestörter Erregungsregulation und Aufmerksamkeitsprozesse Bedeutung erlangen. Die schließlich aus diesem Verständnis dysfunktionaler Regulation zu erwartenden resultierenden Verlaufsprozesse werden Thema von Kapitel 6 sein, wobei über den Ansatz von BISCHOF hinaus gerade die Konzepte von BATESON und HAKEN und SCHIEPECK Berücksichtigung finden werden. Die von FEUSER (1995, S. 129 f.) aufgestellte Frage, ob „das, was als Autismus, Psychose, Hyperaktivität und Epilepsie beschrieben wird, als störungsbedingte Oszillation in Richtung auf Chaotisierung des Systems zu verstehen und, was als Koma, apallisches Syndrom, schwere geistige Behinderung, Hospitalismus und Marasmus, als Depression beschrieben wird, als eine Entwicklung hin auf einen Gleichgewichtszustand zu verstehen" ist, wird die Leitfrage in Kapitel 6 sein.

5 Homöostase und Aufmerksamkeit

5.1 Einleitung

Die bis hierher erarbeiteten systemtheoretischen Konzeptionen nach BISCHOF (vgl. Kapitel 4) stellen in einem ersten Schritt die notwendigen Voraussetzungen dar, um in die systemtheoretische Konzeptionierung der in Kapitel 3 entwickelten integrierten entwicklungspsychopathologischen Sichtweise (Schritt 1) einzusteigen. Dort konnte herausgearbeitet werden, dass es eine Anzahl grundsätzlicher Funktionen zu bestimmten Zeitpunkten gibt, die durch ihre Beeinträchtigung oder ihre Störung und Verzögerung, ggf. auch durch ihr völliges Ausbleiben, die autistische Störung sowohl in Struktur als auch im Verlauf charakterisieren:

1. Die originär angeborene und zentrale Beteiligung der Konzepte von Orientierungsreaktion und Erregungsregulation am Prozess der Informationsaufnahme des Kindes – man könnte auch sagen seiner Einverleibung von Welt – von Geburt an

2. Die grundsätzliche, originär-angeborene Kommunikations- und Interaktionsorientierung des neu geborenen Kindes

3. Der Übergang vom vorrepräsentationalen zum repräsentationalen Zustand im Verlauf der kindlichen Entwicklung im Alter vom achten bis zum achtzehnten Monat mit den aufeinanderfolgenden Qualitäten von Objektpermanenz, Repräsentation und Symbolisation

4. Der Übergang vom repräsentationalen zum metarepräsentationalen Zustand im Verlauf der kindlichen Entwicklung im Alter von dreieinhalb bis viereinhalb Jahren, charakterisiert durch die Fähigkeit zu „Theory of mind", Metarepräsentation, Zeitverständnis und Bedürfnisaufschub.

In Anlehnung an YEUNG-COURCHESNE und COURCHESNE ist es an dieser Stelle wichtig zu betonen, dass es sich hinsichtlich der Dysfunktion dieser Dimensionen nicht um „core-criterias" der autistischen Störung handelt, sondern um Leistungen, die im Sinne von Konstrukten eingebunden in ein systemtheoretisches Verständnis bei autistischen Menschen die Möglichkeit einer sinnfälligen Beschreibung von Struktur und Verlauf dieser Störung liefern, ohne dass sie *alle* fehlen, *völlig* gestört sein müssen oder in einer *ganz spezifischen* Struktur vorliegen müssen. Es sind hier gleichermaßen unterschiedliche Formen und Ausprägungsgrade autistischer Störungen möglich und denkbar bzw. im Zuge systemtheoretischer Überlegungen konfigurierbar.

Hinsichtlich der systemanalytischen Vorgehensweise ist von Bedeutung, dass gerade der Punkt 1 der obigen Auflistung im Sinne der stationären Systemanalyse zu bearbeiten ist, wobei zuerst von einem allgemeinen Schema der Wahrnehmungsverarbeitung ausgegangen wird und die bei autistischen Menschen fehlerhaft funktionierende Aufmerksamkeits- und Orientierungsregulation nachfolgend entwickelt werden wird. Diese soll – so kann angenommen werden – eine nicht funktionierende Homöostase im Austausch mit der Umwelt bedingen. Zentrale Voraussetzung dieser beeinträchtigten Homöostase ist – im Sinne der Notwendigkeit eines *finalen* Systems nach BISCHOF – die grundlegende Kommunikationsorientierung des Kindes (Punkt 2), denn nur unter Hinzuziehung dieser ist die spezifische Reaktion des betroffenen Menschen sowohl auf mangelnde als auch auf gelingende Homöostase vorstellbar. Dieser Zusammenhang muss noch stationär im Sinne des Zusammenwirkens verschiedener Variablen oder Faktoren beschrieben werden, stellt aber inhaltlich bereits die Schnittstelle zu einer dynamischen Konzeptionierung dar.

Die Übergänge vom vorrepräsentationalen zum repräsentationalen Zustand (Punkt 3) und vom repräsentationalen zum metarepräsentationalen Zustand (Punkt 4) sind in ihrem jeweiligen Gelingen oder Misslingen dann allgemein als Resultate der *Homöostase zweiter Ordnung* mit Konzepten der *dynamischen* Systemtheorie zu verstehen. Diese kritischen Übergänge stellen im Prozessgeschehen *Schwellen* dar, deren Existenz Resultat vorauslaufender Entwicklungen ist. Dies alles wird erst Bestandteil der Überlegungen in Kapitel 6 sein.

Entsprechend dem Modell hierarchisch gestaffelter homöostatischer Dyaden (Kapitel 4.3.3.1) erfolgt in Kapitel 5.2 die Übertragung dieser Struktur auf den menschlichen Aufmerksamkeitsprozess allgemein und die Wahrnehmungsverarbeitung autistischer Menschen im besonderen.

Im darauf folgenden Kapitel 5.3 wird erörtert werden, womit diese offensichtlich bei autistischen Menschen unzureichend funktionierende Homöostase zu begründen ist. Dabei wird der entscheidende *zweite freie Eingang* im Wirkungsgefüge, der für die Entropie, die durch die Perzeptionsprozesse des betroffenen Menschen selbst generiert wird, verantwortlich ist, betrachtet werden. Die inhaltliche Konzentration auf den bereits im letzten Kapitel genannten Aspekt der *Fähigkeit* zu Optimalität und Homöostase erfolgt an dieser Stelle. Die Entropie des zweiten freien Eingangs muss homöostatisch vernichtet werden, um eine veridikale Wahrnehmung zu gewährleisten.

An dieser Stelle soll die Bedeutung mangelnder *Rekonstruktionsleistungen,* *Kompensationsleistungen* und *Korrekturleistungen* als für die misslingende Homöostase zentrale Faktoren herausgearbeitet werden (Kapitel 5.3.1 bis 5.3.3).

Die Orientierungsreaktion ist als ihrerseits homöostatisches Muster in ihrer „Funktionstüchtigkeit" im Kontext sozialer Situationen besonders wesentlich.

Die durch DAWSON formulierte beeinträchtigte Orientierungsleistung ist folgerichtig auch zuvorderst im Kontext der Wahrnehmung sozialer Information zu verstehen. Dabei ist zusätzlich zu berücksichtigen, dass es sich bei sozialer Information eben häufig um komplexe z. T. „nicht mit den Fern- und Nahsinnen" veridikal wahrzunehmende Information handelt. Die Fähigkeit dazu muss in einem Prozess der Entwicklung beginnend mit angeborenen Mustern wie z. B. den von TREVARTHEN und AITKEN geforderten frühen Leistungen über die Ausbildung komplexerer Fähigkeiten *durch* diese *Ausgleichsleistungen* (*Rekonstruktionsleistungen, Korrekturleistungen* und *Kompensationsleistungen*) entwickelt werden.

Die bereits vorgestellten Konzepte von *Zeichen* und *Bedeutung* wie auch von *Transinformation* und *Korrespondenz* werden in diesem Zusammenhang noch einmal wesentlich werden.

5.2 Modell der Aufmerksamkeits- und Erregungsregulation

Aus den beiden die frühe Entwicklung des Kindes betonenden Konzeptionierungen von DAWSON und TREVARTHEN und AITKEN als sogenannte soziale und sozial-affektive Theorienlinien konnte die Bedeutung von Aufmerksamkeitsprozessen herausdestilliert werden, bei TREVARTHEN und AITKEN eingebunden in ein affektiv emotionales Verständnis früher sozialer Interaktion und Intersubjektivität (Punkt 2), bei DAWSON als kognitiv orientiertes Konstrukt der möglichen Informationsverarbeitung, verbunden mit der Möglichkeit der Erregungsregulation (Punkt 1).

Losgelöst von den jeweiligen weitergehenden theoretischen Grundpositionen schillert damit so etwas wie eine grundlegende Struktur heraus, die den atomistischen Grundprozess der Beziehung zwischen Individuum und Umwelt, zwischen Reizaufnahme und Reaktion konfiguriert. Auf jeden Fall ist sie eine Grundeinheit der Phylogenese, da sie über die Dualität von Defensiv- und Orientierungsreaktion Überlebensrelevanz hatte und damit ganz fundamental ein wesentlicher lebenserhaltender Faktor war und Optimalitätsprinzipien unterlag und unterliegt.

Bereits KANNER (1943) beschrieb in seinem ersten Report überzeugend Defizite in Aufmerksamkeit und sozialer Bezugnahme bei autistischen Menschen als zentrale Merkmale ihrer besonderen Entwicklung. Erstaunlicherweise wurden diese Aspekte und ihr wechselseitiger Zusammenhang jahrzehntelang nicht untersucht und operational umgesetzt.

Betrachtet man das Wirkungsgefüge BISCHOFs, dargestellt in Kapitel 4.3.3.1, welches dort als hierarchisch gestaffelte homöostatische Dyade im Sinne einer Wahrnehmungs-Erwartungs-Kopplung veranschaulicht war, so wird in

Verbindung mit der durch DAWSON dargestellten Struktur von Orientierungs- resp. Defensivreaktion und Erregungsregulation unmittelbar deutlich, dass dieses Modell aufgrund seiner zwei Ebenen bzw. Quellen tauglich ist, die homöostatischen Charakteristika dieses Zusammenhangs zu systematisieren.

Die dazu notwendige allgemeine Semantisierung der beteiligten Signale erfolgt analog dem BISCHOFschen Beispiel. Sehr wesentlich ist mithin, dass dabei deutlich wird, dass es sich bei der Wahrnehmungsverarbeitung nicht einfach um die Fähigkeit des Menschen zur Faksimileabbildung der Umwelt handelt, sondern demgegenüber die Wahrnehmung ein „Verarbeitungsprozess" ist, der sowohl eingebunden ist in eine *Handlungsperspektive* als auch eine *Rezeptionsperspektive*. Das grundlegende – stationär zu systematisierende –

Element für die folgenden möglichen dynamischen Entwicklungen liegt in der Mikroeinheit stattfindender, gelingender oder aber misslingender Aufmerksamkeitsprozesse als Orientierungs- resp. Defensivreaktion auf Neuheit und der damit verbundenen Erregungsregulation.

Es gilt somit eine Konstruktion homöostatischer Dyaden herzustellen, die Funktion und Sinn dieses zentralen menschlichen Adaptationsmomentes repräsentieren kann und ausgehend von einem System des nahezu unbeeinträchtigten optimalen Funktionierens (Idealzustand) spezifische Aussagen über die Auswirkungen einer mangelnden unzureichenden homöostatischen Regulation bei autistischen Menschen zulässt.

Bereits KLIX (1976) entwickelte in Anlehnung an das neuronale Modell von SOKOLOV (1963, 1975) eine kognitive Modellkonzeption der Orientierungsreaktion als homöostatischer *Regelkreis*, in der ebenfalls eine Rezeptions- und eine Handlungsperspektive verortet waren. Bei diesem Modell war insbesondere von Bedeutung, dass KLIX Individuum und Umwelt als „verkoppelte Teilsysteme" begreift und schlussfolgerte, dass sich bei gleichen Umweltsituationen das Verhalten des Individuums in Abhängigkeit von internen (kognitiven) Entscheidungen und ihnen nachfolgenden Umweltkonsequenzen ändern kann. Verhaltensentscheidungen und damit zusammenhängende Konsequenzen selbst führen nach KLIX dann über Feedbackschleifen wieder zur Bildung kognitiver Strukturen.

Im hier zur Verfügung stehenden Vokabular der Systemtheorie nach BISCHOF lässt sich das homöostatische Geschehen folgendermaßen entwickeln:

Auszugehen ist mit α von einer Quelle vieldimensionaler Entropie, die die Umwelt in ihrer vielgestaltigen Reizstruktur repräsentiert. Die Variable oder Senke ω repräsentiert allgemein die Orientierungsleistung, womit berücksichtigt wird, dass der Prozess ja mit der korrekten Wahrnehmung nicht zu Ende ist, sondern schließlich in irgendeine Reaktion mündet, die aber die Richtigkeit der

Wahrnehmung voraussetzt und selbst eine Auswirkung im Sinne spezifischer Eignung φ generiert.

α' stellt ihrerseits eine weitere Quelle mehrgestaltiger Entropie dar. Das, was im BISCHOFschen Beispiel vereinfachend die Kopfhaltung war, ist hier in einer größeren Dimensionalität zu sehen: Eine Fülle spezifisch durch den „menschlichen Wahrnehmungsapparat" und darüber hinaus gehend allgemein durch den menschlichen Organismus bedingter „Störungen" erfordert über eine Fülle *rekonstruktiver, kompensatorischer* und *korrigierender* Leistungen die homöostatische Regulation des Wahrnehmungsaktes selbst, um eine stabile veridikale Wahrnehmung zu gewährleisten. Die veridikale Wahrnehmung stellt dementsprechend die Vernichtung der umweltbedingten Entropie α und der durch den Wahrnehmungsakt bedingten Entropie α' in der Senke – oder homöostatischen Variable ω' – dar.

Vergegenwärtigt man sich in diesem Beispiel hier im allgemeinen Sinne die *kognitive Bedeutung* der Wahrnehmungsafferenz s, so erhält man eine Beschreibung der allgemeinen Wahrnehmungsleistung im Rahmen der Orientierungsreaktion in dem Sinne, dass man sagen kann, die visuelle Afferenz bedeutet eben die umweltbedingte Reizvielgestalt, *relativiert* auf die individuellen Wahrnehmungsgegebenheiten.

Fragt man nach der *intentionalen Bedeutung* von s, so ist im Sinne der dort nicht symmetrischen, sondern gleichermaßen hintereinandergeschalteten Struktur von ω und ω zu folgern, dass die visuelle Afferenz die veridikale Wahrnehmung der Umweltreize *(ω')* zum Zwecke einer optimalen Orientierungsleistung *(ω)* intendiert.

Zusammenfassend gesprochen heißt dies nicht anderes, als dass in Situationen der *Neuheit*, die dementsprechend global eine Orientierungsleistung im Sinne von Orientierungsreaktion oder auch Defensivreaktion erfordern, ein grundsätzlich durch zwei Entropiequellen charakterisiertes System besteht, das so funktionieren muss, dass die durch die Quelle α' generierte Entropie vernichtet werden muss, um die Entropie des Signals ω lediglich aus der von α bestehen zu lassen, da die von α' beigesteuerte bereits in ω' homöostatisch vernichtet sein muss. Andernfalls resultieren je nach Ausprägung und Menge weiterer durch α' generierter Entropie „Fehlwahrnehmungen" und „Fehlreaktionen", die die Eignung φ von ω herabsetzen. In diesem Falle resultiert informationstheoretisch gesprochen *Rauschen*, und die Qualität der Entropie von α' ist dann nicht mehr als *homöostatische* Entropie zu verstehen, sondern letztlich als Entropie, die von keiner Senke aufgenommen werden kann. Diese Entropie besteht fort und stellt im nicht kybernetisch-informationstheoretischen Vokabular gesprochen eine tatsächlich organismisch bedingte Unfähigkeit dar, in Auseinandersetzung mit der Umwelt Reize so zu verarbeiten, dass eine Umwandlung von Neuheit in Bekanntheit inklusive entsprechender Reaktionen oder auch der Abwehr von Neuheit im Sinne der Defensivreaktion als Schutzreaktion entsteht. Der in Abb. 17 rote „zurückwirkende" Pfeil veranschaulicht, dass sowohl Gelingen als auch Misslingen des homöostatischen Prozesses über eine ausreichende oder mangelnde Eignung, die als „Passung" mit der Umwelt zu verstehen ist, Auswirkungen auf das Ausmaß der jeweils neu durch α' aktualisierten Entropie hat.

Der entscheidende Punkt der hier im Sinne eines allgemeinen Wahrnehmungsmodells verdeutlicht wird, ist der, dass die automatischen *Ausgleichsleistungen* des menschlichen Wahrnehmungssystems gerade auch die durch es selbst bedingte Entropie vernichten. Diese Ausgleichsleistungen sind Leistungen im Rahmen der homöostatischen Dyade <α':ω'>. Zu verorten sind sie in der Interferenz mit der Wahrnehmungsafferenz s. Zusammengenommen heißt das nichts anderes, als dass das Wahrnehmungssystem homöostatisch auf selbst- und fremdverursachte „Störung" reagiert, wobei der Störungsbegriff selbst grundsätzlich unspezifische Quellenaktivität umfasst.

Die verallgemeinerte Struktur des BISCHOFschen Beispiels zur Vertikalenkonstanz sei in Abbildung 17 veranschaulicht und um die entsprechend verallgemeinerten Signalbedeutungen ergänzt:

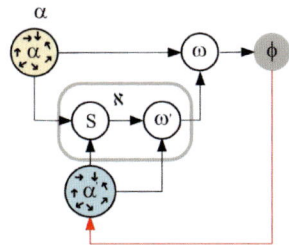

Erläuterungen:

α = Umwelt als Quelle vieldimensionaler Entropie, visuelle, auditive, taktile Reizgegebenheiten

s = Wahrnehmungsafferenz

α' = Individuelle Wahrnehmungsleistungen als zweite mehrdimensionale Entropiequelle

ω' = Vieldimensionale Umweltentropie und mehrdimensionale individuelle Entropie wird in veridikaler Wahrnehmung im Rahmen einer Aufmerksamkeitsleistung mittels entsprechender *Ausgleichsleistungen* vernichtet.

ω = Die resultierende Orientierungsleistung als Orientierungsreaktion oder Defensivreaktion bedingt Zuwendung, Abwehr und Erregungsregulation.

ϕ = Die *Eignung* der entsprechenden Reaktion

→ =Rückwirkung der *Eignung* im Sinne von KLIX auf die „kognitiven Strukturen" also auf die spezifisch individuellen Wahrnehmungsleistungen als mehrdimensionale Entropie-quelle

$\aleph$ = Der Kern mit der jeweiligen Wahrnehmung in Abhängigkeit von kognitivem Sinn und intentionaler Bedeutung der Wahrnehmungsafferenz s vor dem Hintergrund der Interfe-renz von α und α'.

Abb. 17: Struktur der allgemeinen Wahrnehmungskonstanz
(eigene Darstellung)

Die entscheidende Bedingung im oben veranschaulichten Wirkungsgefüge für das Gelingen eines homöostatischen Prozesses liegt in der Möglichkeit, zum einen durch die eigenen Wahrnehmungsleistungen unzureichende Information der Umwelt rekonstruieren zu können wie ebenso darin, die durch den eigenen Wahrnehmungsapparat hervorgerufene Entropie im Sinne systematischer Stö-rung (vgl. Reafferenzprinzip) vernichten zu können. Ist der Wahrnehmungsap-parat nicht in der Lage, die unzureichende Information, der Umwelt, oder die „Störung" durch den Wahrnehmungsapparat selbst im Sinne einer gelingenden Homöostase zu beeinflussen, bleibt Entropie bestehen, und im Wahrnehmungs-prozess selbst ist kein homöostatischer Ausgleich möglich. Das Resultat bein-haltet dann durch den zweiten freien Eingang α' fortbestehende Entropie, die nicht in der Interferenz mit α in ω' vernichtet werden kann.

Die Strukturierung der menschlichen Orientierungsleistung ist in dieser Form nach BISCHOF nur in einem *final* interpretierbaren System möglich, wel-ches das Beispiel des Bauarbeiters veranschaulicht, der versucht, ein Brett *zum Zwecke* korrekter Auftragserfüllung und der Vermeidung von persönlichem oder gar körperlichem Schaden anzubringen. Nur dann ist es nach BISCHOF möglich, den in einem System ablaufenden Prozessen eine Systemantik zuzuweisen. An-gesichts der hier vertretenen Auffassung eines allgemeinen Modells der Orien-tierungsleistung, welches gleichermaßen, um allgemein zu sein, auch primär nicht finale Wahrnehmungsleistungen umfassen muss, könnte sich Widerspruch regen.

Dem sei entgegnet, dass an dieser Stelle der Argumentation von der grund-sätzlichen *Adaptivität* der menschlichen Psyche ausgegangen wird: TREVARTHEN und AITKEN betonen die grundsätzliche, prosoziale Kommu-nikationsorientierung des Kindes als Bedürfnis, in Interaktion und Beziehung zu treten. Sie sehen die frühkindliche Intersubjektivität auch als eine Ausstattung mit kommunikativen Fertigkeiten zum *Zwecke* der Interaktion. All das, was das Kind tut, ist Ausdruck der Herstellung von Beziehung und sozialer Integration resp. der Vermeidung von sozialer Isolation und Einsamkeit (vgl. auch BRA-TEN, 1998). In diesem Sinne ist die oben vorgenommene Systematisierung von

Aufmerksamkeitsprozessen als Wirkungsgefüge mit dieser speziellen Semantisierung von Signalen als Realisation eines Modells vor dem Hintergrund *final-
adaptiver* Interaktionsprozesse zu verstehen.

Damit wird gleichermaßen die besondere Perspektive auf die angesichts dieses allgemeinen Modells bestehenden Beeinträchtigungen autistischer Menschen
möglich. Auch autistische Menschen unterliegen primär dem Willen, dem Bedürfnis nach sozialer Interaktion und befriedigender Kommunikation. Es ist
nicht so, wie viele frühe Interpretationen des vermeintlichen Charakters autistischer Störungen versuchten nahezulegen, dass von einer willentlichen Vermeidung und Ablehnung sozialen Kontaktes bei autistischen Menschen auszugehen
ist. Vielmehr vermittelt sich gerade mit der oben strukturierten Perspektive die
eigentlich bestehende dramatische Situation einer nicht gelingenden Homöostase im Zuge der Wahrnehmung von Welt als belebter und unbelebter Realität bei
einem gleichzeitig natürlich bestehenden Kommunikations- und Beziehungs-
wunsch. Der autistische Mensch ist offensichtlich nicht oder nur teilweise in der
Lage, die mit diesen Aufmerksamkeitsprozessen zusammenhängenden homöostatischen Leistungen zu bewältigen und in einen befriedigenden Zustand aus-
geglichenen sozialen Kontaktes zu gelangen. Vielmehr besteht die Erregung und
der „Schrecken" einer fortgesetzt nicht reduzierbaren Neuheit fort.

Die aus der Phänomenologie und Symptomatologie bekannten und gleichermaßen in dieser Arbeit beschriebenen Auffälligkeiten legen eine Beeinträchtigung der zentral mit der Fähigkeit zur Homöostase verbundenen Ausgleichsleistungen nahe. Wahrnehmungsspezifisch veränderte Reaktionsmuster
im Sinne intensiven Aufsuchens oder Vermeidens, ungewöhnliche Kompensationsleistungen in Form kreisprozesshaft sich wiederholender Handlungen und
letztlich eine insgesamt drastisch veränderte Aufmerksamkeits*entwicklung* im
Sinne sich aus dem sozialen Kontext herauslösender Interessen sind zu beobachten.

Hinter der Möglichkeit, die durch den freien Eingang α' hervorgerufene Entropie zu vernichten, steht gemeinhin die Möglichkeit zu Rekonstruktion, Kompensation und Korrektur als entscheidende Fähigkeiten zur Beseitigung umweltbedingter und organismusbedingter Entropie. Bei den von BISCHOF (1998)
thematisierten Rekonstruktionsleistungen, Kompensationsleistungen und Korrekturleistungen lässt sich sehr schnell erkennen, wie ein unzureichendes Funktionieren selbiger mit mangelnder Reaktionsmöglichkeit und einer gestörten Erregungsregulation für autistische Menschen gerade in sozialen Situationen zusammenhängen mag.

Warum autistische Menschen nach der hier vertretenen Annahme zu diesen
Leistungen gerade *nicht* in der Lage sind, wird zum Ende des Kapitels Thema
werden.

5.3 Rekonstruktionsleistungen, Kompensationsleistungen, Korrekturleistungen

5.3.1 Einleitung

Es wurde im vorigen Kapitel dargelegt, dass im Fall misslingender Homöostase die durch α' generierte Entropie nicht in ω' zu vernichten ist. Der entscheidende Punkt betrifft also die homöostatischen Fähigkeiten des „Wahrnehmungssystems Mensch" im Umgang mit – regelungs- und informationstheoretisch gesprochen – durch ihn selbst oder durch die Umwelt generierter Quelleninformation oder „Störung". Gelingen die Mechanismen, die BISCHOF Rekonstruktion, Kompensation oder Korrektur nennt, ist in aller Regel von einer veridikalen Wahrnehmung und einer zumindest nicht durch „unvernichtbare Aktualität" betroffenen Mensch-Umwelt-Kopplung im Zusammenhang mit Aufmerksamkeitsprozessen und resultierender Erregungsregulation auszugehen.

BISCHOF (1998, S. 366 ff.) ermöglicht über die Konstruktion einer entsprechenden Heuristik, die als Prinzipschaltbild der menschlichen Wahrnehmung als Idealform ℵ° zu verstehen ist, Aussagen über die Qualität dieser Ausgleichsleistungen. Zur Anbahnung seiner Überlegungen und zur Darstellung des entsprechenden Prinzipschaltbildes führt BISCHOF (1998) eine wesentliche, von HEIDER (1926) und KOFFKA (1936) entwickelte Dualität in die Konzeption ein, die gerade zur Sicherung des Ideals der Veridikalität, also der Idealform ℵ°, von Nöten ist:

Es handelt sich dabei um die Unterscheidung von *proximalen* und *distalen* Reizen. Vereinfachend gesprochen handelt es sich beim *distalen* Reiz um den *wahrgenommenen Gegenstand (D)* und beim proximalen Reiz um die unmittelbare physikalische Rezeptoreinwirkung *(P)* oder den *Reiz an sich* (vgl. Tab.3).

Systemtheoretisch verortet BISCHOF nunmehr D als *ℵ-externe semantisch relevante Entropiequelle* und P als ersten *ℵ-internen Konduktor in der homöostatischen Domäne einer distalen Größe* (vgl. BISCHOF, S. 367). Dementsprechend ist, wie Abb. 18 verdeutlicht, auch nur der ℵ-interne Konduktor semantisierbar.

Tab. 3: *Distale und proximale Größen*
(aus BISCHOF, 1998, S. 367)

| D | distale Größe | (Reiz-)Gegenstand | ℵ-externe semantisch relevante Entropiequelle |
| P | proximale Größe | Reiz | erster ℵ-interner Konduktor in der homöostatischen Domäne einer distalen Größe |

Die Abbildung 18 und der nachfolgende Text stammen aus BISCHOFs Buch „Struktur und Bedeutung" (1998, S. 367 f.) und seien der Einfachheit halber hier zitiert:

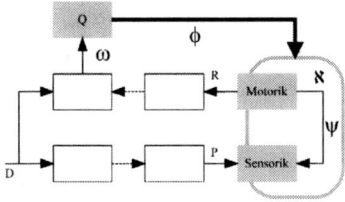

Abb. 18: Distale und proximale Größen
(aus BISCHOF, 1998, S. 368)

„Eine distale Umweltsituation D werde vom Organismus mit einer Reaktion R so beantwortet, daß dadurch die Homöostase einer ϕ–relevanten Größe ω aufrechterhalten bleibt. Die Wirkungsbeziehung zwischen D und R werde durch eine Kette vermittelnder Größen gestiftet. Die ersten Glieder dieser Kette sind wie D $\aleph$-extern (unterbrochener nach rechts gerichteter Pfeil). Das Signal, mit dem die Kette erstmals einen $\aleph$ -Block erreicht, ist definitionsgemäß der (proximale) Reiz P. Von den Größen im Innern von $\aleph$ heben wir eine einzige (Ψ) hervor; diese sei *psychophysischer* Natur, d. h. ihr Bedeutungsgehalt werde vom Subjekt *bewußt erlebt*.

Unter diesen Voraussetzungen können wir P und R sowie alle zwischen ihnen vermittelnden Signale semantisch interpretieren, und zwar gemäß dem *Prinzip der semantischen Komplementarität* auf zweierlei Weise: entweder als *Nachricht* über den distalen Reizgegenstand D oder als *Befehl* zur Optimierung von ω. Dementsprechend ließe sich der semantische Gehalt von Ψ entweder als Kognition $D_{\langle\omega\rangle}$ oder als Intention $\omega^{\langle D\rangle}$ deuten. Wir denken uns Ψ aber so nahe an der Eingangsseite lokalisiert, dass seine Intention nur unspezifisch, sein kognitiver Gehalt hingegen klar umreißbar ist. Unter diesen Umständen können wir sagen, Ψ sei die *Wahrnehmung* von D. Diese Wahrnehmung ist *veridikal,* wenn bei semantischer Kodierung die Gleichung

$$\Psi = D$$

empirisch erfüllt ist." BISCHOF (1998, S. 367 f.)

BISCHOF (1998, S. 368) formuliert weiter:

„Für jede Größe x, die als *Konduktor* in einer *homöostatischen Dyade* mit der *Quelle* D fungiert, sollte in der Idealform des Systems bei semantischer Kodierung

$$H(x) = T(D,x) = H(D)$$

gelten. Insbesondere wäre dies auch für die *proximale Reizmannigfaltigkeit P* zu fordern."

Ein sofort erkennbares und für die weiteren Überlegungen sehr wesentliches Problem ergibt sich aus dieser konstruierten Dualität. Die möglicherweise in naiver Vorstellung anzunehmende Isomorphie zwischen proximaler und distaler Reizgestalt ist auch bei optimalem Funktionieren des Reizapparates nicht anzunehmen.

Die Begriffe von *Transinformation* und *Korrespondenz* (vgl. Kapitel 4) sind an dieser Stelle von eminenter Bedeutung. BISCHOF (1998, S. 370): „Der Umfang der distalen Sachverhalte, mit denen die proximalen Reize statistisch hochgradig *korrelieren*, ist nun aber weitaus größer als der Umfang jener, mit denen sie anschaulich *korrespondieren*." Das hängt u. a. damit zusammen, dass distale Objekte ihrerseits mit anderen Objekten Transinformation einschließen, die bei der semantischen Kodierung ausgenutzt wird, sie treten *in typischen Kontexten* auf.

5.3.2 Rekonstruktionsleistungen

Der Faktor, der sich hieraus ergibt, ist die sogenannte *distale Redundanz,* die es ermöglicht, auch unter der Prämisse der nicht isomorphen Abbildung das Fehlende zu *rekonstruieren*. BISCHOF nennt dieses Prinzip das *Rekonstruktionsprinzip*.

Der Zusammenhang fokussiert auf die Tatsache, dass eine „auch nur annähernd vollständige Übertragung von Wahrnehmungsnachrichten auf dem Reizwege überhaupt nicht möglich" ist (BISCHOF, 1998, S. 368). Fast nichts ist vollständig sichtbar und verdeckt meistens seinerseits andere Gegenstände wie gleichermaßen die eigene Rückseite. Lichtverhältnisse und Schattenwurf verändern die Grenzen des jeweilig Betrachteten. *Retina* und *Fovea centralis* bedingen durch ihre spezifischen Strukturen ganz besondere Abbildungsverhältnisse, die nicht unmittelbar die Gestalt distaler Objekte wiedergeben. Zudem sind die Gefühle und Absichten anderer Menschen als Wahrzunehmendes überhaupt nicht *geeignet*, Lichtwellen zu reflektieren. Vielleicht ist bei der sozialen Wahrnehmung der akustische Sinneskanal, der letztlich wie alle Sinnesmodalitäten denselben Bedingungen unterliegt, entscheidender, seinerseits aber auch nicht hinreichend, da er selbiges nur im Falle sprachlich-lautlicher Äußerungen erfassen kann und auch dann nicht vollständig (vgl. BISCHOF, S. 368 f.).

Wie aber ist es nun dennoch möglich, dass der Mensch in den meisten Situationen ein recht genaues und zutreffendes Abbild seiner Umwelt erzeugen kann?

Zur Fortführung dieser Überlegungen ist der Übergang in den innerorganismischen Bereich vonnöten, in dem BISCHOF die *inferable* (nicht direkt messbare) Größe ψ als Konstrukt annimmt. Dabei geht er davon aus, dass die Unterscheidung von Korrespondenz und Transinformation in der Beziehung zwischen D und P sich sinngemäß auch auf den innerorganismischen Schritt des Übertragungsweges, also auf das Verhältnis zwischen P und ψ, übertragen lässt. BI-

SCHOF postuliert, dass zwischen P und ψ tatsächlich hohe Transinformation, aber kaum anschauliche Korrespondenz besteht. ψ ist also weder ein einfaches Faksimile der Reizgegebenheit noch eine reizspezifisch auch im Sinne der Abbildungskriterien völlig unabhängige Größe. Das heißt, dass im gesamten Wege der Übertragung der Anteil anschaulicher Korrespondenz gegenüber der Transinformation abnimmt.

Damit ist impliziert, dass die Rekonstruktion des Wahrgenommenen zunehmend über die Ausnutzung transinformationeller Entropie erfolgen muss. Diese soll zu einem „Wissen" im Sinne der Herstellung veridikaler Wahrnehmung führen. Dazu ist unmittelbar die Nutzung bestehender Redundanz vonnöten, die ja in direkter Konsequenz die Veränderung der Unspezifikation einer Quelle zur Unterspezifikation zur Folge hat und damit erlaubt, die formal-kausalen Charakteristika einer Quelle resp. eines Signals zu erkennen.

Das benannte Rekonstruktionsprinzip lässt sich wahrnehmungspsychologisch dementsprechend anhand der Existenz verschiedenster sogenannter *Redundanzerwartungen* erklären. Im Bereich der Beschäftigung mit fundamentalen Umfelderfahrungen sind z. B. die *Bewegungsverteilung* im Gesichtsfeld (Bewegungsgradient), die *Verteilung der Oberflächenstruktur* wahrgenommener Flächen (Texturgradient) und die *Lagewahrnehmung* (Hauptachsen) von besonderer Bedeutung. Diese Redundanzerwartungen beziehen sich auf die beim Menschen weitgehend übereinstimmend anzutreffenden Wahrscheinlichkeitsschätzungen hinsichtlich benannter Gradienten:

„Von allen Bewegungsverteilungen im distalen Bereich ist diejenige, bei der die *meisten* Objekte relativ zum Erdboden *ruhen*, die wahrscheinlichste." (...)

„Wird das Gesichtsfeld von einer *ausgedehnten* annähernd *ebenen* Fläche erfüllt, so erstreckt sich diese (weil es sich wahrscheinlich um die Erdoberfläche handelt) *horizontal*." (...)

„Weist das retinale Bild eine Vielzahl nahezu paralleler Konturen auf, so stimmt deren Ausrichtung wahrscheinlich mit der *Schwerkraftrichtung* oder mit einer zur Blickachse annähernd orthogonalen *Horizontalrichtung* überein." (BISCHOF, 1998, S. 372 f.)

In all diesen Fällen gewährleistet die Nutzung entsprechender Redundanzerwartungen, also die Fähigkeit zum Erkennen transinformationeller Redundanz in den distalen Reizgegebenheiten, die Veridikalität der Wahrnehmung. Des Weiteren wird darüber die Stabilität von Wahrnehmungsleistungen unter in aller Regel suboptimalen Korrespondenzbedingungen gesichert und damit die Möglichkeit zur Rekonstruktion des unvollständig Wahrgenommenen ermöglicht.

Die menschliche Wahrnehmung leistet damit z. B. die Rekonstruktion von in der Entfernung verdeckten oder weniger gesättigten distalen Objekte in Form, Struktur und Lage.

Bezogen auf die Funktionsweise der oben dargestellten hierarchisch gestaffelten homöostatischen Dyade zur Aufmerksamkeitsregulation bedeutet das, dass die durch Unvollständigkeit in den distalen Objekten, aber auch durch die Eigenschaften des Wahrnehmungssystem beeinträchtigte Korrespondenz und mithin erzeugte Entropie über das verfügbare Prinzip der Redundanzwertwartung rekonstruiert werden kann. Die Homöostase des Wahrnehmungs- oder Aufmerksamkeitsaktes wird durch die Wirkung der Rekonstruktion als Erkenntnisfunktion ermöglicht und gesichert.

5.3.3 Kompensationsleistungen

Das Wahrgenommene kann immer *systematischen Störeinflüssen* unterliegen. Hierbei ist nun nicht nur wie im Falle der gerade geschilderten Rekonstruktionsleistungen in Folge von Unvollständigkeit der wahrgenommenen distalen Reizwelt die Korrespondenz vehement reduziert, sondern gleichermaßen – in vielen Fälle sogar fast vollständig – die Transinformation zwischen distalen und proximalen Parametern betroffen.

Es muss also jetzt nicht nur unterschieden werden zwischen dem distalen Objekt *D* und dem proximalen Reiz *P*, sondern es ist ebenso die Störung *S* mit einzubeziehen, und zwar in der Form, dass letztlich dem Reiz *P* nicht mehr anzusehen ist, welche Anteile der Signale *D* und *S* zu ihm beigetragen haben. Auch dies ist keineswegs ein außergewöhnliches Phänomen, sondern alltägliche Realität unserer Wahrnehmungen. Der hiermit verbundene homöostatische Prozess betrifft die *Wahrnehmungskonstanz*.

Hinsichtlich der Funktionsweise der hierarchisch gestaffelten homöostatischen Dyade zur Aufmerksamkeitsregulation bedeutet das, dass die durch eine Störquelle beeinträchtigte Transinformation distaler Objekte dadurch kompensiert wird, dass der Organismus die Störung oder *Interferenz* dadurch zunichte macht, dass er sie mit umgekehrten Vorzeichen wiederholt.

Die wichtigsten *Konstanzleistungen* werden in Analogie an die oben bereits formulierten Redundanzerwartungen nach BISCHOF durch folgende *Konstanzphänomene* repräsentiert:

1. Farb- und Helligkeitskonstanz
2. Gestaltkonstanz
3. Größenkonstanz
4. Bewegungs- und Richtungskonstanz

Die den Konstanzphänomenen entsprechenden Störungen formuliert BISCHOF folgendermaßen:

„1. *Farbe* und *Helligkeit* distaler Objekte sind (...)*Reflexionseigenschaften* (*D*) und müssen, um zur Wahrnehmung gelangen zu können, durch eine fremde Lichtquelle (*S*) beleuchtet werden. Natürliche Lichtquellen können aber ihrerseits von sehr verschiedener Farbe und Helligkeit sein, und demgemäß korrespondieren Farbe und Helligkeit des retinalen Bildes (*P*) durchaus nicht notwendig mit den Reflexionseigenschaften der zugehörigen Gegenstände.

2. Die *Form* (*D*) der Gegenstände steht in keiner eindeutigen Beziehung zur Form (*P*) der zugehörigen Retinabilder, da letztere außerdem von der *Ausrichtung* (*S*) der Objekte relativ zur Blickachse abhängt.

3. Zwischen der *Größe* (*D*) der Gegenstände und den zugehörigen Netzhautbildern (*P*) besteht kein konstantes Verhältnis, da in letztere zusätzlich die Objektentfernung (*P*) eingeht.

4. *Ort, Ausrichtung* und *Bewegungszustand* (*D*) der Objekte korrespondieren nicht mit den entsprechenden Merkmalen der Retinabilder (*P*), vielmehr hängen diese zusätzlich von Stellung und Bewegungszustand (*S*) der Augen (bzw. des Kopfes, Oberkörpers usw.) ab." (BISCHOF, 1998, S. 375)

Die Störungen werden über homöostatische Regulation kompensiert und gewährleisten die sogenannte Wahrnehmungskonstanz. Beim Phänomen der Konstanzleistungen handelt es sich um die Beseitigung eines Störeinflusses, der als solcher in den seltensten Fällen zur alltäglichen Bewusstheit gelangt. Gerade bei Punkt 4 der obigen Auflistung fällt die Nähe zum Reafferenzprinzip (vgl. Kapitel 4.3.1.8) auf. Allgemein lässt sich formulieren:

P ist homöostatischer Konduktor in Bezug auf *D* als Entropiequelle und gleichermaßen Konduktor in einer hierarchisch untergeordneten Dyade mit dem Interferenzsignal *S* als Quelle. Die resultierende Funktion ist mathematisch gesehen die sogenannte Interferenzfunktion *θ*. „Der Organismus macht die Interferenz zunichte, indem er sie mit *umgekehrten Vorzeichen wiederholt*." (BISCHOF, 1998, S. 378). Dies ist letztlich *Homöostase* und damit *Kompensation* (vgl. Abb. 19).

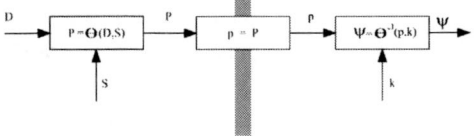

Abb. 19: Prinzipschaltbild des Kompensationsvorganges
(aus BISCHOF, 1998, S. 378)

211

Die ℵ- internen Signale sind mit Ausnahme von P inferabel und werden dementsprechend mit Kleinbuchstaben bezeichnet. Unter den Voraussetzungen $p = P$ und $k \approx S$ ergibt der Prozess den Wahrnehmungsinhalt ψ, der das distale Designat D veridikal repräsentiert.

Das Kompensationsprinzip gliedert sich nach BISCHOF in zwei Operationen:

„1. Der Organismus ermittelt auf geeignetem Wege ein Signal, das in der Lage ist, das Interferenzsignal zu repräsentieren. Dieses Signal sei nachfolgend als *Kompensationsgröße* (*k*) bezeichnet."

„2. Dieses Kompensationssignal gelangt zur Einwirkung auf das proximale Signal *P* (bzw. auf eine afferente Erregungsgröße *p*, von der angenommen wird, dass sie *P* ohne Informationsverlust repräsentiert). Im Idealfall wird dadurch derjenige Anteil von *P*, der auf den Einfluss von *S* zurückgeht, genau annulliert." (BISCHOF, 1998, S. 378)

Bei der Art und Weise, in der der Organismus nun auf eigenem Wege ein Signal ermittelt, eine Kompensationsgröße generiert, unterscheidet man zwischen *efferenter* und *afferenter Heterokompensation* sowie zwischen *efferenter* und *afferenter Autokompensation*.

Im ersteren Fall, der Heterokompensation, wird die Kompensationsgröße in beiden Formen aus einer Quelle *unabhängig* vom Signal P ermittelt. Das Reafferenzprinzip (efferente Heterokompensation) und die sogenannte anschauliche Vertikale (afferente Heterokompensation) sind wichtige Beispiele in diesem Zusammenhang.

Beim Reafferenzprinzip besteht die Störung in einer *Eigenbewegung* als unabhängiger Quelle: Die „Kopie" dieses efferenten Kommandos wird zur Kompensation als Afferenz eingespeist (vgl. BISCHOF, 1998, S. 379). Bei den experimentellen Überprüfungen zur anschaulichen Vertikalen (Versuchpersonen in einer Dunkelkammer sollen den Kopf resp. den ganzen Körper schräg neigen und eine Leuchtlinie möglichst vertikal positionieren) stammt die Störung (Schwerkraftempfinden) als unabhängige Quelle zumindest zum Teil von äußeren Kräften und muss daher durch ein eigenes Sinnesorgan, den Statholithenapparat, gemessen werden. Wie beim Reafferenzprinzip so stellt auch die Struktur des Wirkungsgefüges bei der anschaulichen Vertikalen eine *Masche* dar. Maschen sind die idealtypischen Wirkungsgefüge efferenter oder afferenter Heterokompensation.

Es sind aber auch Kompensationsleistungen möglich, die *nicht* vom zu kompensierenden Signal unabhängig sind. Es lassen sich hier entsprechend afferente und efferente Autokompensation unterscheiden.

„Das proximale Signal P muss Redundanz enthalten, die es erlaubt, ihm 'anzusehen', welchen Störungen es ausgesetzt war. Diese Redundanz beruht darauf, dass der Reizgegenstand D und dementsprechend auch der Reiz P nicht einfach skalare Größen, sondern vieldimensional, also *kollektive* Variablen sind (...).“ (BISCHOF, 1998, S. 380)

Eine Störung ist dann mittels entsprechender Erwartungswerte (z. B. Prinzip der geringsten Veränderung) aus dem Signal zu ermitteln. Rekonstruktionsleistungen sind nach BISCHOF also zusätzlich im Kompensationsprozess zu berücksichtigen.

In Bezug auf die afferente Autokompensation lässt sich sagen, dass diese einen Prozess beschreibt, in dessen Ergebnis eine Homöostase resultiert, „bei der die Interferenz *sich selbst aufhebt*, während der distale Reizgegenstand $D_{(v)}$ veridikal zur Wahrnehmung gelangen kann“ (BISCHOF, 1998, S. 381). Ein Beispiel dafür stellt die Gewährleistung der *Bewegungskonstanz* in der Wahrnehmung u. a. bewegter Objekte unter dem „Störeinfluss“ der Eigenbewegung (z. B. Radfahren) dar.

Diese Interferenz ist tatsächlich dadurch homöostatisch zu beseitigen, dass ja in der „Afferenz“ immer auch Information über die „Störung“, also die Eigenbewegung liegt und diese Information z. B. über das „Prinzip der geringsten Veränderung“ (s. o.) als Rekonstruktionsleistung bestimmbar ist. Im System muss diese Eigenbewegung dann afferent um die Umgebungsinformation bereinigt als Kompensationsgröße verfügbar werden. Diese „Abzweigung“ aus der Afferenz muss vor dem „Einspeisen“ der Kompensation erfolgen, weswegen man auch *von Feed-forward-Kompensation* oder Vorwärtskompensation spricht. Systemstrukturell gesprochen stellt also auch afferente Autokompensation eine Masche dar.

Efferente Autokompensation stellt als Rückwärtskompensation (*Feed-back-Kompensation)* die alternative Systemstruktur dar, bei der die Masche dann durch einen Kreis zu ersetzen ist. Diese Form der Kompensation liegt im organismischen Bereich immer dann vor, „wenn die Autokompensation nicht auf neuronalem, sondern auf *motorischem* Weg erfolgt“ (BISCHOF, 1998, S. 381). Ein Beispiel ist in der langsamen Phase des optokinetischen Nystagmus zu sehen, die eine Verschmierung des retinalen Reizmusters bei Kopfdrehungen verhindert, gerade weil sie als Bewegung der Kopfdrehung entgegengesetzt verläuft. Diese Phase des Nystagmus richtet sich weder nach der Reizbewegung, noch kann man ihn willkürlich beeinflussen. Sie ist ein Phänomen efferenter Autokompensation, bei der die wahrgenommene Geschwindigkeit in eine motorische Aktion umgesetzt wird, die die aus der Bewegung resultierende Störung aufhebt.

Unabhängig davon, welche dieser Kompensationsleistungen im jeweiligen Fall resultieren, stellen sie die grundlegenden homöostatischen Prozesse der Sicherstellung einer stabilen Wahrnehmung dar. Die Verletzung des einwandfreien Funktionierens dieser Prinzipien erleben wir von Zeit zu Zeit über spezifische Phänomene einer offensichtlich beeinträchtigten Homöostase: Zu Beobachten bei Nachbewegungseffekten, Scheinbewegungen, Farbinduktionen, aber auch Gehör- oder Gleichgewichtsphänomenen sowie besonderen Lautheitsempfindungen oder nicht über das Gleichgewichtsorgan induzierten Schwankungs- oder Bewegungsempfindungen und anderen Wahrnehmungsphänomenen.

Was dabei deutlich wird, ist, dass diese Kompensationsleistungen nicht immer optimal funktionieren. Sie sind abhängig von der Genauigkeit, mit der sich die Kompensationsgröße k ermitteln lässt. Stimmt diese aufgrund irgendwelcher Verarbeitungsmängel nicht genau mit dem Störsignal S überein, so resultieren Über- oder Unterkompensationen, das heißt, es kommt zur Gefährdung von Konstanzleistungen und damit zu einer Gefährdung der Stabilität des Organismus und möglicherweise damit zusammenhängender Handlungen und Reaktionen.

Deshalb verschafft sich der Organismus in aller Regel Sicherheit dadurch, dass er nicht nur *einen Kanal* nutzt, sondern mehrere. Das heißt, der Organismus erhält Nachrichten über ein Designat über verschiedene Kanäle, die nicht alle denselben Störungen ausgesetzt sind. BISCHOF nennt dies das *Korrekturprinzip*.

5.3.4 Das Korrekturprinzip

Strukturell und terminologisch ist beim *Korrekturprinzip* wichtig, dass es sich bei den „verschiedenen Kanälen", die genutzt werden, um *verschiedene Zeichen* handelt, die die gleiche Bedeutung haben, also *äquivalent* sind. Dies umfasst natürlich gerade auch eine äquivalente Struktur hinsichtlich Topologie, Metrik und Einbindung in *dieselbe Homöostase*. Allerdings können die Zeichen *inkongruent* sein in dem Sinne, dass sie *unterschiedliche Werte* realisieren.

Diese resultierende *inkongruente Äquivalenz* muss der Organismus verarbeiten, also *gewichten*, denn es kann ggf. lebensentscheidend sein, welche Information die *wichtigste* ist.

Fische tendieren dazu, ihre Körperhochachse sowohl vestibulär nach der Schwerkraft als auch visuell nach dem Zentrum der Helligkeitsverteilung einzustellen. Das ist ein typischer Anwendungsfall des Korrekturprinzips: Die vestibuläre und die visuelle Meldung sind äquivalent, sie bedeuten beide die Körperschräglage im Gravitationsfeld. Wenn beide Meldungen inkongruent werden, wie dies v. HOLST (1950) in seinem Experiment zur Lichtrückenreaktion bei Fischen angelegt hatte, so stellt der Fisch seine Hochachse in eine *Resultante* zwischen beiden Richtungsindikatoren ein. Das ist nichts anderes als eine *gewichtete Mittelung*. Dabei richten sich die Tiere dann umso stärker nach der vestibulären Komponente, je tiefer sie schwimmen. Sie lassen sich also durch entsprechendes Licht umso weniger ablenken. In der Tiefe ist dann auch die Wahrscheinlichkeit von Turbulenzen geringer, so dass allein die Schwerkraft ohne andere Kräfte die vestibuläre Meldung bestimmt. Es resultiert also hier idealtypisch ein *Kompromiss inkongruent äquivalenter Zeichen.*

Eine weitere Möglichkeit besteht im u. a. wahrnehmungs- und motivationspsychologisch auftretenden Phänomen der *Unterdrückung,* was z. B. in der Wahrnehmung von Kippfiguren oder beim individuellen Management einander widerstrebender Motive zu beobachten ist.

Kontamination bedeutet letztlich in diesem Zusammenhang, dass eine Beobachtung sowohl Aspekte des einen Zeichens als auch des anderen enthält: Im Bereich der Motivationspsychologie gleicht dieser Zusammenhang nach (BISCHOF, 1998, S. 390) der Beobachtung, dass z. B. „eine motivierte Handlung durch das Ausdrucksverhalten einer (unterdrückten) zweiten Motivation überlagert und konterkariert wird." Im Bereich der Wahrnehmungspsychologie beeindrucken Phänomene der Bewegungswahrnehmung, bei der eigentlich ruhende oder sich langsam bewegende Objekte beschleunigt erscheinen.

Die aus diesen Phänomenen hervorgehende notwendige Gewichtung unterschiedlicher Zeichen beruht ähnlich wie die Rekonstruktionsleistungen auf der Ausnutzung von Redundanz, allerdings nicht im *Gegenstandsbereich,* sondern im Bereich der *übertragenen und empfangenen Signale selbst.*

Dabei ist ein zentraler Gesichtspunkt von Bedeutung: „Je *unwahrscheinlicher* es ist, dass eine Nachricht gestört wurde oder auf falscher Verarbeitung beruht, je mehr und je bessere Kriterien also für ihre *Verlässlichkeit* sprechen, desto *stärker* setzt sie sich im Wettstreit mit anderen äquivalenten Nachrichten durch." (BISCHOF, 1998, S. 390)

Die Erkenntnis, die hierbei wesentlich ist, ist die, dass sich zur allgemeinen *Bezeichnungsdimension* über das Designat zusätzlich eine *Dimension der Gewichtung* gesellt, die bisher nicht berücksichtigt war. Sie lässt sich auch als *Verlässlichkeitsmaß* bezeichnen und bezeichnet letztlich die notwendig zu berücksichtigende *Relevanz* einer Störquelle für den Organismus. Das heißt nicht anderes, als dass ein Zeichen nicht nur etwas über ein Designat aussagt, sondern auch *über sich selbst.*

Hinsichtlich der Funktionsweise der hierarchisch gestaffelten homöostatischen Dyade zur Aufmerksamkeitsregulation bedeutet das, dass die durch verschiedene Zeichen gleicher Bedeutung, also durch *äquivalente* Zeichen, realisierten *unterschiedlichen Werte* nicht nur hinsichtlich ihres *Inhaltes,* ihres *quan-*

titativen Wertes, sondern gleichermaßen hinsichtlich ihres *Gewichtes* zu beurteilen sind, um zu einer Vernichtung informationeller Entropie und damit zu einer veridikalen Wahrnehmung zu gelangen.

Das Korrekturprinzip ist geradezu exemplarisch für die Funktionsweise hierarchischer, homöostatischer Dyaden im Wahrnehmungs- resp. Aufmerksamkeitsprozess.

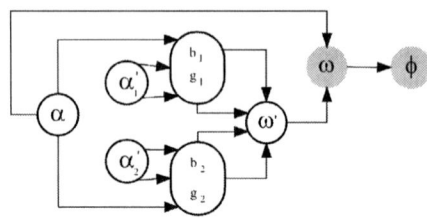

Abb. 20: Korrekturprinzip
    (aus BISCHOF, 1998, S. 392)

Wie Abb. 20 veranschaulicht ist die Bezeichnungsdimension inkongruenter äquivalenter Zeichen von einer gemeinsamen Quelle α abhängig. Zusätzlich müssen die Bezeichnungsdimensionen (b_1, b_2) und die Gewichtsdimensionen (g_1, g_2) von zusätzlichen Quellen α_1 und α_2 abhängig sein, deren Entropie in einer gemeinsamen untergeordneten Senke ω_1 vernichtet wird. Das heißt letztlich nichts anderes, als dass die zwei Zeichen zwar dasselbe bedeuten können, aber durch verschiedenartige Qualität gekennzeichnet sind und ggf. unterschiedliche Werte realisieren.

Im Prozess der Wahrnehmung ist hinsichtlich der Nutzung unterschiedlicher Kanäle immer eine *Bezeichnungsdimension* von einer *Gewichtungsdimension* zu unterscheiden. Diese unterschiedlichen Qualitäten genießen „unsererseits" durchaus unterschiedliches Vertrauen. Der also letztlich durch mehrfache Sicherung gekennzeichnete Wahrnehmungsprozess kann sich nur dadurch homöostatisch regulieren, dass die durch *Qualität* und *Gewicht* im Zusammenhang mit den Störquellen α_1 und α_2 generierte Entropie gemeinsam mit der durch α bedingten Entropie vernichtet wird.

Diese Systematik schließt nicht aus, dass die Dimensionen von *Bezeichnung* und *Gewichtung* auch zusammenfallen können, womit unmittelbar deutlich wird, „daß das Gewicht einer Nachricht eine Funktion ihres Inhaltes sein kann" (BISCHOF, 1998, S. 393).

5.3.5 Schlussfolgerungen

Betrachtet man nun die über die entsprechenden homöostatischen Prozesse zur Sicherung der Wahrnehmungsstabilität gemachten Aussagen insgesamt, so wird deutlich, dass eine Reihe systemstrukturell unterschiedlicher, sich auf verschiedene Zeichen und Signale beziehender Wirkungszusammenhänge notwendig ist, um die sowohl durch den eigenen Organismus generierten Störungen als auch die in den jeweiligen Signalen liegenden Störungen und Unvollständigkeiten *rekonstruieren, kompensieren* oder *korrigieren* zu können.

Eine wichtige Besonderheit liegt in der Tatsache, dass die entscheidende Größe, um zu einer Gewährleistung eines sicheren Wahrnehmungsprozesses zu gelangen, in einer regulativen Bereinigung der Transinformation besteht, wohingegen die in der einen oder anderen Form reduzierte anschauliche Korrespondenz ein *factum non modificandum* darstellt. Sei es die reine Rekonstruktionsleistung bezogen auf unvollständig wahrgenommene Designate auf Basis der Ausnutzung distaler Redundanz oder die Identifikation einer spezifischen Störung auf Basis der Redundanz des proximalen Signals im Rahmen der afferenten Autokompensation oder aber die Realisation der Dimension der Gewichtung im Rahmen der über mehrere Kanäle hergestellten mehrfachen Sicherung als Verlässlichkeitsmaß bei Korrekturleistungen – alle diese Regulationsprozesse bedürfen eines homöostatischen Mechanismus, der nicht nur die real vorliegende Transinformation berücksichtigt, sondern gleichermaßen im Zeichen selbst dessen Unvollständigkeit, Störung, oder Gewichtung für ein Designat berücksichtigt.

Redundanz in den distalen Objekten wie auch Redundanz im proximalen Signal und Redundanz im Sinne mehrfach vorliegender inkongruenter Äquivalenz wird für den Vorgang einer Bereinigung beeinträchtigter Transinformation genutzt.

Es handelt sich bei diesen *Ausgleichsleistungen*, bei denen nicht nur die Information eines Zeichens über sein Designat, sondern gleichermaßen die Information des Zeichens über sich selbst genutzt werden muss, um fundamentale Prozesse der menschlichen Wahrnehmungsverarbeitung. Genau aus diesem Grunde wurde im Vorangegangenen auf die Bedeutung dieser Prozesse für die Gewährleistung der allgemeinen Wahrnehmungsstabilität als veridikaler Realisation der physikalischen Realität eingegangen.

BISCHOF (1998) konzentriert sich – gerade um die Grundstruktur der von ihm dargelegten Prozesse zu verdeutlichen – auf die Veranschaulichung basaler, wahrnehmungsbezogener kognitiver Prozesse, zum Teil auch auf sinnesphysiologische und ethologische Beispiele aus dem Tierreich.

Tatsächlich sind aber nun nicht allein die Wahrnehmungsprozesse der visuellen, akustischen, taktilen oder vielleicht auch vestibulären Reizverarbeitung einfacher physikalischer Reize zu integrieren, vielmehr umfassen diese Prinzipien homöostatischer Regulation gerade auch die Verarbeitung komplexer, vielschichtiger Information im Bereich der sozialen Wahrnehmung. Das zu beobachtende Geschehen wird an dieser Stelle komplexer und schwieriger, folgt aber grundsätzlich denselben Prozessen, die den bereits dargestellten Wahrnehmungsphänomenen zu Grunde liegen:

Die richtige Interpretation eines im Rahmen eines wechselseitigen Austausches gehörten Satzes, die angemessene Einschätzung einer beobachteten sozialen Situation, die Deutung nonverbaler und paraverbaler Information, die Einschätzung der eigenen zukünftigen Situation angesichts schwer zu bestimmender Einflussfaktoren sind Beispiele komplexer informationell-homöostatischer Regulation. Hier ist neben einer mithin *kaum* oder *gar nicht* bestehenden anschaulichen Korrespondenz – z. B. zwischen einem geäußerten Satz als Designat (D), dem gehörten Satz als proximalem Signal (P) und dem Wahrnehmungsinhalt ψ als inferabler psychischer Weiterverarbeitung – die Transinformation immer auch beeinträchtigt. Die menschliche Sprache ist ein Gebilde, dessen Charakter es gerade ist, permanent nicht nur die Information über die entsprechenden Designate zu transportieren, sondern in essenzieller Form die Information des Zeichens, der Nachricht über sich selbst und ihre damit verbundene *eigentliche Bedeutung*, die von der rein semantischen Beziehung zum Designat abweichen kann.

Dies beschreibt den nicht selten zu vernehmenden Aspekt, dass ein und derselbe kommunizierte Satz diametral entgegengesetzte Bedeutungen haben kann, wobei die ironisch-zynische Wendung nur die auffälligste Form darstellt und Betonungen die Bedeutung subtil beeinflussen können, wie Kontextgegebenheiten und Beziehungsmuster im Übrigen. Über die Sprache hinaus lässt sich dabei gerade auch auf visuelle Eindrücke zur para- und nonverbalen Kommunikation übergehen. Auch hier gibt es Beispiele, die deutlich machen, wie sehr die Verarbeitung von Information auf homöostatisch regulativen Prozessen basiert, die eine Bereinigung von „Störung" und verminderter Transinformation bedingen und ermöglichen. Das schließt gleichermaßen nicht aus, dass eine extreme Passung resultiert mit einem hohen Maß unbeeinträchtigter Transinformation, die zum Beispiel im Bereich der von WATZLAWICK et al. so formulierten *analogen* Kommunikation gegeben ist (Imitation). Hier kann es eine weitreichende *Stimmigkeit* zwischen der Information über das Designat und der Information des Zeichens über sich selbst geben.

Es gibt vielleicht gerade deswegen die so häufige Beobachtung bei autistischen Menschen, dass sie in der Lage sind, auf analog-basale Information mit wesentlich größerer Aufmerksamkeit zu reagieren, wie sie auch nicht selten gerade die Passung zwischen dem, was jemand sagt, und dem, was jemand meint, als gesetzmäßig begreifen und genau deswegen nicht zu Witz und Ironie in der Lage sind.

Die in Kapitel 3 dargestellte Entwicklung der psychischen Funktionen beim Kind anhand der Dimensionen von *Angetroffenem* und *Vergegenwärtigtem* verdeutlicht die Notwendigkeit zur Ausbildung der Fähigkeit zu Rekonstruktion, Kompensation und Korrektur „informationeller Defizite" sowohl in der Wahrnehmung als auch im Bereich des sprachlichen und sozialen Begreifens.

Es stellt sich bezogen auf das in dieser Arbeit bearbeitete Thema folgende Problemlage: *Anschauliche Korrespondenz* im Verhältnis zwischen *D, P* und *Ψ* ist tatsächlich fast überhaupt nicht gewährleistet in unserem alltäglichen Leben, wiewohl wir das ganz beruhigt immer annehmen. Sie ist zudem umso weniger vorhanden, je weniger es sich um den Sachverhalt physikalischer Wahrnehmungsprozesse handelt und vielmehr gerade die in allen theoretischen Beiträgen zur Beschreibung autistischer Störungen betonten Prozesse der Wahrnehmung sozialer Realität, Kommunikation und interpersoneller Beziehung handelt. Die Transinformation ist letztlich *immer* fundamental beeinträchtigt und erfordert die Integration verschiedenster Aspekte einer Nachricht: zum einen bezogen auf ihren Gegenstand (Designat) wie gleichermaßen eine Fülle von Aspekten der Nachricht über sich selbst wie auch die Integration der durch unterschiedliche Kanäle gleichzeitig wahrgenommenen Information bzw. einer aus unterschiedlichen Quellen resultierenden Information über den gleichen Sachverhalt.

Die mit der Systemtheorie BISCHOFs hergeleitete Veranschaulichung homöostatischer Regulation als Ausdruck semantisch informationeller Austauschprozesse des Individuums mit der Umwelt beinhaltet vom Erklärungsrahmen her die Spannbreite zwischen basal physikalischer Reizverarbeitung und Wahrnehmung sozialer Realität. Dabei gilt es zu berücksichtigen, dass die gesamte Spannbreite immer auch in einen Handlungsbezug integriert ist und im Rahmen der vorliegenden Arbeit insbesondere hinsichtlich des Zusammenhangs von *Aufmerksamkeits-* und *Erregungsregulation* zu verstehen ist.

Die vorgestellte Grundstruktur der Orientierungsleistung resp. -reaktion in Form der hierarchisch gestaffelten homöostatischen Dyade und die Ausdifferenzierung ihres homöostatischen Potenzials über die Darstellung rekonstruktiver, kompensatorischer und korrektiver Leistungen hat zum Ziel, den genuin homöostatischen und adaptiv-rekonstruktiven Charakter von Aufmerksamkeitsprozessen deutlich zu machen. Nur dadurch, dass der Mensch die Welt für sich „konstruiert", wird der Austausch mit ihr möglich. Nur dann schafft er es, die über das Erleben des Neuen generierte Spannung und Erregung zu vernichten und in ihr „vertraut" zu werden. Entwicklung ist ein Prozess, der vom Gelingen dieses Grundmoments abhängig ist. Nur dann, wenn die Aufmerksamkeitsregulation die Integration der Welt in das Individuum und die Integration des Individuums in die Umwelt ermöglicht, kann innere Ausgeglichenheit und neugierige Motivation auf die Anforderungen komplexerer Realitäten erfolgen.

Beginnend bei den basalen Mustern sozialen Austausches kann das Kleinkind zu einer sozialen Interaktion gelangen, innerhalb derer zwischen ihm und der Bezugsperson eine *gemeinsame Realität* und *Aufmerksamkeit* verwirklicht werden kann, bei der auch auf die innere Befindlichkeit des Kindes kommunikativ Bezug genommen werden kann. Diese kann dann dazu führen, dass dieses Kind sich in der so gestalteten Kommunikation und Beziehung aufgehoben fühlt, und in der Lage ist, innere Spannung interaktiv in der Beziehung verarbeiten zu können.

Das heißt, dass homöostatische Prozesse der Regulation und damit die resultierende Wiederherstellung beeinträchtigter Transinformation zentral für die Wahrnehmungs- und Informationsverarbeitung des Menschen sind und damit seine Entwicklung, die daraus resultierenden Fähigkeiten und Eigenschaften, aber auch Affekte und Emotionen zentral beeinflussen. Die homöostatischen Prozesse betreffen nicht allein die – ohnehin nicht isolierbare – kognitive Struktur, sondern den gesamten Funktionszusammenhang von Sehen, Erleben und Handeln wie auch Aufmerksamkeit, Erregung und Orientierung und letztlich Emotion, Affekt und Motivation. Die Homöostase im informationellen Austausch ist ein Ausgleichsprozess zur Beseitigung fremd oder selbst bedingter Störungen mit dem Ziel der Gewährleistung individueller Stabilität. Diese Homöostase muss mit dem Kompetenzzuwachs des Kindes in Wahrnehmung, Motorik, Sprache und Spiel auf jeweils neuen Ebenen funktionieren, um den Umgang mit Veränderung und Störung zu gewährleisten.

Was mag aber resultieren, wenn diese Prozesse homöostatischer Regulation, sei es bereits im Bereich fundamentaler physikalischer Reizverarbeitung oder auch im Kontext der Verarbeitung repräsentativer oder symbolischer Information, strukturell beeinträchtigt sind? Welche Reaktionen sind zu erwarten? Welche emotionalen Sensationen können damit einhergehen, und welche Konsequenzen sind für die weitere Entwicklung zu befürchten?

Angesichts der durch DAWSON formulierten Theorie einer grundsätzlichen Beeinträchtigung von Aufmerksamkeits- und Erregungsregulation autistischer Menschen soll nunmehr eine Übertragung der bis dato entwickelten systemtheoretischen Überlegungen zu diesem Thema auf den Bereich autistischer Störungen erfolgen.

5.4 Bezug Tiefgreifende Entwicklungsstörungen

In Kapitel 3 wurde der Ansatz von DAWSON (1992) vorgestellt. Die Autorin, die zentral die Bedeutung von Aufmerksamkeits- und Erregungsregulation in der Entwicklung autistischer Menschen in den Vordergrund rückt, nimmt – wie dort geschildert – an, dass maßgeblich ein verengter Bereich optimaler Stimulation – ein verengtes *Aktivationsband* – für die veränderten Aufmerksamkeitsprozesse und die beeinträchtigte Erregungsregulation, insbesondere in Situationen unvorhersehbarer, vornehmlich sozialer Information, verantwortlich ist. Es entsteht ihrer Auffassung nach keine Gewöhnung, da die Schwelle zur Aversion sehr schnell erreicht ist und das phylogenetisch wesentliche Moment einer ausbleibenden Habituation auf aversive Reize realisiert wird. Dies geschehe maßgeblich im sozialen Kontext und sei mitbedingt durch die gerade in diesem Bereich permanent auftretende Neuheit von Information.

Mangelnde Habituation ist nun Ausdruck nicht gelingender Homöostase und kann als Fortbestehen unverarbeiteter Information – also Entropie – gewertet werden. Das verengte Aktivationsband soll in der an dieser Stelle deutlich metaphorischen Ausdrucksweise DAWSONs einen begrenzten Toleranzbereich markieren und damit verdeutlichen, dass offensichtlich nur in einem reduzierten Bereich im Rahmen der Individuum-Umwelt-Interaktion eine homöostatische Verarbeitung erfolgen kann. Offensichtlich ist dies nur in Bezug zu strukturell, zeitlich und qualitativ spezifischen Reizen möglich. Das wesentliche Element der homöostatischen Regulation im Wahrnehmungs- und Aufmerksamkeitsvorgang besteht nach der oben entwickelten systemtheoretischen Funktionalität nun in der durch die eigenen Wahrnehmungs- und Verarbeitungsleistungen realisierten *Ausgleichsleitungen.*

Es soll an dieser Stelle die bildliche Ausdrucksweise und damit unspezifische Erklärung DAWSONs in dem Sinne spezifiziert werden, dass die bei autistischen Menschen gestörten Aufmerksamkeitsprozesse als Störung der Rekonstruktion, Kompensation und Korrektur gesehen werden und damit der Prozess homöostatischer Regulation als Funktion der hierarchisch gestaffelten homöostatischen Dyade beeinträchtigt resp. verunmöglicht wird. Deswegen kann keine Habituation resultieren, deswegen bleibt unverarbeitbare Information bestehen, deswegen erfolgt eine nur unzureichende Erregungsregulation, deswegen kann regelrechte Aversion beim betroffenen Menschen entstehen, sofern deutlich angstbesetzte Aspekte des Unverarbeiteten ihre Wirkung erlangen.

Ein zweiter theoretischer Aspekt ist in diesem Zusammenhang von zentraler Bedeutung: Die Interaktionsorientierung, die Ausrichtung auf den sozialen Kontakt, ist nach TREVARTHEN und AITKEN Bestandteil der psychischen Ausstattung des neugeborenen Kindes (TREVARTHEN & AITKEN, 2001;

TREVARTHEN, 1979). Die Autoren nennen dies „zweckgerichtete Intersubjektivität", „initialen psychosozialen Status" oder „primäre Intersubjektivität". Die für die gelingende oder misslingende homöostatische Regulation hierarchisch gestaffelter Prozesse notwendige Finalität ist durch die Annahme dieser Positionen gegeben. Zusätzliche Bestätigung erfahren diese Annahmen durch die allgemeine Entwicklungstheorie von BISCHOF-KÖHLER (1998, S. 349 ff., und 2000, S. 24 f.): Das neugeborene Kind ist der Autorin zu Folge im Sinne von *Gefühlsansteckung* und später – mit ca. achtzehn Monaten – in Form von *empathischer Identifikation* interaktionsorientiert.

Die Kombination der beiden theoretischen Zugangswege von DAWSON und von TREVARTHEN und AITKEN erlaubt unter dem Blickwinkel der systemtheoretischen Überlegungen BISCHOFs die Konkretisierung einer offensichtlich die notwendige Homöostase im Aufmerksamkeitsprozess gefährdenden Struktur.

Damit wird an dieser Stelle die Formulierung der ersten zentralen These möglich:

These 1: Das zentrale psychologische Moment autistischer Störungen liegt in der teilweisen oder vollständigen Beeinträchtigung homöostatischer Regulation in Aufmerksamkeitsmomenten auf Basis unzureichender Rekonstruktions-, Kompensations- und Korrekturprozesse.

Es lässt sich damit Folgendes formulieren: Die bei autistischen Menschen deutlich veränderten Prozesse der Erregungs- und Aufmerksamkeitsregulation im Rahmen offensichtlich gestörter Leistungen von Orientierungsreaktion und damit in Zusammenhang stehender verzögerter oder ausbleibender Habituationsprozesse sind vor dem Hintergrund system- und informationstheoretisch nicht zu verarbeitender resp. nicht hinreichend zu verarbeitender Information zu verstehen: Die im Rahmen der zentralen wahrnehmungsbezogenen Austauschprozesse notwendigen Kompensations-, Korrektur- und Rekonstruktionsleistungen als homöostatische Prozesse der Störungsregulation gelingen dem autistischen Menschen nicht, womit gleichermaßen die Homöostase im Rahmen der Orientierungsreaktion als Erregungsregulation (vgl. SOKOLOV, 1975 und KLIX, 1976) nicht stattfinden kann.

Der eigentlich durch diese Aufmerksamkeitsprozesse grundlegend konstituierte Prozess des *Lernens*, der zunehmenden Integration in die Umwelt und die Fähigkeit, fortwährend den Zustand zu erreichen, über das Angetroffene hinaus auch Vergegenwärtigung herstellen zu können resp. Vergegenwärtigtes verarbeiten zu können, gelingt nicht. Ein Zustand persistierender Anspannung, der keine oder nur geringe Auflösung in veridikal adaptiver Wahrnehmung und hinsichtlich der sozialen Wahrnehmung in wechselseitig befriedigender Interaktion finden kann, resultiert. Die Fähigkeit des Menschen, im Umgang mit seiner Umwelt homöostatisch zu reagieren, d. h., sich im Gleichgewicht zu erhalten, *an sich* ist betroffen, da die entscheidende Homöostase der untergeordneten Dyade fehlt, selbst und fremd verursachte Störung zu beseitigen: Wahrnehmungspsychologisch ist die Herstellung einer bezogen auf die Qualität des Objektes veridikalen Wahrnehmung bzw. allgemeinpsychologisch die auf ein Gegenüber resultierende Fähigkeit zur intersubjektiven Abstimmung im Sinne wechselseitigen Verstehens sowohl im kognitiven als auch im intentionalen Sinne nach BISCHOFscher Diktion deutlich beeinträchtigt.

Nur die Fähigkeit, neben der Bedeutung des Zeichens für sein Designat auch die Information des Zeichens über sich selbst sowie sowohl die organismisch bedingte als auch die umweltbedingte Störung verarbeiten zu können, ermöglicht diese Homöostase. Ist dies nicht gegeben, ist diese Homöostase nicht möglich. Damit ist dann nicht nur bezogen auf den Informationsverarbeitungsprozess im Besonderen, sondern bezogen auf den ganzen Menschen und Organismus im Allgemeinen ein persistierender Spannungszustand zu konstatieren, bei dem der autistische Mensch verzweifelt nach *anderen* Möglichkeiten des Ausgleiches durch Stereotypien, Rituale oder Mehrleistungen etc. strebt und gleichzeitig aufgrund seiner Unverständnis auslösenden Reaktionen immer mehr in die Isolation gerät und dort sekundär psychisch hospitalisiert.

Nach den bisherigen Überlegungen und unter Berücksichtigung der bei verschiedenen Ausprägungen autistischer Störungen zu konstatierenden sogenannten Wahrnehmungs- und Wahrnehmungsverarbeitungsstörungen oder Informationsverarbeitungsstörungen lässt sich sagen, dass die beschriebenen homöostatischen Prozesse im Rahmen von Rekonstruktionsleistungen, Kompensationsleistungen und Korrekturleistungen bei Störungsbildern der Tiefgreifenden Entwicklungsstörungen sowohl auf Ebene basaler Wahrnehmungsprozesse, also z. B. der Gewährleistung von Konstanzphänomenen, auftreten können als auch bei Prozessen der sozialen Wahrnehmung im oben beschriebenen Sinne. Soziale Information ist in unserem gesellschaftlichen Leben informationstheoretisch in aller erster Linie durch fehlende Korrespondenz und deutlich reduzierte Transinformation gekennzeichnet.

Es kommt im Rahmen der Tiefgreifenden Entwicklungsstörungen zu gleichzeitig so unterschiedlichen und so ähnlichen Störungsbildern wie *Autistischer Störung, Atypischem Autismus* und *Asperger-Störung*. Eine weitere These, die hier vertreten wird, ist nun die, dass auf psychologisch-systemischer Ebene zwar die gemeinsame *homogene* Unfähigkeit besteht, die homöostatisch notwendigen Ausgleichsleistungen zu einem optimalen Funktionieren der Aufmerksamkeitsprozesse einzusetzen, dass ein entscheidendes heterogenes Moment jedoch darin besteht, dass unterschiedliche Formen beeinträchtigter Ausgleichsleistungen für das misslingende homöostatische Geschehen verantwortlich sind. So scheinen fehlende oder suboptimale Rekonstruktions- und Kompensationsleistungen ihren Schwerpunkt bei der *Autistischen Störung* zu haben, wohingegen beeinträchtigte Korrekturleistungen vornehmliches Merkmal der Asperger-Störung bei offensichtlich unbeeinträchtigten Kompensations- und Rekonstruktionsleistungen sind. Beim *Atypischen Autismus* scheinen Rekonstruktionsleistungen und Kompensationsleistungen geringer beeinträchtigt zu sein als bei *Autistischer Störung* und gestörte Korrekturleistungen gleichermaßen im Vordergrund zu stehen.

Dementsprechend lässt sich die zweite in diesem Kapitel aufzustellende These folgendermaßen formulieren:

These 2: Autistische Störungen unterscheiden sich durch qualitativ unterschiedliche Realisationen der für die Homöostase notwendigen Ausgleichsleistungen.

Die folgende Dreiteilung repräsentiert eine idealtypische Einteilung zur Verdeutlichung von Schwerpunkten der Beeinträchtigung homöostatischer Regulation. Sie erhebt keinen Anspruch auf eine *vollständige kategoriale* Abgrenzung und wird unter der Betrachtung der dynamischen Systemtheorie in Kapitel 6 deutliche Relativierungen erfahren.

- Menschen mit *Autistischer Störung* zeigen häufig – im Gegensatz zur auch in Fachkreisen vertretenen Position – nicht selten bereits sehr früh, also im Verlauf oder zum Ende des ersten Lebensjahres, eine ausgeprägte Symptomatik (SHORT & SCHOPLER, 1988; BARANEK, 1999), d. h., die *Autistische Störung* ist auch und besonders eine *frühe* Störung. Bereits um den ersten Geburtstag herum ergibt sich bei einer prägnanten Symptomatik die Erkenntnis, dass es sich bei den beobachteten Entwicklungen und Auffälligkeiten um eine Tiefgreifende Entwicklungsstörung im Sinne der *Autistischen Störung* handeln kann. Bereits früh ausbleibende und veränderte Aufmerksamkeitsmomente, starke Störungen autonomer Systeme wie Schlaf-Wach-Rhythmus, ausbleibende Kopplung zwischen beobachteten Gegenständen und lautlichen Reaktionen, nicht selten ebenso charakterisiert durch das Ausbleiben emotionaler Reaktionen wie auch bereits frühe Schaukelmuster und Stereotypien müssen zu einem solchen Zeitpunkt als Kennzeichen einer frühen Störung und fundamentaler Beeinträchtigung basaler Wahrnehmungs- und Aufmerksamkeitsprozesse gewertet werden. Das zum Teil durch schillernde Reaktionen auf die verschiedensten Wahrnehmungsreize gekennzeichnete Verhalten von Menschen mit *Autistischer Störung* legt eine Beeinträchtigung grundlegender homöostatischer Funktionen nahe. Es ist hier davon auszugehen, dass die *fundamentalen* homöostatischen Funktionen einer gelingenden Wahrnehmungs- und damit Aufmerksamkeitsregulation beeinträchtigt sind. Damit keine Missverständnisse aufkommen: Es wir hier ganz klar die Position vertreten, dass die alten Theorien einer gestörten Reizaufnahme im Sinne der sogenannten *Bottom-up-Theorien* irrten, da es sich *nicht* um ein grundsätzliches Zuviel oder Zuwenig der Reizaufnahme und -weiterleitung oder eine veränderte Selektivität im Wahrnehmungsprozess handelt, dass vielmehr aber durchaus die grundsätzlichen Funktionen einer konstanten, stabilen, homöostatischen Wahrnehmung nicht gelingen können, da bereits die einfache und unbelebte Umwelt aufgrund misslingender homöostatischer Regulation nicht *veridikal* wahrgenommen werden kann. Nicht die Wahrnehmungsorgane und die Reizweiterleitung sind betroffen, sondern die Fähigkeit des autistischen Menschen zum fundamentalen Wahrnehmungsprozess, aber auch die zur Wahrnehmung und Verarbeitung sozialer Realität gehörende Kompetenz, die jeweiligen Entitäten homöostatisch zu verarbeiten. Es ist hier zu vermuten, dass die Störung in einer frühen Weise insbesondere die Rekonstruktions- und Kompensationsleistungen der Kinder beeinträchtigt hat, möglicherweise diesen Kindern die Welt selbst nicht stabil und kontinuierlich erscheint, sondern durch Stücke und Teile uneinsichtiger Anordnung gekennzeichnet sein mag, ohne dass die Möglichkeit zur Realisation des *Ganzen* besteht und damit eben auch der erste Schritt zum *Begriff* vom Ganzen nicht geebnet sein mag. Es muss an dieser Stelle betont werden, dass autistische Störungen in einer Ausprägung vorliegen können, die die Existenz der Fähigkeiten zur *Konstanzbildung* und *Stabilität* der Wahrnehmung *an sich* betreffen. Verschiedenste Extrema wurden berichtet und lassen vermuten, dass z. B. genau die Stabilität von Größe, Farbe und Form in der Wahrnehmungsverarbeitung autistischer Menschen beeinträchtigt sein kann und damit grundlegend die Orientierungsfähigkeit, motorische Bewegungsfähigkeit und Positionierung in der Umwelt betroffen sind. Man mag sich den Zustand nicht vorstellen, wenn bereits im Bereich der Größen- und Entfernungswahrnehmungen die Konstanzleistungen im Wahrnehmungsverarbeitungsprozess betroffen sind und der autistische Mensch nicht in der Lage ist, die den jeweiligen Objekten oder auch Personen zu eigene Entfernung und Größe zu *relationieren*. Entsprechende Reaktionsmuster autistischer Menschen z. B. hinsichtlich „Veränderungssensibilität" und „Ordnungszwang" machen deutlich, dass jede noch so kleine Veränderung, die gemeinhin homöostatisch vernichtet wird, für den autistischen Menschen eine Veränderung der gesamten Struktur und „Arithmetik" der Umwelt darstellt. Nicht auszudenken ist die im Rahmen der hier entwickelten theoretischen Vorstellungen durchaus mögliche Annahme, dass autistische Menschen nicht in der Lage sind, die homöostatische Regulation im Bereich des optokinetischen Nystagmus zu bewältigen und gerade deswegen mit einer ständig „verschmiert" wahrgenommenen Umwelt leben und sich *entwickeln* müssen. Selbstbeschreibungen (vgl. BRAUNS, 2004) sowie Untersuchungen zur Wirkung spezieller visueller Hilfen wie z. B. Umkehrbrillen (vgl. DALFERTH, 1987) unterstützen die Annahme in dieser Hinsicht beeinträchtigter Wahrnehmungsfunktionen.

Diese sich fundamental auswirkenden homöostatischen Störungen müssen zu einer dramatischen Beeinträchtigung der sensorischen, kognitiven, emotionalen und interaktiven Stabilität führen. Die frühe Ausprägung der *Autistischen Störung*, die frühe Störung in kommunikativen Funktionen und die oft starken Gegenregulationen im Sinne körperbezogener, stereotyper und basaler ritualisierter Verhaltensweisen untermauern theoretisch die Beeinträchtigung dieser grundlegenden Funktionen. Die engen Schleifen der wiederkehrenden Aufmerksamkeit auf sich wiederholende einfache Muster besonderer dinglicher Reize (Reflexionen, rollende Kugeln in festgelegter Bahn, drehende Objekte), verbunden mit der nicht selten bestehenden Unmöglichkeit einer Begrenzung dieser „zirkulären Aktionen" durch die Umwelt, machen einen nicht abschließbaren, in seiner Homöostase verhinderten Wahrnehmungsvorgang und Aufmerksamkeitsprozess deutlich, der zu extremer innerer Erregung führt.

• Hinsichtlich des *Atypischen Autismus* ist insbesondere angesichts der definitorischen Abgrenzung zur *Autistischen Störung* als einer Störung mit höherem Alter bei Störungsbeginn oder einer atypischen oder nicht voll ausgeprägten Symptomatik davon auszugehen, dass grundlegende homöostatische Funktionen nicht in der oben für die *Autistische Störung* postulierten Radikalität betroffen sind. Es ist denkbar, dass bezogen auf den *Atypischen Autismus* Rekonstruktions- und Kompensationsleistungen frühkindlich nicht oder nur marginal beeinträchtigt waren. Sie konnten sich zumindest im Bereich basaler Wahrnehmungs- und Aufmerksamkeitsvorgänge entweder unbeeinträchtigt entwickeln oder aus einer primären Störung heraus konsolidieren. Letzteres wird Bestandteil der dynamisch orientierten Überlegungen sein.

Die Störung wird zu einem späteren Zeitpunkt wirklich salient, nicht selten um den Zeitpunkt des Auftretens repräsentationaler und symbolischer Fähigkeiten herum. Hier lässt sich konstatieren, dass die fundamentalen Aufmerksamkeits- und Wahrnehmungsprozesse einer konstanten und stabilen Wahrnehmung an sich tatsächlich weniger beeinträchtigt sind und vielmehr die Leistungen für stark auf dem Prinzip der Korrektur basierende symbolische und soziale Information beeinträchtigt sind.

Es besteht in Grenzen ein deutlich über die Fähigkeiten von Kindern mit *Autistischer Störung* hinausgehender Sprachstatus. Sprachliche Ausdrucksfähigkeiten sind bei Menschen mit *Atypischem Autismus* zum Teil – wenn auch reduziert und in sich wiederum oft ritualisiert – vorhanden. Gegenregulative Verhaltensweisen sind oft weniger prägnant als bei der *Autistischen Störung.* Kinder mit *Atypischem Autismus* zeigen häufig zwar die Fähigkeit zu teilweise vergegenwärtigenden Prozessen, aber nicht zur eigentlichen *Symbolisierung.* Es kommt damit nicht selten zu lediglich *funktionalem* Spiel im Rahmen der Spielentwicklung, aber nicht zu eigentlich *symbolischem* – die Auflösung funktionaler Gebundenheit umfassendem – Spiel.

Das Spiel beinhaltet die Imitation sozialer Situationen mit Spielfiguren, jedoch stellen sich diese Szenerien in einer teilweise extrem starren Wiederholung dar und sind neben zwei bis drei anderen Varianten die einzigen Sequenzen, die das Kind im Sinne lebendiger Szenerien in der Lage ist spielerisch umzusetzen. Die Starrheit in der Wahrnehmung des Sozialen verdeutlicht die misslingende Homöostase im Umgang mit hochgradig beeinträchtigter Transinformation. Die Gegenregulationen sind gerade dann, wenn die persönlich interaktionalen, aber auch die gesellschaftlich sozialen Bedingungen *stimmen*, weniger drastisch und spielen sich häufig eher im Bereich sprachlicher Tics, sprachlicher Ritualisierungen und dem Vorliegen besonderer Interessen ab. Sie werden vor allem durch ritualisierte Handlungen oder auch in Ansätzen bevorzugte Interessen bis zu kleinen Spezialgebieten deutlich und weniger durch direkte körperliche Stereotypien.

Kinder mit *Atypischem Autismus* können in ihrer psychischen Verfassung wesentlich stabiler sein als Kinder mit *Autistischer Störung* – sofern keine relevante Komorbidität vorliegt. Angesichts in Grenzen entwickelter Kompetenzen sprachlich-kognitiver Natur scheint ihr eigentlicher Nachteil – gerade auch bezogen auf die zu erwartende Entwicklung – in der mit dem beeinträchtigten Korrekturprinzip zusammenhängenden Schwierigkeit, die *Bedeutungsdimension* und die *Gewichtungsdimension*, also zwei Dimensionen eines Zeichens, berücksichtigen zu müssen, zu liegen.

- Demgegenüber wird die *Asperger-Störung* bei allen individuellen Abweichungen gerade im Bereich der Entstehung von Metarepräsentation und Theory of mind also in der Zeit des großen „changes" deutlich. Die Begriffsbildung auf der Ebene der fundamentalen Bedeutung einer Sache oder eines Dinges ist beim Menschen mit *Asperger-Störung* nicht betroffen. Er hat in der Regel – wie bereits im Rahmen der diagnostischen Überlegungen ausführlich geschildert – eine gute Sprachentwicklung gemacht. Gleichermaßen lässt sich sagen, dass die kognitive Entwicklung nicht betroffen ist, zumindest nur in der Weise, wie es bereits zu Beginn der vorliegenden Arbeit beschrieben worden ist. Allerdings spiegeln sich auch beim Menschen mit

Asperger-Störung die Probleme einer auf mangelhafter Homöostase basierenden Wahrnehmungs- und Informationsverarbeitung wieder – jedoch auf einer wesentlich komplexeren Ebene. Kann beim *Atypischen Autismus* noch eine Beeinträchtigung von Rekonstruktions- und Kompensationsleistungen als entwicklungsrelevantes Moment angenommen werden, so ist hinsichtlich der Persönlichkeit eines Menschen mit *Asperger-Störung* ausschließlich von einer Beeinträchtigung korrektiver Leistungen auszugehen

Es ist somit gleichermaßen das große Problem des Menschen mit *Asperger-Störung,* sich in sozialer Realität nicht zurechtzufinden. Er ist nur schwerlich in der Lage, in der Flut und Flüchtigkeit des Geschehens flexibel die Determinanten und Richtwerte seines Handelns resp. seiner Handlungsnotwendigkeiten zu erkennen und sich danach auszurichten. Es ist gerade bei Menschen mit *Asperger-Störung* sehr häufig zu beobachten, dass es ihnen möglich ist, in starrer Form soziale Konventionen zu erlernen und durchaus auch anzuwenden, aber nicht, mit diesen flexibel im Rahmen sich verändernder Grundkonstellationen oder ambivalenter Situationen umzugehen. Es scheint hier gleichermaßen nicht möglich, die in einer bestimmten Situation notwendigen *Zeichen* so zu interpretieren, dass es zu einer im Sinne spezifischer Eignung resultierenden Handlung kommt. Unter einer systemtheoretischen Perspektive erreicht der Mensch mit *Asperger-Störung* zwar eine stabile Wahrnehmungsverarbeitung und ist in der Lage, sich über die *Bedeutung* der Dinge durchaus auch im Sinne von *Symbolisation* ein Bild zu machen und unter Nutzung spezifischer Hilfsmöglichkeiten auch Variationen zu verarbeiten, jedoch gelingt es ihm nicht, sich aus einer Metaperspektive der Vergegenwärtigung zu stellen und damit die aufgrund von Vieldeutigkeit, sozialer Konnotation und Beziehungsaspekten der Sprache (WATZLAWICK et al., 1990) bestehende *zusätzliche* Information einer Nachricht derart homöostatisch aufzulösen, dass er in der Lage ist, im sozialen Kontext z. B. die Beweggründe eines Gegenübers zu verstehen und „pragmatisch" (i. S. sprachtheoretischer Pragmatik) darauf Bezug zu nehmen.

Menschen mit *Asperger-Störung* erreichen deutlich die Fähigkeit zum Erkennen unmittelbarer und statischer Bedeutungsbeziehungen und können darüber einen immensen Kompetenzaufbau leisten, der nachfolgend seinerseits eine ungeheure Kompensationsgröße darstellt. Gleichermaßen erreichen sie nicht die Fähigkeit zur *flexiblen* Berücksichtigung von Bedeutung und Gewicht eines Zeichens im jeweiligen zeitlichen oder räumlichen Kontext und damit gleichermaßen nicht oder nur ansatzweise die Fähigkeit zur Selbstreflexion als Ausdruck der Hinterfragung der eigenen Perspektive.

5.5 Zusammenfassung

Zum Ende von Kapitel 5.2 wurde festgestellt, dass der entscheidende Faktor eines beeinträchtigten Funktionierens der hierarchischen homöostatischen Dyade am zweiten freien Eingang α' zu verorten ist, dessen Entropie nicht in der Interferenz mit α in ω' vernichtet wird. Die in Kapitel 5.3 entwickelten Ausführungen haben deutlich gemacht, dass hierfür qualitativ nicht oder nur unzureichend realisierbare Ausgleichsleistungen verantwortlich sind, die es nicht ermöglichen, zu einem homöostatischen Umgang mit den informationstheoretisch ständig und überall auftretenden Störungen zu gelangen.

Dieser für das hier dargelegte Verständnis zentrale Zusammenhang bietet in erster Näherung die Möglichkeit zu einer differenziellen Betrachtung autistischer Störungen hinsichtlich beeinträchtigter homöostatischer Leistungen (vgl. Kapitel 5.4). Diese sind zum einen zu verstehen als Ausdruck der Dysfunktion jeweils unterschiedlicher Ausgleichsleistungen, zum anderen stehen sie offensichtlich in einem engen Zusammenhang zu den in Kapitel 3 dargelegten *Schwellen* resp. *Übergängen* im Rahmen der sozialkognitiven und intersubjektiven Entwicklung.

Beginnend im *Vorrepräsentationalen* mit der *Autistischen Störung*, nachfolgend dem *Atypischen Autismus* als im Übergang zwischen *vorrepräsentationaler* und *repräsentationaler* Phase salient werdender Störung und letztlich der *Asperger-Störung* als distinkt im Übergang zwischen *repräsentationaler* und *metarepräsentationaler* Phase deutlich werdender Störung, ergibt sich die Parallelität zu den durch die Fehlfunktion von Rekonstruktions-,. Kompensations- und Korrekturleistungen bedingten Phänomenen und Symptomen.

Bei dieser formalisierten Sichtweise muss jedoch Widerspruch aufkommen, der sich auch mit dem Eingeständnis idealtypischer Zuordnung nur unbefriedigend aus dem Wege räumen lässt. Vielmehr muss gesagt werden, dass natürlich bei allen drei Störungen frühe Auffälligkeiten bestehen und es selbstverständlich nicht so ist, dass diese zu jeweils unterschiedlichen Zeitpunkten quasi *abrupt* einsetzen, was ebenso einem entwicklungspsychopathologischen Verständnis im Sinne von YEUNG-COURCHESNE und COURCHESNE (1997) völlig widersprechen würde. Im Sinne der anzunehmenden beeinträchtigten homöostatischen Leistungen ist aber davon auszugehen, dass diese Störungen durch eine unterschiedliche *Form* und *Ausprägung* homöostatischer Fehlfunktionen gekennzeichnet sind und dementsprechend eine homöostatische Bewältigung der Interaktion mit der Umwelt bei durchaus schon bestehenden – aber noch nicht diagnoserelevanten – Auffälligkeiten anzunehmen ist. Ebenso mögen sich – und hiermit kommen erste *dynamische* Vorstellungen in die bis jetzt ausschließlich *stationären* Annahmen – daraus resultierend je nach entsprechender Umweltpassung und -resonanz unterschiedliche Entwicklungspfade konstituieren, die mithin den Verlauf entsprechender Störungsmuster bedingen. Das heißt, *Autistische Störung*, *Atypischer Autismus* und *Asperger-Störung* stellen unterschiedliche Entwicklungswege auf Basis gestörter homöostatischer Fähigkeiten in Situationen von Aufmerksamkeit und Orientierung dar.

In allen drei „Entwicklungslinien", „Gruppen" oder „Unterformen" kommt es zur Nichtherstellung von Qualitäten, seien es basale Konstanzleistungen und damit einfache Wahrnehmungen als *angetroffene* Realitäten im METZGER-schen Sinne, seien es über die einfachen Wahrnehmungen hinausgehende Repräsentationen und Symbolisationen als *Vergegenwärtigungsprozesse*. Letztlich ist es dann die ihrerseits darüber hinausreichende Stufe der Metarepräsentation mit all ihren wesentlichen Aspekten, die ausbleibt oder fundamental beeinträchtigt ist.

Es zeichnet sich an dieser Stelle bereits ab, dass natürlich die Funktion einer vorausgehenden Phase in Zusammenhang steht mit der jeweiligen Funktion nachfolgender Phasen. Ihre jeweilige Struktur kann nicht für sich und unabhängig vom individuellen zeitlich-historischen Prozess gesehen werden. Es gilt an dieser Stelle festzuhalten, dass im Sinne der Entwicklungspsychopathologie von YEUNG-COURCHESNE und COURCHESNE (1997) nicht isoliert zu betrachtende und zu konfigurierende Defekte für die im jeweiligen Entwicklungsalter voll salient werdenden Störungen verantwortlich sind, sondern auf Grund durchaus möglicher unterschiedlicher Entwicklungspfade entstandene Konstellationen homöostatischer Fähigkeiten.

Möglicherweise sind gerade Rekonstruktions- und Kompensationsleistungen als fundamentalere homöostatische Leistungen u. a. sinnesphysiologischer Natur mit einem gewissen Primat gegenüber den Korrekturleistungen zu belegen. Sind sie beeinträchtigt, können gleichermaßen keine Korrekturleistungen resultieren, sind sie unbeeinträchtigt, können aber Störungen im Bereich der Korrekturleitungen Phänomene generieren, die denen beeinträchtigter Rekonstruktions- und Kompensationsleistungen gerade hinsichtlich der Fähigkeiten im Bereich sozialer Interaktion sehr ähnlich sind.

Es bleibt an dieser Stelle auf die Wirkungen dynamischer Prozesse zu verweisen, die Gegenstand der Analyse in den nachfolgenden Kapiteln sein werden.

Auf welche Weise die Fehlfunktionen homöostatischer Regulation zu einem spezifischen Entwicklungszeitpunkt den Verlauf der weiteren Entwicklung verändern können und wie sehr die Prägnanz nachfolgender Störungen Resultat vorauslaufender Phasen ist, soll dort mittels systemtheoretisch-dynamischer und synergetischer Modelle erörtert werden.

6 Systemtheoretische Verlaufsstrukturen autistischer Störungen

6.1 Einleitung

Bei der *Autistischen Störung* handelt es sich um eine früh in der Entwicklung einsetzende, schnell salient werdende und sich mit dem Ausbleiben der Entwicklung kommunikativer Kompetenzen verschlimmernde qualitative Störung der sozialen Interaktion. Hinsichtlich des *Atypischen Autismus* – einer „Kategorie", die historisch gesehen der Beobachtung Rechnung tragen sollte, dass es Menschen mit einer schwerwiegenden Beeinträchtigung der sozialen Interaktion gibt, die jedoch das Vollbild der Symptomatik einer *Autistischen Störung* nicht erfüllen – kann davon ausgegangen werden, dass es zu einer derartig *fundamentalen* Beeinträchtigung basaler Aufmerksamkeits- und Wahrnehmungsprozesses nicht in vollem Umfang gekommen ist. Die Ausbildung in Grenzen symbolischer Fähigkeiten inkl. bedeutungsgeprägt-sprachlicher Fähigkeiten weist darauf hin, dass die homöostatische Verarbeitung zwar nach wie vor entscheidend beeinträchtigt ist, jedoch zumindest teilweise erst auf einer Ebene, die die Kombination der *Bedeutung* und des *Gewichtes* wahrgenommener Information erfordert. Die bei diesem Behinderungsbild z. T. gleichermaßen auftretenden stärkeren stereotypen und ritualisierten Verhaltensweisen sind möglicherweise eher Resultat einer umweltbedingt unstimmigen Passung zwischen Individuum und Umwelt als direkter Ausdruck mangelnder Homöostase im Wahrnehmungs-Handlungsprozess, wie dies bei der *Autistischen Störung* der Fall ist. Der *Atypische Autismus* ist dementsprechend auch mitnichten in allen Fällen die *leichtere* Störung, da nicht das Ausmaß entwickelter Kompetenzen, sondern gerade nur die Fähigkeit, in Bezug auf diese und die Umweltanforderungen *homöostatisch* reagieren zu können, entscheidend ist.

Gleiches gilt für die *Asperger-Störung,* die mit der Tatsache der eindeutigen Bewältigung von Vergegenwärtigungsprozessen vordergründig eine Teilnahme an den gesellschaftlichen Bildungs- und Integrationsangeboten erleichtert, in der Gesamtbetrachtung aber deutlich macht, dass nach wie vor die allermeisten Menschen mit *Asperger-Störung* gerade an ihren Schwierigkeiten im Bereich der sozialen Interaktion scheitern und dementsprechend nur zu einem verschwindend geringen Prozentsatz zu einem wirklich eigenständigen Leben gelangen können. Es ist dies natürlich ein Ausdruck *ihrer* Schwierigkeiten wie ebenso Ausdruck der nach wie vor durch Unverständnis gekennzeichneten Haltung der Gesellschaft gegenüber den *eigentlichen* Beeinträchtigungen von Menschen mit *Asperger-Störung*. Diese können zwar sprechen, lesen und rechnen, aber diese Fähigkeiten nicht homöostatisch, d. h. auch flexibel im sozialen Geschehen, einsetzen. In einer Gesellschaft, die die Ausbildung von Kompetenzen als isolierte Fähigkeiten zum höchsten Gut erhebt, führt dies zu fatalen Missverständnissen mit katastrophalen Auswirkungen für die Entwicklung betroffener Menschen.

Bei allen Störungsbildern der Tiefgreifenden Entwicklungsstörungen handelt es sich jedoch um *frühe* Störungen. Es kann also nicht davon ausgegangen werden, dass die Entwicklung entsprechender Störungen allein mit der Ausbildung spezifischer Kompetenzen zu spezifischen Zeitpunkten korreliert. *Offensichtlichkeit* und *Diagnostizierbarkeit* ist von dem zugrunde liegenden Prozess zu trennen. Vielmehr ist unter einer entwicklungspsychopathologischen Perspektive davon auszugehen, dass eine wie auch immer geartete frühe Störung der homöostatischen Regulation von Wahrnehmungs- und Aufmerksamkeitsprozessen als stationäres und strukturelles Prinzip im Zuge von Entwicklung Verläufe unterschiedlicher Schwere und Prägnanz konfiguriert. Das heißt mit Bezug auf YEUNG-COURCHESNE und COURCHESNE (1997), dass unter Berücksichtigung der Prinzipien von Divergenzheterogenität und Konvergenzheterogenität im Verlauf einer auf einem „primären Defekt" basierenden Multistepentwicklungskaskade die oben beschriebenen, zugleich homogenen und heterogenen Störungsbilder resultieren können: Ihr Entwicklungsstatus ist heterogen, ihre homöostatische Beeinträchtigung als qualitative Störung der sozialen Interaktion homogen.

Die bereits in Kapitel 3.6 erfolgte Formulierung einer entwicklungspsychopathologischen Konzeption konnte deutlich machen, dass die Heterogenität der Verlaufsgestalten autistischer Störungen und die Unmöglichkeit des Nachweises sogenannter *core-criterias* es erfordern, die prozessualen Aspekte und Wirkungen des Verlaufes selbst zum Gegenstand der Untersuchung zu machen und seine inneren dynamischen Funktionen zu erhellen. Wenn die Mikroeinheit gestörter Aufmerksamkeitsprozesse und Erregungsregulation als strukturelles Element in der Entwicklung verankert ist, wird sie die Entfaltung aller psychischen Funktionsbereiche beeinflussen und mithin selber nicht statisch bleiben, sondern gleichermaßen einer Veränderung unterliegen, die ihrerseits wieder Konsequenzen haben wird.

Es ist dementsprechend nicht so, dass die *Autistische Störung* durch eine Beeinträchtigung basaler Wahrnehmungsprozesse in Folge der postulierten dysfunktionalen Rekonstruktions- und Kompensationsleistungen *allein* bestimmt ist. Das Ausmaß solcher Beeinträchtigung lässt sich kaum wissenschaftlich korrekt bestimmen. Vielmehr muss gesagt werden, dass eine Beeinträchtigung in diesem Bereich die homöostatischen Leistungen bereits auf einer fundamentalen

Ebene der Reizverarbeitung tangiert und einen frühen bis sehr frühen Beginn eines pathologischen Verlaufes konstituieren kann. Wie dieser Verlauf dann tatsächlich aussieht, ist nur zum Teil Resultat dieser Anfangsbedingungen, sondern gleichermaßen abhängig von anzutreffenden Umweltbedingungen und damit einhergehenden Lern- und Adaptationsprozessen, die durchaus unterschiedlich sein können. Eine Entwicklung hin zu dem, was mit den Begriffen von *Atypischem Autismus* und *High Functioning Autism* belegt wird, eröffnet die mögliche Spannbreite. Die *Asperger-Störung* scheint vordergründig in ihrem dysfunktionalen homöostatischen Geschehen „auf einer anderen Ebene" angesiedelt zu sein. Zu formulieren ist dies jedoch nur durch den als unwissenschaftlich zu bezeichnenden Terminus „scheint". Letztlich liegt es gleichermaßen in der Möglichkeit entwicklungspsychopathologischen Geschehens, unter spezifischen Bedingungen die Beeinträchtigung der fundamentalen und basalen Wahrnehmungsverarbeitung überwinden zu können und eine homöostatische Dysfunktion erst im Bereich höherer kognitiver Prozesse und sozial-interaktiver Kompetenzen zu generieren. Die frühe und gute sprachliche Entwicklung von Menschen mit *Asperger-Störung* spricht möglicherweise gegen diese Annahme, allerdings mag eine besondere entwicklungspsychologische Dynamik auch diese Besonderheit als spezifischen Entwicklungspfad generieren.

Die Fragen, die also in diesem Zusammenhang zu bearbeiten sind, lauten folgendermaßen:

Ist es möglich, auf Basis der Verbindung der in Kapitel 5 entwickelten systemtheoretischen Überlegungen *stationärer* Natur und der in diesem Kapitel zu entwickelnden *dynamischen* Konzepten zu einer Beschreibung der die autistischen Störungen entscheidend in ihrem *Verlauf* bedingenden Faktoren zu gelangen? Wird damit eine Erhellung der differenziellen Aspekte in den Verlaufsgestalten autistischer Störungen möglich? Kann tatsächlich von kategorial voneinander abzugrenzenden Störungen gesprochen werden?

6.2 Zielführung des Kapitels

Sobald von dynamischen Zusammenhängen gesprochen wird, geht der Faktor *Zeit* in die Modellierung ein und determiniert eine Sichtweise, die von den oben beschriebenen stationären Überlegungen klar zu trennen ist.

FEUSER (1995) meint in der Schlussfolgerung seiner zentralen systemtheoretischen Überlegungen, „ob, was beispielsweise als Autismus, Psychose, Hyperaktivität und Epilepsie beschrieben wird, einer störungsbedingten Oszillation in Richtung auf Chaotisierung des Systems und was z. B. als Koma, apallisches Syndrom, schwere geistige Behinderung, Hospitalismus und Marasmus, als Depression beschrieben wird, als eine solche in Richtung auf einen statischen Gleichgewichtszustand verstanden werden könnte." (FEUSER, 1995, S. 129 f.)

Es soll dementsprechend im Folgenden unter Bezug auf die entwickelte beeinträchtigte Aufmerksamkeits- und Erregungsregulation und einer damit einhergehenden unzureichenden Homöostase in der Umwelt-Individuum-Abstimmung hergeleitet werden, dass oszillierende, desintegrierte Prozesse des Entwicklungsverlaufes im Sinne einer Chaotisierung des Systems tatsächlich Konsequenzen dieser Struktur sind. Das heißt, die beschriebene Störung der homöostatischen Funktionseinheit zur Aufmerksamkeits- und Erregungsregulation generiert über die Zeit in unterschiedlichem Ausmaß Destabilisierung und Desintegration psychischer Funktionen. Inwiefern die anderen genannten psychischen Beeinträchtigungen (Koma, apallisches Syndrom, Marasmus etc.) in ihrer Symptomatik Reflexionen eines Gleichgewichtszustandes darstellen, ist nicht Thema der vorliegenden Arbeit.

Zur Beantwortung dieser Frage sollen die bereits in Kapitel 4.2 in ihren Grundzügen vorgestellten unterschiedlichen Ansätze von BISCHOF (1998), BATESON (1981) sowie HAKEN und SCHIEPECK (2006) herangezogen werden. Bereits bei der ersten Darstellung wurde deutlich, dass diese Ansätze jeweils spezifische Perspektiven eröffnen und damit unterschiedliche Erkenntnismöglichkeiten und -grenzen generieren können:

Der Ansatz von BISCHOF liefert hinsichtlich der dynamischen Systemtheorie basierend auf den zentralen mathematischen Aussagen der Differenzialrechnung und den Gesetzen der Thermodynamik eine zwar wünschenswerte, aber durch die Qualität der bis dato entwickelten Aussagen nicht erreichbare Spezifität. Inhaltliche Erkenntnisse hinsichtlich der von ihm herausgearbeiteten sogenannten *dynamischen Grundkategorien* sollen an dieser Stelle im Sinne von Metaphern oder Analogien „semantisch genutzt" werden. Unter den vorgestellten stationären Wirkungsgefügen war stattdessen aber „nichts als das jeweils betrachtete System *selbst*, beschrieben unter dem strikt abstraktiven Aspekt der beiden Signalkriterien" zu verstehen (BISCHOF,1998, S. 43). Dies ist hinsichtlich verschiedenster Fragestellungen mit der dynamischen Systemtheorie BISCHOFs sicherlich auch leistbar, sofern es sich um einen Forschungsgegenstand handelt, der den dem Ansatz impliziten und expliziten Anforderungen genügt. Der Verlauf und die Verlaufscharakteristika autistischer Störungen lassen sich jedoch nur unter einer möglicherweise sehr strikten Operationalisierung und unter Verwendung sehr einfacher Indizes und Variablen in dieser Form vergegenständlichen. Da hier eine theoretische Konstruktion über den funktionalen Zusammenhang spezifischer Faktoren und theoretischer Konstrukte erfolgen soll, ist der Ansatz einer dynamischen Systemanalyse nach BISCHOF im Rahmen der hier vorliegenden Arbeit lediglich in spezifischen Aspekten zu verwenden:

- BISCHOF geht in seiner Konzeption stark von der NEWTONschen Dynamik mechanischer Prozesse aus und beschränkt sich daher auf die Systematisierung *linearer* Zusammenhänge. Dies ist eine A-priori-Setzung, die den Erkenntnisraum erheblich einschränkt.

  Allerdings liefern die Darstellungen einige wesentliche Aspekte hinsichtlich der Dimensionen von *Zielerreichung* und *Stabilität* gerade auch für die theoretische Betrachtung des Prozessgeschehens entwicklungspsychologischer Verläufe. Die Parameter und Bedingungen *oszillatorischer* oder sich *einpendelnd asymptotischer* Verläufe werden deutlich. Der Ansatz von BISCHOF wird einleitend die hohe Störungssensibilität einfacher Verläufe deutlich machen und verständlich machen, dass viele Prozesse an sich stabil wirken, es aber tatsächlich nur aufgrund spezifischer Parameter sind, deren Dysfunktion oder Fehlen sehr schnell die vermeintliche Ordnung zerstören kann. Die spezifischen Aspekte der *Positiven Rückkopplung* und der *Differenzialregelung* werden weiterführende Bedeutung haben.

In Übereinstimmung mit dem Ansatz von HAKEN und SCHIEPECK wird auch im Rahmen der vorliegenden Arbeit der These gefolgt, dass gerade im Bereich der Entwicklung psychischer Dimension und hinsichtlich des Systems Gehirn von komplexen *nichtlinearen* Prozessen auszugehen ist. Dementsprechend liefern nachfolgend der Ansatz von HAKEN und SCHIEPECK, aber auch der Ansatz BATESON das *zentrale* Gerüst der weitergehenden dynamischen Betrachtungen:

- Die Systemtheorie BATESONS liefert in zentraler Weise die Konzepte der *Reversiblen Anpassung, Schismogenese* und *Homöostase zweiter Ordnung* als mögliche Resultate fortwährenden Prozessgeschehens.

  Seine Theorie differenziert nicht zwischen stationärer und dynamischer Betrachtungsweise: Sie *ist* dynamisch, ohne dabei Strukturen im Sinne stationärer Funktionalität zu vernachlässigen. Die kybernetisch-dynamische Perspektive seiner theoretischen Aussagen ermöglicht im Gegensatz zu BISCHOF eine größtmögliche Passung zum Untersuchungsgegenstand, was heißt, dass BATESON vielmehr das betrachtete System *an sich* darstellen kann.

- Die Konzepte von *Selbstorganisation* und *Selbstreferenz* in der Theorie von HAKEN und SCHIEPECK als Konstrukte zur Beschreibung des prozessualen Geschehens werden weiterführend ebenfalls genutzt werden. Der primär *strukturbildende* Charakter eines prozessualen Geschehens im Sinne sich ausbildender *Emergenz* wie auch der sekundär strukturbildende Effekt entwickelter Emergenz auf das Prozessgeschehen sind dabei von zentraler Bedeutung. Das Konzept der *Bifurkation* zur Charakterisierung und Formalisierung eines Strukturwandels wird vorgestellt werden.

Der Ansatz von HAKEN und SCHIEPECK stellt am deutlichsten die Möglichkeit zur Verfügung, die von YEUNG-COURCHESNE und COURCHESNE thematisierten autopoietischen Kräfte eines betrachteten Entwicklungsgeschehens zu analysieren.

6.3 Dynamische Systemanalyse nach BISCHOF

6.3.1 Regelung und Stabilität

Das in Kapitel 4.3.6 dargestellte Regelkreismodell der *stationären* Analyse ist gleichermaßen auch das Standardmodell zur Demonstration und Veranschaulichung *dynamischer* Prozesse. Der *Gleichgewichtszustand* und die ihn strukturierenden Faktoren repräsentieren als Bedingungen des *stationären* Modells *bestehende* Wirkkräfte. Über die Zeit allerdings erst kann sich die reale Ausprägung dieser Variablen verändern und zu einem *Prozessgeschehen* führen, innerhalb dessen Veränderungen stattfinden, Störungen wirken und homöostatische Störungsregulationen erfolgen. Es können Störungen auftreten, die die Stabilität des Systems an sich gefährden und seine Struktur zu verändern drohen oder tatsächlich zu einem Zusammenbruch des Systems führen. Erst die Dynamik realisiert die in einer stationären Grundstruktur angelegte Fehlfunktion.

Im Rahmen der dynamischen Systemanalyse, wird der „theoretisch" bei der stationären Analyse hergestellte „Ruhezustand" des Systems dynamisiert und ein Verlauf über die Zeit betrachtet.

Ausgehend vom grundsätzlich für die Systemanalyse wesentlichen Kreismodell als auch vom physikalisch-prozessualen Grundverständnis der klassischen Mechanik nach NEWTON veranschaulicht BISCHOF in einer einfachen Systematik die Wirkung, die bereits kleine Störungen auf einen simplen Prozess haben können, sofern die Möglichkeiten einer verzögerten (*Elastizität*), gedämpften (*Reibung*) oder trägen (*Trägheit*) Regulation nicht bestehen.

Formale Grundlage und plastische Veranschaulichung suboptimaler Regelung zugleich ist in einem ersten Schritt ein einfaches formalisiertes Regelkreismodell mit R als Regler, S als Regelstrecke und Z als Störquelle, inklusive der von diesen generierten Variablen y, x und z. Die Struktur des Modells ist in Abbildung 21 bildlich dargestellt:

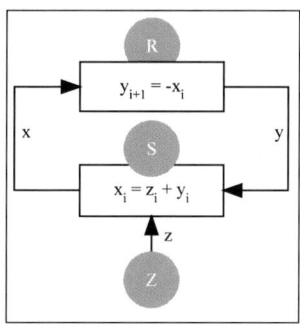

Abb. 21: Spielplan
(aus BISCHOF, 1998, S. 164)

Vereinfacht gesprochen hat der Regler R die Aufgabe, die *homöostatische* Funktion dieses über die Zeitreihe $x_1, x_2, x_3 ... x_i$ laufenden Regelkreises zu gewährleisten. Er tut dies, indem er eine Vorzeichenumkehr eingehender Werte durchführt, was übereinstimmend mit dem Grundprinzip der *negativen Rückkoppelung* ist. Erhält der Regler den Wert $x_3 = 4$, so wandelt er diesen in $y_4 = -4$ um.

Die Regelstrecke ist durch den Einfluss der Störquelle Z gekennzeichnet. Dort wird – für dieses Beispiel deutlich vereinfacht – der Variable y additiv ein Störeinfluss z hinzugefügt mit dem Resultat der durch die Regelstrecke letztlich generierten Regelgröße x.

Das Ziel besteht genau darin, die Regelgröße x möglichst klein, am besten gleich null werden zu lassen. Das Ganze lässt sich am besten tatsächlich als simples Kreisspiel veranschaulichen, in dem R und Z als reale Personen über die Weitergabe bestimmter, mit Zahlen versehener Zettel einen Prozess generieren.

R realisiert die negative Rückkopplung durch Umwandlung eingehender positiver Werte in negative, während Z dem eingehenden Wert eine „Störung" hinzufügt.

Lässt man nun dieses Modell unter völlig vereinfachten Bedingungen laufen – gesteht also dem Regler als gutem Regler die Fähigkeit zu, immer genau den gleichen absoluten Betrag von x mit negativem Vorzeichen versehen zu können und damit y zu generieren, und schreibt der Störquelle Z die Realisation einer sogenannten *Stoßfolge* zu, so resultiert mit den z-Werten $z_1 = 0, z_2 = 0, z_3 = 1, z_4 = 0, z_5 = 0$ ein zwischen -1 und 1 oszillierender Prozess, der dem Anspruch der Minimierung von Regelgröße x in keiner Weise Rechnung trägt. Das heißt, die vergleichsweise kleine Störung von z zum Zeitpunkt z_3 mit dem plötzlichen Wert 1 führt zu einer zwar gleichbleibenden, aber dennoch stark rhythmisierten Schwankung der Regelgröße x, wie in Abbildung 22 offensichtlich wird.

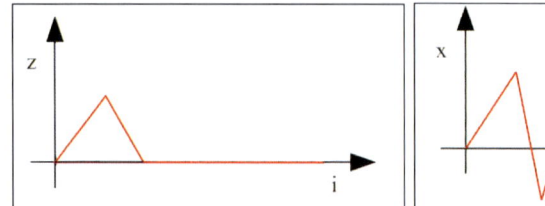

Abb. 22: Oszillation nach Störimpuls
(aus BISCHOF, 1998, S. 165)

Mit einem sehr simplen Beispiel formaler Regelkreislogik wird bereits deutlich, dass die Prozesse der Homöostase und Anpassung in keiner Weise über ein bloßes Wegnehmen in den Prozess aufgenommener Störung zu realisieren sind und bereits hier starke Effekte der Destabilisierung über Oszillation zu konstatieren sind. Das heißt, die einfache negative Rückkopplung gibt die Störung lediglich über die Zeit weiter, ist aber nicht in der Lage, sie zu beseitigen. In dem oben gewählten Beispiel würde sogar eine sogenannte *Resonanzkatastrophe* resultieren, wenn der Regler den Betrag von x als absoluten Wert nicht identisch, sondern um 0.1 erhöht weitergeben würde, wenn also die Reglerformel lauten würde:

$$y_{i+1} = -1.1 \cdot x_i$$

Abbildung 23 zeigt bezogen auf die Regelgröße x den Verlauf.

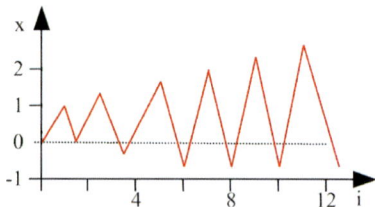

Abb. 23: Sich aufschaukelnde Oszillation
(aus BISCHOF, 1998, S. 168)

Was hieraus grundsätzlich deutlich wird, ist, dass der Verlauf der Regelgröße über einen *Verstärkungsfaktor* zu beeinflussen ist, den BISCHOF als *Konstante K* bezeichnet. Die aus diesen Überlegungen heraus logische Schlussfolgerung, eine Verminderung des Verstärkungsfaktors um z. B. die Hälfte zu erwägen, führt tatsächlich zu einem besseren Ergebnis.

238

Unter Verwendung der Vorschrift:

$$y_{i+1} = -0.5 \cdot x_i$$

ergibt sich ein Bild wie in Abbildung 24.

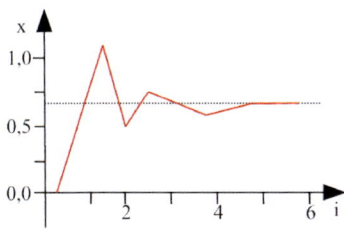

Abb. 24: Dämpfung einer Oszillation
(aus BISCHOF, 1998, S. 167)

Das heißt, über eine lediglich anteilsmäßige Weitergabe des empfangenen x-Wertes ist zwar die Zielwerterreichung nicht vollständig zu bewältigen, allerdings eine Stabilität des Kreislaufes an sich möglich. Die homöostatische Wirkung des dem mechanischen Prinzip der *Elastizität* entsprechenden Verstärkungsfaktors ermöglicht einen Kompromiss zwischen Zielerreichung und Stabilität. Dies stellt *eine* Möglichkeit dar, die gerade in vielen organismischen Bereichen tatsächlich die Sicherung der Existenz eines Systems gewährleistet. Als weitere Faktoren arbeitet BISCHOF zusätzlich die Kategorien *Reibung* und *Trägheit* als dynamische Grundkategorien heraus.

Reibung kann mithin eine – gewünschte – Eigenschaft des Reglers sein und darüber in Kombination mit einer eventuell wählbaren Verstärkung/Elastizität die Möglichkeit einer recht stabilen und zielführenden Regulation bieten. Sie kann aber auch eine quasi gesetzte notwendige Bedingung der Regelstrecke sein, die mithin dazu führt, dass diese sowieso nicht in der Unmittelbarkeit reagieren kann, wie das in den bisherigen Veranschaulichungen angenommen worden ist: Reibung tritt bei fast allen mechanischen und vielen biologischen Systemen auf.

Von Bedeutung ist, dass Reibung und Verstärkung im dynamischen Geschehen nicht unabhängig voneinander sind, sondern gemeinsam sowohl Stabilität als auch Instabilität bewirken können. Ihr Zusammenwirken wird in der Mechanik als *Verzögerung erster Ordnung* oder auch als *Dämpfung* bezeichnet. So kann unter der Voraussetzung, dass die Verstärkung kleiner ist als die Reibung, die mögliche Konsequenz entstehen, dass der Regler *nicht* homöostatisch arbeitet. Er realisiert keine negative Rückkopplung, sondern eine positive Rückkopplung, was aber nicht zwingend heißt, dass daraus Instabilität resultieren muss:

„Auch positive Rückkopplungen sind stabil, solange ihre Verstärkung kleiner als 1 bleibt."(BISCHOF, 1998, S. 191) Es findet zwar dann eine Kumulation eingehender Werte und Störungen statt, doch nimmt diese nicht ungebremst zu, sondern nähert sich asymptotisch einem Gleichgewichtswert (vgl. BISCHOF, 1998, S. 191).

Dynamisch ist eine positive Rückkopplung mit einem Verstärkungsfaktor kleiner als 1 einer reibungsbehafteten negativen Rückkopplung äquivalent.

Steigt die Verstärkung jedoch über 1, so sind je nach Ausmaß die explodierenden und exponentiell sich entwickelnden Verläufe dysfunktionaler Regelung zu erwarten.

Positive und negative Rückkopplung sind in ihrer Stabilität und Instabilität also mitbedingt durch das funktionale Verhältnis ihrer dynamischen Kategorien und nicht allein durch ihr homöostatisches oder nicht-homöostatisches Grundprinzip. Positive Rückkopplung kann funktional sein wie gleichermaßen negative Rückkopplung alleine einer optimalen Regelung nicht gerecht werden muss. Entscheidend sind eben weitere Faktoren an der Qualität eines Regelungsprozesses beteiligt, die im Falle der negativen Rückkopplung die Homöostase und Zielwerterreichung gewährleisten bzw. im Falle positiver Rückkopplung die Stabilität trotz Regelabweichung erhalten können. Dies ist ein Zusammenhang, der in den folgenden Kapiteln wiederholt Bedeutung erlangen wird und für die Betrachtung der Regulationsprozesse autistischer Menschen von zentraler Bedeutung ist.

Die meisten Regelstrecken und damit Verläufe sind wie bereits angesprochen mit unterschiedlichsten Formen der Reibung behaftet. Dies ist in der organetischen Wirklichkeit (vgl. BISCHOF, 1998, S. 39 f.) meistens anzunehmen. Aber auch die meisten sozialwissenschaftlichen oder psychologischen Prozesse lassen sich als Prozesse unter dem Einfluss dieses dynamischen Phänomens beschreiben.

In einer schneebedeckten Landschaft unterliegt die Wahrnehmung von Geräuschen und Lärm der Reibung der durch ein Geräusch bewegten Luft an Eisoberfläche und Schnee. Wir nehmen die Geräusche leiser, „gedämpfter" wahr, als sie es eigentlich sind.

Das Nervensystem arbeitet bedingt durch seine spezifische Struktur und Komplexität sowohl mit *Kontrastierung* (vgl. das Prinzip der lateralen Hemmung) als auch mit *Dämpfung* (Habituation), um eine stabile Regulation reizbedingter Einflüsse zu ermöglichen.

Die Umsetzung von Wut in Aggression unterliegt gleichermaßen Reibungsprozessen und damit Faktoren, die als Angst, moralische Skrupel oder auch realistische Selbsteinschätzung die tatsächliche Tat bremsen oder sogar verhindern. Psychologisch ist die Umsetzung eines spezifischen Gedankens, einer Idee in

aller Regel mit einer Fülle „dämpfender" Faktoren verbunden, die eine Verzögerung bewirken, es aber gleichermaßen erst ermöglichen, eine tatsächliche Realisation zu bewirken. Diese hat in aller Regel im Resultat eine Veränderung erfahren, die sie möglicherweise entschärft, aber damit auch *existenzfähig* gemacht
hat.

BISCHOF (1998, S. 196) sieht die Bedeutung dynamischer Grundkategorien diesen Überlegungen entsprechend sehr weit und fasst sie über die gerade
genannten Beispiele hinaus folgendermaßen zusammen:

> *„Elastische ,Kräfte'* treten auf, wo immer es Vitalität, Tapferkeit aber auch Geld
> kostet, einen bestimmten Zustand *aufrechtzuerhalten*, also z. B. ein Risiko durchzu-
> stehen, eine Verpflichtung einzuhalten, zu arbeiten statt zu faulenzen und so fort.
> *Reibung* ist im Spiel, wenn die *Änderung* eines Zustandes gefragt ist, z. B.
> durch Umlernen, Umzentrieren oder Perspektivenwechsel. Nicht umsonst spricht
> man in der Intelligenzforschung von einem Faktor ,fluency'.
> *Trägheitseffekte* schließlich beobachtet man, wo nicht eigentlich eine bestimmte
> Tätigkeit, wohl aber ihr *In-Gang-Kommen* Energie – kostet und dann das *Aufhören-*
> *können* wieder genau so schwierig ist. Wenn immer es darum geht, dass jemand zu
> etwas ,herausgereizt' werden muss, daß wer sich in etwas ,hineinsteigert', daß eine
> Auseinandersetzung ,eskaliert' u.ä. – dort stoßen wir auf Trägheitseffekte." (BI-
> SCHOF, 1998, S. 196 f.)

Alle Faktoren gemeinsam können bei einfachen mechanischen und organismischen Prozessen gewährleisten, dass die oben beschriebene Oszillation in einer
bestimmten Spannbreite von Störungen resp. Reizungen bleibt und nicht zu einem völligen Ausbrechen relevanter, möglicherweise lebenswichtiger Variablen
wie zum Beispiel der Körpertemperatur oder des Blutzuckerspiegels führt. Eine
einfache Änderung der Badewassertemperatur um 1° führt eben *nicht* dazu, dass
unsere Körpertemperatur permanent zwischen zwei Werten schwankt.

Die Wirkung einer Veränderung, einer Störung, eines Reizes erfolgt also in
aller Regel nicht in vollem Umfang und direkt, sondern unterliegt in den allermeisten Fällen dem Einfluss die Wirkung vermindernder resp. relativierender
Faktoren. Gleichermaßen kommt unter Bezug auf die stationären Betrachtungen
aus Kapitel 5 im Bereich der Wahrnehmung das Designat nicht *an sich* zur
veridikalen Wahrnehmung, sondern unterliegt entsprechenden *Ausgleichsleis-*
tungen, die eine veridikale, also der Realität entsprechende Wahrnehmung erst
ermöglichen und störungsbedingte Schwankungen verhindern. Bezogen auf die
Körpertemperatur im Wasser ermöglicht die entsprechende Durchblutungs- und
Transpirationsregulation innerhalb spezifischer, die Stabilität des Systems tatsächlich gefährdender Temperaturgrenzen die Wahrung einer mehr oder minder
gleichbleibenden Körpertemperatur.

Hinsichtlich der in Kapitel 5 beschriebenen stationären Störungsspezifika autistischer Menschen ist zu konstatieren, dass auf das System der Wahrnehmungsverarbeitung einwirkende Signale nach der dort formulierten These nicht homöostatisch verarbeitet werden können. Betrachtet man diese auf Basis einer stationären Sichtweise getroffene Aussage, so wird angesichts der hier angeführten dynamischen Faktoren deutlich, dass die als *Störungen* zu begreifenden nicht oder nur zum Teil wirkenden Ausgleichsleistungen mehr oder minder deutlich Prozesse der Elastizität, Reibung oder Trägheit verunmöglichen und oszillatorische resp. oszillatorisch-anwachsende Phänomene im Rahmen einer leidlich stabilen negativen Rückkopplung, ggf. auch positiven Rückkopplung, realisieren.

Eine unter der stationären Perspektive gelingende Homöostase im Sinne funktionierender Ausgleichsleistungen schafft die Voraussetzungen für eine *veridikale Wahrnehmung* und resultierende *Eignung* und damit gleichzeitig unter einer dynamischen Perspektive die Gewährleistung dafür, dass Reize, Zeichen, Signale, Informationen nicht in der „Direktheit" und Unmittelbarkeit auf das System wirken, dass oszillatorische und im Verlauf desintegrierende Prozesse resultieren. Die in Kapitel 5 beschriebenen Ausgleichsleistungen bedingen eine gelingende homöostatische Grundstruktur und konstituieren Dispositionen der Reibung, Elastizität und Trägheit, welche eine Integration der Information ermöglichen, die die Stabilität des verarbeitenden Systems sichert. Information kann in ihrer Bedeutung gewichtet und sowohl von ihrer eigenen Gestörtheit als auch der durch das eigene System bedingten Gestörtheit bereinigt werden. Das System verbleibt in einer die Homöostase gewährleistenden negativen Rückkopplung unter Einfluss dynamisch relativierender Faktoren.

6.3.2 Differenzialregelung und positive Rückkopplung

Die Dimensionen *Geschwindigkeit* und *Beschleunigung* sind nicht nur zentrale mathematische Dimensionen der dynamischen Systemanalyse im Allgemeinen, sondern gerade auch von *Reibung* und *Trägheit* im Besonderen.

Geschwindigkeit im Zusammenhang mit der Kategorie der Reibung und Beschleunigung im Zusammenhang mit der Kategorie der Trägheit sind dabei die Parameter, die die bei der Kennlinienbestimmung (vgl. Kapitel 4) zentrale Funktion *eindeutiger Abbildung* zwischen Wertemengen für die dynamische Systemanalyse verunmöglichen. Denn im Bereich der dynamischen Systemanalyse kann von diesem eindeutigen oder gar *eineindeutigen* Zusammenhang zwischen Werten resp. Variablen nicht mehr ausgegangen werden, da die veränderlichen Dimensionen von Geschwindigkeit und Beschleunigung dies verhindern. Bei der dynamischen Systemanalyse werden nicht *Werteinventare,* sondern *Funktio-*

nen aufeinander abgebildet, also verschiedene *Rechnungsvorschriften* in ihren jeweiligen Werteausprägungen zu spezifischen Zeitpunkten. Plastisch ausgedrückt heißt das, dass eben der Verlauf einer interessierenden Variable – z. B. „Erregung" – in ihrem Zusammenhang zu beispielsweise einer Reihe besonderer Situationen über die *Zeit* betrachtet wird. Dabei kann gerade dieser Zusammenhang von der *Geschwindigkeit* abhängig sein, mit der ein Mensch diese Situationen erlebt. Etwas statisch formuliert erlebt der Mensch zum Zeitpunkt t_3 in Abhängigkeit vor der besonderen Geschwindigkeit, mit der er Auto fährt, ganz andere Situationen als bei einer anderen Geschwindigkeit. Das gleiche gilt für unterschiedliche Ausmaße an möglicher Beschleunigung.

Solche Funktionen als ganze sind u. a. als Realisation unterschiedlicher Regelungsformen zu sehen: Idealtypisch sind hier die *Proportionalregelung*, die *Integralregelung* und die *Differenzialregelung* zu nennen.

Arbeitet eine Regelungsform lediglich mit dem Element der Verstärkung oder Verminderung, so ergibt sich – da die Stellgröße letztlich immer der Regelgröße *proportional* ist – die sogenannte *Proportionalregelung*. Wenn bei einer *Proportionalregelung* im stationären Zustand die Störgröße einen von Null verschiedenen Wert annimmt, tritt bei der Regelgröße notwendig eine *bleibende Regelabweichung* („steady state error", vgl. Abb. 24) auf, d. h., die Regelgröße erreicht nie ihren Sollwert 0. Es ist somit der einfachen Proportionalregelung eigentlich nie möglich, einen Zielwert vom entsprechen Störeinfluss zu befreien, ohne die Stabilität des Systems zu gefährden, da das alleinige Regulationsprinzip der Verstärkung letztlich das Weiterbestehen der Störung sichert. In natürlichen Systemen ist daher diese Regelform selten bis gar nicht anzutreffen.

Eine Lösung dieses Problems ist schwierig. Jedoch ist es möglich, über einen sehr hohen Verminderungsfaktor, also eine sehr geringe Elastitzität, die Regelgröße in Richtung Zielwert zu beeinflussen. Das hat allerdings seinen Preis, da die prozentuale negative Rückkopplung gering ist. Angenommen man geht von einer geringen stabilen und kontinuierlichen Reibung aus, dann steuert der Eingang die Veränderungsgeschwindigkeit des Ausgangs. Bei konstantem positivem Eingang wächst der Ausgang ständig an, und bei einem Versiegen des Eingangs auf null bleibt der Ausgang auf dem zuletzt erreichten Wert stehen. Man bezeichnet diese Regelungsform als *Integralregelung*. Bei einer Proportionalregelung würde demgegenüber der Ausgang seinerseits zurückgehen.

Es ist also bei der sogenannten Integralregelung gerade durch Ausschaltung des Faktors Elastizität möglich, das Ziel besser zu erreichen, allerdings um den Preis eines stetigen und konstanten Anwachsens des Regelwertes. Beide Regelungen sind also bei bestimmter Parameterausprägung strukturell ineinander übergehende Verfahren. Sie treten im natürlichen und organismischen Umfeld in Kombination auf. So z. B. in der Funktionsweise des Bogengangapparates als

Teilsystem des Gleichgewichtsorgans als Proportional-Integralregelung (BI-SCHOF, 1998, S. 219 ff.).

Regelung orientiert sich aber nun recht häufig gerade nicht an einem zu erreichenden *Festwert* und schon gar nicht an einem zu erreichenden Wert von 0, sondern versucht vielmehr, über die Zeit die Anpassung an einen durchaus auch variablen Zielwert. Man nennt dies *Folgeregelung*. Ebenfalls eine wichtige Anforderung der natürlichen Umwelt.

Damit muss als neue Variable die sogenannte *Führungsgröße* in das Wirkungsgefüge aufgenommen werden: Die sich aus dieser Anforderung ergebende *Differenzialregelung* versteht es gegenüber den anderen Regelverfahren, sich der Störgröße regelrecht anzupassen und über eine Berücksichtigung von Trägheitseinflüssen eine Optimierung des Regelergebnisses zu erreichen. Steigt die Ausgangsgröße x eines trägen Übertragungsgliedes stark an, ist ziemlich sicher zu erwarten, dass sie im nächsten Zeitschritt weiter steigen wird. Der Differenzialregler nutzt dies im Sinne der *Prädiktion*: Zu diesem Zwecke muss der Regler die *Änderungsgeschwindigkeit* der Regelgröße berücksichtigen. Ist die Ausgangsgröße dann ausschließlich von der Veränderung der Eingangsgröße abhängig ist, ist die Regelungsform als reine Differenzialregelung zu bezeichnen: Der Kapitän (Regler) eines Ozeandampfers (träges Übertragungsglied) benötigt zur Richtungsbestimmung (Regelgröße) genau diese Regelung, die ihm erlaubt zu berücksichtigen, dass der Tanker trotz eingeschlagenem Ruder in den nächsten Kilometern noch eine ganze Zeit *geradeaus* fahren wird.

Auch bei dieser Regelung ist aber eine kritische Grenze zu berücksichtigen: Ein Regelkreis, in dem der Regler sich *ausschließlich* differenzial verhält, in dem die Stellgröße also nur den *Veränderungen* der Regelgröße und nicht seiner *absoluten Größe* proportional ist, erfüllt seine Aufgaben nicht mehr, d. h., die Regelgröße gleicht sich im eingeschwungenen Zustand völlig der Störgröße an: Bei schwerer See (Störgröße) erfordert das Schlingern eines großen Schiffes nicht ein völlig der Veränderungsgeschwindigkeit herannahender Wellen (sich aufbauende oder flach bleibende Wellen) angepasstes Gegenlenken (Differenzialregelung), sondern ebenso eine Reaktion auf deren Stärke oder Größe (Proportionalregelung).

Berücksichtigt die Proportionalregelung also die reale Ausprägung der Eingangsgröße und begegnet ihr mit proportionaler Verminderung oder Verstärkung des Wertes an sich, während andererseits die Differenzialregelung die Veränderungsgeschwindigkeit der Eingangsgröße registriert, so liegt tatsächlich oft in der Kombination beider Regelungsformen die Möglichkeit einer ausgewogenen und optimalen Regelgüte.

Wie BISCHOF (1998, S. 230) schreibt,

"verwundert (es; Anmerk. d. Verf.) daher nicht, dass gerade im Bereich der Körpersinne Rezeptoren mit zusätzlichem oder ausschließlichem D-Anteil (Differenzialregelung; Anmerk. d. Verf.) wiederholt beschrieben worden sind. Im Jargon der Sinnesphysiologen werden D-Rezeptoren üblicherweise als *phasisch* und P-Rezeptoren (proportional arbeitende Rezeptoren; Anmerk. d. Verf.) als *tonisch* bezeichnet. Häufig treten beide Anteile kombiniert, also im Sinne einer PD-Charakteristik auf; man spricht dann von *phasisch-tonischen* Rezeptoren."

Es ist insbesondere der PD-Regler, also der kombinierte Regler, der in die Rezeptorstruktur impliziert ist, das heißt, er reagiert in gewissem Sinne proportional auf die Reizung, aber gleichermaßen auch differenzial, indem er die Reizregulation abmildert und nicht oszillatorisch auf die Veränderungsgeschwindigkeit des Reizes in der Umwelt reagiert. Der PD-Regler reagiert proportional, indem er die *Änderungsrichtung* berücksichtigt, differenzial, indem er die *Änderungsgeschwindigkeit* berücksichtigt.

In einem interessanten Vergleich spricht BISCHOF (1998) eine psychische Erkrankung, die *Chorea Huntington* an, in der er aufgrund der häufig überschießenden Reaktionen betroffener Personen gerade ein Fehlen dieses differenzialen Anteils auf psychisch-motorischer und psychisch-verbaler Ebene sieht.

Man bezeichnet die Differenzialregelung auch als *Vorhaltregelung*. So auch anschaulich z. B. in der Beute-Jagd des Hundes, der beim wahrgenommenen *Stil* der Beutebewegung, Trägheitseffekte unterstellt und seiner eigenen Bewegungsregulation daher einen D-Anteil zuschaltet (vgl. BISCHOF, 1998, S. 232). Das heißt, der Hund folgt dem Tier nicht „auf dem Fuße", sondern „berücksichtigt" Effekte von beschleunigter oder verlangsamter Veränderung und kann darüber in seiner Verfolgung „Abkürzungen" einschlagen, die dem erwarteten, aber noch nicht geleisteten Weg des Beutetieres entsprechen.

Dies ist aus eigener „menschlicher" Erfahrung bei einer Vielzahl von Sportaktivitäten zu bestätigen: Nur die Kombination der Einschätzungen von Geschwindigkeit und Richtungsdynamik eines Balles resp. eines im sportlichen Kampf agierenden Gegners erlaubt eine wirkliche Chance auf Ballgewinn, Zweikampfsieg, Tor oder erreichten Punkt. Die intentionale Steuerung der Motorik erlaubt die millisekundengenaue Abstimmung dieser Tätigkeit, die Wahrnehmung und das Erkennen der Anzeichen einer geplanten oder in den ersten Aktionen des Gegners antizipierbaren Änderung des Verhaltens. Die besondere menschliche Fähigkeit ist also u. a. die, diesen Differenzialanteil in unterschiedlicher Ausprägung unwillkürlich zu realisieren, aber auch willentlich „zuschalten" zu können.

Antizipation ist je nach Gegenstandsbereich ein anderer Begriff für denselben Sachverhalt und umfasst dementsprechend die Fähigkeit zur *Schlussfolgerung* sowohl über Bewegungswahrnehmungen als auch Wahrnehmungen hinsichtlich der Anzeichen sich verändernder Mimik und Gestik sowie letztlich verbaler Aussagen eines sportlichen Gegners, aber auch eines anderen Kommunikations- oder Sozialpartners. Man kann mithin sagen, dass in der angewandten Differenzialregelung das verlaufsdynamische Pendant zur Ausnutzung informationeller Redundanz liegt. Die Differenzialregelung kann nur funktionieren, wenn ein Individuum in der Lage ist, aus dem Wahrgenommenen Schlussfolgerungen über das Kommende, also eine zweite, zukünftige Ebene zu erzielen. Die Fähigkeit zur antizipatorischen Realisation des Zukünftigen als noch nicht eingetretener Wirklichkeit erlaubt insbesondere die gelingende interpersonelle Abstimmung im kommunikativen Kontakt.

Je geringer natürlich die *Trägheit*, umso schwieriger gestaltet sich dieser Prozess: Ein springender eiförmiger Flummiball, eine herannahende im Wind tanzende Schneeflocke, ein zusammenhangloser Text, die wilde Fantasie eines Schizophrenen erlauben diese Prognostik und Abstimmung nur schwerlich. Je größer jedoch die informationelle Bekanntheit z. B. als Ausdruck einer professionell verinnerlichten Tätigkeit oder aber lang währender menschlicher Beziehung, umso eher ist gelingendes Vorwegnehmen und Erahnen zu erwarten.

6.3.3 Zusammenfassung

Es kann damit festgehalten werden, dass das Grundprinzip homöostatischer Regelung zentral in negativer Rückkopplung besteht. Sie ist dabei eine weitestgehend notwendige, aber keinesfalls hinreichende Bedingung gelingender Regulation. Die qualitativen dynamischen Eigenschaften des jeweiligen Systems sind dabei von entscheidender Bedeutung, denn bereits leichte Störungen können fundamentale Auswirkungen auf die Regelgüte haben und einen an sich stabilen Prozess fundamental gefährden

In Sinne einer linearen – auf der Physik NEWTONs basierenden – Betrachtung handelt es sich dabei um die notwendigen Wirkungen der dynamischen Grundkategorien von Elastizität, Reibung und Trägheit. Unter einem spezifischen „Kräfteverhältnis" zwischen Elastizität und Reibung ist gleichermaßen eine stabile Form positiver Rückkopplung möglich, die an sich ein zentrales Element destabilisierter und sich destabilisierender Prozesse ist und durch eine konstante oder gar zunehmende Regelabweichung gekennzeichnet ist. Auch die eigentlich homöostatisch exemplarische Regelungsform der negativen Rückkopplung kann aber bei Ausbleiben dynamisch relativierender Faktoren suboptimal verlaufen.

Die in der dynamischen Systemtheorie beheimateten Parameter von Geschwindigkeit und Beschleunigung erfordern die Betrachtung ganzer Regelungsfunktionen, zu denen idealtypisch die Proportionalregelung, die Integralregelung und die Differenzialregelung gehören. Wie aufgezeigt wurde, kann im organismischen Kontext allein eine Kombination aus Proportional- und Integralregelung oder Proportional- und Differenzialregelung die notwendigen Regelungsanforderungen bewältigen.

Die Differenzialregelung stellt dabei systemstrukturell eine Regelung „der zweiten Ebene" dar, indem sie die Veränderungsgeschwindigkeit als Parameter integriert und damit das Element der Störungsanpassung realisiert. Psychologisch sieht BISCHOF diesen Parameter nah am Konstrukt der Antizipation und damit der Fähigkeit zur Schlussfolgerung. Die Konzepte der Proportionalregelung und der Differenzialregelung zusammen, also die PD-Regelung, können damit einen potenziell stabilen Prozess der Umweltadaptation befördern.

6.3.4 Schlussfolgerungen

Damit erreichen diese Überlegungen substanziellen Bezug zu den bereits entwickelten stationären Betrachtungen beeinträchtigter homöostatischer Strukturen autistischer Menschen im Aufmerksamkeits- und Wahrnehmungsvollzug. Dies gerade auch deswegen, weil BISCHOF in der PD-Regelung sowohl eine Grundeigenschaft vieler zentraler Rezeptorzellen sieht als auch ein allgemeineres Prinzip der sozialen Wahrnehmung sowie individuellen Regulation sozialer Interaktion.

Geht man von den im stationären Kontext beschriebenen Dysfunktionen aus, so kann angenommen werden, dass die durch sie hervorgerufenen Störungen über die Zeit einen veränderten Verlauf bedingen. Es ist zu konstatieren, dass eine Beeinträchtigung rekonstruktiver und kompensatorischer Eigenschaften als Beeinträchtigung basaler Wahrnehmungsprozesse bei der *Autistischen Störung* die Möglichkeiten differenzialer Regelung gänzlich verunmöglicht und mithin über die sich in direkter Folge der beeinträchtigten Ausgleichsleistungen ergebenden Prozesse positiver Rückkopplung zu einer ständig anwachsenden Menge unverarbeitbarer Information führt. Zusätzlich können im Prozessgeschehen wesentliche Elemente funktionaler stabilisierender positiver Rückkopplung oder je nach spezifischer Qualität der beeinträchtigten Homöostase auch suboptimaler negativer Rückkopplung enthalten sein.

Sofern beim Menschen mit *Atypischem Autismus* eine Entwicklung resultieren konnte, die auch die Ausbildung repräsentativer und symbolischer Elemente zuließ, kann von einem zumindest rudimentären oder marginalen Vorhandensein differenzialer Funktionen und resultierender homöostatischer Leistungen im Sinne der negativen Rückkopplung gesprochen werden. Dennoch muss auch für diese Störung der stark spannungsinduzierende Effekt positiver Rückkopplungen gerade in ihrer destabilisierenden Qualität angenommen werden. Das zumindest teilweise Funktionieren rekonstruktiver und kompensatorischer Leistungen ermöglicht über die damit zusammenhängende Homöostase das Prinzip einer brüchigen, aber insgesamt unzureichenden differenzialen Regelung.

Die *Asperger-Störung* als in der hier vorgelegten Aufteilung im Wesentlichen durch die Dysfunktion *korrektiver* Leistungen gekennzeichnete Störung erreicht die Fähigkeit zur Schlussfolgerung, zur Antizipation in einem jeweils geschlossenen funktionalen Kontext spezifischer Thematik, aber nicht in dem durch die Anwendung metarepräsentationaler Fähigkeiten gekennzeichneten Kontext der Relativierung eigener und fremder Gedanken und Überzeugungen. Es resultieren auch bei ihr informationell Prozesse dysfunktional-exponentieller positiver Rückkopplung und oszillatorisch-suboptimaler negativer Rückkopplung, da die Information zwar vergegenwärtigt und symbolisiert werden kann, aber nicht in ihrer Komplexität durch Relativierung ihres Gewichtes vermindert werden kann.

Nach den bis hierher entwickelten Überlegungen bedingen misslingende Adaptationsmomente im Sinne dysfunktionaler Aufmerksamkeitsprozesse dynamisch instabile Regelungsmuster, die sowohl einer nachlassenden Mensch-Umwelt-Passung als auch der innerpsychischen Desintegration in unterschiedlichem Ausmaß Vorschub leisten.

Die gestörte Funktion der hierarchisch gestaffelten homöostatischen Dyade im Aufmerksamkeitsmoment initiiert einen Prozess dysfunktionaler Regelung, der insbesondere durch Elemente positiver Rückkopplung in unterschiedlichem Ausmaß und fehlender Möglichkeit zu differenzialer Regelung je nach Art der gestörten Dyadenfunktion gekennzeichnet ist.

Die Fähigkeit zu differenzialer Regelung resp. die Fähigkeit sich „differenzial zu verhalten", stellt entwicklungspsychologisch eine um so komplexere Kompetenz dar, je mehr die Möglichkeit besteht, die geistige und persönliche Entwicklung im Sinne der zunehmenden Fähigkeiten zu Repräsentation und Metarepräsentation (inkl. Zeitvergegenwärtigung und Bedürfnisaufschub) zu entwickeln. Es sind dies die „großen Module" differenzialer Regelung.

Im nachfolgenden Kapitel wird deutlich werden, dass sie die Qualitäten sind, die im BATESONschen Sinne den Zustand der *Homöostase zweiter Ordnung* deklarieren. Das Scheitern ihrer Ausbildung oder ihr marginal brüchiges Bestehen mündet in BATESONs Theorie im Konzept der *Schismogenese*.

6.4 Systemtheorie nach BATESON

6.4.1 Einleitung

Der kybernetische Ansatz nach BATESON differenziert nicht zwischen stationärer und dynamischer Betrachtungsweise, er ist per se dynamisch – und nicht nur das: HELM STIERLIN (1981, S. 7 ff.) sieht BATESON im Geleitwort zur „Ökologie des Geistes" als Mitbegründer und -entwickler der ökologischen oder besser ökosystemischen Sicht der Lebensprozesse. Dies macht zweierlei deutlich:

- Zum einen beschäftigt sich BATESON mit *Prozessen*, also *Verläufen,* ohne diesen Umstand – wie bei intensiverer Lektüre seiner Texte deutlich wird – gesondert zu explizieren. Dem ist auch nicht gegenüberzutreten, da dieses Verständnis eher das „natürliche" ist, wohingegen *stationäre* Vorstellungen vielmehr artifiziellen Charakter haben, da sie ihrerseits den funktionalen Zusammenhang verschiedener Variablen, aber nicht dessen Auswirkungen und Konsequenzen über die Zeit thematisieren.
- Zum anderen ist die Theorie von BATESON eine Theorie mit einem die Lebensprozesse *insgesamt* umfassenden *holistischen* Verständnis. Nicht zuletzt die Themenvielfalt des zentralen Werkes „Ökologie des Geistes" als Aufsatzsammlung macht dies deutlich: Kybernetik, Schizophrenie, Alkoholismus, Kommunikation, Erkenntnistheorie, Ökologie etc.

BATESON arbeitet nicht die dynamischen Grundkategorien, Parameter und Regelmodelle heraus oder versucht die Spezifika zur Erreichung einer angestrebten Regelgüte und Störungsbeseitigung zu erarbeiten. Vielmehr widmet er sich im grundlegenden Teil V seines Werkes dem Thema „Erkenntnistheorie und Ökologie". Hierin arbeitet er die Besonderheiten und spezifischen Charakteristika der kybernetischen Erklärungen als „Erkenntnismethode" heraus und definiert dementsprechend ihre zentralen Konstrukte. Dabei ist BATESON im grundlegenden kybernetischen Verständnis dem *proximaten Ansatz* von BISCHOF sehr nahe, verzichtet aber sowohl auf den Anspruch einer explizierten informationstheoretisch-mathematischen Konzeptionierung als auch auf klassifikatorische Bemühungen hinsichtlich der Unterscheidung verschiedener Wirkungsgefüge und spezifischer Verläufe. Vielmehr erarbeitet er die Kybernetik im Sinne eines allgemeingültigen *Metaansatzes,* sowohl als Erklärungsansatz homöostatischer Phänomene, als auch destabilisierter kreiskursorischer Prozesse heraus.

Hinzuzuziehen ist unter erkenntnistheoretischer Perspektive aber ebenso aus Teil III „Form und Pathologie in der Beziehung" das Kapitel „Die Kybernetik des Selbst: Eine Theorie des Alkoholismus" und hierbei insbesondere das Unterkapitel die "Die Erkenntnistheorie der Kybernetik", in dem BATESON sich dem zentralen Thema der Abgrenzung und Abgrenzungsmöglichkeit zwischen „Geist" und „Umwelt" bzw. „Selbst" und „System" widmet.

„Die gesamte selbstregulierende Einheit, die Informationen verarbeitet oder, wie ich sage, ‚denkt', ‚handelt' und ‚entscheidet', ist ein System, dessen Grenzen keineswegs mit den Grenzen des Körpers oder dessen, was man gewöhnlich als ‚Selbst' oder

Bewusstsein' bezeichnet, zusammenfallen; und es ist wichtig, darauf zu achten, dass es *vielfältige* Unterschiede zwischen dem denkenden System und dem ‚Selbst' gibt, wie es gemeinhin gefasst wird (...)" (BATESON, 1981, S. 412 f.)

Dies stellt eine für das Verständnis des BATESONschen Ansatzes sehr wesentliche „Erweiterung" und ein für das hier angestrebte Vorhaben zentrales Moment dar, das im weiteren Verlauf der Erörterungen entsprechende Bedeutung erlangen wird.

6.4.2 BATESON-Kybernetik

6.4.2.1 Einschränkungen und Wahrscheinlichkeit

Nach BATESON stellt sich immer die Frage, warum in einer Genese nicht alle anderen möglichen Alternativen eines Systems, eines Organismus, einer Idee Resultat geworden sind, obwohl sie theoretisch hätten eintreten können. In diesem Sinne ist die kybernetische Erklärung immer *negativ*. Für die Herausbildung gerade einer spezifischen Variante sieht er *Einschränkungen* als notwendige Voraussetzung. Ohne diese würde letztlich das Prinzip der Gleichwahrscheinlichkeit gelten und alle Alternativen könnten zufallsbedingt Realität werden. Einschränkungen führen dazu, dass z. B. im klassischen Beispiel der Evolution eine Selektion stattfindet und damit eine spezifische Art, ein spezifisch ausgestattetes Lebewesen Lebensfähigkeit und Überlegenheit gegenüber einer anderen Art realisieren kann.

Unabhängig vom Beispiel der Evolution sind in vielen anderen Bereichen Formen, Funktionen und Phänomene durch die Wirkungen von Einschränkungen zu verstehen: „die Anatomie eines Teils in einem Organismus, die Rolle einer Spezies in einem Ökosystem oder das Verhalten eines Mitgliedes in der Familie" (BATESON, 1981, S. 516).

Wie im BISCHOFschen Ansatz wird also bei BATESON die *Information* mit „negativen Mitteln" bestimmt und quantifiziert: Ein bestimmter Buchstabe des Alphabets schließt 25 Alternativen aus. Das ist gleichzeitig Resultat der Einschränkungen, denen er unterliegt, und sein Informationsgehalt: „Die Quantität der Information wird gewöhnlich als der Logarithmus zur Basis 2 der Unwahrscheinlichkeit des tatsächlichen Ereignisses oder Objekts ausgedrückt." (BATESON, 1981, S. 519.)

Bezogen auf die in Kommunikationssystemen stattfindenden Abläufe konstatiert BATESON, dass es eine *Ökonomie der Wahrscheinlichkeit* aufgrund einer begrenzten Anzahl verfügbarer Alternativen gebe. Diese Ökonomie der Wahrscheinlichkeit sei deswegen von Bedeutung, da sie sich von einer Ökonomie der Energie oder des Geldes dahin gehend unterscheide, dass sie als *Verhältnis* multiplikativen Prozessen unterworfen sei und dementsprechend exponentielle Wirkungen haben könne: Das Funktionieren eines Telekommunikationsweges kann in einer Notzeit durch die Überlastung seiner Alternativen blockiert sein, womit für jede gegebene Mitteilung eine geringe Wahrscheinlichkeit besteht durchzukommen (vgl. BATESON, 1981, S. 520). Darin ist nach BATESON eine *spezifische* Form der Einschränkung zu sehen, da nicht unbedingt die *Existenz* einer Alternative ihr Bestehen garantiert, sondern vielmehr die *Wahrscheinlichkeit* ihrer Existenz im Verhältnis zu den anderen Alternativen. Das entspricht der wahrscheinlichkeitstheoretischen Konzeption der Variable φ im BISCHOFschen System.

6.4.2.2 Rückkopplung und Redundanz

6.4.2.2.1 Rückkopplung

Weitere spezifische Formen der Einschränkung sieht BATESON in den kybernetischen und informationstheoretischen Kategorien von *Rückkoppelung* und *Redundanz*.

Ausgehend von der prinzipiellen und allgemeinen Vorstellung, dass die Phänomene des Universums als durch Ursache-Wirkungs-Zusammenhänge und Energieübertragungsprozesse miteinander verknüpfte Abfolgen zu verstehen sind, stellt für BATESON Rückkopplung das Phänomen komplex verzweigter und in Wechselbeziehungen stehender Kausalketten dar, die ihrerseits *Kreisläufe* bilden.

Diesen Kreisläufen billigt BATESON zwei auf den ersten Blick konträre Eigenschaften zu: Sie sind *offen* und *geschlossen* zugleich. Sie sind in dem Sinne geschlossen, dass kausale Wechselbeziehungen durch den Kreislauf und zurück durch jede Position verfolgt werden können. Sie sind offen:

> „(a) in dem Sinne, daß der Kreislauf Energie von einer äußeren Quelle bezieht und gewöhnlich Energie in Form von Hitze nach außen abgibt; und
> (b) in dem Sinne, dass Ereignisse innerhalb des Kreislaufs von außen beeinflußt werden oder äußere Ereignisse beeinflussen können." BATESON (1981, S. 521)

Kreisläufe sieht BATESON zuvorderst als *Quelle* von Einschränkungen:

> „Stellen Sie sich eine Variable an irgendeiner Stelle im Kreislauf vor und nehmen Sie an, diese Variable unterliege einer zufälligen Veränderung des Wertes (wobei die Veränderung vielleicht durch den Einfluss irgendeines äußeren Ereignisses herbeigeführt wird). Wir fragen nun, wie diese Veränderung den Wert dieser Variablen zu jenem späteren Zeitpunkt beeinflussen wird, an dem die Sequenz von Wirkungen den Regelkreis durchlaufen hat. Die Antwort auf diese letzte Frage wird eindeutig von den Charakteristika des Kreislaufs abhängen und deshalb *nicht zufällig* sein. Dann wird ein kausaler Kreislauf im Prinzip eine nicht zufällige Reaktion auf ein zufälliges Ereignis *an der Stelle in dem Kreislauf* hervorbringen, *an welcher das zufällige Ereignis auftrat*. Das ist die allgemeine Voraussetzung für die Begründung

kybernetischer Einschränkung in irgendeiner Variablen an irgendeiner gegebenen Stelle." (BATESON, 1981, S. 521 f.)

Man forscht nach diesen Einschränkungen, weil sie für bestimmte Systeme typisch sind und manchmal die Gewähr für Homöostase liefern: Eine Verletzung bewirkt das Entstehen einer Narbe als Resultat des vielleicht zufälligen Ereignisses Unfall und der spezifischen Eigenschaften (Einschränkungen) der menschlichen Wundheilung. Die Einschränkungen gewährleisten damit die Stabilität des Organismus und seine homöostatischen Fähigkeiten in Bezug auf mögliche Verletzungen.

Was in diesem Prinzip bereits deutlich wird, ist, dass Rückkopplung im Falle der negativen Rückkopplung eine Störung vernichten kann, während bei positiver Rückkopplung ein Einfluss über die Wirkung der Elemente des Kreises verstärkt oder vermehrt werden kann.

Nach BISCHOF (1998) kann positive Rückkopplung eskalierende und destabilisierende Wirkungen haben – muss es aber nicht, weil das zudem vom Ausmaß der Verstärkung abhängig ist – wohingegen in negativer Rückkopplung ebenfalls unter der Voraussetzung geeigneter Verstärkung das zentrale Paradigma einfacher homöostatischer Regulation liegt.

6.4.2.2.2 Redundanz

Regelkreisstrukturen generieren in spezifischen Fällen Muster, die durch eine besondere Struktur oder Vorhersehbarkeit gekennzeichnet sind. So ist es zu beobachten, dass das Verkehrsverhalten des Autofahrers in seiner Regelkreisstruktur gemeinhin durch eine Fülle von Vorhersagbarkeiten gekennzeichnet ist wie das Warten an der roten Ampel, das Blinken beim Abbiegen oder Überholen und das Starten oder Passieren bei grüner Ampel. Demgegenüber sind seine Reaktionsweisen auf die ihm begegnenden Gebäude, Radiomitteilungen und Auswirkungen der sprachlichen Mitteilungen seines Beifahrers auf das Fahrverhalten eher zufällig und schwerer vorherzusagen. Die sich wiederholenden vorhersehbaren Reaktionen und Akte lassen sich als *Redundanz* beschreiben.

BATESON leistet nun an dieser Stelle einen „beherzten" Schritt, für den BISCHOF die konsequente Differenzierung in proximate und ultimate Systemanalyse, Zeichen und Designat, kognitiven Sinn und intentionale Bedeutung benötigt. BATESON sieht in Redundanz „zumindest teilweise ein Synonym für ‚Bedeutung'" (BATESON, 1981, S. 533). Die Einschränkung „zumindest teilweise" steht für die Begrenzungen, denen diese Aussage unterliegt, da dies innerhalb seines Verständnisses tatsächlich nur dann mit Fug und Recht zu behaupten ist, wenn beide Konzepte sich auf dasselbe *Diskursuniversum* beziehen. Damit wäre in BISCHOFscher Theorie analog der gemeinsame Kern ℵ gemeint: Nur dann ist eine Semantisierung von Signalen möglich.

Redundanz in einer *Wahrnehmung* oder Redundanz in einer *Mitteilung* oder Redundanz in einer *Mitteilung plus äußerem Bezugspunkt* (natürliche Phänomene) können sich nach BATESON hinsichtlich der Bedeutung unterscheiden und definieren unterschiedliche *Diskursuniversen:*

- „Wenn ich die Spitze eines aufrecht stehenden Baumes sehe, kann ich – mit besserem als zufälligem Erfolg – voraussagen, daß der Baum Wurzeln in der Erde hat (Anmerk. d. Verf.: vgl. BISCHOF: Rekonstruktionsleistungen). Der Wahrnehmungsgegenstand Baumspitze ist redundant für (d. h. enthält ‚Informationen' über) Teile des Systems, die ich (...) nicht wahrnehmen kann." (BATESON, 1981, S. 525)
- Diese Art der Musterung gilt in Anlehnung an BATESON (1981, S. 525) analog für die Sphäre der Kommunikation: Wenn der *Empfänger* auf fehlende Teile der *Nachricht* schließen kann, dann müssen die empfangenen Teile in der Tat eine Bedeutung haben, die sich aus der Redundanz der empfangenen für andere – also die fehlenden – ergibt.
- Ein weiterer Komplex lässt sich mit BATESON zitieren: „Wenn wir also sagen, daß eine Mitteilung ‚Bedeutung' hat, oder ‚über' etwas geht, dann meinen wir in aller Regel, daß es ein größeres Universum von Relevanz gibt, das aus Mitteilung-plus-Bezugspunkt besteht, und daß in dieses Universum durch die Mitteilung Redundanz, Muster oder Voraussagbarkeit eingeführt werden." (BATESON, 1981, S. 526)

Diese drei – ausgewählten – Redundanz-Bedeutungs-Zusammenhänge sind grundsätzlich voneinander zu unterscheiden, wiewohl sie hinsichtlich der Bedeutung natürlich auch zusammenfallen können.

Was hiermit deutlich wird, ist, dass BATESON im Rahmen einer stark reduzierteren Explikation grundsätzlich von den gleichen kybernetischen und systemtheoretischen Grundvorstellungen wie BISCHOF ausgeht, aber eine stärker kommunikationsorientierte Bezugswelt aufgreift. Zentral für die weiteren hier anzustellenden Betrachtungen sind nachfolgen die Konzepte von *reversibler Anpassung*, *Schismogenese* und *Homöostase zweiter Ordnung,* für die die Funktionen Rückkopplung und Redundanz die kybernetische Basis darstellen.

6.4.2.3 *Reversible Anpassung, Schismogenese und Homöostase zweiter Ordnung*

BATESON geht davon aus, dass grundsätzlich alle biologischen und evolvierenden Systeme spezifische formale Charakteristika miteinander teilen. BATESON sieht insbesondere in der Tatsache, dass Systeme *Subsysteme* enthalten, die sich *potenziell regenerieren,* ein wesentliches Element seiner Netzwerkvorstellungen.

Unter potenziell regenerieren ist dabei zu verstehen, dass diese Subsysteme durch verschiedene Arten vor Regelkreisen stabil gehalten werden. Würden diese Regelkreise nicht bestehen resp. in ihrem Funktionieren nur eingeschränkt wirken oder arbeiten, würden sich die Subsysteme nicht auf einem Gleichgewichtswert halten, sondern in exponentielles Wachstum bzw. exponentielles Absinken oder in Oszillation geraten.

Wird hingegen ein Zustand des *Fließgleichgewichts* erhalten, resultieren Systeme, die nach BATESON als *konservativ* zu beurteilen sind, da sie die Tendenz haben, insbesondere die Werte derjenigen Variablen zu erhalten, die ansonsten eine exponentielle Veränderung zeigen würden: „Solche Systeme sind homöostatisch, d. h. die Auswirkungen kleiner Veränderungen der Eingabe werden negiert und der Zustand des Fließgleichgewichts wird durch *reversible* Anpassung beibehalten." (BATESON, 1981, S. 567) Das System als ganzes bleibt stabil.

Eine wichtige begriffliche Klärung ist an dieser Stelle notwendig, um auf den folgenden Seiten keine Verwirrung zu erzeugen: BATESON (1981, S. 158) unterscheidet hinsichtlich der ein Subsystem resp. System repräsentierenden Kreisläufe zwischen sogenannten *regenerativen* oder *vitiösen* Kreisläufen und *degenerativen* oder *selbstregulierenden* Kreisläufen. Wie die Attribute *vitiös* und *selbstregulierend* bereits verdeutlichen, versteht BATESON unter den *degenerativen* die homöostatisch wirksamen, stabilisierenden und unter den *regenerativen* die unidirektional steigernden oder mindernden nicht-homöostatischen Prozesse. Diese Begrifflichkeit ist verwirrend, verschwimmt sie doch zusätzlich mit der Beschreibung des oben genannten *potenziell sich regenerierenden Systems*, was eine gänzlich andere Bedeutung hat. Trotzdem muss diese gewählte Dichotomie im Sinne theoretischer Konsistenz des BATESONschen Ansatzes weiter verwendet werden.

Die *reversible Anpassung* ist ein erstes, sehr idealtypisches und unserem Alltagsverständnis entsprechendes Modell von Regulation. Das komplexe „System Mensch" friert, wenn es kälter ist als gedacht und die Kleidung zu dünn ist. Der Körper verstärkt seine physiologischen Umsatzprozesse, um die Körperwärme (Subsystem) stabil zu halten. Steigt die Außentemperatur wieder oder wir betreten einen geheizten Raum, kann der Körper diese Steigerung der Werte in den entsprechenden Regelkreisen wieder anpassen.

Das Gesundheitssystem einer Gesellschaft besteht aus den verschiedensten Subsystemen: Gesundheitsbehörden, Krankenkassen, ambulante und stationäre Institutionen, Bevölkerungsgesundheit etc. Diese sollen ihrerseits durch die verschiedensten Regelkreise in ihren zentralen Werten stabil im Gleichgewicht gehalten werden: Die Zahlungen und Einnahmen der Krankenkassen für die Gesundheitsversorgung sind ebenso stabil zu halten wie die Kosten der Gesundheitsinstitutionen und der allgemeine Index der in einer Region einem Bezirk oder Land durchschnittlich zu erwartenden kostenrelevanten Erkrankungen. Plötzliche Veränderungen, Seuchen, Katastrophen oder Ähnliches können durch eine kurzzeitig intensivierte Versorgung, entsprechende Sonderaufwendungen der Kassen, Sonderabgaben seitens der Versicherten bzw. Aufstocken medizinisch-therapeutischer Fachkräfte reguliert werden. Es findet eben eine reversible Anpassung statt, die nach Beendigung des „störenden" Einflusses zurückgefahren werden kann.

Das über die reversible Anpassung hinausgehende und ein System in seiner Stabilität gefährdende Phänomen ist in der sogenannten *Schismogenese* zu sehen:

Steigt die ständige Kürzung der Leistungen im Bereich des Gesundheitssystems z. B. aufgrund einer allgemeinen Wirtschaftskrise oder gesellschaftlicher Belastungen in anderen Lebensbereichen (Arbeitslosigkeit, soziale Verelendung) und geht einher mit einer zunehmenden Erkrankungsrate, die ebenfalls auf diese spezifischen Veränderungen in dem benannten Bereich zurückgeführt werden können, resultiert ein Prozess, der durch ein kontinuierliches Wachstum in einzelnen Subsystemen gekennzeichnet ist. Das heißt, es resultiert ein Prozess der anhaltenden Zu- oder Abnahme relevanter Parameter vor dem Hintergrund dessen, was zu Beginn dieses Kapitels und im Rahmen der BISCHOFschen Erläuterungen mit positiver Rückkopplung bezeichnet worden ist. Stetiges oder auch exponentielles Anwachsen von Kosten, Erkrankungsraten, Fachpersonal bei gleichzeitigem Absinken von Einnahmen, Versorgungseinrichtungen und Gesundungsraten. Dieser Prozess heißt in der Begriffswelt von BATESON *schismogener Prozess*. Schismogene Prozesse oder Systeme haben nach BATESON die Eigenschaft „davonzulaufen", d. h., je schlimmer die Dysfunktion ist, um so explosiver werden die Auswirkungen und Entwicklungen auf das gesamte System. Alle eskalierenden Prozesse, die auf positiver Rückkopplung basieren, sind schismogene Prozesse (vgl. LUTTERER, 2009, S. 57).

Bei einem schismogenen Prozess, in dem die Erkrankungsraten, die Belegungsraten entsprechender Kliniken und Fachärzte sowie deren Finanzierungsmöglichkeiten in eine exponentielle Veränderung kippen, resultiert eine Gefahr für die Stabilität des ganzen Gesundheitssystems und die Gesundheit der Bevölkerung insgesamt.

Das Besondere ist darüber hinaus, dass ein schismogener Prozess seinerseits dazu führen kann, dass sowohl die Möglichkeiten der Gesundheitsversorgung als auch die Krankheitsrate nicht mehr durch gesteigerte Überstunden, finanzielle Stützen, Konzentration auf die schwer Erkrankten und die übrigen sonst zu reversibler Anpassung führenden Regelmaßnahmen beeinflusst werden können. Das heißt, da, wo sonst eine Wiederherstellung des Gleichgewichts möglich war, ist dies aufgrund der qualitativen Veränderung der entsprechenden Subsysteme, also ihres exponentiellen Wachstums, nicht mehr möglich. Es sind dies nur noch die Maßnahmen, die den bekannten „Tropfen auf den heißen Stein" darstellen, oder gar Faktoren, die nunmehr *in sich selbst schädlich* sind und den Prozess entweder dynamisieren oder vorzeitig finalisieren: Rationierung, Beitragssteigerung, Anstellung von unausgebildetem Hilfspersonal.

Der Prozess selbst determiniert also letztlich aufgrund seiner Entwicklung seinen Zusammenbruch und kann durch Faktoren, die in einem früheren Stadium zu einer neuen Homöostase im Sinne reversibler Anpassung geführt hätten, nicht mehr gerettet werden. Auch in diesem früheren Stadium jedoch muss es sich dabei um Faktoren handeln, die auch damals nicht in sich selbst schädlich waren.

BATESON (1981, S. 569) gibt zur Verdeutlichung folgendes Beispiel:

> „(...), daß eine Population von gesunden Individuen nicht direkt durch den verfügbaren Nahrungsvorrat begrenzt werden kann. Wenn Hungern die Methode ist, den Populationsüberschuss loszuwerden, dann werden die Überlebenden wenn nicht den Tod, so doch zumindest schweren Nahrungsmangel erleiden, wobei die Nahrungsmittel selbst durch zu starke Abgrasung vielleicht irreversibel reduziert werden. Im Prinzip müssen die homöostatischen Kontrollen biologischer Systeme durch Variablen aktiviert werden, die in sich selbst nicht schädlich sind. Die Atmungsreflexe werden nicht durch Sauerstoffmangel, sondern durch einen relativ harmlosen Überschuss an CO_2 aktiviert. Der Taucher, der die Signale des CO_2-Überschusses zu missachten lernt und seinen Tauchvorgang bis hin zum Sauerstoffmangel fortsetzt, geht ernsthafte Risiken ein." (BATESON, 1981, S. 569)

Demgegenüber müssen die Versuche zur Rettung eines weithin in die Nähe des Zusammenbruchs geratenen Systems ihrerseits vielmehr von *besonderer* homöostatischer Natur sein. BATESON sieht hier drei wesentliche Möglichkeiten:

1. Schismogenese kann bis zu einem gewissen Punkt eingegrenzt werden durch *degenerative Kausalschleifen*, womit eine entgegenwirkende negative Rückkopplung gemeint ist. BATESON (1981, S. 180) selbst sieht diese als eine spezifische Art der Einschränkung. Bezogen auf das hier vorliegende Beispiel wären in degenerativen Kreisläufen z. B. arbeitsmarktpolitische Eingriffe unmittelbarer und kontinuierlicher Natur zu sehen, die sozialer Verelendung entgegenwirken können (z. B. das „bedingungslose Grundeinkommen").

2. Darüber hinaus können der Schismogenese entgegenwirkende *kumulative Interaktionen* wirksam sein. Eine sukzessiv und stabil sich aufbauende kritische Öffentlichkeit, die ihrerseits über Maßnahmen selbst organisierter Versorgung eine Begrenzung der Auswirkungen des zusammenbrechenden Sys-

tems realisiert und gleichzeitig neue Strukturen intendiert und institutionalisiert.

3. Zuletzt sind im schismogenen Prozess selbst Faktoren zu berücksichtigen, die bei geringer Intensität des destabilisierenden Prozesses nur niedrige Auswirkung haben, deren Intensität sich aber parallel zum schismogenen Verlauf steigert. „Reibung, Ermüdung und Einschränkung der Energiezufuhr wären Beispiele für solche Faktoren." (BATESON, 1981, S. 180). Die Verankerung der Krankenversicherung am Lohnkostenanteil des Arbeitgebers stellt einen *Reibungsfaktor* dar, der das Abdriften eines in einen schismogenen Prozess befindlichen Gesundheitssystems gerade im Grenzbereich dämpfen kann.

Es ist an dieser Stelle wesentlich zu sagen, dass BATESON diese Faktoren aus den Beobachtungen seiner anthropologischen Studien als in erster Linie der sozialen Interaktion zugehörige Faktoren extrahiert hat, sie jedoch aus den allgemein regelungstheoretischen Konzepten ASHBYS (1956, vgl. auch BATESON, 1981, S. 177) abgeleitet hat, womit eine generalisierte Verwendung zulässig ist. Ein schismogener Prozess stellt zusammengenommen die neue, nunmehr nicht stabile Qualität eines ehemals stabilen Systems dar.

Demgegenüber bleibt jedoch auch das homöostatisch einwandfrei funktionierende System seinerseits über die fortwährende Interaktion mit der Umwelt und dessen Einflüsse nicht einfach dasselbe, was es zu Beginn war, sondern entwickelt eine oder auch mehrere neue Qualitäten.

„In Systemen mit vielen wechselseitig verbundenen homöostatischen Schleifen können sich die Veränderungen, die durch einen äußeren Einfluss hervorgebracht werden, langsam über das ganze System verteilen: Um eine gegebene Variable (V1) auf einem gegebenen Wert zu halten, durchlaufen die Werte von V2 und V3 usw. eine Veränderung. Aber V2 und V3 können selbst einer homöostatischen Kontrolle unterliegen oder mit Variablen (V4, V5) verknüpft sein, die der Kontrolle ausgesetzt sind. Diese *Homöostase zweiter Ordnung* kann zu Veränderungen bei V6 und V7 usw. führen. Und so weiter."

„Dieses Phänomen der sich ausbreitenden Veränderung ist im weitesten Sinne eine Art des *Lernens*. Akklimatisierung und Abhängigkeit sind spezielle Fälle dieses Prozesses. Mit der Zeit wird das System *abhängig* von der dauernden Anwesenheit des ursprünglichen äußeren Einflusses, dessen unmittelbare Auswirkungen durch die Homöostase erster Ordnung neutralisiert wurden." (BATESON, 1981, S. 568)

Die *Homöostase erster Ordnung* kann also langfristig über die Verschaltung homöostatischer Schleifen zu einer Veränderung des Gesamtsystems im Sinne der *Homöostase zweiter Ordnung* führen. Diese selbst wiederum führt als nunmehr verändertes Grundsystem mit einer angepassten homöostatischen Regulation zur Veränderung bei anderen Subsystemen oder in anderen Variablen. Dieses „schleichend" über homöostatische Anpassung veränderte System bleibt auch dann stabil in diesem Zustand, wenn der äußere Einfluss, der die Regulation erforderte, weggenommen wird oder gar nicht mehr existiert. Die Homöostase zweiter Ordnung ist, um einem wesentlichen Begriff der Theorie von HAKEN und SCHIEPECK vorzugreifen, eine *Emergenz,* eine *neue Qualität* mit bestimmten homöostatischen Eigenschaften. BATESON (1981, S. 568) führt das Beispiel der amerikanischen Prohibition an, die zu zwei neuen Berufsgruppen führte, Alkoholschmugglern und Sonderermittlern. Beide Berufsgruppen versuchten letztlich vehement ein Ende des prohibitiven Systems zu verhindern. Die Homöostase zweiter Ordnung „sorgt" hier gleichermaßen selbst für ihre Existenz und perspektivisch für ihre Erhaltung. Die Sprache als spezifisch menschliche Fähigkeit der Kommunikation „vergeht" nicht, wenn wir länger nicht sprechen.

Ein dynamisch sich im Gleichgewicht befindliches System mit deutlichen Wirkungen und Effekten der Homöostase zweiter Ordnung ist natürlich nicht für immer vor einer destabilisierenden Entwicklung im Sinne der Schismogenese sicher. Ein aufgrund spezifischer Faktoren sich entwickelndes starkes Wachstum regenerativer Kreisläufe kann zu einer schismogenen Entwicklung führen. In diesem Sinne können Prozesse der reversiblen Anpassung, der Schismogenese und stabilen Homöostase zweiter Ordnung ständig ineinander übergehen. Oft ist es auch nur eine Frage von Perspektive und des Auflösungsgrades, welches dynamische Prinzip gerade vorherrschend ist. Die vollkommene Zerstörung des Systems ist immer eine Option, wenn sich ein „Durchdrehen" oder exponentielles Wachstum in den regenerativen Kreisläufen abzeichnet. Die Wirkung der oben beschriebenen unterstützenden hilfreichen und in sich selbst nicht schädlichen Faktoren oder die im fortgeschrittenen Fall möglichen begrenzenden Maßnahmen der zusätzlichen degenerativen Kreisläufe oder kumulativen Interaktionen sind hierbei natürlich zu berücksichtigen. So kann es sein, dass ein nach außen stabil wirkendes System in sich wesentlich weniger Stabilität aufweist, da es eine Reihe *unterstützender Faktoren* gibt, die es in diesem Zustand halten, deren Wegfallen oder deren „Metamorphose" zu schädlichen Faktoren die Situation sowohl plötzlich als auch kontinuierlich verändern kann.

6.4.2.4 Zusammenfassung

Systeme haben die Eigenschaft, durch ihre vernetzten Subsysteme Stabilität im Sinne der Werterhaltung einer oder mehrerer bestimmter Variablen realisieren zu können. Störungen führen über Prozesse reversibler Anpassung hinaus in unterschiedlicher Ausprägung zu Veränderungen im Sinne der Homöostase zweiter Ordnung oder Schismogenese.

Die Homöostase zweiter Ordnung resultiert als Anpassungsprozess auf eine andauernde Einwirkung. Suboptimale homöostatische Leistungen der Subsysteme im Sinne der Entwicklung oszillatorischer resp. auch exponentieller Veränderungsprozesse (z. B. regenerative oder vitiöse Kreisläufe) können einen schismogenen Prozess initiieren und vorantreiben.

Dieser kann in verschiedener Weise durch bestimmte Faktoren und Prozesse reguliert resp. gegenreguliert werden. Wichtig ist dabei, dass diese in sich selbst nicht schädlich sind, sondern das System in seiner strukturellen Qualität erhalten. Die Realisation schädlicher Faktoren kann die exponentielle Entwicklung der Subsysteme begrenzen, jedoch um den Preis, die Existenz des Systems direkt oder perspektivisch zu beenden. Fortgeschritten schismogene Systeme sind – wenn überhaupt – lediglich über gesonderte degenerative Kreisläufe, kumulative Prozesse oder systemintern ansteigende Prozesse der Dämpfung durch spezifische Faktoren zu begrenzen.

In Kapitel 6.2 wurde die Verknüpfung dieser Gedanken mit den bis zum dortigen Punkt beschriebenen Konzeptionen BISCHOFs bereits angekündigt. Aus der Begrifflichkeit der BATESONschen Konzepte in diesem Kapitel wie auch der generellen Kompatibilität resp. Identität der in beiden Ansätzen gewählten Konzepte resultiert nunmehr deren Synthese bezogen auf die Entwicklung autistischer Störungen unter systemtheoretischer Perspektive.

6.5   Autismusspezifische BISCHOF-BATESON-Synopse

6.5.1 Basis

Schon die Homöostase erster Ordnung wie BATESON sie in Bezug auf Subsysteme formuliert und postuliert, kann angesichts des in Kapitel 5 entwickelten und beschriebenen „BISCHOFschen Defektes" bei autistischen Menschen nicht gelingen. Es muss davon ausgegangen werden, dass gerade die mit dem Begriff der *Ausgleichsleistungen* zusammengefassten Fähigkeiten der Rekonstruktions-, Kompensations- und Korrekturleistungen nicht gelingen können, was nichts anderes heißt, als dass der homöostatische Prozess *im Kern* betroffen ist.

Prozesse misslingender reversibler Anpassung, in denen das System die durch Aufmerksamkeitsreaktionen erzeugte Integration des Neuen und Unerwarteten nicht leistet sowie das damit zusammenhängende Weiterbestehen erzeugter Spannung und Erregung „sichert", sind die Konsequenz. Es müssen stattdessen in dem durch die gestörte Struktur der Aufmerksamkeitsregulation beeinträchtigten Prozess Effekte positiver Rückkopplung sowohl in ihren stabilisierenden als auch in ihren destabilisierenden Anteilen erfolgen.

Die fundamentalen Beeinträchtigungen auf Basis unzureichender Rekonstruktions- und Kompensationsleistungen können, wie in Kapitel 5. eingeführt, die psychosensorische Fähigkeit zur Realisation des *Ganzen* fundamental beeinträchtigen und wahrnehmungspsychologisch eine Welt kumulierter, segmentierter Teile generieren. Unter der Prämisse eines daraus sich ergebenden Verlaufes positiver Rückkopplung resultiert die oben beschriebene kontinuierliche Zu- oder Abnahme verschiedenster relevanter Parameter, die eigentlich homöostatischer Regulation unterliegen müssen. Es ist dies der von BATESON (1981) vor dem Hintergrund exponentiell sich verändernder regenerativer Kreisläufe als schismogen deklarierte Verlauf, der die Eigenschaft hat, umso mehr „davonzulaufen", je schlimmer die Dysfunktion ist.

Nach BISCHOF müssen diese Prozesse aber nicht vollständig eskalieren, sondern können wie gezeigt durch unterschiedliche Ausprägungen dynamischer Parameter wie *Elastizität*, *Reibung* und *Trägheit* beeinflusst werden. Es können oszillative Prozesse resultieren oder Prozesse der annähernden Anpassung an einen stabilen Gleichgewichtszustand, der jedoch durch eine mehr oder minder stabile Regelabweichung gekennzeichnet ist.

Die in der obigen Auflistung (s. S. 307) unter Punkt 3 firmierenden Faktoren, die im schismogenen Prozess selbst zu verorten sind, stellen eine Entsprechung zu den von BISCHOF herausgearbeiteten dynamischen Grundkategorien dar. BATESON selbst wählt in diesem Zusammenhang u. a. den Begriff der *Reibung*. Darüber hinaus betont er jedoch zusätzlich die mögliche Existenz *degenerativer Kreisläufe* und *kumulativer Interaktionen* als dem schismogenen Prozess potenziell entgegenwirkende Faktoren.

Diese der Eskalation entgegenwirkenden Prozesse sind primär als externe, durch die Umwelt realisierte Aktionen zu begreifen, die je nach Status der homöostatischen Beeinträchtigung und des daraus resultierenden schismogenen Prozesses in einer spezifischen Realität, Maßnahme oder Strategie der Umwelt zur Stabilisierung des betroffenen Menschen gesehen werden können. Beide Faktoren treten auch in individuell-interner Hinsicht auf (vgl. Kapitel 6.5.2.1 und 6.5.2.3), vornehmlich sind sie aber stark durch die *Qualität* der Einflussnahme und Interaktion seitens der Umwelt bestimmt. Es ist ihnen bereits eine „Einsicht" in die spezifische Situation des betroffenen autistischen Menschen zu unterstellen. Sie sind zu unterscheiden von den im Rahmen der prozessualen Entwicklung des autistischen Menschen und als Teil des schismogenen Prozesses zu definierenden inneren und äußeren Faktoren. Degenerative Kreisläufe und kumulative Interaktionen können gegeben sein, sie können hilfreich sein, sie können aber auch fehlen oder auf Basis falsch verstandener „Hilfe" dysfunktional sein.

Entwicklung ist durch Komplexitätszuwachs gekennzeichnet. Die komplexer werdenden Anforderungen seitens der Umwelt gehen gemeinhin einher mit der Zunahme komplexer werdender kognitiver und sozial interaktiver Fähigkeiten des Menschen in durchaus wechselseitig abhängiger Form. Eine reduzierte resp. beeinträchtigte homöostatische Regulation verstärkt sich umso mehr in ihren Auswirkungen, je höher die umweltbedingten Anforderungen sind und umso beeinträchtigter resp. dysfunktionaler sich die Regulation selbst bis zu einem spezifischen Zeitpunkt entwickelt hat.

In diesem Zusammenhang ist der Begriff der *Homöostase zweiter Ordnung* von besonderer Bedeutung. Ein sich entwickelndes System generiert in der Interaktion mit seiner Umgebung Qualitäten, die – wie bereits gezeigt – über den Prozess einfacher homöostatischer Regulation hinausgehen. Damit diese in spezifischer Weise möglich werden, ist jedoch eben der fundamentale Prozess einer *Homöostase erster Ordnung* notwendige Bedingung. Erst dadurch, dass dieser gelingt, erreicht das System Eigenschaften, die eine „Integration äußerer Komplexität" realisieren können. Es kann damit systeminterne Bedingungen generieren, die jeweils auf weitere Stufen der Verarbeitung vorbereiten.

Eine Entwicklung repräsentativer und metarepräsentativer Funktionen als Ergebnis der Homöostase zweiter Ordnung kann damit je nach Beeinträchtigung der homöostatischen Grundfunktionen nicht oder nur unzureichend erfolgen.

Das, was BISCHOF als *differenziale* Regelung beschreibt, kann sich nicht entwickeln und damit nicht als *neue Qualität* der Verarbeitung den homöostatischen Anforderungen der zukünftigen Individuum-Umwelt-Regulation gerecht werden.

Der schismogene Prozess als Ausdruck eines ganz spezifischen Struktur- und Prozessgeschehens erzeugt die Besonderheit, Umweltadaptation nur in der Form leisten zu können, die ihm möglich ist: ein mehr oder minder kumulatives Geschehen positiver Rückkopplung zunehmend idiosynkratischen Charakters. Abdämpfende und unterstützende Faktoren können von teilregulierender und stabilisierender Bedeutung sein, wie gleichermaßen die Möglichkeit der stabilisierenden Wirkung degenerativer Prozesse oder kumulativer Interaktionen zu berücksichtigen ist. Alle diese Faktoren sichern in ihrer stabilisierenden Wirkung letztlich die Existenzfähigkeit des Individuums.

Entsprechend dieser Konzeptionierung lässt sich sagen, dass eine unbeeinträchtigte homöostatische Entwicklung aufmerksamkeitsbezogener Prozesse die Entwicklung sozialer Interaktion als einen durch spezifische Stufen homöostatischer Regulation gekennzeichneten Verlauf gewährleistet, wohingegen eine Beeinträchtigung derselben homöostatischen Funktion im Kern Prozesse destabilisierter und oszillativer Struktur generiert, die prototypisch mit den Phänomenen der *Autistischen Störung*, der *Asperger- Störung* oder dem *Atypischen Autismus* übereinstimmen und in ihrer jeweiligen Ausprägung gerade die brüchige Form oder das Nicht-Erreichen dieser Stufen repräsentieren.

Mit einer fundamentalen Beeinträchtigung der homöostatischen Funktionsweise des Subsystems *Aufmerksamkeitsregulation* kommt ein Prozess in Gang, in dem die Homöostase zweiter Ordnung, die u. a. zu charakterisieren ist als *adaptive-psychosoziale Entwicklung*, eine Veränderung erfährt, die keine stabile Systementwicklung darstellt, sondern, das, was im BISCHOFschen Modell als *Eignung* und umgangssprachlich als Integration von Wahrnehmung und Handlung im Rahmen sozialer Interaktion firmiert, nicht erreicht. Gleichermaßen folgt, dass das Subsystem Aufmerksamkeitsregulation zunehmend zusätzliche Dysfunktion erfährt und in spezifischen Bereichen Parameter generiert, die durch zusätzliches exponentielles Wachstum gekennzeichnet sind und den besagten schismogenen Prozess weiter befördern, der sich selbst von der Fähigkeit zur dynamischen Adaptation immer stärker entfernt. Wie oben bereits beispielhaft geschildert, so kann auch an dieser Stelle gesagt werden, dass da, wo sonst eine Wiederherstellung des Gleichgewichts möglich war, dies aufgrund der qualitativen Veränderung des Systems und des exponentiellen Wachstums in den Subsystemen nicht mehr möglich ist.

6.5.2 Die Entwicklung Tiefgreifender Entwicklungsstörungen (Schritt 2)

6.5.2.1 Autistische Störung

Die u. a. frühe Salienz autistischer Störungen war Ausgangspunkt der Darstellungen sowohl in Kapitel 3.6.1 als auch im Rahmen der systemtheoretischen Betrachtung beeinträchtigter Rekonstruktions- und Kompensationsleistungen in Kapitel 5.4.

Da vor dem Hintergrund der so tangierten *Ausgleichsleistungen* eine deutliche Dysfunktion der Homöostase sensorisch-wahrnehmungsorientierter Leistungen im Sinne des Auftretens von Prozessen ungedämpfter negativer Rückkopplung oder positiver Rückkopplung resultiert, kann die Entwicklung eines früh einsetzenden schismogenen Prozesses angenommen werden. Die mit DAWSON hypostasierte Unfähigkeit zu interindividueller Abstimmung als Resultat unzureichender Fähigkeiten im Umgang mit Neuheit erfolgt in einer früh sich dynamisierenden und kaum durch interne oder externe Faktoren (BATESON, 1981) abzufedernden Art.

Diese früh einsetzende Spirale ist durch massive Interaktionsprobleme und eine „Schere" der Entfremdung zwischen Eltern und Kindern mit Isolationsprozessen auf beiden Seiten gekennzeichnet. Der oben benannte Begriff der Schismogenese ist unter einer dynamischen Perspektive zutreffend. Hier sind oszillatorisch und exponentiell sich gestaltende Prozesse und eine daraus resultierende Destabilisierung in entsprechenden für die psychische Entwicklung bedeutsamen Subsystemen (Wahrnehmungsstabilität, Wahrnehmungskohärenz, Konstanzphänomene) zu konstatieren. Sind die Fähigkeiten zu einer im eigentlichen Sinne konstanten und stabilen Wahrnehmung betroffen, entwickeln sich entsprechend rezidivierende Störungsmuster sowie kumulierte Mengen einströmender, unvorhersehbarer Reize, die in ihrem Ausmaß zunehmen, da Wiederholungen keine entsprechende *Bekanntheit* generieren – was eine funktionierende Homöostase täte –, sondern weitere, zunehmende *Neuheit* bedeuten.

Die ein Gleichgewicht erzeugende und in einer Optimierung der Eignung zu sehende Wirkung veridikaler Wahrnehmung im Rahmen der beschriebenen hierarchisch-homöostatischen Dyade (vgl. Kapitel 4) erfolgt nicht und konstituiert einen Zustand und eine Entwicklung informationell zunehmender Entropie und emotional aversiver Erregung, der nicht homöostatisch und instabil ist. Viele Handlungen und Wahrnehmungsreaktionen in ihrer oft drastischen Intensität und Häufigkeit sind Ausdruck einer nicht *differenzial* beeinflussten Regelung.

Oszillation und ansteigende Informationsflut erzeugen ansteigende Anspannung und Erregung. Beide Systeme sind funktional verbunden, und eine Reduktion der wachsenden Entropie, die notwendigerweise immer mehr zu einer Information ohne Informationswert im semantischen Sinne führt, ist nicht möglich. Der betroffene Mensch ist jedoch aus Gründen der Lebenserhaltung gezwungen, Homöostase herzustellen, und tut dies – hier ist deutlich TREVARTHEN und AITKEN (2001) zuzustimmen – unter Rückgriff auf rhythmische Muster der frühen prä- und perinatalen Existenz als die einzigen *bekannten* Muster. Wie im kybernetischen Wirkungsgefüge der Masche jedoch ist diese Homöostase rückwirkungsfrei, d. h., es resultiert ein Prozess des Versuches der Stabilisierung, der motorisch und efferent ein System neuer und gleichzeitig altbekannter Vorhersagbarkeit konstituiert, jedoch die Entropie nur über Abwendung, fremd und selbst isolierenden Rückzug und selektive Aufnahme reduziert. *Instabilität* ist ein Kernkriterium dieses Prozesses, da in fast allen relevanten Subsystemen trotzdem Steigerungen und Oszillationen stattfinden und diese *homöostatische Notregulation* über motorisch efferente Strukturen wie z. B. Stereotypien diese Prozesse kaum begrenzen kann.

Systemtheoretisch erzeugt der schismogene Prozess also seinerseits Eskalation und exponentielles Wachstum in Subsystemen. Eine *Homöostase zweiter Ordnung* als integrierter strukturschaffender Vorgang zur zukünftigen Bewältigung einströmender Entropie kann sich nicht entwickeln. Das Subsystem der Erregungsregulation erzeugt im Rahmen des resultierenden ständigen Anstiegs und damit verbundener permanenter Aktivation zunehmend singulär-motorische, getaktete Muster als Ergebnis misslingender Vernichtung *innerer* Spannung und zur Erzeugung vermeintlich hilfreicher Redundanz. In gewissem Sinne nutzt der Mensch eine simple kumulative Interaktion zur Regulierung des eigenen schismogenen Prozesses, deren interaktiver Charakter sich aber nur marginal vermittelt und sehr häufig selbst nicht zu einer Begrenzung der Schismogenese führen kann. Das Problem dieser Regulation liegt darin, dass sie die Neuheit letztlich *nicht* reduzieren kann, sondern neben einer in Grenzen funktionierenden Reduktion emotionaler Spannung diese auch *selbst* erzeugt und somit ihr eigenes Weiterbestehen bedingt. Gerade die oft dysfunktionale Reaktion der Umwelt auf das Verhalten des Betroffenen erzeugt zusätzliche Erregung und Anspannung, da der schismogene Prozess darin eine interaktionale Entsprechung findet. Degenerative Kreisläufe und kumulative Interaktionen realisieren sich sehr häufig eben nicht.

Der resultierende schismogene Prozess wird auf verschiedenen Ebenen Realität:

- Zum einen bildet das „informationelle System des autistischen Menschen" im Rahmen der Homöostase zweiter Ordnung ein schismogenes System *in sich*, das gerade über zunehmende Prozesse positiver Rückkopplung in den wesentlichen Regelkreisen eine eskalierende Entwicklung verschiedener Größen zeigt. Die zunehmende Menge einströmender unverarbeitbarer Information, die nicht homöostatisch vernichtet werden kann, erzeugt zunehmende emotional aversive und durch Angst gekennzeichnete Erregung.
- Zum anderen bedingt die aus dieser misslingenden Homöostase resultierende Handlung und Tätigkeit einen interaktional-schismogenen Prozess *zwischen* Kind und zentralen Bezugspersonen, der sich im Laufe der Zeit zu einem weiteren Motor der intern eskalierenden Prozesses des Kindes entwickelt. Dabei ist die einmal von BATESON (1981, S. 110f) formulierte Zweiteilung in *komplementär* und *symmetrisch schismogene Prozesse* hier letztlich irrelevant. Es handelt sich vielmehr um einen schismogenen Prozess zunehmend unterschiedlicher Realitäten bei Kind und Bezugsperson. Diese sind deswegen so unterschiedlich, weil die Bezugsperson umso mehr mit Unverständnis und Verzweiflung ob ihrer scheiternden Bemühungen reagieren muss, je mehr das autistische Kind „versucht", Homöostase und Gleichgewicht herzustellen. Da die Bezugspersonen, die Eltern, dies nicht sehen können, kann das zur Wirkung kommen, was BATESON als „Verzerrung des Bewusstseins auf den Rest des Geistes" begreift (vgl. BATESON, 1981, S. 571): Die Bezugspersonen sehen nicht die kybernetisch-homöostastischen Notwendigkeiten, denen das Kind ausgesetzt ist, und verstehen seinen vermeintlich isolationistischen Rückzug bzw. sein Desinteresse an dem, was den Menschen gemeinhin beruhigt, erfreut und interessiert, als Ablehnung. Zunehmende Hilflosigkeit und Kapitulation kennzeichnet das Verhalten vieler Bezugspersonen autistischer Kinder. Die damit verbundene Einsamkeit auf beiden Seiten unter-

stützt neben weiter zunehmender informationeller Deprivation infolge infor-mationeller Flut die innere Verzweiflung aufgrund zusätzlich abnehmender gelingender emotionaler Zuwendung.

Dieser letzte Aspekt ist zwar mit der tragischste Faktor einer sich verschlim-mernden Entwicklung, es tritt jedoch noch ein weiterer hinzu:

- Entwicklung bedeutet immer auch Zunahme an zu verarbeitender umweltbe-dingter Komplexität. Diese realisiert sich stark in den Anforderungen eines jeweiligen Altersabschnitts. Die Anforderung an sprachliche Fähigkeiten ist im Alter von zwei Jahren eine andere als im Alter von einem Jahr. Ebenso werden mit drei bis fünf Jahren Anforderungen an Mengenverständnis, Per-spektivenübernahme, logische Operationen, soziale Bezugnahme, Einsichts-fähigkeit, erste Lesekompetenzen und emotionale Frustrationstoleranz real, die im Alter von ein bis zwei Jahren so nicht gestellt werden können. Gerade wenn das autistische Kind im Alter von drei Jahren die entsprechenden Fä-higkeiten nicht entwickelt hat, so sind sie dennoch im Anforderungsprofil originärer Bestandteil seiner Umwelt und bedingen seine Umwelterfahrungen mit.

Eine der ersten großen internen Reduktionsmechanismen von Komplexität und gleichzeitiger Beginn der homöostatisch wirksamen Generierung von Bekannt-heit liegt in der Ausbildung der *Objektpermanenz* im Alter von ca. acht Monaten (vgl. Kapitel 3). Bei einer Beeinträchtigung der fundamentalen Wahrnehmungs-leistungen hinsichtlich Stabilität und Konstanz gelingt diese zentrale negative Rückkopplung nicht. Der Mechanismus ist wahrscheinlich so zu erklären, dass im normalen, durch Stabilität und Konstanz gekennzeichneten Verlauf Prozesse der Reizverarbeitung ihrerseits das Erkennen von Redundanz und damit die Ausbildung der ersten Vorstellung als neue Qualität generieren. Stabilität und Konstanz ermöglichen das Erkennen von Wiederholung und damit von Redun-danz und von der Vorstellung vom Existieren eines nicht mehr zu sehenden oder zu hörenden Objektes.

Gelingt dies auf Basis einer beeinträchtigten Grundfunktion nicht, ist ein Verlauf der Entwicklung in Richtung der totalen Segmentierung wahrscheinlich. Alles, was ist, ist einzeln und neu und unbekannt und beansprucht ständig das System der Integration von Neuheit, dessen Fähigkeit zu selbiger im Zuge dys-funktionaler positiver Rückkopplung ständig abnimmt und gleichzeitig einen Prozess wachsender Anspannung im System der Erregungsregulation produziert. Es resultieren hieraus drastische Fälle *Autistischer Störung*, die nicht selten mit Autoaggressionen bis zu nachhaltiger Selbstverletzung, hochgradiger Stereoty-pie und ausgeprägter Ritualisierung führen können, da keine stabilisierende Gleichgewichtsfunktion resultieren kann: Schwere Selbstverletzung und totale

Selbstisolation können als Zusammenbruch des Menschen, als Zusammenbruch des Systems, gewertet werden. Ein distinktes Merkmal liegt in möglicherweise fast vollständiger informationeller Abkoppelung und quasi völligem Perpetuieren und Durchdrehen in den durch regenerative Kreisläufe gekennzeichneten Subsystemen. Sogenannte *automatisierte Autoaggressionen* sind ein entsprechendes Beispiel dafür.

Das Erkennen der Existenz eines Objekts unabhängig von Ort oder Verhüllung belegt die innere Repräsentanz und damit die negative Rückkopplung auf die erneute Wahrnehmung desselben. Es mag noch kein Wort, keine Idee, keine Bedeutung damit verbunden sein, doch ist es der Anfang des Weges in die *Vergegenwärtigung* (vgl. Kapitel 3) und damit die Integration des neuen äußeren Objekts in die innere Vorstellungswelt. Ohne diesen Schritt erfolgt ein fundamentaler Mangel an sich entwickelnder Repräsentationsfähigkeit im herkömmlichen Sinne, eine oft weitreichend beeinträchtigte Entwicklung symbolischer und symbolisch-interaktionaler Kompetenzen resp. eine nicht selten ausbleibende oder schwer beeinträchtigte Sprachentwicklung. Die Entwicklung des Ich u. a. auf Basis des Erkennens des eigenen Spiegelbildes und damit der eigenen Person als einer, die innen erlebt, aber durch sich selbst von außen wahrzunehmen und damit objektivierbar ist, ist beeinträchtigt und dementsprechend auch – wie mit BISCHOF-KÖHLER in Kapitel 3 dargelegt – die resultierenden Funktionen von Zeitverständnis, Handlungsorganisation und Bedürfnisregulation. Das differenziale Regelungsprinzip antizipierender Schlussfolgerung fehlt und lässt eine zum Teil proportionale, zum Teil integrale Reiz- und Informationsverarbeitung zurück.

Es bleiben die zu beobachtenden oft drastischen Akte selbstregulativer Stabilisierung und Lebenserhaltung des autistischen Menschen. Qual und Notwendigkeit zugleich, können sie das Leben in einer ihre Situation annähernd verstehenden und aushaltenden Umwelt leidlich erhalten.

6.5.2.2 Autistische Störung und Atypischer Autismus

Sind die fundamentalen Prozesse einer stabilen und konstanten Wahrnehmung nicht vollständig, sondern in Teilen betroffen, d. h., es liegen im Bereich von Rekonstruktions- und Kompensationsleistungen Fähigkeiten vor, gestaltet sich das homöostatische Geschehen anders als im Bereich der bereits beschriebenen beeinträchtigten Homöostase *Autistischer Störungen*. Wie in Kapitel 5.4 dargelegt, scheint der eigentliche Nachteil betroffener Menschen hier vielmehr in der mit dem beeinträchtigten Korrekturprinzip zusammenhängenden Schwierigkeit, die Bedeutungsdimension und die Gewichtungsdimension, also zwei Dimensionen *eines* Zeichens, berücksichtigen zu müssen, zu liegen.

Erstreckt sich die in der BISCHOFschen hierarchisch homöostatischen Dyade gefasste Dysfunktion also stärker auf Prozesse, die bereits mit der Verarbeitung von Bedeutung, Assoziation und Transfer verbunden sind, und zwar auch in dem Sinne, den BATESON in der Definition von Redundanz hinsichtlich unterschiedlicher Diskursuniversen gefasst hatte, so kann die basale Existenz des in dieser Form betroffenen autistischen Menschen als in den ersten Lebensmonaten homöostatisch gefestigter begriffen werden.

Eine stabile homöostatische Regulation in der Verinnerlichung des figurativ Gesehenen, Gehörten und Gefühlten kann angenommen werden, und damit kann die homöostatische Schleife der Konstruktion von Bekanntheit im Rahmen der Ausbildung von Objektpermanenz, Orientierungsreaktion und Aufmerksamkeitsreaktionen in einer auf die unmittelbare Sinnesfähigkeit des Kindes Bezug nehmenden Art erfolgen. Eine zumindest teilweise Sprachentwicklung wie auch die Ausbildung funktionalen, z. T. auch einfachen symbolischen Spiels sind zu erwarten und stellen ihrerseits interne (dämpfende) Faktoren dar, die die in Teilen beeinträchtigte homöostatische Regulation stabilisieren können.

Repräsentationen werden in Grenzen möglich, zum Teil werden auch einfache symbolische Funktionen möglich. Die völlige Salienz des *Atypischen Autismus* erfolgt nicht selten später als im oben dargestellten Formenkreis und umfasst gerade den Bereich vom zehnten bis zum achtzehnten Lebensmonat, also den Bereich, in dem gemeinhin die Sprachentwicklung an der 50-Wort-Marke deutlich prosperiert und symbolische Flexibilität einsetzt, die verdeutlicht, dass die Vergegenwärtigung zusätzlich in die Symbolisation übergeht. Völlige Salienz heißt dabei nicht Diagnostizierbarkeit. Auch diese Kinder sind früher zu diagnostizieren. Dem geschulten Auge erschließen sich unter der Voraussetzung einer fundierten Anamnese gerade die frühen zurückhaltenden, teilweise apathischen Reaktionen und ersten Rigiditäten, die auf eine Beeinträchtigung der sozialen Interaktion schließen lassen und die Wahrscheinlichkeit einer Tiefgreifenden Entwicklungsstörung gegenüber der Existenz einer anderen Störung deutlich erhöhen.

Gegenregulationen sind bei Kindern mit *Atypischem Autismus* ebenso oft in deutlicher Prägnanz zu sehen. Sie treten jedoch nicht selten später auf und spielen sich stärker auf einer sachbezogenen denn einer körperbezogenen Ebene ab. Sie sind ihrerseits bereits durch *vergegenwärtigte Muster* gekennzeichnet, wie die Tendenz zu Ritualisierung im Erleben und entsprechende Ordnungsvorlieben deutlich machen.

In einem kybernetisch-informationstheoretischen Sinne steigt bei diesen Kindern mit der im Rahmen der Entwicklung zunehmenden zu verarbeitenden Transinformation die Unfähigkeit zur Vernichtung von Entropie durch die beeinträchtigte homöostatische Regulation im Umgang gerade mit sozialer Information. Die Ausbildung neuer Struktur ist darüber im Sinne von Lernen, Akklimatisierung, Adaptation als Resultat eines Prozesses der Homöostase zweiter Ordnung in unterschiedlichem Ausmaß betroffen.

Die Situation im Bereich von Orientierungsreaktion, Aufmerksamkeitsprozessen und Erregungsregulation liefert auf Basis der regelrechten Funktion basaler Verarbeitung zwar die Voraussetzungen für eine gelingende homöostatische Regulation, kann diese jedoch bereits oft im Bereich früher und einfacher *Bedeutungsaspekte* nicht realisieren. Das Kind erreicht zwar eine Vernichtung selbst bedingter und der Information anhaftender Störung durch die bestehende Funktion grundlegender Wahrnehmungsaktivität, jedoch nicht des Verständnisses darüber, *was* die Information als Zeichen über sich oder über sein Designat aussagt.

Objektpermanenz und Vergegenwärtigung können gelingen. Prozesse der davon abstrahierenden *Bedeutungskonstruktion* sind fundamentaler beeinträchtigt. Die sich entwickelnde Sprache ist durch autismustypische Auffälligkeiten gekennzeichnet, die verdeutlichen, dass ein völliges Erobern dieses Kompetenzbereiches gerade auf Basis der Beeinträchtigung der Entwicklung von Bedeutungsfunktionen nicht gelingen kann.

Eine beginnende Schismogenese resultiert dementsprechend zu einem späteren Zeitpunkt auf einer qualitativ anderen Ebene. Gleichermaßen eskaliert die Schismogenese je nach Ausmaß entwickelter Sprachfunktion und Vergegenwärtigungstätigkeit weniger und kann ebenso über externe Faktoren, degenerative Kreisläufe und kumulative Interaktionen kompensiert werden.

In Begegnung und Therapie kann ein Beharren auf stark imitativen und synchronisierenden Verhaltensweisen und -aktionen seitens der Bezugspersonen und Therapeuten eine stabilisierende Wirkung hinsichtlich der psychoemotionalen Situation des betroffenen Menschen haben. Ein *hilfreicher Faktor* also, der die Situation des autistischen Menschen unterstützen kann.

Ohne diese Synchronisation und imitative Anpassung jedoch kann es sein, dass der Prozess der Entwicklung stärker in einer dramatischen Form verläuft und damit letztlich eine Eskalation einsetzt, die der Entwicklung bei betroffenen Menschen vergleichbar ist, deren basale Wahrnehmungsprozesse betroffen sind.

Damit ist angesprochen, dass mitnichten – der Eindruck könnte entstanden sein – die eine Form autistischer Störung die leichtere als die andere ist, sondern vielmehr das jeweils bestehende homöostatische Geschehen Eskalation oder Stabilisierung erzeugt. Die Ausbildung kommunikativer und repräsentativer Fähigkeiten ist für sich genommen nur zum Teil Indikator eines leichteren Verlaufes. Sind selbige aufgrund einer homöostatisch problematischen Entwicklung in ihrer Struktur stark ritualisiert und formalisiert, helfen sie dem Menschen mit *Atypischem Autismus* in der realen Interaktion und kommunikativen Realität wenig, da sie ein weniger passendes Reaktionsmuster der Umwelt bedingen. Die Spannung und Erregung, in die der betroffene Mensch gerät, kann zu ähnlich dramatischen Entwicklungen führen wie im Bereich der Kinder, deren Entwicklung sich bereits früher als drastisch darstellt.

Eine grundlegende Anmerkung ist an dieser Stelle notwendig:

Es sind diagnostisch angesichts einer Entwicklung in der gerade beschriebenen Form sowohl Kinder mit *Atypischem Autismus* als auch mit *Autistischer Störung* zu erfassen. Die diagnostischen Instrumentarien wie auch die bis hierher geleistete theoretische Einordnung lassen diesen Übergang zu. Bereits in Kapitel 2 wurde angekündigt, dass die diagnostischen Linien sich angesichts entwickelter systemtheoretischer Überlegungen verschieben können. Die Spannbreite der Effekte beeinträchtigter homöostatischer Regulation lässt diese Grauzone als notwendig erscheinen, die im Übrigen jeder tätige Kliniker aus seiner täglichen Praxis kennt. Prozesse der Vergegenwärtigung und manchmal auch brüchiger symbolischer Funktionen können z. T. auch von Menschen mit *Autistischer Störung* erreicht werden, wie auch unter Rückgriff auf BISCHOF-KÖHLER ein Erkennen des eigenen Spiegelbildes als Zeichen einer zumindest beginnenden Identitätsentwicklung erreicht werden kann: Suchendes Staunen, extreme Wiederholungen, Konzentration auf irrelevante Nebenaspekte kennzeichnen dieses „Erkennen" häufig bis zur tatsächlichen Vermeidung des Wahrnehmens des eigenen Spiegelbildes.

Es ist an dieser Stelle ebenso notwendig zu sagen, dass sich, vom sozialen Austausch fast abgespalten, für nicht wenige autistische Menschen eine innere Sprache und Begrifflichkeit uns unbekannter Natur als Homöostase zweiter Ordnung entwickeln kann, die es ihrerseits dem autistischen Menschen ermöglicht, eine Begriffswelt in Form eines assoziativen Bild-, Symbol- und Buchstabenverständnis zu ermöglichen. Die oft über die Methode der „Gestützten Kommunikation" (vgl. WEISS, 2001) zutage geförderten Ergebnisse hinsichtlich innerer Begrifflichkeit bei einigen autistischen Menschen machen deutlich, dass in diesem Bereich ein einfaches „entweder-oder" nicht zielführend ist, sondern unter homöostatischer Perspektive ganz unterschiedliche Entwicklungspfade mit ganz unterschiedlichen Kompetenzen zutage treten können.

High Functioning Autism ist der hier verwendeten Perspektive entsprechend letztlich schlüssiger als Unterform des *Atypischen Autismus* zu sehen, da dieser als eine Störung gesehen werden kann, die im Vergleich zur *Autistischen Störung* eben in „atypischer Weise" eine andere Ausprägung der Kardinalsymptome verkörpert. Zudem konnte beim *High Functioning Autism* das homöostatische Geschehen durch eine außergewöhnlich gute Passung zwischen spezifischer Beeinträchtigung und Umwelt offensichtlich zu einer Entwicklung von Vergegenwärtigung führen. Dabei kann man eher davon ausgehen, dass eine

Beeinträchtigung der basalen Funktionen wohl in geringerer Form vorliegt, als dies wahrscheinlich bei der *Autistischen Störung* der Fall ist.

6.5.2.3 Asperger-Störung

Die Entwicklung metarepräsentationaler Fähigkeiten bleibt Menschen mit *Autistischer Störung* wie auch Menschen mit *Atypischem Autismus* zumeist verwehrt. Die Möglichkeit zum flexiblen Umgang mit eigenen Erwartungen, Gedanken und Wünschen sowie deren Relativierung unter der Berücksichtigung der Wünsche anderer bildet sich nicht aus. Die Fähigkeit zu einer Bedeutungsentwicklung, die gleichermaßen auf einer weiteren Ebene das Geschehen des eigenen Denkens und Wollens objektiviert und damit eine homöostatisch wesentliche negative Rückkopplung darstellt, gelingt nicht.

Im Rahmen einer kybernetisch-systemtheoretischen Perspektive lässt sich sagen, dass der Prozess nicht die Qualität generiert, die es ermöglicht, das eigene Dasein, Denken und Fühlen zu objektivieren. Liefert die Entwicklung der Vorstellungstätigkeit, das Erkennen des eigenen Spiegelbildes und damit nachfolgend die Möglichkeit zum Erkennen der eigenen Persönlichkeit und Identität, so liefert dieser Prozess die Fähigkeit, das eigene innere Erleben *selbst* zu sehen und im sozialen Gefüge relativieren zu können. Die Entwicklung der Vorstellungstätigkeit an sich ist dabei aber in einem ersten homöostatischen Verlauf Voraussetzung, damit überhaupt diese Entwicklung der Selbstreflexivität einsetzen kann.

Menschen mit *Asperger-Störung* sind mithin in der Lage, im Gegensatz zu Menschen mit *Autistischer Störung* und *Atypischem Autismus* über einen sehr großen Bereich der frühkindlichen Entwicklung ihre eigene begriffliche, sprachliche und symbolische Welt zu entwickeln. Sie erreichen die Fähigkeit zur Vorstellungstätigkeit bzw. zur Vergegenwärtigung, zum symbolischen Spiel. Ihre sprachlichen Fähigkeiten sind – wie schon mehrfach ausgeführt – früh und in syntaktischer Hinsicht gut ausgebildet.

Die *qualitative Beeinträchtigung der sozialen Interaktion* wurde in Kapitel 2 als die Störungsbilder der Tiefgreifenden Entwicklungsstörungen einendes Kriterium herausgestellt. Auch Menschen mit *Asperger-Störung* zeigen trotz der recht unbeeinträchtigten Entwicklung sprachlicher und kognitiver Kompetenzen eine frühe Störung, die jedoch ihre völlige Salienz erst mit dem Ausbleiben der Entwicklung flexibler Interaktion, vorausschauender Zeitplanung, konjunktivischer Funktionen und der Metarepräsentationen in unterschiedlicher Gradbildung erreicht. Früh zeigt sich die beeinträchtigte, durch sprachliche und kognitive Fähigkeiten abgefederte soziale Interaktion als „Starre" und „Rigidität" im Umgang mit Veränderung, Kommunikation und Emotionalität. In diesem frühen Stadium ist die Existenz einer *Asperger-Störung* oft nicht identifizierbar, da erst das *Resultat* des entwicklungspsychopathologischen Prozesses als solches bezeichnet wird. Dieser Prozess ist erst dann wirklich offensichtlich, wenn der entscheidende homöostatische Schritt der „Vergegenwärtigung der Vergegenwärtigung" nicht erfolgen kann. Dieser kann nicht erfolgen, da die entsprechenden Vergegenwärtigungsschritte zuvor zwar geleistet werden konnten, aber ihrerseits starre Einheiten einer in größeren Clustern segmentierten Welt repräsentieren, die nicht in der zusätzlichen Bedeutung subjektiver Färbung oder zu relativierenden Meinung anderer gesehen werden können. Im Sinne eines prozessual homöostatischen Verständnisses kommt es bei der Ausbildung der *Asperger-Störung* über eine gemeinhin konstante und stabile Wahrnehmung zu einer korrekten und formalisierten Begriffs- und Bedeutungsentwicklung im Sinne fest assoziativer Zuschreibung. Dieser Prozess hat homöostatische Eigenschaften im Sinne einer negativen Rückkopplung, die neu Erfahrenes in Bekanntheit überführt und damit Informations- und Erregungsreduktion ermöglicht. Gleichzeitig bedingt die starre und nicht zu relativierende assoziative Zuschreibung einen Prozess *positiver Rückkopplung* in verschiedenen Systemen, die zu einer ständigen Produktion abgespeicherter Daten führt, ohne diese über weitere Dimensionen z. B. der Gewichtung, Mehrdeutigkeit, emotionalen Konnotation oder möglichen Antizipierbarkeit kategorial reduzieren zu können. „Die *Bedeutung* ist eine Funktion der *Struktur* des Systems." (BISCHOF, 1998, S. 361) Das heißt, mit einer dem Menschen mit *Asperger-Störung* zugänglichen Verarbeitung von Bedeutung ist eine Entwicklung möglich, die zwar die Entwicklung von Bedeutung, nicht aber deren *Relativierung* resp. *Gewichtung* umfasst und daher insbesondere in der flexibleren sozialen Interaktion im Zeitraum zwischen viertem und fünftem Lebensjahr je nach Umweltbedingungen deutlich wird.

Bei keiner anderen Tiefgreifenden Entwicklungsstörung verläuft bis zum Alter von ca. vier Jahren die Entwicklung so nah am normalpsychologischen (z. B. Hochbegabung), dass eine Diagnose oft nicht entscheidbar ist. Möglicherweise ist der letztendliche Pfad ganz im Sinne von YEUNG-COURCHESNE und COURCHESNE ja auch erst ein Resultat eines ganz spezifischen homöostatischen Verlaufsgeschehens, das – von einer frühen primären Schädigung ausgehend – nicht unbedingt zwingend ist .

Menschen mit *Asperger-Störung* zeigen früh deutliche Kompensationsmöglichkeiten und eine grundsätzlich nicht beeinträchtigte Funktion der basalen Wahrnehmungsfunktionen. Ihre begrifflichen Funktionen konnten sich ausbilden. Stereotypien und Rituale sind dementsprechend in einem zumindest unter der Voraussetzung angemessener Umweltanforderungen wesentlich geringeren Umfang zu finden. Die immense Menge isolierten Datenmaterials, die sie speichern können, stellt in den meisten Fällen *abgebildetes* Material (im Sinne der anschaulichen Korrespondenz) dar, dessen Transinformation von ihnen zu einem großen Teil nicht bewältigt werden kann.

Die entsprechenden Funktionen der Sprache und Kognition stellen bei der *Asperger-Störung* ähnlich wie beim *Atypischen Autismus innere stabilisierende Faktoren* dar.

Menschen mit *Asperger-Störung* können ihre oft auftretenden Spezialgebiete und Mehrleistungen zwar nicht sprachlich objektivieren, aber kommunizieren. Dies kann je nach Reaktion der Umwelt mildernde oder verschärfende Auswirkungen haben. Allerdings muss in der grundsätzlichen sprachlichen Kommunizierbarkeit ihrer Fähigkeiten gleichzeitig ein *degenerativer Kreislauf* im Sinne BATESONs gesehen werden, der in Form negativer Rückkopplung zwar nicht zwingend deeskalierend, aber zumindest *dämpfend* wirken kann.

Ein schismogener Prozess ist aber gerade auch hinsichtlich der Umweltinteraktion oft zu konstatieren, da bei kaum einer anderen Behinderung in derart eklatanter Weise Symptome zu vermeintlichen Fähigkeiten erklärt werden und betroffene Menschen nicht selten mit der Etikettierung des „Genies" begegnet wird. An dieser Stelle ist wiederholt ein durch BATESON beschriebener Zusammenhang zu nennen, der auf die oben formulierte Annahme stabilisierend wirkender Faktoren rekurriert: Der Prozess wird gerade bei Menschen mit *Asperger-Störung* durch unterstützende Faktoren abgesichert, die einen Zusammenbruch des Systems verhindern helfen. Ebenso muss aber berücksichtigt werden, dass mithin Ebenen erreicht werden können „auf denen die Grenze durch Faktoren festgelegt wird, die in sich selbst schädlich sind" (BATESON, 1981, S. 569).

6.5.2.4 *Wandlung ehemals hilfreicher in schädigende Faktoren*

> **These 3:** Der homöostatisch beeinträchtigte Entwicklungsprozesses selbst bedingt die Wandlung ehemals entwicklungsbefördernder in nunmehr entwicklungshemmende oder gar schädigende Faktoren.

Lernen findet im sozialen Kontext statt und bedeutet damit nicht nur Beschäftigung mit dem Objekt, sondern gleichermaßen eine zentrale Gelegenheit zu sozialer Erfahrung. Wichtige Regulationen hinsichtlich Bedürfnissen, Enttäuschungen, Erfolgserlebnissen und Aggressionen können in diesem Kontext stattfinden. Es wird darüber gewährleistet, dass neben dem dinglichen und sozialen Lernen ebenso Affektregulation und emotionales Lernen miteinander integriert werden können. Das kategoriale Lernen und Bedeutungslernen als Resultat wiederholter Erfahrung integrierter sozialaffektiver Momente in der Triade „Selbst – Ding – Anderer" ermöglicht einen Entwicklungsprozess, der in seinem Verlauf durch

Aspekte der Homöostase zweiter Ordnung gekennzeichnet ist, die die entsprechenden sich ausbildenden Fähigkeiten der Vergegenwärtigung und Metakognition beinhalten.

Unter der Voraussetzung einer beeinträchtigten Aufmerksamkeitsregulation und daraus resultierender oszillierender bzw. anwachsender Erregungsmomente stellt sich eine im Verlauf schon bald veränderte Prozessentwicklung ein, die ihrerseits die Zuträglichkeit und den Unterstützungscharakter spezifischer Faktoren beeinträchtigt und verändert. Die permanent sich als segmentiert und neu darstellende Erlebniswelt, in der die Dimensionen „unvernichtbarer Störung" und unzureichend auszubildender Bedeutungs- und Begriffsstrukturen charakteristisch sind, führt zu starken Empfindlichkeiten gegen und Überlastungen durch Faktoren, die gemeinhin als *hilfreich* gelten. Ihre Veränderung ist zum Teil als drastisch zu bezeichnen, da ihre Intensität und Qualität völlig *anders* erlebt werden. Beispielsweise kann die häufig so wichtige und lernkompatible mittlere Reizintensität für einen autistischen Menschen viel zu hoch sein, da sein Wahrnehmungssystem durch die permanente Reizflut chronisch überlastet ist, wie gleichermaßen die *Erreichbarkeit* eines Reizes durch eine bereits sich abschottende und meidende Tendenz des autistischen Menschen verändert ist und die *Salienz* des Reizes für den Betroffenen gar nicht in der Form bestehen kann, da er nicht – oder nicht mehr – in der Lage ist, die entsprechenden Merkmale zu identifizieren. Ebenso steht der fürsorgliche Sozialkontakt als ein gerade durch seine besondere informationelle Komplexität gekennzeichnete Interaktion möglicherweise an der Grenze zur vollständigen Überforderung und bedingt seinerseits beim autistischen Menschen eine weitergehende Tendenz zur Vermeidung oder stereotypen Selbstregulation. Diese Faktoren bedingen nicht selten eine Dynamisierung des schismogenen Prozesses und sind aufgrund ihrer Intensität und Komplexität nicht in der Lage, für den autistischen Menschen Adaptationserfahrungen herzustellen. Der schismogene Prozess der Entwicklung vor dem Hintergrund autistischer Verarbeitungsstörung wandelt ehemals und vielleicht gerade zu Beginn der Störung noch hilfreiche Faktoren in belastende und zum Teil schädliche Faktoren. Dies kann so weit gehen, dass die Umwelt unabhängig von ihrer jeweiligen Aktivität und ihrem Verhalten *an sich* zur Belastung wird und dem autistischen Menschen das Leben *an sich* kaum möglich ist. Die unzureichend sich herausbildenden Fähigkeiten eines stabil dynamischen und homöostatischen Prozesses verändern die Charakteristika der Umwelt für den autistischen Menschen.

Degenerative Kausalschleifen, kumulative Interaktionen oder die beschriebenen internen und externen Faktoren können ihrerseits dieser Dynamik entgegenwirken. Angemessene „Information", flexibel einstellbare soziale Nähe, Gebrauch und Nichtgebrauch sprachlicher Zuwendung, Implementierung einer besonderen Reizumwelt, Rhythmisierung des Kontaktes durch akustische Reize und Musik, Unterstützung der eigenen, offensichtlich notwendigen selbstregulativen Verhaltensweisen des autistischen Menschen können hilfreiche Faktoren im Sinne einer Begrenzung der Schismogenese sein – sie können diesen Charakter aber auch verlieren.

Geht man davon aus, dass unter der beeinträchtigten homöostatischen Grundstruktur der homöostatische Prozess in sich verändert ist, so resultiert ein *andere* Form des Lernens, eine *andere* Form der Akklimatisierung, es entstehen qualitative Aspekte einer spezifischen Homöostase zweiter Ordnung, die in unterschiedlichem Ausmaß durch Instabilität gekennzeichnet ist. In diesem Zusammenhang können hilfreiche Faktoren in einer die resultierende Schere zwischen beeinträchtigtem Kind und Umweltanforderung begrenzenden Wirkung liegen und damit schismogene Prozesse in der Entwicklung des Kindes an sich und in Beziehung zu seiner Umwelt lindern. Dies ist sicherlich umso mehr möglich, je mehr die Ansprüche entsprechender Entwicklungsstufen angepasst werden können an die spezifisch homöostatische Störung des betroffenen Menschen. Das Konzept der „Stimmigkeit" von v. LÜPKE (1998) und die Konzentration interaktiver Akte auf die „innere Eigenzeit" des autistischen Menschen nach FEUSER (1995) sind dies berücksichtigende Ansätze. So kann in einer mehr oder minder basal und stabil auf primäre Rhythmizität orientierten Kommunikation eine Anschlussfähigkeit des autistischen Menschen erzeugt werden, die es ihm ermöglicht, eine zumindest zeitweise Stabilität in der Instabilität herzustellen. Möglicherweise können aus dieser stützenden Grundstruktur heraus Entwicklungsprozesse resultieren, die im Rahmen einer nunmehr möglichen Homöostase nicht nur Stabilität ermöglichen, sondern darüber hinaus weitere und neue Kompetenzen im Sinne sich entwickelnder Begriffs- und Bedeutungsfähigkeiten entwickeln.

Das heißt zentral auch, dass es betroffenen Menschen ohne diese spezifische Informationsstruktur auf verschiedenen Entwicklungsstufen nicht möglich ist, die entsprechenden interaktionalen Angebote zu rezipieren und zu integrieren, ja umso mehr scheint eine Schere sich mit zu nehmendem Alter zu entwickeln, die diesen Zustand verschärft und die Spannbreite erweitert. Eine zunehmend für den autistischen Menschen abseitigere, weil zu abstrakte, seine informationellen Kapazitäten schlichtweg überfordernde Kommunikation zwingt ihn im Rahmen des homöostatischen und kybernetischen Geschehens zu ungeheuren Gegenregulationen und Ausgleichshandlungen. Das heißt, das, was für den normalen, entwicklungsverzögerten oder sinnesbeeinträchtigten Menschen ein deutlich begrenzender und somit hilfreicher Faktor ist, ist dann für den autistischen Menschen zusehends zum schädigenden Faktor geworden. Dies umso mehr, wenn man sich den resultierenden Kreisprozess anschaut: Die extreme Gegenregulation trifft nicht selten auf den Eindruck misslingender eigener Kommunikations-versuche bei den Betreuungspersonen, Eltern oder Therapeuten, womit neben der *informationellen* Schere sich gleichermaßen die *interaktionale* Schere ver-breitert, die zu zunehmender sozialer Isolation (vgl. FEUSER, 1980) führt und damit sowohl den Prozess der homöostatischen Veränderung zweiter Ordnung als auch wiederum ein zunehmendes exponentielles Geschehen bei den entspre-chenden Subsystemen bedingt. Hilfreiche Faktoren im Rahmen der Entwicklung setzen ein grundsätzlich funktionierendes homöostatisches Geschehen beim ent-sprechenden Menschen voraus. Das heißt, das „pädagogisch-restriktive" wie das „gut gemeinte" werden zum fatalen Fehlschluss, da die kybernetischen Beson-derheiten des autistischen Menschen auf informationsverarbeitender Ebene nicht berücksichtigt werden. Der autistische Mensch profitiert von liebevoller Unter-stützung, wenn diese seine besonderen Eigenheiten der Verarbeitung berück-sichtigt. Tut sie dies nicht, muss sie für ihn eine weitere extreme und aversive Belastung sein. Dies erklärt die oft zu beobachtenden fundamentalen Missver-ständnisse gerade auf emotionaler Ebene zwischen autistischen Menschen und ihren Bezugspersonen. Ein Phänomen, das bei aller Unterschiedlichkeit hinsicht-lich der jeweils besonderen Regulationsmuster universell ist für Menschen mit *Autistischer Störung*, *Atypischem Autismus* und *Asperger-Störung*.

6.5.3 Zusammenfassung

Die strukturelle Beeinträchtigung in der Homöostase der Aufmerksamkeitsregu-lation verzerrt als Schalt- und Kopplungsstelle zwischen Individuum und Um-welt nicht nur die Wahrnehmungsverarbeitung, sondern nachfolgend das Gleichgewicht der gesamten Person im Umweltbezug und Entwicklungsprozess.

Sowohl in der Mikroeinheit solitärer Aufmerksamkeitsprozesse als auch im größeren Verlauf der Ausbildung spezifischer Entwicklungsabschnitte durch-läuft die äußere Einwirkung, der Reiz, das Signal, Schleifen kausaler Verknüp-fung und wird dabei durch die spezifisch vorfindbare aktuelle Struktur aufge-nommen. Hiermit und unter der Prämisse einer auf die Weiter- und Höherent-wicklung ausgerichteten Genese resultiert ein Aufbau von Strukturen, der sich offensichtlich vom basalen zum abstrakten menschlicher Informationsverarbei-tung und Wahrnehmungsfähigkeiten gerade auch hinsichtlich sozialer Realität entwickelt.

Dieser Prozess ist das notwendige Resultat homöostatischen Wirkens. Die Homöostase produziert als *Homöostase zweiter Ordnung* Strukturen, die Resul-tat vorauslaufender Homöostase und Antezedens nachfolgender sind. Diese Struktur ist deswegen Resultat, weil der homöostatische Prozess immer *Struktu*-ren bilden *muss,* da Zeichen, Designat und die als Information des Zeichens über sich selbst zu beschreibende Information Cluster informationeller Kategorisierung bilden und darüber die eigentliche Vernichtung informationeller Entropie bei gleichzeitigem Strukturaufbau gewährleisten. Dieser ist dem homöostatischen Prinzip sozusagen inhärent.

Kann dieser Prozess derart nicht stattfinden, findet dieser Strukturaufbau nicht oder nur bruchstückhaft statt und erzeugt gerade aufgrund der mangelnden Entwicklung persönlichkeitsrelevanter Aspekte wie Identität, Selbstwirksamkeit, Sprache, soziale Flexibilität und Kompetenz etc. zwingend Spannung, Erregung, Reizüberflutung und Ängstlichkeit, die nur iterativ sich wiederholend durch Handlungsstereotypien und Ritualisierung notdürftig eingegrenzt werden können.

Dieser also durch *dysfunktionale positive Rückkopplung* im BISCHOFschen Sinne gekennzeichnete Weg unterstützt die FEUSERsche Hypothese, dass die Tendenz in der Entwicklung autistischer Störungen auf Chaotisierung und Zusammenbruch des Systems hindeutet. Der auf diese Chaotisierung hinführende schismogene Prozess zeigt sich in unterschiedlichen Verlaufsmustern je nach Beeinträchtigung der homöostatischen Funktionen und sich daraus ergebender Dynamik. Begrenzungen und Eskalationen der Schismogenese sind in unterschiedlichem Ausmaß möglich, je nach Wirkung entsprechender hilfreich begrenzender Faktoren, Prozesse und Interaktionen. Es kommt mithin auch entscheidend darauf an, wie sehr die personale Umwelt die homöostatischen Beeinträchtigungen des autistischen Menschen berücksichtigen kann und für den eigenen Interaktionsstil umsetzt.

Begrenzungen des schismogenen Prozesses bzw. Kompensationen desselben sind in Teilen sowohl im Verlauf der *Autistischen Störung* als auch des *Atypischen Autismus* und der *Asperger-Störung* möglich. Sowohl „intern" durch entstehende symbolische Fähigkeiten unterschiedlicher Flexibilität und unterschiedlichen Abstraktionsgrades als auch „extern" durch auf die Möglichkeiten des autistischen Menschen eingehende Signale, Zeichen und Kommunikationen.

6.6 Synergetik nach HAKEN und SCHIEPECK

6.6.1 Notwendigkeit der synergetischen Perspektive

Die bisherige Argumentation umfasst zum einen die *stationär-strukturellen* Überlegungen einer gestört wirkenden Funktionseinheit nach BISCHOF, die sich auf den zentralen Aspekt einer beeinträchtigten Fähigkeit zur homöostatischen Verarbeitung von Zeichen und damit von Bedeutung beziehen. BISCHOF rückt dabei in seiner systemtheoretischen Argumentation die rekonstruktiven, kompensatorischen und korrektiven Leistungen im Rahmen der Wahrnehmungsverarbeitung in den Mittelpunkt der Betrachtungen. Es wurde deutlich, dass das, worauf es bei diesen *Ausgleichsleistungen* ankommt, keineswegs die Unveränderlichkeit des resultierenden Wahrnehmungsinhaltes ist, sondern allein seine Homöostase in Bezug auf eine Störquelle. Es konnte theoretisch herausgearbeitet werden, dass in einer Störung dieses durch unzureichende Ausgleichsleistungen beeinträchtigten homöostatischen Prozesses das fundamentale Moment einer fehlerhaften Aufmerksamkeits- und Erregungsregulation und nachfolgend veränderter Adaptationsprozesse gesehen werden kann. Dadurch sind in Übereinstimmung mit DAWSON und KANNER (vgl. Kapitel 3) die fundamentalen Adaptations- und Entwicklungsprozesse sozial-kognitiver und emotional-affektiver Natur originär betroffen.

Die vom BISCHOFschen Ansatz ausgehenden theoretischen Überlegungen zur Qualität und Struktur autistischer Störungen sind deshalb so hilfreich, weil sie den Fokus auf die im Kern beeinträchtigte Fähigkeit zur Homöostase richten und diese in Bezug zu den sensorischen und semantischen Anforderungen im Rahmen der Mensch-Umwelt-Interaktion setzen. Bezogen auf autistische Menschen lässt sich an dieser Stelle konstatieren, dass diese fundamentale Beeinträchtigung je nach Störung unterschiedliche homöostatische Funktionen tangiert. Ist die *Autistische Störung* schwerpunktmäßig durch Dysfunktion im Bereich von Rekonstruktions- und Kompensationsleistungen gekennzeichnet und der *Atypische Autismus* durch eine nur teilweise Beeinträchtigung selbiger, so zeichnet sich die *Asperger-Störung* vor allem durch Dysfunktionen im Bereich von Korrekturleistungen aus. Im Fall einer unbeeinträchtigten homöostatischen Funktion macht der Organismus die Interferenz normalerweise dadurch zunichte, dass er sie unter notwendiger Beteiligung dynamischer Faktoren mit umgekehrtem Vorzeichen wiederholt. Da diese negative Rückkopplung bei autistischen Menschen beeinträchtigt ist, befinden sie sich in einem Zustand unaufgelöster Neuheit und Spannung.

Die *dynamische Systemtheorie* BISCHOFs liefert insbesondere mit der Regelform der *Differenzialregelung* und der Beschreibung von Qualität und Auswirkung ungedämpfter negativer Rückkopplung und positiver Rückkopplung Basiselemente für das Verständnis eines sich dynamisch verändernden Verlaufsgeschehens und seiner Eigenschaften. Jedoch muss an dieser Stelle die mathematisch-lineare Perspektive BISCHOFs um das übergreifende dynamische und z. T. philosophisch orientierte Gedankengebäude BATESONs erweitert werden: Die Konzeption der Konstrukte *reversible Anpassung, Schismogenese* und *Homöostase zweiter Ordnung* inkl. des auf die Gestaltung systemrelevanter Subsysteme rückwirkenden Charakters der beiden letzten Konzepte bietet eine notwendige theoretische Erweiterung. Degenerative Kreisläufe, kumulative Interaktionen und begrenzende interne und externe Faktoren stellen nach BATESON Elemente dar, die die Schismogenese eines nicht-homöostatischen Verlaufes begrenzen können. Es ist ein besonderer Aspekt sowohl der BISCHOFschen, vor allem aber der BATESONschen Theorie, dass nicht-homöostatische Verläufe nicht zwangsläufig den Zusammenbruch des Systems bedingen, sondern zuvorderst *Instabilität* und mangelnde *Zielerreichung* hervorrufen.

Mit dem theoretischen Zugang BATESONs entsteht darüber hinaus das notwendige begriffliche Inventar zur Beschreibung des *Entstehens* der zentralen entwicklungspsychologischen Übergänge von Repräsentation, Symbolisation und Metarepräsentation, zum anderen wird gleichermaßen ihr *Ausbleiben* oder die Entwicklung einer gestörten Funktion „an diesen Stellen" erklärbar.

Es resultiert ein im Kern der Homöostase beeinträchtigter Prozess, der den autistischen Menschen eine andere Entwicklung machen lässt, der zur Zerstörung des Systems – also der Lebensfähigkeit des Menschen – führen *kann*, dies aber aufgrund funktionaler positiver Rückkopplungen, stützender interner und externer Faktoren und regulierender Umwelteinflüsse letztlich nicht tut. Die Entwicklung stereotyper Verhaltensweisen, sensorischer Fixierungen und ritualisierter bis gegenregulativer Verhaltensweisen lassen sich unter BISCHOFscher und BATESONscher Perspektive als Maßnahme des autistischen Menschen zur Wiederherstellung von Homöostase begreifen.

YEUNG-COURCHESNE und COURCHESNE (1997) benannten und betonten gerade die im Rahmen Tiefgreifender Entwicklungsstörungen auftretende Verlaufsheterogenität sowohl zwischen verschiedenen Formen als auch innerhalb derselben und belegten damit die ihrer Auffassung nach unmögliche Suche nach sogenannten *core criterias*.

Gerade die in den beiden ersten „Schritten" vorgenommene Differenzierung in den homöostatischen Beeinträchtigungen und Verlaufscharakteristika autistischer Störungen stellt jedoch eine *Typisierung* dar, deren Realisation gerade in den drei Formen von *Autistischer Störung*, *Atypischem Autismus* und *Asperger-Störung* bis zum jetzigen Zeitpunkt nicht abschließend begründet ist und möglicherweise auch gar nicht begründbar ist. Die Schwierigkeit insbesondere in der Differenzierung zwischen *Atypischem Autismus* und *Autistischer Störung* wurde bereits ins *Schritt 1* und *Schritt 2* deutlich. Neben der Gefahr, im Rahmen plakativer Vereinfachung in die Nähe einfacher kausativer Verursachungskonzepte zu geraten, stellen sich nun in diesem Zusammenhang weitere Fragen, die bisher nicht beantwortet sind:

Warum gibt es nicht zwei oder drei weitere Formen Tiefgreifender Entwicklungsstörungen – ungeachtet der in Kapitel 2 für die hier vorliegende Fragestellung ausgeschlossenen? Warum bilden die in der hypostasierten Art beeinträchtigten homöostatischen Leistungen gerade diese Störungen und keine anderen aus? Warum gibt es die benannte Verlaufsheterogenität, aber auch – wie im Rahmen dieser Arbeit bereits hergeleitet – eine Homogenität, die mit der grundsätzlichen Betroffenheit der Qualität sozialer Interaktion in Zusammenhang steht? Und letztlich: Sind vielleicht zwischen den typisierten Formen mehr Übergänge möglich als die bisherige Darstellung nahelegt, d. h., handelt es sich eben nicht um *Typen*, sondern möglicherweise um *Cluster* ähnlicher Verlaufsgestalten, die potenziell auch anders verlaufen können?

Mit einer kategorialen Beschreibung ist noch keine Analyse der Genese verbunden. Geht man davon aus, dass *Autistische Störung, Atypischer Autismus* und *Asperger-Störung* als Resultat klassifikatorischer Überlegungen kategorialen Charakter haben, aber verlaufsdynamisch Resultate unterschiedlicher Entwicklungspfade sind, stellen sich diese Fragen, die im Kern die klassische Einteilung Tiefgreifender Entwicklungsstörungen betreffen.

Nach YEUNG-COURCHESNE und COURCHESNE (1997) kann Abnormität in einem primären Faktor zu einer Kaskade sekundärer und tertiärer Effekte führen, die ursprünglich nicht Bestandteil der primären Abnormität waren. Das heißt, durch den Verlauf des Prozesses *selbst* sind in der Qualität ganz unterschiedliche Effekte, Symptome und Besonderheiten zu beobachten, für deren Ausprägung eben die Historie des Prozesses mehr Relevanz hat als die spezifische Qualität des primären Faktors. Das tatsächlich stattfindende Verlaufsgeschehen produziert also zu einem großen Teil selbst seine zukünftige Entwicklung. An dieser Stelle kann von einem Prozess der *Selbstorganisation* oder *Synergetik* gesprochen werden

Synergetik befasst sich nach HAKEN und SCHIEPEK (2006) mit komplexen Systemen, d. h. Systemen, die aus vielen miteinander agierenden Teilen bestehen und kompliziertes Verhalten resultieren lassen. Synergetik vermag es dabei in der im Wesentlichen auf die Physik bezogenen Entwicklung von HAKEN (1964; 1984) sowie in der Übertragung auf die Psychologie durch HAKEN und STADLER (1990) sowie HAKEN und SCHIEPECK (2006) gerade den Aspekt der Selbstreferenz *an sich* zu beleuchten.

Erfahren wir bei BISCHOF einiges über die Stabilität von Verläufen, jedoch nur wenig über die Entwicklung neuer Strukturen und müssen bei BATESON, bedingt durch seine übergreifende fast metatheoretische Art der Theorieentwicklung, die Tatsache der Veränderung des Systems im Sinne von Schismogenese und Homöostase zweiter Ordnung durch überzeugende Beispiele mehr oder weniger akzeptieren, so liefern HAKEN und SCHIEPECK Formalisierungen darüber, *warum welche* Veränderungen möglich sind und *wie* diese vonstatten gehen.

Es werden Erklärungen darüber möglich, *wie* in einem System oder prozessualen Geschehen eine spezifische Struktur entstehen kann und in welcher Form diese ihrerseits Rückwirkung zeigt auf die Charakteristika und Spezifika des Systems. Annahmen über durch spezifische Faktoren bedingte kritische Grenzen und damit zusammenhängende Zeitpunkte werden möglich.

BATESON spricht unspezifisch von einer schleichenden Veränderung des Systems, ohne sich dabei auf spezifische Kriterien festlegen zu müssen. Seine Vorstellungen erlauben *ex post facto* die Erkenntnis, welche Struktur sich ausbildete und allgemein in ihrer rückwirkenden Struktur dem Prozess besondere Charakteristika aufgab, die seinen Verlauf und seine dynamischen Eigenschaften veränderten.

Die Synergetik von HAKEN und SCHIEPECK stellt demgegenüber eine Systematik dar, die – zentral verknüpft mit der Annahme nichtlinearer Prozesse im Selbstorganisationsgeschehen – eine formalisierte und konkret anschauliche Arithmetik dieser Prozesse liefert. Damit wird das dynamische Geschehen fortlaufender Entwicklungsprozesse sowohl im pathologischen als auch im nichtpathologischen Bereich durch die Ausprägung und Verknüpfung besonderer Parameter möglich.

Im Folgenden sollen in einem kurzen Abriss diese Parameter synergetischer Theorie vorgestellt werden, die in vielerlei Hinsicht auch Analogien und Entsprechungen zu den zuvor herangezogenen Theorien von BISCHOF und BATESON aufweisen, darüber hinaus aber in der Lage sind, das synergetische Geschehen als nichtlinearen Prozess formal zu konzeptionieren.

Dabei wird u. a. deutlich werden, wie stark systemtheoretische Konzepte – ohne sich gegenseitig ersetzen zu müssen – unterschiedliche Aspekte prozessualen Geschehens beleuchten können und damit einander ergänzen.

6.6.2 Ausgangspunkte

Die Ausgangspunkte synergetischer Betrachtungen liegen in der Physik der zweiten Hälfte des 20. Jahrhunderts und sind dabei deutlich durch die im Rahmen der Forschung zur Lasertechnik zutage geförderten *nichtlinearen Prozesse* beeinflusst.

Nach HAKEN und SCHIEPECK, 2006, S. 69 f.) entsteht Laserlicht durch die Energieanregung (Lichteinstrahlung) der in einem Rubin befindlichen Chromatome, bei denen die auf einer energiereichen Bahn ihren Kern umkreisenden Elektronen durch diese Anregung von eben dieser energiereichen Bahn auf eine energieärmere Bahn wechseln und dabei Lichtwellen produzieren. Bezogen auf alle relevanten Atome entsteht bei eher geringer Anregung eine Art Rauschen, ein Gewirr von Wellen, die sich jedoch wechselseitig nicht beeinflussen und damit einer Linearität entsprechen. Wenn die Atome jedoch sehr häufig angeregt werden, so muss ein weiterer, nämlich, wie sich zeigt, nichtlinearer Prozess berücksichtigt werden. Es kommt zur Interaktion zwischen den Lichtwellen, zu einer Art „Wettkampf", den letztlich dann tatsächlich *eine* gewinnt (HAKEN, 1964 in HAKEN & SCHIEPECK, 2006, S. 71). Diese Lichtwelle prägt den Elektronen der Atome eine geordnete Bewegung auf. HAKEN (2004) bezeichnet diese Lichtwelle als *Ordnungsparameter* oder kurz *Ordner*. Im Fachjargon der Synergetik „versklavt" der Ordner (die Lichtwelle) die einzelnen Teile (die Elektronen). Jedoch nur durch die ständige geordnete Ausstrahlung der immer wieder angeregten Elektronen kann sie am Leben bleiben. Damit führen HAKEN und SCHIEPECK (2006, S. 71) das Konzept der sogenannten *zirkulären Kausalität* ein: „Die einzelnen Teile (die Elektronen) schaffen durch ihr Zusammenwirken den Ordner (die überlebende Lichtwelle), der umgekehrt die einzelnen Teile versklavt (...)."

Der Begriff, der bei den Autoren besondere Bedeutung erlangt, ist der Begriff des *Kontrollparameters*: „Die Höhe der Energiezufuhr dient (...) als *Kontrollparameter*" (HAKEN & SCHIEPECK, 2006, S. 72). Ab einem kritischen Wert resultieren bezogen auf das gewählte Laserbeispiel eben die beschriebenen Prozesse der *Versklavung*.

Es lässt sich hier die Analogie zum Verstärkungsfaktor k der BISCHOFschen Theorie dynamischer Systeme herstellen. Ab einer jeweils spezifischen Höhe von k resultieren Prozesse der Stabilität, Instabilität, Oszillation resp. der exponentiellen Veränderung.

HAKEN und SCHIEPECK (2006) sehen im Gegensatz zum grundlegend linearen Verständnis BISCHOFs in ihrer Beschreibung nichtlinearer Prozesse die Möglichkeit, einen spezifischen Systemzustand als Ergebnis und Voraussetzung verschiedener, miteinander im Wettstreit stehender *Systemmöglichkeiten* zu sehen und gleichzeitig auch Aussagen darüber zu machen, welche Möglichkeit angesichts relevanter Parameter resultieren kann.

6.6.3 Grundstruktur der Synergetik

6.6.3.1 Begriffe

HAKEN und SCHIEPECK (2006) gehen davon aus, dass das menschliche Gehirn aufgrund seines Aufbaus, seiner funktionalen und physiologischen Komplexität, als Prototyp eines selbstorganisierenden Systems betrachtet werden kann. Sie beziehen sich dabei auf eine Reihe von Daten und Setzungen:
Etwa 100 Milliarden (10^{11}) Neuronen konstituieren nach ihrer Schätzung die Komplexität des Gehirns. „Ein Neuron kann über ‚Leitungen' mit bis zu 10 000 anderen Neuronen verknüpft sein." (HAKEN & SCHIEPECK, 2006, S. 138)
Die Autoren beschreiben die unter diesen Voraussetzungen resultierende Funktionsweise des Gehirns folgendermaßen:

> „Eingehende Signale werden im Neuron in nichtlinearer Weise verarbeitet.
> Es gibt eine nichtlineare Signalübertragung zwischen den Neuronen, die in komplexen Feedbackmechanismen zwischen und innerhalb der Zellen verankert ist.

Eine vergleichsweise große Zahl von Neuronen ist mit der systeminternen Signalverarbeitung befasst, weniger Neuronen dagegen mit Afferenz und Efferenz (Schätzung: Anteil von Afferenz : Verarbeitung : Efferenz ⇔ 1 : 100000 : 1).

Neuronale Schaltkreise realisieren vielfach gemischtes Feedback (Kombination aus positivem und negativem Feedback) sowie Inhibitions-Disinhibitions-Mechanismen." (HAKEN & SCHIEPECK, 2006, S. 145, Tab. 3.1)

Was sich hinsichtlich dieser Annahmen bestätigen lässt, ist die grundlegende Tatsache, dass eine große Anzahl signalverarbeitender Einheiten in diesem System miteinander verwoben ist und einen geschlossenen Prozess konstituiert, der gleichermaßen von außen affiziert ist und entsprechende Handlungsakte konfiguriert und determiniert (vgl. auch SCHINDEWOLF, 2003, S. 14). Dabei ist im Prozess der Interaktion mit der Umwelt ein homöostatisches, die Adaptation an die Umwelt beförderndes Prozessgeschehen festzustellen, wie es die Strukturanalyse der BISCHOFschen Systemtheorie wie auch der BATESONschen Annahmen in dieser Arbeit vorlegt. Das grundlegende Wirken negativer und positiver Feedbackschleifen kann im Prozessgeschehen als Voraussetzung und Resultat selbstorganisierender Prozesse verstanden werden. Insofern ist die von HAKEN und SCHIEPECK hergestellte Analogie schlüssig, zumal gerade das homöostatische Prinzip Resultat eines spezifischen Ordnungsvorgangs im Rahmen der frühkindlichen Entwicklung sein kann und somit in seiner Qualität als Ordner gesehen werden darf. HAKEN und SCHIEPECK erreichen mittels der Konzepte von Ordnungsparameter, Versklavung und Kontrollparameter eine Modellierungsmöglichkeit komplexer Strukturbildungsprozesse und der oft spontanen Wechsel von einem Systemzustand in einen anderen.

Zur Gewährleistung begrifflicher Eindeutigkeit der synergetischen Konzeption sollen nunmehr die zentralen Begriffe und Konstrukte in der Verwendung von HAKEN und SCHIEPECK (2006) vorgestellt werden. Die Darstellung erfolgt in Anlehnung an die in ihrem Werk geleistete Gliederung.

6.6.3.1.1 System

Ein System ist nach HAKEN und SCHIEPECK (2006) sowohl nach außen *abgegrenzt* als auch aus einzelnen aufeinander einwirkenden *Teilen* bestehend. Dennoch sind die Systeme *offen*. Sie stehen unter dem Einfluss stofflicher oder nichtstofflicher Inputs, von Energie oder Reizen. Dieser grundlegende Systembegriff ist mit dem von BISCHOF (1998) und BATESON (1981) quasi identisch, was die grundlegende Kompatibilität aller drei Ansätze ermöglicht.

6.6.3.1.2 Komplexität

Die Synergetik befasst sich dezidiert mit *komplexen* Systemen, d. h. Systemen, die aus vielen miteinander agierenden Teilen bestehen und entsprechend kompliziertes Verhalten resultieren lassen. Ein brauchbares *Komplexitätsmaß* gibt es nach HAKEN und SCHIEPECK (2006) nicht.

Allerdings sind grundsätzlich die bereits oben entwickelten Komplexitätsmaße von BISCHOF (1998) auch hier zu nennen, wobei HAKEN und SCHIEPECK angesichts der von ihnen betrachteten hoch entwickelten Systeme eine Zerlegung in Wirkungsgefüge wahrscheinlich bezweifeln würden. Komplexitätsreduzierung ist darüber hinaus ein zentrales Ziel der Synergetik. Ihr Wert besteht nicht in der *Feststellung* der Komplexität eines Systems oder der Analyse *mikroskopischer* Zusammenhänge, sondern im Bemühen der Erhellung der im System wirkenden *makroskopischen* Zusammenhänge. Ändern sich diese makroskopischen Zusammenhänge, ändert sich das System qualitativ und erzeugt damit *Emergenz*.

6.6.3.1.3 Emergenz

„Unter Emergenz verstehen wir das Hervortreten neuer Eigenschaften (oder Qualitäten) eines Systems. Was hierbei als „neu" anzusehen ist, hängt von der Betrachtungsweise ab." (HAKEN und SCHIEPECK, 2006, S. 79)

Die *Homöostase zweiter Ordnung* (BATESON, 1981) ist – wie bereits beschrieben – Ausdruck emergenten Verhaltens, wie auch der zentrale Satz der Gestaltpsychologie, dass das Ganze mehr als die Summe seiner Teile ist, diesen Aspekt beinhaltet. Ein System kann Eigenschaften haben, die auf der Ebene der einzelnen Elemente nicht vorhanden sind. Als Menschen nehmen wir Emergenz wahr. Sie „ist also ein Akt des Bewusstseins" (HAKEN & SCHIEPECK, 2006, S. 80). Emergenz hängt wie die Wahrnehmung von *Redundanz* von der Perspektive des Beobachters ab.

6.6.3.1.4 Kontrollparameter

Die bereits genannten *Kontrollparameter* steuern *indirekt* – entweder über Einflüsse der Umgebung (Energiezufuhr, zugeführte Stoffe) oder durch im System selbst erzeugte Stoffe (Neurotransmitter, Hormone) – die Zustände eines Systems bis zu einem kritischen Wert oder über diesen hinaus, wobei dann nach Durchlaufen einer Phase der *Instabilität* gemeinhin etwas qualitativ Neues (Emergenz) entsteht. Die Instabilität kann aber auch bestehen bleiben – auch sie ist etwas Neues, Emergentes.

6.6.3.1.5 Instabilität

Der Ursprungszustand eines Systems, aber auch der durch den kritischen Wert des *Kontrollparameters* erreichte Zustand können *stabil* oder *instabil* sein: HAKEN und SCHIEPECK (2006) verwenden das Bild einer auf dem Boden einer eng zulaufenden Vase liegenden Kugel. Auf Störungen wie Schütteln oder Anstoßen reagiert die Kugel mit ständigem Zurücklaufen in ihre alte Position: Ihre

Lage ist durchaus stabil, da sie die zwingende Tendenz aufweist, in ihren Ausgangszustand zurückzukehren!

Balanciert die Kugel – um das extreme Gegenbeispiel zu verwenden – auf dem Boden der umgedrehten Vase, ist ihre Lage, ihr Zustand äußerst instabil. Ein leichter Stoß, und sie fällt herunter und kann nicht mehr in ihre Ausgangsposition zurückrollen.

Um den Kontrollparameter (Bodenfläche) an einen kritischen Wert anzunähern, müsste man – dem Bild einer innerhalb einer Vase liegenden Kugel folgend – den Boden der Vase so weit verbreitern, dass die Kugel stärker rollen kann und nach äußerer Energiezufuhr (schütteln) nicht wieder sicher an ihren Ausgangspunkt zurückkehren kann. Damit wäre durch Veränderung des Kontrollparameters, nach Erreichen eines kritischen Wertes, ein instabiler Zustand erreicht, ein sogenannter *Instabilitätspunkt.*

Das Bild sich verändernder Behältnisse mit Böden und Wänden wie auch variabler Landschaften mit Bergen und Tälern und ihre Auswirkungen auf die *Lage* und die *Lagestabilität* einer Kugel stellt eine zentrale Modellierung und Metaphorik in der synergetischen Theorie dar und wird im Folgenden häufiger nicht nur in zweidimensionaler Hinsicht verwendet werden.

6.6.3.1.6 Ordnungsparameter (Ordner)

Der Ordnungsparameter ist zum Ersten ein Maß für die „sich durchsetzende Konfiguration" (HAKEN & SCHIEPECK, 2006, S. 82). Diese verbleibt den Autoren zufolge jedoch nicht unbedingt statisch, sondern kann sich im Laufe der Zeit auch verändern: „In der Nähe von Instabilitätspunkten können auch mehrere Konfigurationen mit ihren Ordnungsparametern (Ordnern) entstehen. Die Ordner können dabei miteinander konkurrieren (...)." (HAKEN & SCHIEPECK, 2006, S. 82) Es ist in Folge dieser Phase sowohl möglich, dass sich letztlich ein Ordner durchsetzt, als auch, dass mehrere *koexistieren* oder *kooperieren*. In letzterem Fall ist zu konstatieren, dass sie sich in einer spezifischen Form auch gegenseitig am Leben erhalten können. Dies muss ebenfalls nicht in einer unveränderlichen Form erfolgen, denn Ordner können sich auch gegenseitig *abwechseln*. In einer in gewissem Sinne als Fluktuation zu bezeichnenden Dynamik setzt sich mal der eine, dann wieder der andere durch. Ordner sind makroskopische Konfigurationen. Dementsprechend treten sie an Instabilitätspunkten in geringer Zahl auf. Wie HAKEN und SCHIEPECK (2006, S. 82) schreiben „genügen die Ordner einer *niedrigdimensionalen Dynamik*".

Zum Zweiten realisiert der Ordner aber nicht nur sich selbst als Konfiguration, sondern bestimmt fortwährend die Dynamik der *Teile* eines Systems. Dieses grundlegende Prinzip der Synergetik wird *Versklavungsprinzip* genannt.

6.6.3.1.7 Versklavungsprinzip

Das *Versklavungsprinzip* besagt, dass die Dynamik der vielen einzelnen Teile durch die Dynamik der wenigen resultierenden Ordner festgelegt wird. HAKEN und SCHIEPECK (2006, S. 82): „Erinnern wir uns an das Laserbeispiel: Die ‚gewinnende' Lichtwelle (Welle auf einem See) bestimmt die Bewegungen der vielen Elektronen (viele Boote auf dem See)". Die Elektronen – oder in allgemeiner synergetischer Sprache formuliert: die Teile – erzeugen den Ordner (die Lichtwelle, die synergetische Konfigurationen) und werden ihrerseits durch selbige strukturiert und geformt. Dies ist das zentrale synergetische Prinzip und wird mit dem Begriff der *zirkularen Kausalität* belegt.

6.6.3.1.8 Zirkulare Kausalität

Der Begriff der *zirkularen Kausalität* ist bereits durch das Prinzip der Versklavung deutlich geworden: Ordner bestimmen das Verhalten der Teile, während umgekehrt durch das Zusammenwirken der Teile erst die Ordner entstehen. Diese Ordnerentstehung auf Basis von Teilen erfolgt nach HAKEN und SCHIEPECK (2006, S. 83) direkt über ordnungsstiftende Wechselbeziehungen der Teile (*Konsensualisierung*). Die Ordner ihrerseits wirken in „einbindender" Form auf die Teile zurück.

6.6.3.1.9 Zeitskalentrennung

Den Kontrollparameter betrachtet man für die interessierende Zeit des Prozessgeschehens als fest vorgegebene, zeitlich konstante Größe, unter diesen Bedingungen entstehen die Ordner, durch die die einzelnen Teile versklavt werden. Dabei gilt eine sogenannte *Zeitskalenhierarchie:*

„Während die *Ordner* auf eine äußere Störung langsam reagieren, tun dies die *versklavten Teile* schnell. Wir haben also das Schema: *Kontrollparameter langsamer als Ordner. Ordner langsamer als versklavte Teile.*" (HAKEN & SCHIEPECK, 2006, S. 84) Dabei ist gleichermaßen das Prinzip der Ordnerhierarchie zu integrieren, da mehrere Ebenen unterschiedlicher Ordner möglich sind: Dabei versklavt der oberste Ordner untergeordnete Ordner und schließlich die Teile. Zirkularitäten bestehen zwischen jeweils aufeinanderfolgenden Ebenen. „Man kann auch sagen, dass (...) die *Ordner* der obersten Ebene wie Kontrollparameter auf die darunter liegenden Ebenen wirken." (HAKEN & SCHIEPECK, 2006, S. 84, Abb.2.20)

6.6.3.1.10 Das Verhalten von Ordnern

Im Zusammenhang mit der Betrachtung des Verhaltens von Ordnern rückt der Begriff des *Attraktors* in den Mittelpunkt der Aufmerksamkeit. In Analogie zum Vasenbeispiel soll nun das Verhalten eines Ordners anhand der Bewegung eines

Balles in einer Gebirgslandschaft betrachtet werden. Ein Attraktor ist dementsprechend wie eine Talsohle. Das heißt letztlich nichts anderes, als dass die Talsohle (Attraktor), in die die Kugel (Ordner) rollt, durch Ausprägungen des Kontrollparameters in Form und Lokalität bestimmt wird. „Durch Änderungen des Wertes eines Kontrollparameters wird (...) die Landschaft deformiert." (HAKEN & SCHIEPECK, 2006, S. 85) Dabei resultieren nun unterschiedliche Stadien und Möglichkeiten:

Die spezifische Ausprägung des Kontrollparameters kann den Ball *stabil* in einem markant ausgeprägten Tal halten. Der Kontrollparameter hält den Ball relativ stabil auf dem Punkt. „Tragen wir auf der Abszisse den Ordner auf, so schwankt dieser um Null herum." (HAKEN & SCHIEPECK, 2006, S. 85)

Bei einer Erhöhung des Kontrollparameters jedoch würde das Tal möglicherweise flacher, das System würde damit instabil. Auch kurzfristige Stöße führen zu einer Auslenkung der Kugel bei gleichzeitig sehr geringer rücktreibender Kraft. „Der Ordner zeigt kritische Fluktuationen und kritisches Langsamerwerden." (HAKEN & SCHIEPECK, 2006, S. 85)

Wird dann der Kontrollparameter so weit erhöht, dass der Instabilitätsbereich resultiert, wird die Position der Kugel auf der „Null-Lage" (HAKEN & SCHIEPECK, 2006, S. 85) völlig instabil. Es resultieren dort – grafisch gesprochen – mittig eine Kuppe und wändigerseits zwei Täler (vgl. Abb. 25). Der Ordner befindet sich in einer „Landschaft", in der *zwei Zustände* resultieren können. Die Synergetik sieht Entwicklungen *historisch*, d. h., eine Veränderung des Kontrollparameters kann eben zu einer neuen Struktur führen, die andere Eigenschaften hat als das Ursprungssystem. Es entstehen letztlich also in diesem Fall zwei Gleichgewichtslagen, der Ball, d. h. der Ordner, kann aber nur *eine* einnehmen. „Darüber entscheidet eine kleine zufällige, meist mikroskopische Schwankung, d. h. ein kleiner Stoß auf den Ball. Da die Landschaft (...) symmetrisch ist, spricht der Physiker von einem *Symmetriebruch*." (HAKEN & SCHIEPECK, 2006, S. 86)

Bei einer weiteren Erhöhung des Kontrollparameters resultiert sozusagen eine *Explosion* des Systems, da auch die Talsohlen neben der Kuppe verschwinden würden. Zur Stabilisierung des Systems muss der Kontrollparameter wieder reduziert werden.

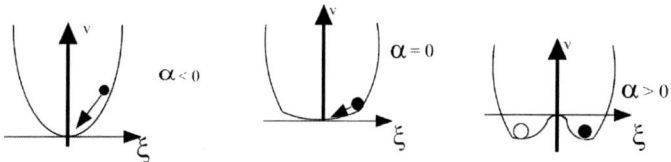

*Abb. 25: Deformationen der Potenziallandschaft eines Ordners
(vgl. HAKEN, SCHIEPECK, 2006, S. 85)*

6.6.3.1.11 Nichtgleichgewichts-Phasenübergang

Das oben in Abhängigkeit vom Kontrollparameter beschriebene Verhalten eines Ordners führt zum Phänomen der *Hysterese*. Die tatsächliche Lage des Balles ist in der Landschaft nicht nur von der Ausprägung des Kontrollparameters, sondern auch von der Vorgeschichte des Systems abhängig. Der sogenannte *Nichtgleichgewichts-Phasenübergang* beschreibt das Phänomen der Hysterese: Ein Ball kann in der gleichen Landschaft bei gleichem Kontrollparameterwert zwei verschiedene Lagen einnehmen. Welche es tatsächlich ist, ist Resultat der im vorhinein veränderten Potenziale und der damit zusammenhängenden unterschiedlichen Form der Landschaft im Verlauf der Zeit. Die Landschaft wird entsprechend als *Potenziallandschaft* bezeichnet, in deren Talsohlen sich analog dem Vasenbeispiel Attraktoren oder auch genauer formuliert sog. *Fixpunkt-Attraktoren* befinden.

„Bei mehreren Ordnern können weitere Arten von Attraktoren auftreten. Besonders bei psychologischen Anwendungen werden wir erkennen, dass ein Attraktor auch verschwinden kann." (HAKEN & SCHIEPECK, 2006, S. 86) Er wird dann als *Quasi-Attraktor* bezeichnet.

6.6.3.1.12 Zwei Ordner

Der Übergang zur Betrachtung der Dynamik von zwei Ordnern impliziert die Einführung einer zweiten Dimension in die Potenziallandschaft. Zwei Ordner stellen zwei Größen dar, die es gilt entsprechend abzubilden: „Die Koordinaten eines Punktes entsprechen den Größen der beiden Ordner (...). Ändern sich diese, ändert sich die Lage des Punktes (...). Er durchläuft dann eine *Trajektorie*." („Bahnkurve"; Anmerk d. Verf.) (HAKEN & SCHIEPECK, 2006, S. 87) Die Dynamik der beiden Ordner lässt sich auch hier wie das Verhalten eines Balles in einer Potenziallandschaft mit nun zwei Dimensionen beschreiben: Tiefster Punkt des Tales ist der Fixpunkt-Attraktor: Alle Trajektorien laufen auf ihn zu. Wichtig ist dabei das Konzept des *Gleichgewichtspunktes* oder auch *Sattelpunktes*, der sich durch die Besonderheit auszeichnet, eine stabile und eine instabile Richtung zugleich haben zu können. Die Potenziallandschaft ist so gebaut, dass beide Möglichkeiten gegeben sind. Es gibt darüber hinaus Trajektorien, deren Verlauf sich in Zyklen gestaltet und in der Diktion von HAKEN und SCHIEPECK (2006, S. 90) als *Grenzzyklen* bezeichnet werden. Grenzzyklen stellen bezogen auf das Zeitverhalten von zwei Ordnern immer – oft regelmäßige – Schwingungen dar. Wenn benachbarte Trajektorien im Laufe der Zeit in sie hineingezogen werden, bezeichnet man sie auch als stabile Grenzzyklen oder *Grenzzyklus-Attraktoren*.

6.6.3.1.13 Drei Ordner

Entsprechend der bisherigen Darstellung muss bei der Betrachtung von drei Ordnern nun von einem „dreidimensionalen Phasenraum" ausgegangen werden. Es kommen hierbei zwei Klassen von Attraktoren hinzu: sogenannte *Tori* und *chaotische (seltsame) Attraktoren*.

Insbesondere *Chaotische Attraktoren* stellen den Autoren zufolge in Psychologie und Physiologie eine wichtige Struktur dar: „Den momentanen Wert der drei Ordner stellen wir durch einen Punkt im zugehörigen dreidimensionalen Raum dar" (HAKEN & SCHIEPECK, 2006, S. 91). Wenn nun „Zeit" vergeht und dieser Punkt eine Trajektorie durchläuft, so kann man sich das als den Verlauf einer Nadel mit einem (unendlich dünnen) Faden vorstellen, die letztlich ein *Knäuel* konstituiert, das ein endliches Raumgebiet nie verlässt (vgl. HAKEN & SCHIEPECK , 2006, S. 91 f.).

Diese bereits komplexe und abstrakte Konstruktion ermöglicht in Anlehnung an HAKEN und SCHIEPECK (2006, S. 92 f.) die Klärung zweier wesentlicher im Bereich der Synergetik immer wieder auftretender Termini:

- Der erste Begriff ist die sogenannte *fraktale Dimension*: Dieser Terminus umschreibt das Phänomen, dass der Faden eine zeitlich unendliche Trajektorie durchlaufen kann und doch das Gebiet des Attraktors nie vollständig ausfüllen wird. Fraktale Dimension ist dementsprechend ein Maß für die *Raumfüllung* im vorgestellten Knäuel oder Attraktor.
- Der zweite Begriff oder besser das zweite Maß ist der sogenannte *Lyapunov-Exponent*. Er beinhaltet das Ausmaß der Geschwindigkeit der Divergenz im Verlauf zweier ursprünglich benachbarter Ausgangspunkte über die Zeit. Trajektorien sind von ihren Anfangsbedingungen abhängig: Wählt man im Knäuel zwei benachbarte Punkte als Anfangsbedingungen und verfolgt die von ihnen jeweils ausgehenden Trajektorien, so entfernen sich die im Laufe der Zeit anfänglich benachbarten Punkte rasch voneinander. Sie tun dies nach einem Exponentialgesetz: Das Maß dafür ist der *Lyapunov-Exponent*, benannt nach dem gleichnamigen russischen Mathematiker und Physiker. Für jede Dimension eines Phasenraumes gibt es einen Lyaponov-Exponenten.

Lyapunov-Exponenten stellen ein Maß für die Ausprägung der *Chaotizität* in einem System dar. Bildlich gesprochen handelt es sich um ein Maß, welches den bekannten „Schmetterlingseffekt" misst. Je stärker der Schmetterlingseffekt, desto stärker die Chaotizität des zugrunde liegenden Prozesses.

Die Divergenz benachbarter Trajektorien scheint der Alltagserfahrung zu widersprechen: Lässt man eine kleine Stahlkugel auf den Boden fallen und kurz danach die gleiche Kugel von einem leicht veränderten Anfangspunkt, so liegen die Auftreffpunkte in der Regel eng beieinander. Eine Vorstellung, die jedoch die Struktur des Auftreffpunktes als wesentlichen Kontrollparameter außer Acht lässt. Denn wenn man die Kugeln z. B. auf eine Rasierklinge fallen lässt, so haben auch nur geringfügige Variationen der Ausgangsbedingungen weitreichende Konsequenzen. Damit kann erklärt werden, dass vermeintlich stabile Strukturen und Qualitäten unter dem Einfluss spezifischer Parameter dramatische Veränderungen machen können, ja sogar unter dem Einfluss aktuell identischer Werte vor dem Hintergrund ihrer Historie nachfolgend eine andere Richtung einschlagen werden.

HAKEN und SCHIEPECK (2006) betonen, dass das menschliche Gehirn aufgrund seiner Komplexität und evolutiven Struktur im Rahmen der Ontogenese als „Prototyp eines selbstorganisierenden Systems" (HAKEN & SCHIEPECK, 2006, S. 146) zu verstehen ist. All die vorgestellten Parameter und in obigen Begrifflichkeiten verkörperten Funktionen können somit als Wirkungen in einem solchen System angenommen werden. Damit lässt sich gleichermaßen annehmen, dass die Entwicklung unseres Gehirn durch Bedingungen konstituiert ist, die der Funktionalität des sogenannten *deterministischen Chaos* entsprechen, also in ihrer oft zufällig anmutenden Komplexität letztlich einer gesetzmäßigen Kausalität genügen.

6.6.3.2 Grundschema der Synergetik

Aus der oben erfolgten Darstellung der synergetischen Begriffswelt und ihrer Zusammenhänge ergibt sich so etwas wie ein Grundschema der Synergetik, das in Abbildung 26 mit der Grafik von HAKEN und SCHIEPECK (2006, S. 134) veranschaulicht wird.

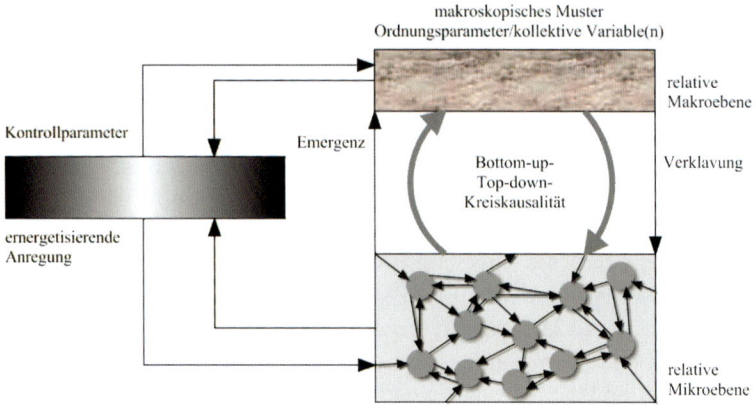

Abb. 26: Grundschema der Synergetik
(aus HAKEN & SCHIEPECK, 2006, S. 134)

Auf der *makroskopischen Ebene* ausgebildete Ordner stellen das Resultat sich selbstorganisierender Prozesse dar, die – in direkter Anlehnung an das physikalische Paradigma – durch die nichtlineare Interaktion auf Ebene der Teile (*relative Mikroebene*) zustande gekommen sind. Die Steigerung einer spezifischen Anregung durch den relevanten Kontrollparameter produziert diese nichtlineare Interaktion mit dem Resultat miteinander konkurrierender Ordner, die die entsprechenden *Ordnungsparameter* oder *kollektiven Variablen* herausbilden. Von diesen können mehrere bestehen, sie können kooperieren, konkurrieren oder koexistieren. Dieser Herausbildung gehen in aller Regel *kritische Fluktuationen* voraus, die das Resultat symmetrisch konkurrierender Ordner sind. Im Rahmen physikalischer Systeme sind diese Prozesse über entsprechende mathematische Formeln und Funktionen beschreibbar, im Rahmen der Analyse psychischer Prozesse oder von Entwicklungsprozessen ist dies in der Regel nicht der Fall. In der Rückwirkung (Selbstorganisation) bestimmt oder versklavt der Ordner die Teile in seine Struktur und reduziert damit das Ausmaß der Variation in den Teilen. Die Synergetik konstituiert sich zentral durch folgenden Zusammenhang: „Der Ordner ist eine Funktion der Teile, und die Teile werden in ihrem Verhalten eine Funktion des Ordners." (HAKEN & SCHIEPECK, 2011, S. 134)

Neben sich abwechselnden oder koexistierenden Ordnungsparametern ist ebenso die Existenz mehrerer Kontrollparameter möglich. Deren Aufeinanderfolgen kann ebenso bedingen, dass Ordner in zeitlicher Abfolge auftreten und damit die benannten Quasi-Attraktoren bilden.

290

Darunter ist letztlich auch eine Dispositionalität zu verstehen: „Jedes System verfügt also über ein Spektrum von Verhaltensmöglichkeiten, wobei eine Änderung von Bedingungen in der Regel nicht zum ‚Crash' oder zum Kollaps des Systems führt, sondern zum Übergang in einen neuen Zustand." (HAKEN & SCHIEPECK, 2006, S. 135)

Hinsichtlich einer im physikalischen oder chemischen Bereich experimentell erzeugten Veränderung bezeichnet man diesen Vorgang als *Phasenübergang*. Bezogen auf den Menschen als Objekt der Humanwissenschaft und hier z. B. der Psychologie sind die Kontrollparameter oft unbekannt oder stellen ein endogen zu verortendes Konstrukt dar (z. B. Angst). Die Übergänge zwischen den Ordnern ereignen sich dann meist ohne gezielte Manipulation der Parameter. In diesem Zusammenhang wird nach HAKEN und SCHIEPECK (2006, S. 135) dann nicht von Phasenübergängen, sondern von sogenannten *Ordnungs-Ordnungs-Übergängen* oder *Unordnungs-Ordnungs-Übergängen* gesprochen.

Besondere Erwähnung verdienen in obiger Grafik die Pfeile, die zwischen makroskopischem Muster und Kontrollparameter verlaufen. Damit ist verdeutlicht, dass zum einen der Einfluss des Kontrollparameters auf die Ordner auch ohne Integration der Mikroebene Berücksichtigung finden kann(!). Zum anderen ist grundsätzlich der Kontrollparameter *selbst* dem Einfluss der Systemdynamik ausgesetzt (vgl. HAKEN & SCHIEPECK, 2006, S. 135). Der Prozess der Selbstorganisation ist damit nicht nur einer der Rückwirkung der Struktur auf die Teile, sondern auch der Veränderung seiner eigenen kritischen Werte.

6.6.3.3 *Erweiterungen des Grundschemas*

Ähnlich wie BISCHOF (1998) so sind auch HAKEN und SCHIEPECK (2006) in ihren theoretischen Konzeptionen stark den Dimensionen *Motorik* und *Wahrnehmung* verhaftet. Es sind dies sicherlich prototypische Bereiche einer kybernetischen oder synergetischen Forschung, insbesondere deswegen, da im Vergleich zu anderen psychischen Dimensionen wie *Motivation* und *Emotion* zumindest in Teilbereichen direkt einer metrischen Skalierung zugängliche Parameter erhoben werden können.

HAKEN und SCHIEPECK sehen die Wahrnehmung als einen Prozess, der durch das in der Psychologie weithin verbreitete *Bottom-up-top-down-Modell* charakterisiert ist. Sie modellieren die Struktur des Wahrnehmungsvorgangs als ein parallel wie hierarchisch integriertes System. Auf einer spezifischen Ebene der Informationsverarbeitung arbeiten somit verschiedene Strukturen zusammen.

Die Bottom-up-top-down-Sichtweise ist sicherlich dazu geeignet, die unmittelbare Beziehung zwischen Wahrnehmung und Kognition und letztlich auch Handlung herzustellen und den Wahrnehmungsprozess als synchron rezeptiv und aktiv handelnd zu verstehen. Die Wirkung und Rückwirkung zwischen den Modalitäten *Reizaufnahme* und *Konzept* stellt damit den ersten Bogen eines synergetischen Verständnisses der Wahrnehmungsverarbeitung dar und macht deutlich, dass die Wahrnehmungsverarbeitung sich selbst beeinflusst und die Strukturen, mit denen sie einströmende Reize verarbeitet, selbst erzeugt und darüber natürlich wieder die spezifisch subjektive Qualität der Reize konfiguriert.

Analog diesem Verständnis der grundlegenden Wahrnehmungsverarbeitungseigenschaften lassen sich nach HAKEN und SCHIEPECK ebenso Gehirnmodelle auf verschiedene Weise konfigurieren und zur Forschung nutzen: Nämlich zum einen als *Bottom-up-Modelle*: Man studiert ein *Netzwerk* als modellhafte Inszenierung neuronaler Verbindungen und Verschaltungen und leitet daraus makroskopische Eigenschaften eben dieses Netzwerkes ab. Der andere Weg, der *Top-down-Weg,* wird als *phänomenologische Synergetik* bezeichnet und geht von Anforderungen an das makroskopische System aus, von denen ausgehend dann nach Verwirklichungsmöglichkeiten mit Hilfe eines Netzwerkes von Elementen gesucht wird.

Folgt man dem zweiten Ansatz, der gedanklich denselben Ausgangspunkt nimmt wie die *ultimate Heuristik* nach BISCHOF, so stellt sich als *eine* wesentliche Anforderung, die das makroskopische System Gehirn zu erfüllen hat, heraus, *Muster* erkennen zu können.

HAKEN und SCHIEPECK sehen Musterkennung vor allem als Realisation des *assoziativen Gedächtnisses*. Dessen Wirkung sei eine Vervollständigungswirkung*:* Wir sehen ein Gesicht und erinnern den Namen und vielleicht einige andere Eigenschaften der Person. Wir sehen eine besondere, möglicherweise formalisierte Kleidung und erkennen die berufliche Funktion der betreffenden Person und möglicherweise auch die Stellung in der Hierarchie dieses Berufes. Dies ist analog dem BISCHOFschen Verständnis von *Rekonstruktionsleistungen*, wobei BISCHOF diese nicht als Funktion des Gedächtnisses, sondern informationstheoretisch als Ausnutzung informationeller Transinformation beschreibt. BATESON (1981) spricht im gleichen Zusammenhang von Redundanz.

HAKEN und SCHIEPECK (2006, S. 180f) konzeptionieren den Vervollständigungsvorgang im Rahmen der Mustererkennung folgendermaßen:

> „Wie wir (...) sahen, lässt sich die Dynamik eines Systems oft mit Hilfe der Bewegung eines Balles in einer Gebirgslandschaft darstellen. In einer solchen Landschaft identifizieren wir die erkannten Muster mit Talsohlen, während ein unvollständiges Muster, wie ein noch nicht erkanntes Muster, als die Lage eines Balles auf einem Abhang dargestellt werden kann – das System sucht noch, es ist noch nicht im Attraktor angekommen. Die Täler sind dabei durch Bergrücken getrennt (...). Während des Erkennungsprozesses wird der Ball in das ihm am nächsten liegende Tal

hineinrollen, und so wird dann die Erkennungsaufgabe erfüllt." (HAKEN & SCHIEPECK, 2006, S. 180 f.)

Betrachtet man den Erkennungsprozess also als Realisation eines Ordners, so gehört zu jedem gestaltenden – also gewinnenden – Ordner gerade *eine* Talsohle. Die sich nunmehr unmittelbar zwingend ergebende Fragestellung, warum gerade *dieser* Ordner und kein anderer derjenige ist, der im Wahrnehmungsvorgang die – wie BISCHOF sagen würde – zumindest idealtypischerweise veridikale Wahrnehmung realisiert, beantworten HAKEN und SCHIEPECK mit dessen besonderer Genese:

Der gewinnende Ordner ist nach HAKEN und SCHIEPECK derjenige, den der Mensch im Rahmen seiner psychischen Entwicklung *gelernt* hat, d. h. auch, dass sich nach dieser Theorie entsprechende Verbindungsstärken interneuronal entwickeln, die zur Realisation und Durchsetzung des entsprechenden Ordners im jeweiligen Wahrnehmungsfall führen. HAKEN und SCHIEPECK gehen davon aus, dass diese *Prototypen* in einem Optimierungsvorgang herausgebildet werden müssen:

Der entscheidende Schritt in diesem Prozess ist nun der, dass die *Abbildung* eines spezifischen Umgebungsreizes auf sogenannte *Modellneuronen* stattfindet, die über ihre jeweilige interne Verknüpfung ein Netzwerkmuster konfigurieren und damit das „ursprüngliche Abbild" verändern. Um dies zu gewährleisten, sind dem Netzwerk entsprechende Muster bereits vorher *eingegeben,* die ihre neurophysiologische Widerspiegelung in der Realisation verschiedener Verbindungsstärken zwischen den Neuronen finden. Das Erlernen der Prototypen selbst ist mit der theoretisch interessanteste Punkt der Konzeption von HAKEN und SCHIEPECK: Ausgehend von einem Prinzip der Umsetzung von *Häufigkeit* in *Struktur*, sehen die Autoren sich herausbildende Verbindungen und Verbindungsstrukturen im Sinne von Prototypen als Resultat *wiederholter* Anregungsresp. Abbildungsprozesse. Entsprechend einer fortwährenden Anregung spezifischer Intensität und sich daraus ergebender Ordnerstrukturen sehen sie die Entwicklung entsprechender Netzwerkmuster als Resultat dieses Anregungsvorganges (vgl. HAKEN & SCHIEPECK, 2006, 198 ff.).

Die Autoren führen eine Untersuchung zum Spracherwerb von SAFFRAN, ASLIN und NEWPORT (1996) an, in der acht Monate alte Kinder in ununterbrochenen Ketten von akustisch dargebotenen Nonsenssilben Unterscheidungen leisten konnten zwischen in einer Einheit von drei Silben zusammengefügten und in zufälliger Reihe dargebotenen Silben. Die Autoren sehen darin den Beleg dafür, dass Kleinkinder offensichtlich eine einfache Statistik benutzen, um in zusammenhängender Rede Wortgrenzen auszumachen. Ähnliche Mechanismen könnten nach HAKEN und SCHIEPECK (2006, S. 201) bei der visuellen Wahrnehmung am Werke sein und die frühen Formen sich herausbildender Prototypen markieren.

Schlüssig ergibt sich die Annahme, dass das Prinzip der *Wiederholung* systemtheoretisch seine *Homöostase* durch *Strukturbildung* erfährt und gerade darüber Stabilität im Individuum-Umwelt-Bezug herstellt. Eine Position, die unter anderem bereits von KLIX (1976) im Rahmen der informationsverarbeitenden Prozesse bei der Orientierungsreaktion angenommen wurde. Im Verlauf eines Optimierungsvorganges verändern sich diese Prototypen bzw. Repräsentanzen nachfolgend. Die Konzepte der *Ordnungsparameter* und der *Versklavung* gestatten diesen Prozess. „Während z. B. die Ordnungsparameter (...) erhalten bleiben, kann sich nach dem Versklavungsprinzip die Zuordnung der Teile (...) zum Ordner ändern. In anderen Fällen verändern sich die Ordner selbst, etwa wenn neue Erfahrungen erinnerte Szenen ‚umschreiben‘ (...).“ (HAKEN & SCHIEPECK, 2006, S. 201 f.)

Wie ist nun in diesem Zusammenhang das Konzept der *Kontrollparameter* zu verstehen und zu integrieren? Was können Kontrollparameter im System der Wahrnehmung resp. des wahrnehmenden Menschen sein? HAKEN und SCHIEPECK (2006) führen eine Gruppe relevanter Größen an, die den Wahrnehmungsvorgang an sich (Mikroperspektive) und die Entwicklung entsprechender Prototypen (Makroperspektive) beeinflussen. Der Autoren Sammlung sei im Folgenden zusammengefasst:

• Zum einen stellen sogenannte „ko-aktivierte *Muster*“ (HAKEN und SCHIEPECK, 2006, S. 210) Kontrollparameter dar, indem sie die Aufmerksamkeit und Voreingenommenheit beeinflussen können:

Darunter ist den Autoren zufolge sowohl eine mögliche Voraktivierung auf Hinweisreize im Sinne des „*Priming*“ zu verstehen wie auch eine verbesserte Speicherung aufgenommener Information durch kontextuelle Passung des Reizmaterials oder aber Stimmungsäquivalenzen zwischen Erwerb und Abruf eines spezifischen Inhaltes.

• „In verschiedener Hinsicht wirken *Emotionen* als Kontrollparameter der Gedächtnisformung (...)“ (HAKEN & SCHIEPECK, 2006, S. 210). Sie sind nicht nur in Hinblick auf die Entstehung der Prototypen, sondern auch für den allgemeinen alltäglichen Lernprozess von Bedeutung. Verschiedene Emotionen können verschiedene Gedächtnisinhalte aktivieren. Emotionale Inhalte selbst sind in der Regel von einem höheren Erinnerungswert, sofern spezifische Extrema nicht überstiegen werden, bei denen ein schwächerer oder gar gegenteiliger Effekt angenommen werden kann.

• Nicht zuletzt ist der Lernvorgang selbst über das spezifische emotionale Konzept des *arousal* beeinflusst. Es ist bekannt, dass gerade eine mittlere

Anregung den Lernprozess positiv beeinflusst und sowohl zu niedrige als auch zu hohe Erregung (i.S. von „arousal") einen Lernvorgang negativ beeinflussen kann. In diesem Zusammenhang lässt sich auch betonen, dass lang anhaltender, dauerhafter und unkontrollierbarer Stress zu dauerhaften Gedächtnisstörungen führen kann. HAKEN und SCHIEPECK verweisen in diesem Zusammenhang auf das sogenannte „mnestische Blockadesyndrom" nach FUJIWARA und MARKOWITSCH (2003, in HAKEN & SCHIEPECK, 2006, S. 210),).

- Ebenso verändern die Notwendigkeiten einer ökonomischen Verarbeitung komplexer Eindrücke durch *Gestaltprinzipien* und *Vorerfahrungen* Charakter und Struktur im Abbildungsprozess. Das heißt nichts anderes, als dass zur Verarbeitung vielfältiger Umwelteindrücke die im Wahrnehmungssystem aktiven bestehenden Gestaltprinzipien und Komprimierungen *Konstanz* und *Stabilität* gewährleisten (vgl. HAKEN & SCHIEPECK, 2006, S. 203).

Zuvorderst lässt sich aus dieser Auflistung ableiten, „dass Kontrollparameter im *Inneren* des Organismus generiert und verändert werden" (HAKEN & SCHIEPECK, 2006, S. 244). Externe Einflüsse können natürlich direkt oder mittelbar auf diese inneren Dimensionen wirken, jedoch nicht mit deterministischer Zwangsläufigkeit.

Immer bestimmt die innere Ausprägung und Qualität der so bezeichneten Kontrollparameter als auch in vielen Fällen die allgemeine Bereitschaft des Menschen, sich überhaupt beeinflussen zu lassen, die Wirkung, die externe Faktoren haben können. Für die Entstehung oder Veränderung spezifischer Ordner und das resultierende Lern- oder Entwicklungsgeschehen ist die Ausprägung der Kontrollparameter selbst entscheidend und nicht eine wahrnehmbare äußere Kategorie.

In Übereinstimmung zwischen HAKEN und SCHIEPECK (2006) und BISCHOF (1998) entsteht *Bedeutung* erst *im* Organismus. Eine über die rein sensorische Qualität hinausgehende Wirkung bedarf dementsprechend immer der „Verarbeitung" durch den Organismus, um in ihrem Einfluss auf entsprechende Kontrollparameter wirksam werden zu können. „Vorerfahrungen, Bedürfnisse, Erwartungen und insbesondere Emotionen könnte man als Systembedingungen verstehen, die aus sensorischen Input relevante Kontrollparameter machen" (HAKEN & SCHIEPECK, 2006, S. 245) .

Kontrollparameter unterliegen also dem Einfluss der Umwelt in Form externer Faktoren als auch einer *Top-down-Wirkung* durch die Ebene „makroskopischer Muster", also der Ordner. Das heißt, wir können uns über die entstandene Systemstruktur mit ihren jeweiligen Ordnern gleichermaßen für bestimmte Reize sensibilisieren und uns gegen andere abschotten. Dementsprechend muss das bereits vorgestellte Grundschema der Synergetik anhand der bis zu diesem Punkt zusätzlich herausgearbeiteten Aspekte um einige wesentliche Faktoren und Funktionen erweitert werden, wie in Abbildung 27 dargestellt.

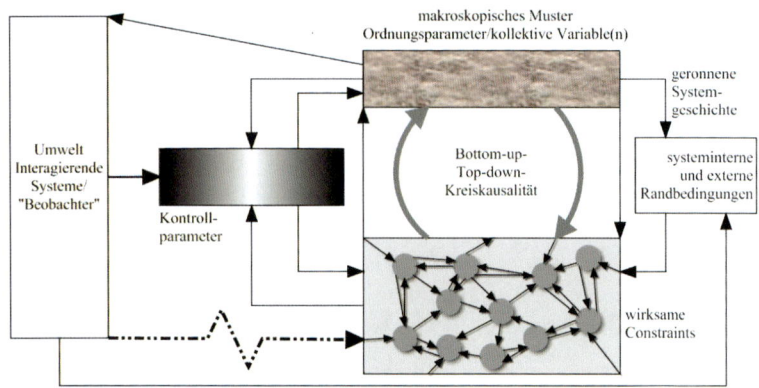

Abb. 27: Synergetisches Modell des psychischen Funktionierens
(aus HAKEN & SCHIEPECK, 2006, S. 246)

Es ist im ersten Schritt so, dass der Mensch primär auf *sensorische Stimulation* aus der physikalischen und sozialen Umwelt, aber auch aus dem Inneren des Körpers reagiert, dies jedoch vermittelt durch den Prozess der Informationsgenerierung als organismus- und damit systeminternem Vorgang.

Das System generiert damit im Verlauf der Zeit seine *eigene Geschichte*, die HAKEN und SCHIEPECK (2006, S. 245) als „geronnene Systemgeschichte" bezeichnen (vgl. auch YEUNG-COURCHESNE & COURCHESNE, 1997). Ordner entstehen, Ordner können sich verändern oder auflösen. Sie lassen jedoch – einmal entstanden – das System nicht mehr im gleichen Zustand zurück. „Die Lerngeschichte beeinflusst die Entstehung weiterer Kognitions-Emotions-Verhaltensmuster und schafft Kontexte für die Bildung neuer Muster und Attraktoren." (HAKEN & SCHIEPECK, 2006, S. 245) Sind Ordner einmal entstanden und wieder weggegangen, so ist die Wahrscheinlichkeit, dass sie wieder auftreten, erhöht, obwohl nicht in exakt derselben Ausprägung.

Die Entwicklung des Systems wird durch diese Geschichte also mitgestaltet und ist dementsprechend nicht zufällig. HAKEN und SCHIEPECK betonen die Wirkung von entwickelten Ordnern und Strukturen, die in „prägenden, (meist frühen) Lebensphasen" (HAKEN & SCHIEPECK, 2006, S. 245) auftreten und als *interne Randbedingungen* aufzufassen sind. Sie begrenzen als *Constraints* (Schranken) die aktuelle Systemdynamik. Dem sind sogenannte *externe Randbedingungen* hinzuzufügen, die „in der Wirkung anderer Systeme und deren

Ordnern und in (...) physikalisch-materiellen Umgebungsbedingungen" liegen können (HAKEN und SCHIEPECK, 2006, S. 245).

Systeme sind nicht unabhängig voneinander. Die Beziehungen sind vielfältig, was auch beinhaltet, dass ein ganzes System seinerseits zum Kontrollparameter anderer Systeme werden kann und dadurch in seiner Entwicklung und Struktur selbst wiederum beeinflusst wird. Synchronisation, Verkoppelung und Hierarchienbildung sind weitere Phänomene der Assoziation von Systemen untereinander (vgl. HAKEN & SCHIEPECK, 2006, S. 246).

Das erweiterte Schema der obigen Abbildung stellt insofern auch eine vereinfachende Reduktion dar. Tatsächlich sind Systeme vielfach parallel geschaltet und beeinflussen sich gegenseitig in Ringen (Hyperzyklen) oder Netzwerken sich selbstorganisierender Systeme.

Neben der sensorischen Stimulation, die Menschen empfangen, reagieren sie gleichermaßen mit Handlungen auf die belebte und unbelebte Umwelt. Diese Handlungen kann man sich makrodynamisch ebenfalls als Ordner vorstellen. Sie wirken auf die Umwelt, die ihrerseits aus sich selbstorganisierenden Systemen besteht. Es ist damit ein synergetisches Modell gegeben, welches erklären kann, wie sich psychische Strukturen zwischen Selbst und Umwelt stabilisieren:

> „In der Metapher der Potentiallandschaften handelt es sich um Täler einer Landschaft, die unsere *Persönlichkeit* repräsentiert (...). Sind diese Täler nicht allzu tief und die Gebirgsrücken dazwischen nicht allzu hoch, so können wir situationsangemessen zwischen den KEV-Mustern (Kognitions-Emotions-Verhaltens-Mustern; Anmerk. d. Verf.) switchen. In Abhängigkeit von der Nutzung (Erfahrung) verändert sich die Landschaft, d. h. wir können unsere Persönlichkeit verändern. Damit wird der Doppelaspekt von Stabilität und Flexibilität nachvollziehbar, der gesunde Persönlichkeiten ausmacht. Die Kugel (aktuelles Systemverhalten) springt zwischen den Tälern, was die Täler deformiert. Dieser (De-)Formationsprozess allerdings vollzieht sich langsam im Vergleich zur Bewegungsgeschwindigkeit der Kugel."
> (HAKEN & SCHIEPECK, 2006, S. 247)

6.6.3.4 Dimensionen einer Entwicklungstheorie nach HAKEN und SCHIEPECK

Betrachtet man die im letzten Kapitel veranschaulichte Dynamik synergetischer Prozesse anhand des Wahrnehmungsvorgangs, so wird offensichtlich, dass die bildlich veranschaulichte Systematik immer *zwei Aspekte* verdeutlicht: Zum einen die Dynamik eines spezifischen Wahrnehmungsvorgangs zu einem spezifischen Zeitpunkt x_i und zum anderen das Funktionieren dieses Vorgangs vor dem Hintergrund entwickelter *Ordnungsparameter*, ausgewählter *Kontrollparameter*, hergestellter *interner* und *externer Randbedingungen* – kurz und gut dem, was aufgrund der aktuellen Anforderung *und* den Resultaten der *geronne-*

nen Systemgeschichte möglich ist. Damit ist nicht nur der Gesichtspunkt der persönlichen Entwicklung im Rahmen einer begrenzten Lebensphase vor dem Hintergrund spezifischer Erfahrungen zu verstehen, sondern gerade auch die Entwicklung psychischer, sozialer und emotionaler Funktionen z. B. im Rahmen der menschlichen Entwicklung der ersten vier bis fünf Lebensjahre.

Es wurde bereits betont, dass das erweiterte Grundschema der Synergetik nicht eine einfache Ringstruktur *eines* singulären Prozesses darstellt, sondern als ein in *Hyperzyklen* vielfach parallel geschaltetes Netzwerk sich selbst organisierender Systeme zu verstehen ist. Damit ist nun nicht nur eine *räumliche*, sondern gleichermaßen auch eine *zeitliche* Perspektive gemeint, die beinhaltet, dass eine spezifische Abfolge dieser vielfachen Ringstrukturen gerade auch die besonderen Ordnungsparameter der psychischen Entwicklung der ersten vier bis fünf Lebensjahre konstituiert.

Eine solche Ordnungsparameter-Abfolge stellt die Entwicklung psychischer Funktionen in der in Kapitel 3 hergeleiteten Form von DORIS BISCHOF-KÖHLER (1998 und 2000) dar. Es ist dies der Weg vom *Angetroffenen* zum *Vergegenwärtigten*, vom *Kernselbst* zum *reflexionsfähigen Selbst* im Sinne der Fähigkeit zur *Selbstobjektivierung* wie auch von der einfachen *Repräsentationsfähigkeit* im Sinne der *Perspektivenübernahme* nach FLAVELL (1981) zur flexiblen Reflexion eigener und fremder Erwartungen als Voraussetzung der zentralen Funktionen von *Zeitvergegenwärtigung* und *-management* sowie *Bedürfnisregulation* und *-aufschub*. Dieser Weg findet seine Entsprechung im von HAKEN und SCHIEPECK entwickelten Konzept sich ausbildender *Emergenzen*.

HAKEN und SCHIEPECK sehen selbst die Ausbildung komplexer und abstrakter werdender psychischer Fähigkeiten als spezifisch synergetisches Charakteristikum der Entwicklung des Gehirns und wählen zum Ausgangspunkt ihrer Überlegungen die Frage nach der Entstehung der Fähigkeit zum Erleben des eigenen Selbst, also einer tatsächlich metarepräsentationalen Fähigkeit. Hier spielt insbesondere der Begriff des *Bewusstseins* für die Autoren eine besondere Rolle. Im Rahmen einer *modularen* und *immanenten* Definition von Bewusstsein in Anlehnung an ROTH (1999, S. 192 f.) sehen die Autoren ein entwickeltes und erweitertes Bewusstsein als Voraussetzung des individuellen Erlebens vom eigenen Selbst. Mit DAMASIO differenzieren sie ein noch unbewusstes *Proto-Selbst* (DAMASIO 2001) vom (ebenso bei BISCHOF-KÖHLER, 1998, zu findenden) bewusstseinsfähigen, aber vorsprachlichen *Kern-Selbst* und beide wiederum vom sogenannten *autobiografischen Selbst*. HAKEN und SCHIEPECK (2006, S. 258) markieren in Anlehnung an dieses Stufenmodell eine Linie zunehmender Abstraktion, wobei nur das humanspezifische autobiografische Selbst in der Lage sei, sowohl zeitliche Kontinuität im Vollzug des eigenen Daseins als auch Reflexion des eigenen Erleben und Handelns zu entwickeln (vgl. auch BISCHOF-KÖHLER). Das individuelle Erleben der *Meinigkeit* schreiben die Autoren allerdings bereits dem Kernselbst zu.

Das, was hiermit in enger Anlehnung an DAMASIOs Theorie als Stufenkonzept des entwickelten Bewusstseins gesehen wird, formuliert BISCHOF-KÖHLER (2000) in weitestgehender Übereinstimmung als die Entwicklung vom *Angetroffenen* zum *Vergegenwärtigten* im Rahmen der kindlichen Entwicklung. Auch bei ihr liegt in der Fähigkeit zur Vergegenwärtigung von Zeit und eigenen Selbst der eigentliche Unterschied zum Tier oder Primaten.

Dementsprechend lässt sich die synergetische Erklärung von HAKEN und SCHIEPECK folgendermaßen auf die Entwicklung komplex-abstrakter psychischer Funktionen übertragen:

Die Entwicklung erster unbewusster, durch das Prinzip des Angetroffenen gekennzeichneter Strukturen hin zu ersten bewusstseinsfähigen Prozessen, des Erlebens der *Meinigkeit* und *zentrifugalen Repräsentation* erlebter Objekte ist als ein Vorgang sich fortsetzender und wiederholender *Abbildung* zu verstehen, über den die Strukturen des *Kernselbst* im Sinne von BISCHOF-KÖHLER entstehen. Das heißt, dass im Zuge sich wiederholender Schleifen der „Top-down-bottom-up-Kreiskausalität" die auf der Mikroebene aktuellen Reize (Teile), angeregt durch spezifische Kontrollparameterwerte, in einen Prozess der Komprimierung, Kanalisierung und Bündelung gelangen. Es resultieren ordnungsstiftende Wechselbeziehungen der Teile, die in eine Konsensualisierung münden.

Als zentral ist dabei die Funktion des Gedächtnisses anzunehmen, das die *Erhaltung* des Erlebten beginnt zu gewährleisten. Es konkurrieren verschiedene Ordner in einem Prozess der Herausbildung größtmöglicher *Passung* und *Eignung* (vgl. BISCHOF, 1998). Die sich in diesem kreiskausalen Prinzip herausbildenden Ordner formen ihrerseits rückwirkend die Wahrnehmung und Aufnahme im Sinne einer nunmehr *neuen* und *veränderten* Struktur der relativen Makroebene und geben dem Erfahrenen zusätzliche Aspekte der *Perspektive*, *Bedeutung* und *Identität*. Dieser Prozess der Entstehung von Ordnern als Resultat der Abbildung des äußeren und inneren Erlebens erhält gerade durch die basale Fähigkeit des Organismus zur Rezeption von Kontrast, Identität und Konstanz als wesentlicher Eigenschaften des Wahrnehmungsvorganges die Möglichkeit zu einer neuen – emergenten – Verbildlichung. Der Prozess erster Vergegenwärtigung ist ein Resultat der Abbildung des Wahrgenommenen in den durch ihn selbst erzeugten Rahmen. „Das Gehirn kommt in die Lage Überfluss zu verwalten und herzustellen, ohne seine eigene Kohärenz zu verlieren." (HAKEN & SCHIEPECK, 2006, S. 259, in Anlehnung an EDELMAN & TONONI, 2002, S. 35)

Die in dieser Art erzeugte Vergegenwärtigung erzeugt als Struktur die Stabilität der Wahrnehmung und des Daseins, da es sich um zunehmend vom Reizeinfluss *unabhängiger* werdende Größen handelt: Erleben und Empfinden als in unterschiedlichem Ausmaß immer auch umgebungsbedingte Dimensionen werden immer stärker zu personalen und individuellen Größen, die den jeweiligen Menschen charakterisieren und ihm erlauben, zunehmend Erlebnisse, Beobachtungen, Gegenstände und ihre Eigenarten lernend, das heißt *erhaltend*, aufzunehmen. Der Mensch generiert in lernender Entwicklung seine eigenen *Einschränkungen* (vgl. BATESON, 1981).

Diese fortwährend sich im „Top-down-bottom-up-Kreisprozess" aufbauenden Schleifen werden nach einer im Rahmen spezifischer Grenzen individuellen Zeit im Entwicklungsgeschehen durch das beeinflusst, was in obiger Grafik mit dem Begriff der *geronnenen Systemgeschichte* benannt ist und entsprechende Randbedingungen und resultierende *constraints* entwickelt hat. In dieser Phase haben die Ordner nicht nur in ihrer Wirkung auf die Mikroebene Bedeutung erlangt, sondern ebenso den Einfluss entsprechender Kontrollparameter beeinflusst. Damit hat das System eine Funktionalität erreicht, die nicht nur über die Muster der Reizwelt zu Strukturen kommt und diese zurückwirken lässt, sondern gleichermaßen seine Umwelt und die besonderen (Rand-) Bedingungen seiner Entwicklung gestaltet. Dabei sind die Interaktionen mit der sozialen Umwelt von besonderer Bedeutung, resultieren doch in Folge der ausgebildeten Emergenzen Prozesse der wechselseitigen Einflussnahme über Handlungen und Wahrnehmungen. Sofern sich Menschen in sozialen Prozessen gegenseitig wahrnehmen („beobachten") und beurteilen, handelt es sich um sogenannte *Endosysteme* (HAKEN & SCHIEPECK, 2006, S. 246, nach ATMANNSPACHER und DALENOORT,1994): „Sie kommen dann ins Spiel, wenn Phänomene nicht nur registriert werden, sondern deren Erzeugung von Beobachtern abhängt, von diesen also mitkreiert werden (...)." (HAKEN und SCHIEPECK, 2006, S. 246) Die Selbstorganisation des Individuums ist Bestandteil einer Fülle von Systemen, Hierarchien von Systemen und Konstruktionen sozialer Wirklichkeit.

Die Entwicklung der Identität und die Entwicklung des Selbst ist dabei ein Prozess, der neben der erlebten Kohärenz der eigenen Person immer auch Resultat der erlebten Differenz zu anderen Personen ist. Erst die Entwicklung der Emergenz der *Vergegenwärtigung* macht die Bewusstheit von der eigenen Kohärenz wie auch der Unterschiedlichkeit zur anderen Person, zum anderen System erfahrbar. Diese Unterschiedlichkeiten, Abgrenzungen, aber auch Widersprüchlichkeiten stellen damit erste Relativierungen und Verunsicherungen der eigenen Sicht von Welt dar. Sehe ich die Welt so, wie ich sie sehen kann, resultieren im Laufe der Entwicklung gerade auch nach Einsetzen der Sprachentwicklung und einer fortschreitenden Begriffs- und Bedeutungsentwicklung erste Verwerfungen im sozialen Miteinander. Die eigene Sichtweise bricht sich an der damit verbundenen Begrenztheit von Handlung und Interaktion. So wie die rezipierbaren Muster der Reize als Bestandteile der relativen Mirkoebene über die „Top-down-bottom-up-Kreiskausalität" die Ausbildung der Emergenz Vergegenwärtigung und damit ihre eigene Verarbeitung sicherstellen, so erzeugen die Spezifika einer jeweiligen Perspektive und Überzeugung die Möglichkeit zur Erkenntnis der *Relativität* der eigenen Überzeugung. Das in komplexen Schleifen sich fortsetzende Kreisgeschehen erzeugt mit der Ebene der Metarepräsentation eine *Abbildung der eigenen Identität*, des eigenen Selbst, und erlaubt damit die Entwicklung einer konsistenten und kohärenten Persönlichkeit, welche im sozialen Gefüge sowohl stabil als auch adaptiv sein kann. HAKEN und SCHIEPECK (2006) nennen das in Anlehnung an den Begriff der Homöostase *Homöodynamik*.

Beides, die Emergenz der Vergegenwärtigung und die Emergenz der Metarepräsentation, sind strukturell sich herausbildende Ordner resp. Ordnerkollektive, die die Lebensfähigkeit und Stabilität des Menschen gewährleisten und als Vorgänge der Abbildung und „informationellen Komprimierung" die Interaktion mit der belebten und unbelebten Umwelt zu bewältigen ermöglichen.

Die Ordner der Metarepräsentation haben Wirkung auf die Ordner der Repräsentation und auf die relative Mikroebene, auf die Kontrollparameter sowie die internen und externen Randbedingungen, die ihrerseits auch über die spezifische Systemgeschichte beeinflusst sind und natürlich auf die aktuelle Ordnerstruktur zurückwirken. Nur so wird es dem sich entwickelnden Menschen möglich, gleichermaßen die komplexen, abstrakter werdenden Anforderungen der sozialen Welt erfüllen zu können, Bedürfnisse verschieben und relativieren zu können, Erwartungen in die Zukunft zu extrapolieren und Erfahrungen der Vergangenheit interpretierend in der Gegenwart zu nutzen. Entsteht zuerst das *„Bild von der Welt"*, so entsteht nachfolgend das *„Bild von diesem Bild"*, womit der soziale Austausch als Prozess wechselseitiger Beeinflussung im Sinne von Erwartungen, Befürchtungen und Anforderungen möglich wird.

Nur dadurch, dass das System des Gehirns in der Lage ist, Abbildungen zu erzeugen und diesen einzelnen Abbildungen bündelnd und trennend den Charakter der spezifischen Realisation *allgemeinerer Bildkonzepte* zu geben, ist dieser Prozess möglich. Die Abbildprozesse sind dabei Resultate einer konkurrierenden Ordnerdynamik und ebenso Konsequenz einer eignungsorientierten veridikalen Wahrnehmung. Dazu HAKEN und SCHIEPECK (2006, S. 260 f.):

> „Das Entstehen eines Bewusstseins des Selbst setzt voraus, dass im Gehirn kohärente und konvergente Strukturen arbeiten, innerhalb derer neuronale Aktivierungsmuster aufeinander ,abgebildet' werden. Funktionieren die daran beteiligten Schaltkreise

nicht, etwa aufgrund von Gehirnläsionen, so kommt es nicht nur zu spezifischen Ausfällen, sondern auch zu Entkopplungen, die sowohl einzelne Funktionen wie auch das Bewusstsein und das Bewusstsein unserer Identität betreffen. Das Selbst ist ein Produkt der Selbstorganisation unseres gesamten Gehirns (...).“ (HAKEN & SCHIEPECK, 2006, S. 260 f.)

Der Prozess der psychischen Selbstorganisation im Rahmen der kindlichen Entwicklung kann also fundamental beeinträchtigt sein. So wie es bereits durch die Nutzung der Ansätze von BISCHOF (1998) und BATESON (1981) deutlich gemacht worden ist, gibt es eine Reihe systematischer Faktoren, die den Prozess einer homöostatisch ausgewogenen Entwicklung entgleiten lassen können und Verläufe initiieren, die zu Desintegration und mangelnder Ausbildung beschriebener Emergenzen führen. Die dabei entstehende Systemhistorie greift als entscheidender systemgestaltender Faktor mit zunehmendem Alter mit in den Prozess ein und bedingt ihrerseits sowohl desintegrierte, oszillative und exponentielle Verläufe als auch durch sie selbst verursachte Systemveränderungen im Sinne der *Hysterese*.

6.7 Synopse der Ansätze von BISCHOF, BATESON und HAKEN und SCHIEPECK

6.7.1 Basis

Von zentraler Bedeutung war im vorangegangenen Kapitel der Sachverhalt der *Abbildung*. Ebenso zentral war der Begriff der Abbildung im Kontext der BISCHOFschen Theorie und zwar hinsichtlich des Vergleiches spezifischer Mengen, deren Elemente eine Abbildung jeweils aufeinander darstellen. Hier waren sowohl *eindeutige* als auch *eineindeutige* und in unterschiedlichem Ausmaß *uneindeutige* Abbildungsverhältnisse möglich. Dabei war u. a. zu erfahren, dass der Prozess der Abbildung im Bereich der menschlichen Wahrnehmung ein Vorgang ist, der durch weitreichende systematische Besonderheiten und Störungen beeinträchtigt ist, die im Rahmen besonderer *Ausgleichsleistungen* behoben werden müssen, um eine *veridikale*, „eignungsgeeignete“ Wahrnehmung zu erlangen. Rekonstruktions-, Kompensations- und Korrekturleistungen stellen die wesentlichen, für die Homöostase notwendigen Prinzipien dar, die es erlauben, eine stabile Wahrnehmung zu erlangen und damit den Weg in eine konstante Entwicklung im Person-Umweltbezug zu gewährleisten. Noch einmal sei in Anlehnung an BISCHOF (1998) gesagt: Zentral ist dabei nicht die Unveränderlichkeit des Wahrnehmungsgegenstandes an sich, sondern seine Homöostase in Bezug auf die Störung. Das heißt nichts anderes, als dass im Aufmerksamkeitsprozess selbst die Strukturen der veridikalen Wahrnehmung liegen und als hierarchisch gestaffelte homöostatische Dyaden der Entropievernichtung diesen Prozess sicherstellen. Das Entscheidende ist, dass im Aufmerksamkeitsmoment und resultierenden Wahrnehmungsvorgang die homöostatischen Leistungen – sprich Ausgleichsleistungen – sicher gegeben sein müssen, um die Information in ihrer umgebungsbedingten als auch organismusbedingten „Veränderlichkeit" identifizieren und damit in ihrer *Bedeutung* verarbeiten zu können. Die Ausgleichsleistungen gewährleisten die Verarbeitung der Information über sich selbst, berücksichtigen das Gewicht einer Nachricht oder Information, integrieren die Transinformation eines distalen Objektes, die dieses mit anderen Objekten einschließt, ermöglichen die Schlussfolgerung aus bestehender Redundanz und den Vergleich der „Ergebnisse" unterschiedlicher Kanäle.

Funktionieren diese Ausgleichsleistungen nicht, können die für die Stabilität der Wahrnehmung und die Generierung von Bedeutung wesentlichen Aspekte nicht nur nicht verarbeitet werden, sie können nicht einmal erkannt werden. Sie stehen nicht zur Ausbildung repräsentationaler Kompetenzen zur Verfügung. Es resultiert damit ein Prozess der sukzessiven „Entropisierung" – bildlich gesprochen der *Zerfaserung* und *Zersplitterung* – wahrgenommener Umwelt, in dem keine stabilen Konzepte unterschiedlicher Cluster von Elementen gebildet werden können. Es wiederholt sich in einer Endlosschleife gleichermaßen der Prozess der nicht-veridikalen Wahrnehmung mit fundamentalen und drastischen Auswirkungen auf Erregung, Emotionalität, soziale Interaktion und Persönlichkeit sowie in einem sich selbst fortsetzenden Vorgang der zunehmenden Eskalation dysfunktionaler Wahrnehmungs-Handlungs-Verbindungen.

Unter einer dynamischen Perspektive lassen sich im Rahmen der BISCHOF-schen Diktion Prozesse oszillativer und exponentiell veränderter Verlaufsparameter prognostizieren, die insbesondere durch vielfältig sich durchsetzende positive Rückkopplungen gekennzeichnet sind. Können diese auch – wie vorgestellt – stabile Aspekte umfassen, d. h. müssen *nicht unbedingt* dysfunktionaler Natur sein, so ist doch gleichermaßen im Kern ein Prozess zu konstatieren, der durch die Kumulation nicht-konsensualer „Teile" sowohl die Verarbeitungsfähigkeit des Gehirns durch Überfluss beeinträchtigt als auch die kognitive und emotionale Entwicklung drastisch verändert und der ihr eigentlich inhärenten homöostatischen Funktion zunehmend beraubt. Der betroffene Mensch ist nicht mehr in der Lage, die Erregung des *Neuen* im Vollzug der direkten Verarbeitung zu minimieren. Motorisch-efferente, sozial-isolative und afferent-ritualisierende Kompensationen werden notwendig, die durch die zunehmend repetitiven und idiosynkratischen Verhaltens- und Erlebensweisen repräsentiert werden.

Die ausbleibende Entwicklung dessen, was BISCHOF in strikt regelungstheoretischer Diktion als Differenzialregelung bezeichnet, ist dabei zu beobachten und führt zur vierten zentralen These der vorliegenden Arbeit:

These 4: Der autistische Mensch ist selbst nicht in der Lage, sich „differential regelnd", was auch heißt antizipierend, zu verhalten, sondern ist vor dem Hintergrund des zunehmenden Verlustes notwendiger homöostatischer Funktionen seinerseits einer durch permanente Veränderung unvorhersehbaren und jeweils unerwarteten kontinuierlichen Wandlung des Erlebten ausgeliefert.

Da, wo also der einzelne Aspekt keinen Hinweis auf das Ganze geben kann, bleibt eine Unterschiedlichkeit, die jeweils für sich einer Habituation entgegensteht.

An dieser Stelle konnte bereits unter Hinzufügung der systemtheoretischen Sichtweise von BATESON (1981) herausgestellt werden, dass eben nicht sich stabilisierende Strukturen im Sinne der Homöostase zweiter Ordnung Resultat werden können, sondern unter einer solchen Dysfunktionalität und darauffolgenden positiven Rückkopplung ein Prozess der *Schismogenese* die Verlaufsstrukturen trefflich beschreibt. Dieser schismogene Prozess ist nach BATESON nicht per se unbegrenzt, sondern durch stabilisierende Faktoren und Prozesse zu begrenzen, die analog den Prinzipien der funktionalen positiven Rückkopplung, oszillativen negativen Rückkopplung und den Wirkungen der dynamischen Grundkategorien nach BISCHOF (1998) zu verstehen sind. Das heißt, im Bereich der hier betrachteten Tiefgreifenden Entwicklungsstörungen erhellt die systemtheoretische Perspektive eine oft übersehene Dualität: Zum einen stellt die Störung eine schwerwiegende Beeinträchtigung homöostatischer Prozesse dar, zum anderen die fundamentale Fähigkeit des Organismus Stabilität immer wieder durch Prozesse, die auch Resultat der Störung sind, erneut herzustellen und damit die grundsätzliche Lebensfähigkeit zu sichern. Bei einer Störung der homöostatischen Fähigkeiten der Informationsverarbeitung sind mangelnde *Eignung* und dennoch in unterschiedlichem Ausmaß bestehende *Stabilität* zwei Seiten derselben Medaille. Stabilität ist dabei umso mehr gegeben, je mehr die Umwelt über ein *Verstehen* der dysfunktionalen Homöostase des Betroffenen Bedingungen realisieren kann, die die Symptome autistischer Menschen als Ausdruck gestörter Regulation berücksichtigen und darüber eine Konsolidierung ermöglichen. Dieses Verstehen ist jedoch eng an das jeweilige homöostatische Geschehen zu koppeln: Das, was zu einem bestimmten Zeitpunkt *hilfreich* und *stabilisierend* sein kann, kann nach einer Phase weiterer dysfunktionaler Dynamik und prosperierender Schismogenese *schädlich* und *dysfunktional* werden.

Die Veränderung hilfreicher Faktoren zu schädlichen ist ein Resultat der Dynamik des Prozesses und der Qualitäten, die er generiert. Auf unterschiedlichen Entwicklungsstufen können unterschiedliche Faktoren hilfreich sein, wie gleichermaßen eine unterschiedliche Dynamik des pathologischen Geschehens die Qualität der Faktoren bestimmen kann, deren Charakter sich dann vom Positiven zum Negativen wenden kann.

Das System generiert im Sinne BATESONs durch seine Beeinträchtigung neue Einschränkungen, die den Verlauf der Entwicklung sekundär, tertiär usw. verändern. Die Schismogenese kann dementsprechend Stufen erreichen, auf denen eine Begrenzung des exponentiellen Prozesses nicht mehr möglich ist und ein Zusammenbruch des Systems droht. Darunter ist tatsächlich die totale informationelle Abkopplung, ein automatisiertes Ablaufen gegenregulativer, stereotyper und selbstverletzender Verhaltensweisen, aber auch der Kollaps der Organismusfunktionen mit anschließendem Tod zu verstehen.

Der Prozess ist aus sich heraus in der Lage, spezifische Zustände der Stabilität oder Instabilität zu generieren und unterschiedliche Verläufe zu nehmen. Anders formuliert: Der Prozess generiert eine jeweils unterschiedliche Sensibilität und Vulnerabilität gegenüber einwirkenden Faktoren und beteiligten weiteren Systemen und Subsystemen, in die er eingebunden ist. Ein invasiv begrenzendes Vorgehen einer überforderten Umwelt ist dabei natürlich immer wieder Realität und in der Geschichte der therapeutischen Begleitung autistischer Menschen auch methodisch praktiziert worden: Zu nennen sind hier die Anwendungen der sog. „Festhaltetherapie" (für einen Überblick und zur Kritik vgl. WEIß, 2002; FEUSER, 1989) und der „Elektroschocktherapie", was letztlich immer geeignet war, den schismogenen Prozess drastisch zu dynamisieren.

Diese Stelle ist nun tatsächlich der Einsprungspunkt synergetischer Überlegungen. Mehr als die beiden anderen systemtheoretischen Modelle gemeinsam thematisiert die synergetische Perspektive die *strukturelle* Wirksamkeit entstehender Prozesse in ihrer Kreiskausalität auf sich selbst.

Kommt es in der oben beschriebenen Weise zu einem gelingenden Abbildungsprozess vor dem Hintergrund sicher funktionierender Ausgleichsleistungen, so kann der bei HAKEN und SCHIEPECK (2006) hergeleitete Prozess der Ordnerentwicklung im laufenden Informationsaufnahme- und Entwicklungsprozess angenommen werden und sowohl im Rahmen der „Top-down-bottom-up-Kreiskausalität" als auch in der Interaktion mit der Umwelt die Entwicklung vom Angetroffenen zum Vergegenwärtigten als Abfolge „spezifischer Stufen" ermöglichen.

Gelingt dieser Abbildungsprozess jedoch nicht und ist er in der oben beschriebenen Weise dysfunktional vor dem Hintergrund beeinträchtigter homöostatischer Funktionen, so resultieren Prozesse lediglich marginaler oder gar fehlender Ordnerausprägung, die eine Landschaft konfigurieren, in der tatsächlich die Prägnanz stabiler Attraktoren eine Seltenheit darstellt. Wenige in ihrer Form tiefe, enge Täler in einer insgesamt weit und hügelig-flach strukturierten Potenziallandschaft bedingen die Entwicklung einer statisch-rigiden Wahrnehmungsverarbeitung und Persönlichkeitsentwicklung. Entsprechend erzeugen einige Situationen stark vorhersehbar redundantes Verhalten. Viele andere scheinen im Person-Umwelt-Bezug zu keiner erkennbaren Resonanz zu führen.

Beides hat unter der Perspektive der Kreiskausalität eine fatale Rückwirkung nicht nur auf die Ebene der Teile, sondern ebenso auf die Ebene der Kontrollparameter sowie interner und externer Randbedingungen. Es sind gleichzeitig Übersensibilisierungen wie extreme Abschottungen, aber auch völlige Abkoppelung und drastische Selbststimulation möglich. In sehr heterogener Weise produzieren die in dieser Art fortwährend betroffenen Kontrollparameter sowohl stark inkonsistente Reaktionen auf Neuheit und Veränderungen als auch rigide statische Muster auf bekannte Situationen.

Das System unterliegt dabei als ein prozessuales dem Lauf der Zeit und generiert – wie bereits betont – seine eigene Geschichte, die ihrerseits als Lerngeschichte die Entstehung weiterer Muster und Attraktoren bedingt. Ist dies im Falle genuin nicht beeinträchtigter Homöostase ein Prozess sich parallel aufbauender Stabilität und Flexibilität, so muss im Falle homöostatischer Dysfunktion und einer quasi nicht existierenden Ordnerhierarchie von einer Lerngeschichte ausgegangen werden, die die Entstehung weiterer Attraktoren verunmöglicht, da es nicht zur Ausbildung neuer in Konkurrenz stehender Ordner kommen kann.

HAKEN und SCHIEPECK betonen die Grenzen des Systems vor dem Hintergrund bisheriger Erfahrungen, gerade der Erfahrungen in frühen Lebensphasen. Diese konfigurieren unter anderem als *interne Randbedingungen* (constraints) die aktuelle Systemdynamik. Bezogen auf die dargestellte Systemdynamik einer früh einsetzenden Störung können massive Entwicklungsbeeinträchtigungen hinsichtlich der Ausbildung zukünftiger Attraktoren angenommen werden. Die einzigen und gleichzeitig lebensnotwendigen Prototypen, auf die das Kind rekurrieren kann, sind die prosodisch rhythmischen Muster einer einfachen, teilweise vegetativ-physiologisch bedingten Taktung.

Ein Optimierungsvorgang dieser bestehenden Prototypen kann nicht oder nur marginal in Form einzelner funktionaler Prozesse positiver Rückkopplung erfolgen. Das Prinzip der Wiederholung kann letztlich keine Homöostase durch Strukturbildung erfahren, sondern lediglich oszillative und exponentiell anwachsende Prozesse unterschiedlicher Stabilität generieren.

Entscheidende Kontrollparameter haben angesichts dieser Dysfunktion früh im Laufe der Systemgeschichte und damit bereits durchaus im Rahmen der frühkindlichen Entwicklung kritische Ausprägungen erhalten. Das System ist darüber bereits in den Anfängen destabilisiert. Die von dieser Änderung der Kontrollparameter betroffenen Ordner zeigen kritische Fluktuationen. Verändern sich die Kontrollparameter weiter, so dass der Instabilitätsbereich resultiert, kommt es im Bild der Potenziallandschaft zur Ausbildung flacher Täler mit breit auslaufenden „Wänden" sowie lang gezogener Kuppeln, die kaum in der Lage sind, eine fixe Begrenzung zu entwickeln.

Wird der Kontrollparameter beliebig weit verändert – über einen spezifischen Punkt hinaus –, „explodiert" das System gewissermaßen. Bildlich gesprochen müssen zum Schutze des Systems die „Wände wieder hochsteigen", womit der Kontrollparameter rückwirkend seine Extrema verlassen kann. Dies kann nur über die Ausbildung anderer niedrigdimensionaler Ordner geschehen, die unter der spezifischen Ausprägung der Kontrollparameter dann wieder eine Struktur der Landschaft realisieren, in der bei einer allgemein weitläufigen Struktur einige sehr fixe, z. T. neue Täler entstehen. Hier können bezogen auf die Entwicklung des Menschen mehrere mögliche Gleichgewichtslagen entstehen, von denen nur *eine* eingenommen wird. Es entstehen nach dem Konzept der Hysterese *Symmetriebrüche* oder *Bifurkationen,* die den Beginn unterschiedlicher, teilweise stark auseinanderdriftender Verläufe markieren. Durchaus kleine Schwankungen, Nuancen in der Ausprägung der Kontrollparameterwerte können darüber entscheiden, welchen Weg das System nimmt.

Begreift man das Systemgeschehen als die Realisation bestimmter Ausprägungen einer Reihe von mehreren Ordnern, so resultiert unter der gerade entwickelten Perspektive eine Struktur, die mit dem Begriff des *chaotischen Attraktors* beschrieben werden kann. Mehrere Ordner – betrachte man den mehrdimensionalen Phasenraum – bilden eine Trajektorie, deren Verlauf stark von den durch kleinste Variationen veränderten Anfangsbedingungen abhängig ist. Das Ausmaß des Auseinanderlaufens möglicher Trajektorien ist dann ein Maß für die Chaotizität des Systems. Das Entscheidende ist dabei, dass fast zufällig erscheinende Entwicklungen der Trajektorien von Systemeigenschaften bedingt werden, die *in* der Struktur des Systems liegen, also *nicht* zufällig sind.

Zusammengenommen bedeutet das, dass Verläufe von Entwicklungen möglich sind, die in ihrer spezifischen Richtung unter der Voraussetzung eines nunmehr instabilen chaotischen Systems schwer vorhersehbar sind und sehr unterschiedlich sein können, auch bei fast gleichen oder sehr ähnlichen Ausgangsbedingungen.

Im Kern impliziert diese Aussage, dass die kategoriale Aufteilung Tiefgreifender Entwicklungsstörungen gerade unter der Perspektive synergetischer Theorie zu relativieren ist. Daraus resultiert ein Modell unterschiedlicher Verläufe, welches die Möglichkeit transprozessualer Übergänge beinhaltet. Dieses ist allerdings nicht mit dem im Konzept der Autismus-Spektrum-Störungen (vgl. Kapitel 2.3) verbundenen Verständnis gleichzusetzen, das von einem Prinzip kontinuierlicher Zunahme des Schweregrades der Symptomatik ausgeht.

Die letzte in dieser Arbeit formulierte These beinhaltet damit die Annahme einer synergetisch basierten Entwicklungspsychopathologie autistischer Störungen:

These 5: Die unterschiedlichen Formen Tiefgreifender Entwicklungsstörungen stellen idealtypische Muster homöostatischer Dysregulation dar, die nicht kategorial voneinander zu trennen sind, sondern Resultat spezifischer Entwicklungspfade sind.

6.7.2 Entwicklung Tiefgreifender Entwicklungsstörungen (Schritt 3)

6.7.2.1 Autistische Störung

In Weiterführung von 6.5.2 „Die Entwicklung Tiefgreifender Entwicklungsstörungen (Schritt 2)" kann mit der durch HAKEN und SCHIEPECK vorgelegten Systematik gefolgert werden, dass diejenigen Entwicklungsverläufe, die den Kindern mit *Autistischer Störung* zugeschrieben werden, synergetisch durch ein fast völliges Ausbleiben der Entstehung von Ordnungsparametern als stabile Wahrnehmungsstrukturen und repräsentative Konfigurationen gekennzeichnet sind. Die fundamentale Beeinträchtigung der im Sinne DAWSONs beschriebenen Aufmerksamkeitsprozesse durch die mit BISCHOF hergeleitete homöostatische Dysfunktionalität von Rekonstruktions- und Kompensationsleistungen führt zu einer reduzierten bis ausbleibenden Ordnerentstehung und entsprechend verminderten Ordnerdynamik im System der Entwicklung psychischer Strukturen. Die gemeinhin aus der gelingenden Homöostase resultierende Ordnerdynamik vor dem Hintergrund entstehender und konkurrierender Strukturen, inhaltlich u. a. zu fassen als innere Verbildlichung des Wahrgenommenen, muss ausbleiben, da sich keine Ordnungsstrukturen dieser Natur ausbilden können. Die homöostatische Dysfunktionalität ist dabei als entscheidender Kontrollparameter zu bezeichnen, der in seiner spezifischen Ausprägung die Entwicklung notwendiger Emergenzen verhindert. Der Kontrollparameter wirkt kollateral auf eine weitere, ebenfalls als Kontrollparameter zu begreifende Größe: die Erregung. Hier ist von einer deutlichen Steigerung und Chronifizierung kritischer Parameterwerte auszugehen. Zusammengenommen tragen die derartig ausgeprägten Kontrollparameter zur Entstehung unflexibel statischer Strukturen bei. Die entstehenden Konfigurationen sind als niedrigdimensionale und statische Ordner zu begreifen. Es entsteht eine Potenziallandschaft, die im hügelig-flächigen Gesamtkontext durch einige wenige fixe Täler gekennzeichnet ist. Bei geringer Flexibilität kann damit eine rudimentäre Stabilität erreicht werden, die sich jedoch immer wieder an den jeweiligen Umweltanforderungen bricht.

Der autistische Mensch versucht verzweifelt, Erregungsregulation und Verarbeitung des nicht zu verarbeitenden herzustellen – letztlich also Ordner zu generieren – über motorisch efferente Ritualisierungen und Stereotypien sowie afferente Taktung, Selbststimulation und Fixierung. Die „Explosion des Systems", der Zusammenbruch, die automatisierte Autoaggression bis zur möglichen Selbsttötung kann verhindert werden, da die Kontrollparameter gleichzeitig die Entstehung alter und neuer Aktivitäten dieser Art als regelmäßige Strukturen, als Muster, ermöglichen. Die gesteigerte Erregung, die Dysfunktion der Ausgleichsleistungen sowie die resultierende emotionale Verzweiflung und der soziale Rückzug produzieren Rhythmik, Redundanz und Vorhersehbarkeit als kompensierende Strukturen. Es sind dies die einzig möglichen, oft sehr simplen und anfälligen Strukturen einer Ordnerentstehung, deren suboptimales Funktionieren für den afferenten Bereich in der Komplexität der Welt an sich und im motorisch efferenten Bereich in den unpassenden Reaktionen der durch diese Handlungen belasteten Umwelt liegen. Gerade Letzteres beinhaltet eine falsch verstandene therapeutisch-pädagogische Zielrichtung: Der autistische Mensch muss nicht von den letzten verzweifelten Versuchen, seine Lebensfähigkeit zu erhalten, befreit werden, sondern in seinem Bemühen unterstützt werden, die Welt ertragen zu können, was in aller Regel heißt, seine stereotypen Muster zu unterstützen.

Der als Idealzustand im Entwicklungsprozess sich herausbildende Entstehungsvorgang und Optimierungsvorgang von Prototypen bzw. Repräsentanzen erfolgt nicht bzw. nur marginal, und das Prinzip der wiederholten Abbildung kann Homöostase eben nicht durch Strukturbildung generieren. Die Anforderung an das System, Muster erkennen zu können, findet keine Verwirklichung in konsistenter und kohärenter Weise. Es ist u. a. die perpetuierende Erhaltung des psychischen Zustandes der inneren Bearbeitung unvollständiger noch nicht erkannter Muster zu konstatieren.

Mit BISCHOF (1998) kann man an dieser Stelle aus anderer Perspektive betonen: Die eindimensionale Zuordnung einer notwendigerweise auf *Korrespondenz* basierenden Verarbeitung ist Resultat der Unfähigkeit zur Vernichtung transinformationeller Entropie: Die Dinge können damit nur zum Teil als das erkannt werden, was sie sind, zum großen Teil aber nicht, weil jede Variation, jede Bewegung, jeder strukturelle Einfluss die Identität des Designates betrifft und damit eine Veränderung *an sich* darstellt. Es kann sich in diesem Kontext weder eine stabile Wahrnehmung noch eine sozial nutzbare Sprache und Begriffswelt ausbilden.

Der *Quelle-Senken-Bezug* in der informationstheoretischen Position von BISCHOF findet seine Entsprechung im Konzept des Attraktors als *Kugel-Landschafts-Verhältnis* bei HAKEN und SCHIEPECK. Beide Konzepte verdeutlichen, dass Strukturgenerierung vor dem Hintergrund der beeinträchtigten Homöostase im Zuge von Aufmerksamkeit und Wahrnehmung nicht resultieren kann. Die „Wendung vom Ich zum Du" im Zuge der pronominalen Umkehr als notwendigerweise durch einen funktionierenden Quellen-Senken-Bezug oder einen als entsprechendes Ordner-Attraktor-Verhältnis gekennzeichneter Zusammenhang kann zum entsprechenden Entwicklungszeitpunkt nicht gelingen und ist exemplarisch für dieses Störungsbild wie die Unfähigkeit, ein Spielzeugauto zum gemeinsamen Spiel zum Interaktionspartner zurückzuschieben und nicht gegen die Wand fahren zu lassen.

Der autistische Mensch mit einer fundamentalen Beeinträchtigung der basalen Wahrnehmungsorganisation ist auf eine Welt als Stückwerk vereinzelter, immer neuer und seine Erregung erhaltende Elemente zurückgeworfen. Diese Beeinträchtigung erschwert es ihm zudem, auf die für ihn so notwendige soziale Zuwendung positiv zu reagieren, geht diese doch zu häufig von Voraussetzungen aus, die den psychischen Möglichkeiten des autistischen Menschen widersprechen können.

Da die abstrakt-bedeutungsgeprägte Struktur der Umwelt im Zuge der Entwicklung zunimmt, steigert sich die Instabilität weiter. Die Ausprägung der Kontrollparameter verändert sich weiter, und die Wirkung der relativen Makroebene (die so als solche vielleicht gar nicht zu bezeichnen ist) im Rahmen der „Top-down-bottom-up-Kreiskausalität" zeigt

ebenso stärkere Dysfunktion, da sie kontinuierlich weniger geeignete Strukturen zur Verfügung hat. Die Mustererkennung als früher Schritt ist schon lange nicht mehr die einzige notwendige Anforderung. Vielmehr erforderlich sind komplexe Prozesse von Repräsentation und Metarepräsentation. Dieser „Ordneranforderung" kann das lebende System nicht gerecht werden. Wie im Rahmen der Beschreibung in *Schritt 2* (Kapitel 6.4.2) in Verwendung des BATESONschen Begriffsinventars bereits gesagt, äußert sich die Instabilität, die dort *Schismogenese* genannt wird, innerpsychisch, interaktional und bezogen auf den Umweltbezug zunehmend progredient-eskalierend auch aufgrund zunehmend komplexerer Umweltanforderungen.

Stabilität kann erhalten werden durch einfache Ordnerstrukturen als Ausdruck getakteter Konfiguration physiologisch vegetativer Funktionen sowie die Resonanz einer Umwelt, die die lebenserhaltende Funktion dieser Handlungs- und Wahrnehmungsphänomene *versteht*. Damit wäre ein *hilfreicher Faktor*, ein stabilisierender *externer* Faktor realisiert. Im besten Falle kann dieser – untermauert durch die fortwährende Anpassung an die jeweilige Verfassung des autistischen Menschen – über die Stabilisierung hinaus sogar eine weitergehende Entwicklung möglich machen. Das synergetische Konzept hebt in dieser Hinsicht kategoriale Grenzen auf und wird damit einer praktisch-diagnostischen Realität gerecht. Im nachfolgenden Kapitel 6.7.2.2 wird dieser zentrale Aspekt phänomenologisch untermauert durch die weite Überschneidung in der Symptomatik zwischen *Autistischer Störung* und *Atypischem Autismus*.

6.7.2.2 Autistische Störung und Atypischer Autismus

Mit der Verlaufsgestalt des *Atypischen Autismus* ist das systemtheoretische Geschehen eines Störungsverlaufes angeschlossen, bei dem offensichtlich die fundamentalen Prozesse einer stabilen und konstanten Wahrnehmung nur teilweise betroffen sind. Es ist hierbei ebenfalls unter Verwendung des synergetischen Begriffsinventars eine konkretere und differenziertere Beschreibung der Entstehung und Entwicklung eines von diesen Grundbedingungen ausgehenden Verlaufes möglich, als dies im *Schritt 2* mittels der Ansätze von BISCHOF und BATESON allein möglich war. Mit der theoretischen Perspektive von HAKEN und SCHIEPECK lässt sich sagen, dass unter der Voraussetzung einer in den basalen homöostatischen Funktionen von Rekonstruktionsleistungen und Kompensationsleistungen lediglich teilweise beeinträchtigten Aufmerksamkeitsregulation und einer dementsprechend basal funktionierenden Mustererkennung eine erste Ordnerdynamik und Ordnergenerierung komplexerer Natur entstehen kann.

Zu der als Veranschaulichung einer generellen, tendenziellen Instabilität geltenden, eher flach-hügeligen Potenziallandschaft treten neben den fixen und unflexiblen Attraktoren in Form eher tiefer, enger Täler einige stabil-flexible Attraktoren im Laufe der Entwicklung hinzu. Es können also Ordner auftreten, die es in ihrer Konfiguration erlauben, in einer überschaubaren Zahl die Entwicklung einer annähernd stabilen und konstanten Wahrnehmung zu gewährleisten. Es kommt damit zu einer größeren Strukturierung der *relativen Makroebene* und einer Rückwirkungsfunktion auf Teile und Kontrollparameter, die zu einer sich selbst stabilisierenden Kreiskausalität führt.

Die homöostatische Funktion ist auf der fundamentalen basalen Ebene weniger beeinträchtigt und zeichnet sich dadurch aus, eine erste Ebene der Entropievernichtung erreichen zu können. Vor dem Hintergrund einer solchen synergetischen Struktur ist es möglich, Emergenzen zu entwickeln, die zumindest teilweise durch repräsentative Funktionen gekennzeichnet sind und damit die Notwendigkeit des Rekurses auf eine vegetativ physiologische Rythmizität verringern.

Wie bereits mehrfach betont, ist auch in diesem Fall die Homöostase an sich fundamental beeinträchtigt, allerdings ist es dem betroffenen autistischen Menschen möglich, aufgrund einer günstigeren entwicklungspsychopathologischen Historie und ggf. hilfreicherer Umweltbedingungen in den zentralen homöostatischen Schleifen einen weitergehenden Aufbau ordnungsgenerierender Strukturen zu entwickeln. Gleichermaßen ist aber die Fähigkeit zur Vernichtung der Entropie, zur Verarbeitung der Transinformation und damit dem Erkennen von Redundanz begrenzt: Beinhalten ein Wort oder eine Idee die singuläre Abbildung des Wahrgenommenen und eine Geschichte die Abbildung eines zeitlichen und inhaltlichen Zusammenhangs, bestehend aus einzelnen Worten und Ideen, und schließlich die Botschaft einer Geschichte die über diese Abbildung hinausgehende Bedeutung, so sind viele in der beschriebenen Art betroffene Menschen zu einer in weiten Bereichen veridikalen Wahrnehmung und zur Entwicklung des Wortes befähigt, letztlich aber häufig *nicht* zum Verstehen der Botschaft einer Geschichte, weil dazu Funktionen spezifischer Redundanzerkennung (vgl. BATESON) notwendig sind.

Die Ausbildung korrektiver homöostatischer Leistungen als Funktionen der Kombination mehrerer Kanäle und der Integration von Bedeutung *und* Gewicht einer Nachricht sind im Verlauf der Entwicklung häufig für Menschen mit *Atypischem Autismus* wie auch mit *Autistischer Störung* nur selten zu erreichen.

Dennoch sind die unterschiedlichsten realen Ausprägungen im Verlauf dieser Störung möglich mit gleichermaßen durch die unterschiedlichsten Einflüsse bedingten Veränderungen im Verlauf. Dramatisch schwankende, instabile Verläufe oder auch sich konsolidierende Wege können resultieren.

Vom wahrscheinlichkeitstheoretischen Standpunkt aus schlagen Verläufe aufgrund der jeweils spezifischen homöostatischen Besonderheiten hinsichtlich ihrer weiteren Entwicklung spezifische Richtungen ein: Sind die basalen Funktionen einer stabilen und veridikalen Wahrnehmung tangiert, ist eine Entwicklung, die diese Beeinträchtigung zumindest teilweise überwindet, eher unwahrscheinlich, wohingegen unter Voraussetzung bestehender homöostatischer Grundfunktionen der Wahrnehmung die Dynamik bezüglich zu generierender Repräsentanzen und Prototypen positiver eingeschätzt werden kann. Dies hängt insbesondere damit zusammen, dass die Veränderungen in den Kontrollparametern insbesondere dann dramatisch sind, wenn die Stabilität der Wahrnehmung an sich betroffen ist und kaum kompensatorische Möglichkeiten bestehen, die eine zumindest teilweise Strukturgenerierung nach sich ziehen.

Im Fall des *Atypischen Autismus* werden Kontrollparameter und die *relative Mikroebene* durch die sich herausbildenden Ordner in positiver, strukturierender Weise beeinflusst: Sprache, Begriffe, Funktionalitäten und vielleicht auch begrenzte symbolische Funktionen können sich entwickeln, Gegenregulationen der beschriebenen Art als Stereotypien und Ritualisierungen sind in unterschiedlichem Ausmaß notwendig und gerade oft in negativer Korrelation zu sprachlichen Fähigkeiten zu beobachten. Die innere Stabilität des betroffenen Menschen hinsichtlich seiner Erregungsregulation und Emotionalität ist durch die begrenzte Anzahl der Ordnerausbildung beeinträchtigt, allerdings ergeben sich Regulationsmöglichkeiten über die sprachliche Ausdrucksfähigkeit und die teilweise mögliche symbolische Repräsentation des Erlebten.

Die synergetische Perspektive geht an dieser Stelle nunmehr einen entscheidenden Schritt weiter und kann die klassifikatorische Abgrenzung zwischen den idealtypischen Mustern Tiefgreifender Entwicklungsstörungen aufheben. Allerdings erschwert gerade die tendenziell Richtung Chaotizität sich entwickelnde Struktur *Autistischer Störungen* – wie oben beschrieben – die realistische Perspektive auf ein sich konsolidierend entwickelndes System. Dies widerspricht jedoch nicht der unter der Sichtweise der Synergetik grundsätzlichen Möglichkeit einer solchen Entwicklung. Auch die *Autistische Störung* hat mit der beschriebenen Unterstützung hilfreicher stabilisierender Faktoren und einer sich daraus ergebenden inneren Struktur das Potenzial eines sich konsolidierenden Verlaufes. Die *Autistische Störung* ist mitnichten Resultat eines gesetzten genetischen oder physiologischen Defektes mit festgelegter Verlaufsstruktur wie bereits YEUNG-COURCHESNE und COURCHESNE (1997) klarsichtig aufgezeigt haben. Die von diesen Autoren geforderte *Divergenz-* und *Konvergenzheterogenität* ist ein Produkt synergetischer Regulation vor dem Hintergrund durch beeinträchtigte Aufmerksamkeitsregulation beeinflusster Homöostase und daraus resultierender mangelnder Ordnerstrukturen und -interaktion. Je nach individueller Historie sind der synergetischen Perspektive von HAKEN und SCHIEPECK folgend auch vor dem Hintergrund möglicherweise stark unterschiedlicher homöostatischer Leistungsfähigkeiten in Abhängigkeit von z. T. geringfügig erscheinenden Schwankungen interner und externer Parameter divergierende Verläufe und Übergänge zwischen Systemzuständen möglich.

Die in den basalen Wahrnehmungsleistungen betroffene Homöostase *Autistischer Störungen* determiniert damit nicht zwingend den Verlauf einer *Autistischen Störung,* sondern erlaubt – mit sicherlich geringerer Wahrscheinlichkeit – dennoch eine andere Verlaufsstruktur. Differenziell ist diese gerade von der Wirkung der durch BATESON beschriebenen hilfreichen Faktoren abhängig.

Auch ein Übergang zu den metarepräsentationalen Fähigkeiten unterliegt bei beiden Störungen einer eher geringen Wahrscheinlichkeit. Selbst Menschen mit *High Functioning Autism,* die differenzialdiagnostisch der *Autistischen Störung* oder je nach tatsächlichem Verlauf auch dem *Atypischen Autismus* zuzuordnen sind, erreichen diese Struktur aufgrund einer eher verzögerten Sprachentwicklung *nicht* oder nur sehr selten. Allerdings ist es in Einzelfällen tatsächlich zu beobachten und damit grundsätzlich ebenfalls im Bereich synergetischer Entwicklung wie auch bei Menschen mit *Asperger-Störung*, die ihrerseits, wenn auch in brüchiger Weise, die Metarepräsentation erster Ordnung erreichen können, dies aber im überwiegenden Maße eben nicht tun.

6.7.2.3 *Asperger-Störung*

Angesichts des von HAKEN und SCHIEPECK vorgelegten synergetischen Konzeptes lässt sich sagen, dass Menschen mit einer *Asperger-Störung* durch ihre frühe und in vielerlei Hinsicht beeindruckende sprachliche und kognitive Entwicklung eine im Rahmen Tiefgreifender Entwicklungsstörungen seltene – offensichtliche – Komplexität sprachlich-kognitiver Natur an den Tag legen können. Es ist damit eine sehr frühe und sehr weitgehende Ausbildung spezifischer Ordnungsparameter festzustellen. Das, was BISCHOF-KÖHLER (2000) in Anlehnung an METZGER (1954) *Vergegenwärtigung* nennt, leisten die meisten Menschen mit *Asperger-Störung* in weitgehendem Umfang. Sie entwickeln diese Fähigkeiten aber in einer insgesamt nicht unauffälligen Art, sowohl was die kognitiv-sprachlichen Fähigkeiten selbst angeht als auch was insbesondere die Entwicklung ihrer Persönlichkeit und sozialen Fähigkeiten betrifft. Auch bei der *Asperger-Störung* handelt es sich um eine *frühe* Störung, bei der jedoch oft aufgrund spezifischer homöostatischer Eigenschaften, einer speziellen Ordnerdynamik und eines besonderen Verlaufes gerade die für die homöostatischen Eigenschaften der sozialen Interaktion notwendigen Fähigkeiten überdimensional stark beeinträchtigt sind. Es mag dies in einer frühen Phase über rigidere Muster der Sprache und der Kommunikation bereits deutlich werden, wird es aber in aller Regel erst, wie schon mehrfach verdeutlicht, mit dem Einsetzen der Notwendigkeit metarepräsentationaler Funktionen, der „Theory of Mind", sowie der Zeitvergegenwärtigung und der Bedürfnisregulation. Mit diesen Emergenzen entstehen die großen Möglichkeiten zur Reflexion des eigenen Selbst und der Relativierung eigener und fremder Meinungen, die den Menschen mit *Asperger-Störung* in aller Regel überfordern.

Die schon geschilderte homöostatische Beeinträchtigung, die vornehmlich im Rahmen mangelhaft ausgebildeter korrektiver Leistungen zu verstehen ist, bedingt eine andere Störungsqualität. In gewissem Sinne resultiert beim Menschen mit *Asperger-Störung* eine deutlichere Ordnerstruktur auf der relativen Makroebene mit einer größeren Anzahl tatsächlich ausgeprägt flexibler und stabiler, gleichermaßen aber auch fixer und statischer Attraktoren. Insgesamt entsteht damit eine Struktur, die sowohl bei anschaulich einfachen als auch bei vielen repräsentationalen Anforderungen hinreichend sein kann, bei komplexen sozialen Anforderungen jedoch inadäquat ist und eben keine Relativierung über metarepräsentationale Fähigkeiten erlangen kann. Ein Attraktorgefüge flexibler und stabiler Struktur dieser Dimensionen findet sich bei ihnen kaum (s. u.).

Das heißt, in gewissem Sinne erfüllt der Mensch mit *Asperger-Störung* die Entwicklung einer weitergehenden Ordnerstruktur, allerdings nur hinsichtlich einer bestimmten Dimensionalität, die mit dem Prinzip der Vergegenwärtigung in Einklang zu bringen ist. Dies bedingt nachfolgend einen Entwicklungsweg, in dem angesichts einer zunehmend stärkeren Ausbildung der Komplexität der Umweltrealität durch die Gesellschaft die inneren Spannungen, deren Reduktion in frühen Jahren noch sehr gut auch über sprachlich-begriffliche Funktionen erfolgte, nunmehr über zusätzliche Gegenregulationen zu leisten ist.

Die besondere Struktur ausgeprägter Daten- und Gedächtnisordner, oft subjektiv festgelegter und umgrenzter Verhaltensspielräume sowie spezifischer Interaktionsvorlieben stellt eine Systematik dar, in der im Wesentlichen versucht werden kann, Stabilität über die *Kumulation* und *Kontrolle* des Erlebten herzustellen. An dieser Stelle ist die *Asperger-Störung* der *Autistischen Störung* phänomenologisch sehr nahe, sind doch die Gegenregulationen in ihrer Rigidität sehr ähnlich und letztlich nur von sehr unterschiedlicher Komplexität.

Menschen mit *Asperger-Störung* erreichen zum Teil die Fähigkeit zur *Metarepräsentation erster Ordnung*. Diese wird oft durch wesentliche Faktoren unterstützender Art im Rahmen der entwicklungspsychopathologischen Heterogenität erreicht. So wie die *Autistische Störung* gekennzeichnet ist durch fundamentale Beeinträchtigungen der Wahrnehmungskonstanz und -stabilität an sich und dennoch entwicklungspsychopathologisch grundsätzlich den Pfad einer deutlich sich konsolidierenden Struktur nehmen kann, so sehr kann der Mensch mit *Asperger-Störung* in die Verfassung kommen, seine Ressourcen optimal nutzen zu können, und ansatzweise die Ebene zur Reflexion des eigenen Selbst erreichen. Hilfreiche Faktoren müssen jeweils auf spezifischer Ebene gegeben sein: Menschen mit *Asperger-Störung* verfügen über den Vorteil, dass die frühe und gute sprachliche Entwicklung einen unterstützenden und positiven Einfluss auf die meisten Kontrollparameter hat. Gerade die Emotionalität und Verarbeitung von Erregung und Affekt unterliegen durch die grundsätzliche Fähigkeit zur Sprache einer immens wichtigen und entlastenden inneren Verarbeitungsschleife kreiskursorischer Art. Sprache und Kognition lassen sich somit trotz ihrer relativen Starre zu praktikablen Kompensationswerkzeugen entwickeln, die es dem Menschen mit *Asperger-Störung* ermöglichen, eine Stabilität zu erreichen, zu der er aufgrund seiner eigentlich homöostatischen Fähigkeiten nicht in der Lage ist.

Das Verhältnis zwischen Stabilität bzw. Instabilität und Flexibilität ist dementsprechend bei Menschen mit *Asperger-Störung* systematisch beeinträchtigt. Dabei liegt das Problem nicht nur auf der Seite der Flexibilität und Instabilität, sondern gleichermaßen eben auch auf der Seite der Stabilität, da die vermeintlich stabilen Attraktoren ihrerseits Resultat tendenzieller Dysfunktion sind und im Individuum-Umwelt-Bezug dementsprechend Repräsentanzen einer letztlich fehlerhaften oder reduzierten Bedeutung sind. Die Erregungsregulation und resultierende emotionale und soziale Verfassung kann im Extremfall ungünstiger sozialer Unterstützung als Realisation wenig hilfreicher (oder schädlich gewordener) Faktoren zu einem Bild sozialer Isolation führen, das dem eines fundamental in seinen Basisfunktionen beeinträchtigten Menschen mit *Autistischer Störung* sehr ähnlich ist: Ihre Störungsmuster können sich im entwicklungspsychopathologischen Verlauf stark unterscheiden, wobei die Muster selbst nicht die Repräsentanten der Schwere und Dramatik der jeweiligen autistischen Störung sind. Die Schwere und Prägnanz ist allein Resultat der je individuellen homöostatischen Leistungen und der mit diesen verknüpften Strukturentwicklung sowie dazu passender oder nicht-passender erlebter – externer – Faktoren.

6.8 Zusammenfassung

In diesem Kapitel konnte über die miteinander verbindende Anwendung unterschiedlicher systemtheoretisch dynamischer Verfahren eine Analyse der Verlaufsstruktur autistischer Störungen geleistet werden. Ausgehend von der BISCHOFschen Theorie wurde aufgezeigt, wie schnell bereits simple mathematische Verläufe durch eine vermeintlich geringe Störung an Stabilität verlieren, oszillieren, anwachsend oszillieren, einen exponentiellen Verlauf nehmen und ihren Zielwert dabei systematisch verfehlen können. In diesem Zusammenhang konnte ebenso aufgezeigt werden, dass nicht alle instabilen Verläufe zwingend zu einem Zusammenbruch des Kreislaufes führen. Zum einen führt die der Instabilität zugrunde liegende defizitäre homöostatische Rückkopplung nicht per se zu einem Kollaps, und auch die positive Rückkopplung ist je nach Regelziel nicht immer völlig dysfunktional. Zum anderen sind die Faktoren von *Elastizität*, *Reibung* und *Trägheit* zu berücksichtigen, die ihrerseits einem an sich dysfunktionalen Prozess eine wenn auch fragile, so doch existenzsichernde Stabilität geben können. Als ein exemplarisches Modell funktionierender homöostatischer Regelung, wurde die sogenannte *Differenzialregelung* vorgestellt, die ihrerseits sowohl Bestandteil vieler Rezeptoreigenschaften des Menschen ist als auch im übertragenen Sinne eine regelungstheoretische Entsprechung zu den menschlichen Antizipationsprozessen darstellt. Im Rahmen der Differenzialregelung wird nicht nur eine Dimension verarbeitet (z. B. Geschwindigkeit), sondern ebenso eine zweite (z. B. Änderungsgeschwindigkeit). Auf dynamischer Ebene ist damit ein Pendant zu den *Korrekturleistungen* im Rahmen der stationären Wahrnehmungsverarbeitung gegeben.

Mit diesen Konzepten konnte eine Erweiterung der systemtheoretisch-stationären Konzepte BISCHOFs in die dynamische Ebene hinein geleistet werden.

Für die Betrachtung autistischer Störungen war dies ein notwendiger, aber nicht ausreichender Schritt. Insbesondere die Konzepte der *positiven Rückkopp-*

lung und Differenzialregelung hatten dabei zentrale Bedeutung, beschreibt doch die positive Rückkopplung das dynamische Resultat misslingender homöostatischer Leistungen, während die Differenzialregelung auf die Notwendigkeiten biologisch adaptiver Dynamiken hinweist.

Beide Konzepte lieferten die Voraussetzung zu einer Erweiterung der dynamischen Betrachtungen mittels der kybernetischen Theorie BATESONs: Die *Schismogenese* als Resultat fortgesetzter positiver Rückkopplung wie ihr Pendant die *Homöostase zweiter Ordnung* als allgemeine Konzeptionierung gelingender „emergenter" kybernetischer Eigenschaften des Systems und damit auch einer spezifischen Regelungsform wie der Differenzialregelung waren dabei zentral. Die Theorie BATESONs beschreibt in einer abstrakten Form die Möglichkeiten psychischen Strukturaufbaus im kybernetischen Verlauf und entsprechendes Misslingen unter dem Einfluss fortgesetzter homöostatischer Dysfunktion, also vornehmlich positiver Rückkopplung. Von besonderer Bedeutung ist neben der durch BATESON formulierten These, dass das System im schismogenen Zustand seine reversiblen Eigenschaften zunehmend verliert, dass immer auch stabilisierende *interne* und *externe Faktoren* existieren können, die einen völligen Zusammenbruch des Systems zu verhindern helfen. Hinzugefügt wurde der Aspekt, dass in diesem Zusammenhang ehemals *hilfreiche Faktoren* im Zuge der Systemveränderung einer Wandlung unterliegen können und ihren ehemals hilfreichen Charakter verlieren können bzw. einen *schädlichen Charakter* entwickeln können.

BATESON begreift die Rückwirkung ausgebildeter Systemstruktur auf den eigenen Prozess in folgender Form: Die Homöostase zweiter Ordnung (und damit natürlich auch die Schismogenese) forciert ihre eigene Erhaltung und die Adaptation des zugrunde liegenden Prozesses an ihre Struktur.

Verbindet man BISCHOF und BATESON in ihren theoretischen Positionen wie in „Die Entwicklung Tiefgreifender Entwicklungsstörungen (Schritt 2)" geschehen, so erlaubt diese Sichtweise eine Modellierung sich tendenziell unterschiedlich entwickelnder spezifischer Formen autistischer Störungen je nach Qualität der betroffenen *Ausgleichsleistungen* und Möglichkeit der Stabilisierung durch im Rahmen der Systementwicklung hilfreich *gebliebene* Faktoren. Erst mittels der synergetischen Perspektive von HAKEN und SCHIEPECK wird es aber möglich, ein genaueres theoretisches Licht auf die Qualität der Unterschiedlichkeit autistischer Störungen zu werfen.

Bereits die phänomenologischen Betrachtungen und diagnostischen Klassifikationen in Kapitel 2 hatten die gleichzeitig homogene und heterogene Struktur Tiefgreifender Entwicklungsstörungen *innerhalb* und *zwischen* den verschiedenen Formen herausgestellt. Mit YEUNG-COURCHESNE und COURCHESNE wurde in Kapitel 3 die bei einer Verlaufsstörung dieser Art bestehende Unmöglichkeit der Identifikation sogenannter „core criterias" herausgestellt. *Konvergenzheterogenität* und *Divergenzheterogenität* sind zwingender Bestandteil der Verlaufsstruktur autistischer Störungen und verunmöglichen eine Identifikation entsprechender Faktoren bzw. stellen deren Existenz in Frage.

> „(...) normale und abnormale Hirn-Entwicklung ist nichtlinear, ein offener Systemprozess, in dem Selbstkonstruktion und Selbstorganisation durch ein kontinuierliches Wechselspiel zwischen internem organismischen Milieu und der Umgebung voranschreiten." (YEUNG-COURCHESNE und COURCHESNE, 1997, S. 395)

Mittels der durch HAKEN und SCHIEPECK formulierten synergetischen Theorie konnten wesentliche Aspekte und Konzepte BISCHOFs und BATESONs integriert werden und über die Strukturen von *Ordnungs-* und *Kontrollparameter*, das Prinzip der *Versklavung* sowie die prinzipielle Übergangsfähigkeit synergetischer Prozesse in solche anderer Qualität erweitert werden. Unter einer spezifischen homöostatischen Störung kann eine Systementwicklung unter synergetischer Perspektive als wahrscheinlich, aber nicht zwingend angenommen werden, da sowohl die spezielle *Historie des Systems* als auch die sich wandelnde Qualität der Umwelt mehr als einen grob regulierenden Einfluss haben kann. In Richtung *Chaotizität* sich orientierende Verläufe sind unter der Verbindung der drei genutzten Ansätze gerade bei der *Autistischen Störung* und unter einer nicht optimalen Umweltpassung auch beim *Atypischen Autismus* wahrscheinlich. Im Rahmen der *Asperger-Störung* kann das System neben der stabilen Fähigkeit zur Vergegenwärtigung wahrscheinlich stärkere Kompensationen generieren, als dies Menschen mit *Autistischer Störung* und *Atypischem Autismus* möglich ist. Allerdings nur unter der Prämisse einer gerade in sozialer Hinsicht optimalen Unterstützung. Ansonsten ist auch bei dieser Störung eine Entwicklung möglich, die der tendenziellen Drift aller drei Störungsbilder auf Destabilisierung und Chaotizität hin folgt.

Soweit das Typische und Homogene „innerhalb" der Störungen. Schon die ersten Untersuchungen von BARON-COHEN et al. (1985) zur Theory of mind zeigten im Ergebnis einen „statistischen Effekt" und eben kein *universelles* Versagen hinsichtlich einer Performance oder Fähigkeit zur Theory of mind. Eingedenk der Tatsache, dass in diesen Untersuchungen und vielen Nachfolgeuntersuchungen hauptsächlich Menschen mit *Asperger-Störung* oder *High Functioning Autism* die Probanden stellten, gibt es doch auch unter den Menschen der beiden anderen Störungsformen Individuen, die Fähigkeiten entwickeln, die nach dem theoretischen Stand z. B. der sozialkognitiven Ansätze nicht resultieren dürften, nach der hier vertretenen synergetischen Perspektive aber Resultat einer ganz spezifischen, oft von einigen wenigen Faktoren abhängigen Systemgeschichte sein können.

Die Hypothese von FEUSER (1995), dass eine Entwicklung hin auf Chaotisierung im Rahmen autistischer Störungen stattfindet, lässt sich durch die Zusammenführung der drei systemtheoretischen Konzepte bekräftigen. Stabilisierungen können in unterschiedlicher Ausprägung möglich werden und sich konsolidierende Verläufe bedingen. Die primäre *Drift* ist angesichts homöostatischer Dysfunktion allerdings immer destabilisierend.

Die Beeinträchtigung homöostatischer Funktionen im Wahrnehmungs- und Aufmerksamkeitsvollzug stellen die Ausgangsbedingungen dysfunktionaler Dynamik im Entwicklungsprozess autistischer Menschen dar. Der nachfolgende Verlauf ist immer Resultat seiner eigenen Geschichte und in ihr stattfindender *Bifurkationen, Gleichgewichtsphasen, Oszillationen* und *Explosionen*. Beeinträchtigungen der Homöostase können dementsprechend im Verlauf des synergetischen Geschehens in früher postnataler Phase auch auseinander hervorgegangen sein.

Keine in dieser Arbeit entwickelte theoretische Schlussfolgerung steht der Position entgegen, dass innerhalb spezifischer Grenzen – wahrscheinlich in der sehr frühen postnatalen Phase – nicht eine Entwicklung möglich ist, die beeinträchtigte *Rekonstruktions-* und *Kompensationsleistungen* zum Ausgang hatte, dennoch aber über eine frühe Stabilisierung lediglich zu einer Beeinträchtigung *korrektiver* Leistungen „geführt" hat.

Die resultierende Dynamik genügt den Prinzipien der Selbstorganisation und generiert letztlich mit einer Reihe von Abweichungen die typischen Formen autistischer Störungen, die somit weder als distinkte Entitäten noch als homogene Störung zu begreifen sind.

7 Ausblick

Die in der vorliegenden Arbeit genutzten und systemtheoretisch erweiterten Überlegungen einer Entwicklungspsychopathologie autistischer Störungen stellen den Versuch dar, ein bis dato theoretisch inkonsistentes Störungsverständnis zu überwinden und die Theoriebildung zur Erklärung dieser schweren Beeinträchtigung unter veränderter Sichtweise zu beleben. Lassen sich bei autistischen Störungen keine Verhaltensbesonderheiten im Sinne spezifischer *core criterias* identifizieren und erscheint die Suche nach universellen Ursachen nach Analyse der Verlaufsheterogenität autistischer Störungen gleichermaßen sinnlos (vgl. Kapitel3), so ist davon auszugehen, dass eine veränderte Forschungsperspektive notwendig wird:

> „Autismus und viele andere Entwicklungspsychopathologien sind charakterisiert durch Konvergenzheterogenität (mehrere Anlässe zeitigen ein Ergebnis) und Divergenzheterogenität (ein Anlass führt zu unterschiedlichen Ergebnissen), was die Aufgabe ein einfaches, kausatives Kernverhaltensdefizit zu finden zu einem bedeutungslosen Bemühen macht." (YEUNG-COURCHESNE & COURCHESNE, 1997, S. 394)

Drei wesentliche Aspekte der entwickelten Sichtweise sollen in ihrer Bedeutung für die weitergehende Forschung bzw. das therapeutische Handeln an dieser Stelle betrachtet werden. Eine abschließende Einschätzung der durch die systemtheoretische Forschung angeregten sozialen Realität wirft ein Licht auf deren normative Wirkungen.

1. Tiefgreifende Entwicklungsstörungen sind vielfältiger, als die allermeisten symptomzentrierten theoretischen Ansätze nahelegen.

2. Die Störungen aus dem Bereich der Tiefgreifenden Entwicklungsstörungen stellen stabile und schwer beeinflussbare, aber dynamische Störungen dar.

3. Tiefreifende Entwicklungsstörungen verändern sich positiv unter einer *homöostatisch* funktional wirkenden Umwelt.

1. Eine entwicklungspsychopathologische Forschungsperspektive muss – von durchaus unterschiedlichen Anfangsbedingungen ausgehend – den gesamten Verlauf der ersten fünf Lebensjahre des Kindes berücksichtigen. Dabei muss sie sich den psychologischen Stagnationen und Störungen, Sprüngen und Verzögerungen, Defiziten und Fähigkeiten widmen, um Einblick in die Verlaufsstruktur und Dynamik zu erhalten, da es hierüber möglich wird, systemtheoretische Parameter zu identifizieren, die erklärbar machen können, warum unterschiedliche

Verläufe, dramatische und leichte, instabile und sich konsolidierende, resultieren können.

Damit erhält die real existierende Heterogenität im Behinderungsbild einen konzeptuellen und theoretischen Niederschlag und muss nicht länger theoretisch geleugnet oder kryptisch in ein homogenes Bild integriert werden: Es gibt Menschen mit *Autistischer Störung,* die über zumindest brüchige symbolische Fähigkeiten verfügen und manchmal sogar einfache metarepräsentationale Fähigkeiten zeigen, wie gleichermaßen manche Menschen mit *Asperger-Störung* nur in einem hoch komplexen Ausmaß der dritten und vierten Stufe mit selbigen Schwierigkeiten haben, jedoch auf sozialer Ebene derart rigide und verängstigt sein können, dass ihre soziale Zurückgezogenheit der eines in der Sprache schwer beeinträchtigten Menschen mit *Autistischer Störung* vergleichbar ist.

Tiefgreifende Entwicklungsstörungen füllen damit in ihrem Erscheinungsbild einen größeren Möglichkeitsraum aus, als die zumeist defizitorientierte Definition vieler theoretischer Überlegungen und die diagnostischen Schemata von DSM-IV-TR und ICD-10 in ihren kategorialen Abgrenzungen nahelegen. Eine Integration dieser Perspektive in die diagnostischen Konzepte und daraus resultierende diagnostische Tätigkeit ist notwendig, um der Veränderlichkeit der Störung und dem mitnichten entwicklungspsychologisch festgelegten Pfad betroffener Menschen gerecht werden zu können.

Die homöostatische Dysfunktion als Beeinträchtigung der Fähigkeit zu veridikaler Wahrnehmung und Verarbeitung distaler Transinformation rückt die Störungsverortung auf eine konzeptuelle Ebene, die zu diesem Zeitpunkt als einzige in der Lage ist, sowohl die bei autistischen Störungen anzutreffenden Parallelitäten auf der Ebene von Verhalten und Erleben als auch die Unterschiede zu integrieren. Fehlende oder beeinträchtigte Fähigkeiten *sind* nicht die Störung, diese liegt tatsächlich auf der Ebene der homöostatischen Verarbeitung von Information. Daher können Betroffene dialogisch und therapeutisch auch *nur auf dieser Ebene* sinnvoll und gefahrlos erreicht werden, ohne dass die Problematik selbst möglicherweise negativ dynamisiert wird. Forschungsperspektivisch ist es gleichermaßen vonnöten, die Unterschiedlichkeit in den Verläufen als Resultat einer differenziell beeinträchtigten Homöostase und synergetischer Effekte des Verlaufes selbst in den Mittelpunkt zu rücken, um genaueren Aufschluss über Anfangsbedingungen und Verlaufsparameter zu erhalten, die es ermöglichen, *spezifische* Verläufe zu erklären. CIOMPI (1997, S. 193) schreibt beispielsweise sogenannten „eskalierenden vitiösen Feedbackzirkeln" eine zentrale Bedeutung bei Entstehung und Verlauf schizophrener Psychosen zu. Die Wechselseitigkeit zwischen den Verhaltensstörungen eines gefährdeten Individuums und entsprechend inadäquaten Umgebungsreaktionen durch eine z. B. hoch emotionalisierte Familie (high expressed emotions) kann dem Autor zufolge zu einer Labilisierung des Betroffenen führen, die schließlich an einem kritischen Punkt in einen psychotischen Prozess umschlägt (Bifurkation). Damit ändert sich entsprechend wieder das soziale Umfeld, womit das gesamte Funktionsmuster aus Individuum und sozialer Umwelt den Charakter „dissipativer Strukturen" erhalten kann (vgl. CIOMPI, 1997, S. 193 f.).

CIOMPI beabsichtigt durch eine duale Forschungsperspektive, bestehend aus theoretischer Modellierung über Literatur und Einzelfallbeobachtung und chaostheoretisch orientierter Analyse der effektiven psychotischen Verlaufsstrukturen, die Phänomene erhellen zu können (CIOMPI, 1997, S. 195). Ein analoges Vorgehen ist für die Untersuchung der Verlaufsstrukturen autistischer Störungen vorstellbar.

2. Die vor dem Hintergrund einer fortgeschrittenen Schismogenese resp. weitgehenden Bifurkation als historisches Resultat einer prägnant abweichenden Attraktorentwicklung erzeugte Vehemenz und Stabilität einer pathologischen Entwicklung macht deutlich, dass diese sich nicht durch einfache Prozesse reversibler Anpassung regulieren kann und dementsprechend auch nicht durch schnell am beobachteten Symptom festgemachte Maßnahmen therapeutischer oder pädagogischer Art zu beeinflussen ist. Nur da wo die Qualität der bereits entwickelten homöostatischen Dysfunktion als Ausdruck der Beeinträchtigung spezifischer *Ausgleichsleistungen* und der damit verbundenen Verlaufsgeschichte u. a. als Realisation nicht erreichter – für die soziale Interaktion aber notwendiger – abstrakter Fähigkeiten ergründet werden kann, ist hilfreiche Interaktion möglich. Der Versuch eines Verständnisses der jeweilig anzutreffenden homöostatischen Problematik (vgl. Kapitel 5) und ihrer Genese (vgl. Kapitel 6) ermöglicht die Realisation therapeutischer und pädagogischer Bedingungen, die in der Lage sein können, hilfreiche und stützende Faktoren zu realisieren.

Alle dialogisch-interaktiven Versuche und Maßnahmen, die die Besonderheit einer Beeinträchtigung der homöostatischen Fähigkeiten autistischer Menschen im Kern ihrer informationsverarbeitenden und interaktiven Existenz und Entwicklung nicht wirklich in ihr eigenes Verständnis und Handeln integrieren, laufen Gefahr, die Dynamik eines ohnehin fragilen Verlaufes zu verstärken.

Forschungsperspektivisch muss aus diesem Verständnis heraus eine Abkehr von der immer wieder zu beobachtenden simplen Gleichsetzung zwischen salient-prägnantem Symptom und autistischer Störung erfolgen hin zu einer Fokussierung auf die inneren Dimensionen einer homöostatisch im Kern beeinträchtigten Persönlichkeit, ihrer kognitiven Schwierigkeiten und emotionalen Notlage und den daraus resultierenden Unterschiedlichkeiten.

3. Die entwicklungspsychopathologische Perspektive und nachfolgend insbesondere die systemtheoretische und synergetische Fortführung machen deutlich,

dass diese Funktionsbeeinträchtigung nicht statisch bleibt, ja gar nicht statisch bleiben kann, sondern in Wechselwirkung mit der erlebten Umwelt Verläufe konfiguriert, die zwischen Stabilität und Instabilität immens schwanken können, strukturell aber immer in der Tendenz zur Destabilisierung liegen, da die homöostatische Integration *an sich* gestört wird.

Autismus ist damit auch die psychologisch fehlerhafte Etikettierung einer Störung, deren Verlauf dramatisch von der wechselseitigen Interdependenz zwischen Individuum und Umwelt abhängig ist und in BATESONscher Diktion nur in der Form zu definieren ist, dass „Geist" (resp. „Störung", „Autismus") dem System „Mensch *plus* Umgebung" immanent ist. Es ist eben *nicht* der autistische Mensch selbst der alleinig „fehlerhafte Regler" im System, der seinerseits ohne Rückwirkung regelt: „In keinem System, das geistige Charakteristika aufweist, kann also irgendein Teil einseitige Kontrolle über das Ganze haben." (BATESON, 1981, S. 409). Die Situation des autistischen Menschen ist ebenso Resultat einer die homöostatischen Prinzipien des Individuum-Umwelt-Bezuges nicht verständigen oder nur in Teilen verständigen Umwelt. Nur dann, wenn ich die Impulse, die Verzweiflung und die Handlung in einem homöostatischen Kontext begreifen kann, bin ich in der Lage, Umweltbedingungen zu konstruieren, die vielleicht für den autistischen Menschen hilfreich sein können.

Die „Schädlichkeit" umweltbedingter Faktoren, die vermeintlich stützend und helfend erscheinen, ist deswegen von so fataler Bedeutung, da ihre wahre Wirkung oft erst nachträglich ersichtlich wird. Die Anpassung des autistischen Menschen an besondere – zum Teil wenig sinnvolle – Anforderungen wird allzu häufig mit einer tatsächlich positiven Entwicklung im Sinne innerer Konsolidierung und Stabilisierung verwechselt. Daraus folgt vor dem Hintergrund der entwickelten theoretischen Überlegungen, dass eine Absage an jede statische, die Individualität des Betroffenen und seinen spezifischen Entwicklungsweg ignorierende therapeutische Unterstützung erfolgen muss. Denn damit kann lediglich eine trügerische Anpassungsfähigkeit an für den autistischen Menschen grundsätzlich belastende Umgebungsbedingungen erreicht werden. Vielmehr müssen die Möglichkeiten eines wechselseitigen Austausches befördert werden, um im kontinuierlichen Abgleich zwischen Erwartungen und Ängsten, Fähigkeiten und Anforderungen, Nähe und Distanz, Handeln und Verstehen einen im besten Fall langsam wachsenden Dialog zu initiieren, in dem der autistische Mensch trotz seiner immensen Informationsverarbeitungsschwierigkeiten Anbindung und Akzeptanz herstellen und erfahren kann.

Die therapeutischen Methoden der handlungsorientierten Spiel- und Sprachmotivation nach KALDE (1992), der Musiktherapie nach SCHUHMACHER (1994, 1999), des Stimmigkeitskonzeptes nach v. LÜPKE (1998) und andere explizit dialogisch orientierte und klientenzentrierte Therapieverfahren beherzigen dieses Vorgehen wie ebenso die SDKHT (Substituierend Dialogisch-Kommunikative Handlungs-Therapie) nach FEUSER (2002) bei ausgewiesen schweren Störungen mit u. a. starker Selbstverletzung.

Grundlagenwissenschaft wirkt immer auch auf das forschungsstrategische und anwendungsorientierte Klima einer Zeit – auch ohne bereits die zentralen Fragen „abschließend" beantworten zu können. Ein in bestimmter Art und Weise vergegenständlichter Forschungsbereich erzeugt nach LAUCKEN (2002, S. 13) sogenannte „handlungsleitende und handlungsrechtfertigende Kerne ausgebauter Sozialpraxen", worunter ein umfangreicher, sozialsemantischer Zusammenhang zu verstehen ist: Sozialpraxen sind gekennzeichnet durch eine bestimmte, sich nachhaltig herausbildende Art der Konstruktion von Wirklichkeit. Es resultieren aus der spezifischen Vergegenständlichung entsprechende Diagnose- und Behandlungsformen sowie besondere Institutionen mit dem jeweilig ausgebildeten Personal. Wissenschaftliche Erkenntnisse sind als Ergebnis der präferierten Forschungsrichtung zu verstehen, die wiederum in ihrer Art das Störungsverständnis beeinflussen und damit besondere Möglichkeiten eröffnen können, aber ggf. auch gleichermaßen sinnfällige Alternativen verhindern können. In „legislativer" Hinsicht konstituieren Sozialpraxen nach LAUCKEN (2002) auch besondere Vorschriften, Regeln und besondere Gesetze. Der Einfluss einer Sozialpraxis ist in vielerlei Hinsicht also nicht nur fakultätsbezogen, sondern immer auch gesellschaftlich definierend. Man denke nur an die einer jeweiligen Denkform geschuldete Sichtweise von Alkoholismus als Sucht oder Krankheit.

Eine Änderung einer *Denkform* kann eine Änderung einer *Sozialpraxis* nach sich ziehen. Eine Konstruktion der *semantischen Denkform* lässt als vorherrschende Denkform eine andere Sozialpraxis resultieren als die *physische Denkform* (vgl. Kapitel 2).

Autismus als vergegenständlichte Realisation der physischen Denkform erzeugt eine Sozialpraxis wissenschaftlicher und institutioneller Form, deren Selbstdefinition einer physiologisch-somatischen oder auch genetischen Definition von Behinderung und Störung folgen muss. Eine soziale Interpretation des betroffenen Menschen ist mit der physischen Definition als dominierender Forschungsperspektive nicht realisierbar. Das Bild des sich in Austausch und sinnvollem Dialog befindlichen und über diesen erreichbaren autistischen Menschen ist originärer Bestandteil der semantischen Denkform und der aus dieser hervorgehenden Sozialpraxis.

Anhang

Verzeichnis der Grafiken

Tabellenverzeichnis

Bibliographie

Ashby, W.R. (1956) An Introduction to cybernetics. London: Chapman & Hall.

Asperger, H. (1944). Die autistischen Psychopathen im Kindesalter. Archiv für Psychiatrie und Nervenkrankheiten, 117, 76-136.

Aitken, K. (1991). Examining the evidence for a common structural basis of autism. Developmental Medicine and Child Neurology, 33, 930-943.

Aitken, K. J. & Trevarthen, C. (1997). Self/other organization in human psychological development. Development and Psychopathology, 9, 653-677.

Atmanspacher, H. & Dalenoort, G.J. (1994). Inside versus Outside. Endo- and Exo- Concepts of Observation and Knowledge in Physics, Philosophy and Cognitive Science. Berlin: Springer.

Bach, S. & Wittig, R. (1992). Physiologische und Psychologische Regulationsprozesse autistischer Kinder. Theoretischer Entwurf und erste Ergebnisse einer zeitreihenanalytischen Untersuchung. Unveröffentlichte Diplomarbeit. Univ. Münster.

Baillargeon, R. (1999). Young infants expectations about hidden objects: A reply to three challenges. Developmental Science, 2, 115-163.

Bailey, A. Phillips, W. & Rutter, M. (1996). Autism: Towards an integration of clinical, genetic neuropsychological, and neurobiological perspectives. Journal of Child Psychology and Psychiatry, 37, 89-126.

Baranek, G.T. (1999). Autism during infancy. A retrospective video analysis of sensory motor and social behaviors at 9-12 month age. Journal of Autism and Developmental Disorders, 29, 213-224.

Baron-Cohen, S., Leslie, A. & Frith, U. (1985). Does the autistic child have "theory of mind"? Cognition, 21, 37-46.

Baron-Cohen, S. (1989). The autistic child's theory of mind: A case of specific developmental delay. Journal of Child Psychology and Psychiatry, 30, 285- 297.

Baron-Cohen, S. (1993). From attentional goal psychology to belief desire psychology: The development of a theory of mind and it´s dysfunction. Oxford: Oxford University Press.

Baron-Cohen, S. (1995). Mindblindness: An essay on autism and theory of mind. Cambridge: MIT Press

Baron-Cohen, S. & Swettenham, J. (1996). The relationship between SAM and TOMM: Two hypotheses. In P. Carrithers & P.K. Smith (Eds.), Theories of theory of mind (pp. 158-168). Cambridge: University Press.

Baron-Cohen, S., Tager-Flusberg, H. & Cohen D. J. (Eds.) (2000). Understanding other minds. Perspectives from autism and developmental cognitive neuroscience (2nd ed.). Oxford: Oxford University Press

Baron-Cohen, S., Wheelright S., Lawson J., Griffin R., Ashwin C., Billington J. & Chakrabarti B. (2005). Empathizing and Systemizing in Autism Spectrum Conditions. In F. R. Volkmar, R. Paul, A. Klein & D. Cohen, (Eds.), Handbook of Autism and Pervasive Developmental Disorders (628-639). New Jersey: Wiley.

Bateson, G. (1981). Ökologie des Geistes. Anthropologische, psychologische, biologische und epistemologische Perspektiven. Frankfurt a. M.: Suhrkamp.

Bernal, M.E. & Miller, W.H. (1971). Electrodermal and cardiac responses of schizophrenic children to sensory Stimuli. Psychophysiology, 7, 155-168.

Bertalanffy, L. von (1950). An outline of General System Theory. British Journal of the Philosophy of Science 1, 134.

Bischof, N. (1966). Erkenntnistheoretische Grundlagenprobleme der Wahrnehmungspsychologie. In W. Metzger (Hrsg.), Handbuch der Psychologie, Bd. 1 „Wahrnehmung und Bewusstsein" (S. 21-78). Göttingen: Hogrefe.

Bischof, N. (1996). Das Kraftfeld der Mythen. Signale aus der Zeit, in der wir die Welt erschaffen haben. München. Piper.

Bischof, N. (1998). Struktur und Bedeutung. Eine Einführung in die Systemtheorie. Bern: Verlag Hans Huber.

Bischof, N. (2005). Das Paradox des Jetzt. Psychologische Rundschau 56 (1), 36-42.

Bischof-Köhler, D. (1998). Zusammenhänge zwischen kognitiver, motivationaler und emotionaler Entwicklung in der frühen Kindheit. In: H. Keller (Hrsg.), Lehrbuch Entwicklungspsychologie (S. 319-376). Bern: Verlag Hans Huber.

Bischof-Köhler, D. (2000). Kinder auf Zeitreise: Theory of Mind, Zeitverständnis und Handlungsorganisation. Bern: Verlag Hans Huber.

Bolker, J. (1998). Writing your dissertation in fifteen minutes a day. Holt Paperbacks. New York.

Bölte, S., Rühl, D. Schmötzer, G., Poustka, F. (2008). ADI-R Diagnostisches Interview für Autismus Revidiert. Deutsche Fassung des Autism Diagnostic Interview – Revised (ADI-R) von Michael Rutter, Ann le Couteur und Catherine Lord. Manual. Bern: Huber

Bölte, S. (Hrsg.) (2009). Autismus: Spektrum, Ursachen, Diagnostik, Intervention, Perspektiven. Bern: Huber.

Braten, S. (1998). Intersubjective communion and understanding: Development and perturbation. In S. Braten (Ed.), Intersubjective communication and

328

emotion in early ontogeny (pp. 372-382). Cambridge: Cambridge University Press.

Brauns, A. (2004). Buntschatten und Fledermäuse. Mein Leben in einer anderen Welt. München: Goldmann.

Bretherton, I., McNew, S. & Beeghly-Smith, M. (1981). Early person knowledge as expressed in gestural and verbal communication: When do infants acquire a "Theory of mind"? In M.E. Lamb & L.R. Sherod (Eds.), Infant Social Cognition (pp. 333-373). Hillsdale, N.J.: Lawrence Erlbaum Associates.

Bretherton, I. & Beeghly-Smith, M. (1982). Talking about internal states: The acquisition of an explicit theory of mind. Developmental Psychology, 18, 906-921.

Brunswik, E. (1934). Wahrnehmung und Gegenstandswelt. Grundlegung einer Psychologie vom Gegenstand her. Leipzig: Deuticke.

Butterworth, G. (1991). The ontogeny on phylogeny of joint visual attention. In A. Whiten (Ed.), Natural theories of mind: Evolution, Development and Simulation of Everyday Mindreading (pp. 223-232). Oxford: Basil Blackwell.

Chandler, M.J., Fritz, A.S. & Hala, S.M. (1989). Small scale deceit: Deception as a marker of 2-,4-year old's early theories of mind. Child Development, 60, 1263-1277.

Charman, T. (1997). The relationship between joint attention and pretend play. Development and Psychopathology, 9, 1-16.

Ciompi, L. (1997). Sind schizophrene Psychosen dissipative Strukturen? Die Hypothese der Affektlogik. In G. Schiepeck & W. Tschacher (Hrsg.), Selbstorganisation in Psychologie und Psychiatrie, (S.191-217), Braunschweig; Wiesbaden: Vieweg.

Cohen, D.J. & Donnellan, A.M. & Paul, R. (Eds.). (1987). Handbook of Autism and Pervasive Developmental Disorders. New York: Wiley.

Courchesne, E. Townsend, J. & Chase, C. (1995). Neurodevelopmental principles guide. In D. Cichetti & D.J. Cohen (Eds.), Developmental psychopathology, Vol. 1. Theory and Methods (pp. 195-226). New York: Wiley.

Dalferth, M. (1987). Behinderte Menschen mit Autismussyndrom. Heidelberg: Edition Schindele.

Damasio, A.R. (2004). Ich fühle also bin ich. Die Entschlüsselung des Bewusstseins. Berlin: List.

Dawson, G. & Galpert, L. (1990). Mothers' use of imitative play for facilitating the social behavior of autistic children. Development and Psychopathology, 2, 151-162.

Dawson, G. (1991). A psychobiological perspective on the early socio-emotional development of children with autism. In D. Cicchetti & S. L. Toth (Eds.), Rochester Symposium on Developmental Psychopathology: Models and Integrations, Vol. 3 (pp. 207-234). Hillsdale: Erlbaum.

Edelman, G.M. & Tononi, G. (2002). Gehirn und Geist. Wie aus Materie Bewusstsein entsteht. München: Beck.

Feuser, G. (1980). Autistische Kinder – Gesamtsituation, Persönlichkeitsentwicklung, Schulische Förderung. Solms-Oberbiel: Jarick Oberbiel Verlag.

Feuser, G. (1989). Festhaltetherapie im Widerspruch. Vortrag auf dem 2. Neuenkirchener Autismus-Workshop. Unveröffentlichtes Manuskript.

Feuser, G. (1995). Behinderte Kinder und Jugendliche. Zwischen Integration und Aussonderung. Darmstadt: Wissenschaftliche Buchgesellschaft.

Feuser, G. (2002). Substituierend Dialogisch-Kooperative Handlungs-Therapie (SDKHT) - Aspekte ihrer Grundlagen, Theorie und Praxis. In: Geistige Behinderung 01/2002, S. 4-26.

Feuser, G. (2004). Erkennen und handeln. Integration – eine conditio sine qua non humaner menschlicher Existenz. Behindertenpädagogik, 2, 115- 135.

Flavell, J.H., Everett, B.A., Croft, K. & Flavell, E.R. (1981). Young childrens knowledge about visual perception. Further evidence for the Level 1-Level 2 distinction. Developmental Psychology, 17, 99-103.

Flavell, J.H. (1988). The development of children's knowledge about the mind: From cognitive connections to mental representations. In J. Astington, P. Harris, & D. Olson (Eds.), Developing Theories of Mind (pp. 244-267). New York: Cambridge University Press.

Fletcher, P.C., Happé, F. , Frith, U., Baker, S.C., Dolan, R.J., Frackowiak, R.S.J., Frith, C.D. (1995). Other minds in the brain: a functional imaging study of Theory of mind in story comprehension. Cognition, 57, 109-128.

Field, T. (1982). Affective displays of high-risk infants during early interactions. In T. Field & A. Fogel (Eds.), Emotion and Early Interactions. Hillsdale, NJ.: Lawrence Erlbaum Associates.

Fodor, J.A. (1992). A theory of the child's theory of mind. Cognition, 56, 31-60.

Fraisse, P. (1985). Psychologie der Zeit. München Reinhardt.

Frey, D. & Irle, (2002). Theorien der Sozialpsychologie. Bd. 2. Gruppen-, Interaktions- und Lerntheorien. Bern: Huber.

Frith, U. & Baron-Cohen, S. (1987). Perception in autistic children. In: D.J. Cohen, A.M. Donnellan & R. Paul, (Eds.), Handbook of Autism and Pervasive Developmental Disorders (85-102). New York: Wiley.

Frith, U. (1989). Autism. Explaining the Enigma. Oxford: Basil Blackwell.

Frith, U. (1996). Cognitive explanations of autism. Acta Paediatric Supplement, 416, 63-68.

Fujiwara, E. & Markowitsch, H.J. (2003). Das mnestische Blockadesyndrom – hirnphysiologische Korrelate von Angst und Stress. In: G. Schiepeck (Hrsg.), Neurobiologie der Psychotherapie, 186-212. Stuttgart: Schattauer.

Glasersfeld, Ernst von. (1996) Radikaler Konstruktivismus. Frankfurt a. M. : Suhrkamp.

Graham, F.K. & Clifton, R.K. (1966). Heart-rate change as a component of the orienting response. Psychological Bulletin, 65, 305-320.

Goldfarb, W. (1956). Receptor preferences in schizophrenic children. Archives of Neurology and Psychiatry, 76, 643-653.

Goldfarb, W. (1961). Childhood Schizophrenia. Cambridge: Harvard University Press.

Haken, H. (1964). A nonlinear theory of Laser noise and coherence. Zeitschrift für Physik. 181, 96-124.

Haken, H. (2004). Synergetics. Introduction and Advanced Topics. Berlin: Springer.

Haken, H. & Schiepeck, G. (2006). Synergetik in der Psychologie. Göttingen: Hogrefe

Happe', F. & Frith, U. (2006). The weak coherence account of autism: Detail-focused cognitive style in autism spectrum disorders. Journal of autism and developmental disorders, 36, 5-25.

Haken, H. & Stadler, M. (Eds.)(1990). Synergetics of cognition. Proceedings of the international Symposium at Schloß Elmau. Bavaria, June 4-8, 1989. Berlin, Heidelberg: Springer.

Heckhausen, H. (1984). Emergent achievement behavior: Some early developments. In J. Nicholls (Ed.), The Development of Achievement Motivation. Greenwich: JAI Press.

Heckhausen, H. (1980). Motivation und Handeln. Berlin, Heidelberg: Springer.

Heider, F. (1926). Ding und Medium. Symposion, 2, S. 109-157. Neuauflage (2005), Berlin: Kadmos.

Hermelin, B. & O' Connor, N. (1970). Psychological Experiments with Autistic Children. London: Pergamon.

Hirsig, R. (2004). Systemtheoretische Modellierung in den Sozialwissenschaften. Eine Einführung im Hinblick auf computergestützte Simulationen mit EXTEND. 3. Aufl. Psychologisches Institut der Universität Zürich. Selbstverlag.

Hobson, R. P. (1988). Beyond cognition: A theory of autism. In: G. Dawson (Ed.), Autism: New Perspectives on Diagnosis, Nature and Treatment. New York: Guilford.

Hobson, R. P. (1993). Autism and the development of mind. Hillsdale: Erlbaum.

Holst, E. von (1950). Die Tätigkeit des Statholithenapparates im Wirbeltierlabyrinth. Naturwissenschaften, 37, 265-272.

Holst, E. von & Mittelstaedt, H. (1950). Das Reafferenzprinzip. Wechselwirkungen zwischen Zentralnervensystem und Peripherie. Naturwissenschaften 37, 464-476.

ICD-10 (2006). Internationale Klassifikation Psychischer Störungen. Bern: Huber.

James, W. (1890). Psychology. New York, Fawcett, 1963.

James, A. & Barry, R.J. (1980). Respiratory and vascular responses to simple visual stimuli in autistics, retardates and normals. Psychophysiology, 17, 541-547.

Kalde, M. (1992). Vom spielerischen zum sprachlichen Dialog mit behinderten Kindern. Dortmund: verlag modernes lernen.

Kanner, L. (1943). Autistic disturbance of affective contact. Nervous Child, 2, 217-250. Verfügbar unter: http://www.neurodiversity.com/library_kanner_1943.pdf. Zugriff am 11.09.2010.

Kates, W.R., Mostofsky, S.H., Zimmermann, A.W., Mazzocco, M.M.M., Landa, R., Warsofsky, I.S., Kaufmann, W.E. & Reiss, A.L. (1998). Neuroanatomical and neurocognitive differences in a pair of monozygous twins discordant for strictly defined autism. Annals of Neurology, 43, 782-791.

Kißgen, R. & Schleiffer, R. (2002). Zur Spezifitätshypothese eines Theory-of-Mind-Defizits beim Frühkindlichen Autismus. Zeitschrift für Kinder- und Jugendlichenpsychotherapie, 30 (1), 29-40.

Klix, F. (1976). Information und Verhalten. Bern, Stuttgart, Wien: Verlag Hans Huber.

Koffka, K (1936). Principles of Gestalt Psychology. New York: Harcourt.

Kootz, J.P., Marinelli, B. & Cohen, D.J. (1982). Modulation of response to environmental stimulation in autistic children. Journal of Autism and Developmental Disorders, 12, 185-193.

Kriz, J. (2007). Die Notwendigkeit der Sinn-Perspektive in Psychologie und Psychotherapie. In J. Hein & K.O. Hentze (Hrsg.), Das Unbehagen in der (Psychotherapie-) Kultur. Sinnverstehende Traditionen – Grundlagen und Perspektiven. Bonn: Deutscher Psychologen Verlag.

Kusch, M. & Petermann, F. (1991a). Entwicklung autistischer Störungen (2., erweit. Auflage). Bern: Huber.

Kusch, M. & Petermann, F. (1991b). Autistische Kinder mit geistiger Behinderung: Differentialätiologische, -diagnostische und therapiebezogene Grundlagen. Zeitschrift für klinische Psychologie, Psychopathologie und Psychotherapie, 39, 2-33.

Kusch, M. & Petermann, F. (2001). Entwicklung autistischer Störungen. Göttingen: Hogrefe

Laucken, U. (2002). Über die semantische Blindheit einer neurowissenschaftlich gewendeten Psychologie. Oder: Was hätte uns eine so gewendete Psychologie zum „Dialog der Kulturen" zu sagen? Berichte aus dem Institut zur Erforschung von Mensch-Umwelt-Beziehungen. Universität Oldenburg. Psychologie. Nr. 39; Verfügbar unter: http://www.psychologie.uni-oldenburg.de/mub/neuro.html. Zugriff am 29.09.2006.

Laucken, U. (2007). Varianten der Vergegenständlichung des Menschen: Klare Unterscheidungen für klare Entscheidungen. In J. Hein & K.O. Hentze (Hrsg.), Das Unbehagen in der (Psychotherapie-)Kultur. Sinnverstehende Traditionen – Grundlagen und Perspektiven. Bonn: Deutscher Psychologen Verlag.

Legewie, H. (2007). Erzählen als Zugang zu existentiellen Erfahrungen. In J. Hein & K.O. Hentze (Hrsg.), Das Unbehagen in der (Psychotherapie-)Kultur. Sinnverstehende Traditionen – Grundlagen und Perspektiven. Bonn: Deutscher Psychologen Verlag.

Lehmkuhl, G. (2005). Wie spezifisch sind neuropsychologische Befunde bei autistischen Störungen. Fortschritte Neurologische Psychiatrie, 73, 651-653.

Leslie, A.M. (1987). Pretense and representation: The origins of Theory of mind. Psychological Review, 94, 412-426.

Lewis, C. & Osborne, A. (1990). Three-year olds' problems with false belief: Conceptual deficit or linguistic artifact? Child Development, 61, 1514-1519.

Lord, C. & Hopkins, J.M. (1986). The social behavior of autistic children with younger and same-age nonhandicapped peers. Journal of Autism and Developmental Disorders, 16, 449-462.

Luhmann, N. (2001). Soziale Systeme. Frankfurt a. M.: Suhrkamp.

Lovaas, O.I., Schreibman, L., Koegel, R. & Rehm, R. (1971). Selective responding by autistic children to multiple sensory input. Journal of Abnormal Psychology, 77, 211-222.

Lutterer, W. (2009). Gregory Bateson – Eine Einführung in sein Denken. Heidelberg: Carl-Auer-Verlag.

Lüpke, Hans von (1998). Der stimmige Moment. Zur Dynamik von Entwicklungsprozessen. Behinderte, 2/98, 51-60.

MacCorquodale, K. & Meehl, P. E. (1948). On a distinction between hypothetical constructs and intervening variables. Psychological Review 55, 95-107.

MacKay, Donald M. (1966).Cerebral organization and the conscious control of action. In: John C. Eccles (Hrsg.), 1966: Brain and conscious experience. New York : Springer, 422-455.

Metzger, W. (1954). Psychologie. Darmstadt: Steinkopff.

Metzger, W. (1976). Psychologie zwischen Natur- und Geisteswissenschaften. In: M. Stadler & H. Crabus (Hrsg.), 1999: Wolfgang Metzger. Gestaltpsychologie. Ausgewählte Werke aus den Jahren 1950 bis 1988 (S.83-95). Frankfurt a. Main: Verlag Waldemar Kramer.

Miller, P. (1993) Theorien der Entwicklungspsychologie. Heidelberg: Spektrum Akad. Verlag.

Mitchell, P. (1996). Acquiring a Conception of Mind: A Review of Psychological Research and Theory. Hove, U.K.: Psychology Press.

Mortensen, U. (2005). Verstehen oder Erklären. Die Rolle verstehender und statistischer Methoden in der Psychologie. Überarbeitete Version der im November 2005 gehaltenen Ringvorlesung. Münster. Verfügbar unter http://www.uwe-mortensen.de/Texte.html. Zugriff am 23.04.2006.

Mundy, P. (1995). Joint attention and social-emotional approach behaviour in children with autism. Development and Psychopathology, 7, 63-82.

Mundy, P. & Hogan, A. (1994). Intersubjectivity, joint attention and autistic developmental psychopathology. In: D. Cicchetti & S.L. Toth (Eds.), Disorders and dysfunctions of the self. Rochester symposium on developmental psychopathology (pp. 1-30). New york: University of Rochester Press.

Mundy, P. & Burnette, C. (2005). Joint attention and neurodevelopmental models of autism. In F. R. Volkmar, R. Paul, A. Klein & D. Cohen, (Eds.), Handbook of Autism and Pervasive Developmental Disorders (pp. 650-681). New Jersey: Wiley.

Neumann, J. v. & Morgenstern, O. (1967). Spieltheorie und wirtschaftliches Verhalten. Würzburg.

Oerter R., Montada L. (Hrsg.) (2002) Entwicklungspsychologie. Weinheim, Basel, Berlin: Beltz-PVU.

Ornitz, E.M., Ritvo, E.R. (1968). Perceptual inconstancy in early infantile autism. Archives of General Psychiatry, 18, 76-98.

Palkowitz, R.J. & Wiesenfeld, A.R. (1980). Differential autonomic responses of autistic children. Journal of Autism and Developmental Disorders, 10, 347-360.

Perner, J. (1991). Understanding the Representational Mind. Cambridge, MA: MIT Press.

Piaget, J. (1975). Das Erwachen der Intelligenz beim Kinde. Stuttgart: Klett.

Piaget, J. (1976). Die Äquilibration der kognitiven Strukturen. Stuttgart: Klett.

Premack, D. & Woodruff, G. (1978). Does the chimpanzee have a theory of mind? The Behavioural and Brain Sciences, 1, 515-526.

Ramachandran, V. S. & Oberman, L.M. (2007). Der blinde Spiegel Autismus. Spektrum der Wissenschaft, 3/2007, 43-49.

Rauh, H. (2002). Vorgeburtliche Entwicklung und frühe Kindheit. In: R. Oerter & L. Montada (Hrsg.), Entwicklungspsychologie (131-208). Weinheim, Basel Berlin: Beltz/PVU

Remschmidt, H. & Kamp-Becker, I. (2006). Asperger-Syndrom. Heidelberg: Springer Medizin Verlag.

Remschmidt, H. & Kamp-Becker, I. (2007). Das Asperger-Syndrom – eine Autismus-Spektrum-Störung. Deutsches Ärzteblatt. 104 (13).

Robinson, E. J. & Mitchell, P. (1995). Masking childrens early understanding of the representational mind: Backwards explanation versus prediction. Child development, 66, 1022-1039.

Rodier, P.M., Ingram, J.L., Tisdale, B., Nelson, S. & Romano, J. (1996). An embryological origin for autism: Developmental anomalies of the cranial motor nerve nuclei. Journal of Comparative Neurology, 370, 247-261.

Rodier, P.M. (2000). The early signs of autism. Scientific American, 282, 38-45.

Rogers, S. J. & Pennington, B. F. (1991). A theoretical approach to the deficit in infantile autism. Development and Psychopathology, 3, 137-162.

Roth, G. (1999). Das Gehirn und seine Wirklichkeit. Kognitive Neurobiologie und ihre philosophischen Konsequenzen. Frankfurt a. M.: Suhrkamp.

Rutter, M. (1983). Cognitive deficits in the pathogenesis of autism. Journal of Child Psychology and Psychiatry, 24,513-531.

Sabagh, M. A. (1999). Communicative intentions and language: Evidence from right hemisphere damage and autism. Brain and Language, 70, 29-69.

Saffran, J., Aslin, R. & Newport, E. (1996). Statistical learning by 8 month-old infants. Science, 274, 1926-1928.

Saß, H., Wittchen H. U., Zaudig, M. & Houben, I. (2003). Diagnostisches uns statistisches Manual psychischer Störungen – Textrevision: DSM-IV-TR. Deutsche Bearbeitung. Göttingen: Hogrefe.

Schindewolf, D. (2003). Zur Freiheit des Willens. Alte Vorstellungen und neue Erkenntnisse der Neurobiologie. Norderstedt: Bod.

Schleiffer, R. (o.A.). Zur Psychopathologie des Anfangs: Autismus als Störung der Wahrnehmung von Kommunikation. Verfügbar unter: http://www.systemagazin.de/bibliothek/texte/schleiffer_psychopathologie_des_anfangs.pdf. Zugriff am 14.06.2008.

Schopler, E. (1965). Early infantile autism and receptor processes. Archives of General Psychiatry, 13, 327-335.

Schopler, E. (1966). Visual versus tactile receptor preferences in normal and schizophrenic children. Journal of Abnormal Psychology, 71, 108-114.

Schultz, R.T. & Robins, D.L. (2005). Functional neuroimaging studies of autism spectrum disorders. In: F. R. Volkmar, R. Paul, A. Klein & D. Cohen, (Eds.), Handbook of Autism and Pervasive Developmental Disorders (365-381). New Jersey: Wiley.

Schumacher, K. (1999). Musiktherapie und Säuglingsforschung. Frankfurt a.M.: Lang.

Schumacher, K. (1994). Musiktherapie mit autistischen Kindern., Musik- Bewegungs- und Sprachspiele zur Integration gestörter Sinneswahrnehmung, Stuttgart: Fischer.

Schwinger, T. (2007). Erzählung und Inszenierung. In J. Hein & K.O. Hentze (Hrsg.), Das Unbehagen in der (Psychotherapie-)Kultur. Sinnverstehende Traditionen – Grundlagen und Perspektiven. Bonn: Deutscher Psychologen Verlag.

Shannon, C. E. & Weaver, W. (1949). The Mathematical Theory of Communication. Urbana: University of Illinois Press.

Short, A. B. & Shopler, E. (1988). Factors relating to age of onset in autism. Journal of autism and Developmental Disorders, 18, 207-216.

Siegal, M. Beattie, K. (1991). Where to look first for children´s understanding of false beliefs. Cognition, 38, 1-12.

Siewers, M. (1982). Frühkindlicher Autismus. Köln, Wien.

Sigman, M. (1994). What are the core deficits in autism? In S.H. Broman & J. Grafman (Eds.), Atypical cognitive deficits in developmental disorders: Implications for brain function (pp. 139-157). Hillsdale, New Jersey: Lawrence Erlbaum Assoc.

Sigman, M. (1998). The Emanuel miller lecture 1997. Change and continuity in the development of children with autism. Journal of child Psychology and Psychiatry, 39, 817-827.

Sigman, M. & Ruskin, E. (1999). Social Competence in Children with Autism, Down Ssyndrome and Other Developmental Delays: A Longitudinal Study. Monograph of the Society for Research in Child Development. Chicago: University of Chicago Press.

Sigman, M. & Capps, L. (2000). Autismus bei Kindern. Bern: Verlag Hans Huber.

Sodian, B. (1991). The development of deception in young children. British Journal of Developmental Psychology, 9, 173-188.

Sodian, B. (1994). Early deceptions and the conceptual continuity claim. In C. Lewis & P. Mitchell (Eds.), Children's early understanding of mind (pp. 385-402). Hillsdale, NY: Lawrence Erlbaum Associates.

Sokolov, E.N. (1963). Higher nervous functions: The orienting reflex. Annual Review of Physiology, 25, 545-580.

Sokolov, E.N. (1963). Perception and the Conditioned Reflex. New York: Macmillan.

Sokolov, E.N. (1975). The Neuronal mechanisms of the orienting reflex. In: E.N. Sokolov & 0.3. Vinogradova (Eds.), Neuronal Mechanisms of the Orienting Reflex (217-235). New York: Wiley.

Stallmach, L. (2009). Autismus bringt das Genie hervor. NZZ Online. 03. Juni 2009. Neue Zürcher Zeitung.

Stern, D. N. (1985). The Interpersonal World of the Infant. New York: Basic Book.

Sternberg, R. J. (1987). A unified theoretical perspective on autism. In: D.J. Cohen, A.M. Donnellan & R. Paul, (Eds.), Handbook of Autism and Pervasive Developmental Disorders (690-696). New York: Wiley.

Stierlin, H. (1981). Einleitung. In: Bateson, G. Ökologie des Geistes. Frankfurt a.M. : Suhrkamp.

Stone, W.L. (1997). Autism in infancy and early childhood. In: D. J. Cohen & F. R. Volkmar (Eds.), Handbook of Autism and Pervasive Developmental Disorders (2nd ed., 266-282). New York: Wiley.

Strunk, G. & Schiepeck, G. (2006). Systemische Psychologie. Eine Einführung in die komplexen Grundlagen menschlichen Verhaltens. München: Elsevier - Spektrum Akademischer Verlag.

Sullivan, K. & Winner, E. (1993). Three-year-old's understanding of mental states: The influence of trickery. Journal of Experimental Child Psychology, 9, 159-171.

Trevarthen, C. (1977). Descriptive analysis of infant communicative behavior. In H. R. Schaffer (Ed.), Studies in Mother-Infant Interaction (pp. 227-270). New York: Acadamic Press.

Trevarthen, C. & Hubley , P. (1978). Secondary intersubjectivity: Confidence, confiding and acts of meaning in the first year. In A. Lock (Ed.), Action Gesture and Symbol (pp.183-229). London: Academic press.

Trevarthen, C. (1979). Communication and cooperation in early infancy. A description of primary intersubjectivity. In M. Bullowa (Ed.), Before Speech: The Beginning of Human Communication, 321- 347. London: Cambridge University Press.

Trevarthen, C. (1993). The self born in intersubjectivity: The psychology of an infant communicating. In: U. Neisser (Ed.), The Perceived Self: Ecological and Interpersonal Sources of the Self knowledge (121-173). New York: Cambridge University Press.

Trevarthen, C. & Aitken, K. (1994). Brain development, infant communication an empathy disorders: Intrinsic factors in child mental health. Development and Psychopathology, 6, 597-633.

Trevarthen, C., Aitken, K., Papoudi, D., Robarts, J. (1998). Children with Autism. Diagnosis and Interventions to Meet their Needs. London: Jessica Kingsley Publishers.

Tsatsanis, K. D. (2005). Neuropsychological Characteristics in Autism and Related Conditions. . In: F. R. Volkmar, R. Paul, A. Klein & D. Cohen, (Eds.), Handbook of Autism and Pervasive Developmental Disorders (365-381). New Jersey: Wiley.

Uexküll, J. von (1921). Umwelt und Innenwelt der Tiere. Berlin. Springer.

Uexküll, J. von (1940). Bedeutungslehre. Leipzig: Joh. Ambr. Barth.

Volkmar, F. R., Paul, R., Klin, A. & Cohen, D. (Eds.). (2005). Handbook of Autism and Pervasive Developmental Disorders. New Jersey: Wiley.

Wang K., Zhang H. (2009). Common genetic variants on 5p14.1 associate with autism spectrum disorders. Nature doi 10.1038/nature07999. Macmillan Publishers Limited S. 1-6.

Waterhouse, L. & Fein, D. (1997). Perspectives on social impairment in autism. In: D. J. Cohen & F. R. Volkmar (Eds.), Handbook of Autism and Pervasive Developmental Disorders (2nd ed.). New York: Wiley.

Watzlawick, P., Beavin, J. H. & Jackson, D. D. (1990). Menschliche Kommunikation. Formen Störungen, Paradoxien. 8. unveränderte Auflage. Bern: Verlag Hans Huber.

Weiss, M. (2002). Autismus. Therapien im Vergleich. Berlin: Wissenschaftsverlag Spiess.

Wellman, H. M., Cross, D. & Watson, J. (2001). Meta-analysis of theory-of-mind development: the truth about false belief. Child Development, 72, 655-684.

Wetherby, A. M., Schuler, A. I. & Prizant, B. M. (1997). Enhancing communications: Theoretical foundations. In: D. J. Cohen & F. R. Volkmar (Eds.), Handbook of Autism and Pervasive Developmental Disorders (2nd ed., 513-538). New York: Wiley.

Wiener, N. (1948). Cybernetics. Communication and Control in the Animal and the Machine. New York: Wiley.

Wishart, J.G. & Bower, T.G.R. (1984) Spatial relation and the object concept: A normative Study. In L.P. Lipsitt & C. Rovee-Collier (Eds.), Advances in infant research, 3 , 57-125, Norwood: Ablex.

Wimmer, H. & Perner J. (1983). Beliefs about beliefs: Representation and constraining function of wrong beliefs in young children's understanding of deception, Cognition, 13, 103-128.

Yeung-Courchesne, R. & Courchesne, E. (1997). From impass to insight in autism research: From behavioral symptoms to biological explanations. Development and Psychopathology, 9, 389-419.

Zöller, D.: Wenn ich mit euch reden könnte. (1991). München: Deutscher Taschenbuch Verlag.

Behindertenpädagogik und Integration

Herausgegeben von Prof. Dr. Georg Feuser

Band 1 Georg Feuser (Hrsg.): Integration heute – Perspektiven ihrer Weiterentwicklung in Theorie und Praxis. 2003.

Band 2 Tobias Erzmann: Konstitutive Elemente einer Allgemeinen (integrativen) Pädagogik und eines veränderten Verständnisses von Behinderung. Eine hermeneutische Arbeit zur Frage eines Paradigmen- oder Perspektivenwechsels durch den gemeinsamen Unterricht von behinderten und nichtbehinderten Kindern und Jugendlichen. 2003.

Band 3 Patrizia Tolle: Erwachsene im Wachkoma. Ansätze für eine theoriegeleitete und empirisch fundierte Pflege. 2005.

Band 4 Jörn Greve: Das Dilemma der sozialen Ökologie. Dargestellt am Beispiel der Rollenfindung behinderter Menschen. Onto- und phylogenetische Bedingungen von Segregation und Integration. Grundzüge einer Rehabilitationsanthropologie. 2009.

Band 5 Birger Siebert (Hrsg.): Integrative Pädagogik und die Kulturhistorische Theorie. 2010.

Band 6 Tobias Erzmann / Georg Feuser (Hrsg.): „Ich fühle mich wie ein Vogel, der aus seinem Nest fliegt.". Menschen mit Behinderungen in der Erwachsenenbildung. 2011.

Band 7 Olga Meier-Popa: Studieren mit Behinderung. Theoriebildung und Praxis des Zugangs (Access) zum Hochschulstudium für Menschen mit Behinderung. 2012.

Band 8 Stefan Bach: Autismus. Struktur und Verlauf Tiefgreifender Entwicklungsstörungen. Eine systemtheoretische Betrachtung. 2013.

www.peterlang.de